国医大师文丛

国医大师

熊继柏

临床现场教学续录

国医大师熊继柏传承工作室协助整理

熊继柏 著

人民卫生出版社
·北京·

图书在版编目（CIP）数据

国医大师熊继柏临床现场教学续录 / 熊继柏著 .
北京 ： 人民卫生出版社，2024. 7. -- ISBN 978-7-117
-36521-5

Ⅰ. R249.7

中国国家版本馆 CIP 数据核字第 2024BC6000 号

| 人卫智网 | www.ipmph.com | 医学教育、学术、考试、健康，购书智慧智能综合服务平台 |
| 人卫官网 | www.pmph.com | 人卫官方资讯发布平台 |

国医大师熊继柏临床现场教学续录

Guoyi Dashi Xiong Jibai Linchuang Xianchang Jiaoxue Xulu

著　　者： 熊继柏
出版发行： 人民卫生出版社（中继线 010-59780011）
地　　址： 北京市朝阳区潘家园南里 19 号
邮　　编： 100021
E - mail： pmph @ pmph.com
购书热线： 010-59787592　010-59787584　010-65264830
印　　刷： 中煤（北京）印务有限公司
经　　销： 新华书店
开　　本： 710 × 1000　1/16　　印张：27　　插页：4
字　　数： 415 千字
版　　次： 2024 年 7 月第 1 版
印　　次： 2024 年 8 月第 1 次印刷
标准书号： ISBN 978-7-117-36521-5
定　　价： 79.00 元

打击盗版举报电话：010-59787491　E-mail：WQ @ pmph.com
质量问题联系电话：010-59787234　E-mail：zhiliang @ pmph.com
数字融合服务电话：4001118166　　E-mail：zengzhi @ pmph.com

《国医大师熊继柏临床现场教学续录》
整理小组人员名单

组　　长　姚欣艳　聂　娅
整理人员（按姓氏笔画排序）
　　　　　文维农　刘　侃　孙相如　杨国强　杨曼苓
　　　　　苗　蓉　赵亭亭　姚欣艳　聂　娅　谢雪姣

中醫的生命
力在於臨床

熊繼柏
二〇一八年
六月芒書

作者简介

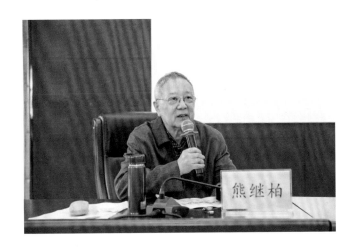

熊继柏,1942 年出生,湖南省石门县人。国医大师,中国中医科学院学部委员,湖南中医药大学教授,主任医师,博士生导师。湖南省第一届名中医,湖南中医药大学第一附属医院特聘学术顾问、终身教授,湖南省保健委员会医疗保健核心专家。全国老中医药专家学术经验继承工作第四、第五、第六、第七批指导老师,中华中医药学会内经学分会顾问。香港浸会大学荣誉教授,上海中医药大学名誉教授、《黄帝内经》国际研究院顾问。

熊氏 13 岁开始习医,16 岁开始行医,迄今已从事中医临床 60 余年从未间断,其中从事中医高等教育 30 余年。既是一位名医,又是一位名师。

熊氏论著颇丰,公开发表学术论文 100 余篇,个人撰写的主要著作有《内经理论精要》《熊继柏讲〈内经〉》《熊继柏医论集》《从经典到临床——熊继柏〈内经〉与临证治验十三讲》《一名真正的名中医·熊继柏临证医案实录 1》《疑难病辨治回忆录·熊继柏临证医案实录 2》《一名真正的名中医·熊继柏中医真谛访谈录》《熊继柏医案精华》《中医创造奇迹——熊继柏诊治疑难危急病症经验集》《中医临床奇迹——国医大师熊继柏诊治疑难危急病症经验续集》等。

序

　　国医大师熊继柏教授开创的"临床现场教学"班，是古典中医这一非物质文化的"活态传承"，首创了整合传统中医师承教育和现代院校教育精髓的一种人才培养模式，为中医守正创新提供了一种经典的范式。"临床现场教学"班自 2014 年以来已经完成了 84 期，已培育出大批的各级临床名医，数以万计的中医同道通过这种教育模式循径入道，悟道成名。2021 年，中华中医药学会联合湖南中医药大学熊继柏临床教学工作室，以临床现场教学系列学习班的形式将其向全国推广。学习班一个月举行一期，每期征集疑难重症患者若干名，由熊老在教室、讲堂现场对患者进行四诊合参、辨证施治，并旁征博引，逐一阐释诊疗思路和原理，同期以熊老临床现场教学为主题，大学各科名老教授以及熊老弟子根据主题做延伸讲座，每期一个主题。目前这一教育模式已经成为中医界颇具影响的品牌。参加学习班的学员有大学教师、学生，有大学附属医院医师、研究生，还有全省、全国各级医疗机构的从业人员，每一期学习班同步开通全程网络直播。大学以熊老临床现场教学的核心理念为主旨，将其精髓融入大学中医教育全过程，探索了院校加师承教育中医人才培养模式的改革，所形成的系列教学改革成果已获得省级教学成果一等奖，并由湖南省推荐为国家级教育教学成果，我们希望通过这种形式进一步扩大熊老开创的这一中医教育品牌的影响，为传承创新中医事业发挥更大的作用。

　　熊老是当代卓越的中医临床家，同时也是当代杰出的中医教育家。近期我们对熊老的教育思想作了系列整理，归纳出熊老教育教学的几大优势特征：

　　1. 启发信仰　　熊老对中医的热爱与追求有着信仰般的执着，有信仰的人讲信仰才能激发信仰之光。熊老以信仰的力量和个人的魅力点亮了学习者对中医的信仰。凡是听过熊老讲课、跟过熊老临诊的中医学者，人人都成了铁杆中医。熊老渊博的学识、精准的辨证选方和显著的临证疗效,使古老的中医理论活了起来,不断坚定着中医学者的中医信仰,使中医之道历久弥珍,使中医之人历久弥坚。中医与西医不同,中医有文化信仰的属性,西医是现代科学产物,文化信仰必须是先信而后证,而科学技术是先证而后信。学习中医首先必须坚信不疑才能够感悟精深。

2. 传道规范 遵循规范、强调法度,是熊老中医教育教学的显著特征。熊老少年跟师学医博闻强识,中医四小经典、四大经典谙熟于心;青年成名,悬壶济世,着手成春,辨证施治,效如桴鼓;壮年执教高校科班,理论升华,精彩纷呈。熊老传道授业,强调以经典构建中医思维,临床辨证突出紧抓主症病机,遣药施治必用经典名方。熊老作为名医,毕生临床不辍,博闻方药,学验俱丰,尤擅诊治各科疑难危急重证;熊老作为名师,通晓中医历代典籍,学术思想独树一帜,著书立说,著作等身,其丹铅宏论被同道引为圭臬,被英美图书馆收为阁藏。中医临床60多年,院校执教30余载,熊老的教学既遵循教育规范法则,又长于理论实践,一体贯通,使受业者入门悟道,获益终生。

3. 培养思维 培养中医主体思维是中医教育之本,熊老的临床现场教学完整呈现了四诊合参、辨证思维的全过程。熊老在对每一个案例的诠释中着重于解析临床思维的路径,注重授人以渔,使受教者能真正掌握融贯理法方药的思维方法,而不只是限于某一个方剂、某一条经文。

4. 突出经典 诵读悟通中医经典是传承创新中医的必由之路,中医的教与习当以经典原著为源,悟通经典辨析证候之道。但是中医经典古奥深邃,致使今人学习中医多是绕道而行,然而不学经典成不了真中医,以经释经、以典解方,熊老在临床现场教学中,通过一个个的现场案例,对应一条条的古籍经文,诠释一段段的古奥理论,真正应验了一句经典名言"圣人之教,不肃而成"。

5. 实证临床 理论与实践结合,是院校教育与师承教育结合的核心要义,临床现场教学是这两种教育模式精髓和长项的完美呈现,是理论如何指导临床最好的展示,以效为绳,以证为章,以方为法,方证对应,条分缕析,熊老为我们指明了中医教与习之道。

"中医的生命力在于临床",临床的魅力在于疗效。精细的辨证分析,准确的选方用药,熊老的临床赢得了中医上工之疗效。熊老的一个个临床案例,蕴含着一把把打开中医药这座伟大宝库的钥匙,熊老的一堂堂临床现场教学,将一幕幕医圣古贤的精彩医迹再现,熊老让我们真正感受到了什么是"活态传承",中医人与熊老同时代何其有幸!

湖南中医药大学副校长、教授、博士生导师　熊辉

2023 年 7 月 1 日

前言

　　本人在湖南中医药大学执教 30 余年来,长期思考着中医院校的专业教育应当怎样把书本理论知识与临床实践紧密相结合,怎样更有效地培养出真正的中医优秀临床人才。2014 年我便提出"中医临床现场教学"理念,开办"临床现场教学"班仅半年,便得到领导们的高度重视和同道们的高度赞扬,尤其受到临床医生们的普遍欢迎。进而提升了规格,扩大了规模,正式由中华中医药学会和湖南中医药大学主办,由本人的国医大师临床教学工作室承办,连续 9 年,在长沙地区举办了 84 期,此外,还在北京中医药大学东方医院、山东省潍坊市中医院、广东省佛山市中医院、浙江省立同德医院、湖南省岳阳市中医医院、湖南省常德市第一中医医院、湖南省娄底市中医医院、湖南省邵东市中医医院各举办了 1 期,广受欢迎,收效甚好。其中,在长沙地区所讲的前 49 期,已将教学录音整理成书——《国医大师熊继柏临床现场教学录》,并于 2019 年在人民卫生出版社出版。现将第 50 期至第 84 期的教学录音,再行整理为《国医大师熊继柏临床现场教学续录》,以飨读者。

　　临床现场教学,顾名思义,就是把临床现场设在大讲堂的讲台上,就是在诊疗过程中实施课堂教学,边看病边讲学,并特地让学员们现场提问,随即现场答疑。以此传道授业解惑,真实地展示并讲解中医诊疗疾病的全过程,通过这个教学过程,使听课的学生、教师和医生们真真切切地感受到中医究竟应当怎样诊治疾病,究竟应当怎样运用理法方药体系进行辨证施治,究竟应当怎样运用中医的基本理论指导临床实践。

　　临床现场教学有几个突出的特点:第一,它不是课堂上的书本教学,而是临床现场的教学。同样是在讲坛上讲课,但它和学校讲坛上的讲课不一样,学校的讲课,是有书本的,是有教案的,是有讲稿的;而这里一没有书本,二没有讲稿,三没有教案,病人就是蓝本,病情就是资料,就是根据这个实际资料,根据这个蓝本去讲课。第二,在整个看病和讲课的过程中完全是讲中医学的内容，完全是纯中医的思维，展示的是中医的辨证施治过程。第三，临床现场教学具有相当的难度，所临诊的病人是基层的医生们临时推荐来的，并且有许多疑难病症，其中有内科的，有妇科的，有儿科的，有外科的，有五官科的，还有离奇古怪的病症。不仅病症广、杂、难，而且在课前本人并不了解病人的情况，纯粹是即席临诊，即席讲析，即席答疑。同时，在诊疗过程中，要确保辨证分析和选方用药的准确性，要保证疗效，并让学员们随访。尤其是在看病和讲课的过程中，对于比较疑难的病人，要运用中医的基本理论、经典理论指导分析，指导辨证施治，理论与实践要紧密结合，灵活运用，这显然具有更高的难度。

临床现场教学是一个灵活运用中医理论指导临床辨证施治的教学过程，是一个在临床实践中全面展示中医理、法、方、药的教学过程。深刻领悟这个过程，定能真正把握中医的特色和优势。

国医大师　　　熊继柏

2023 年 7 月 1 日

目录

临床现场教学第50讲

时间:2018 年 10 月 15 日

案例一 心悸案

欧阳某,男,33 岁。湖南长沙人。

患者因心悸、胸闷、气短半年就诊。

患者半年前因突发心悸、心慌、胸闷、气短,在当地医院做心电图检查发现"心律失常",多方治疗疗效不显。现症见:心悸,心慌,胸闷,气短,疲乏,入睡困难,小便多,大便溏。舌淡红,苔薄黄腻,脉细滑数。

辨证:心气不足,痰热内扰。

治法:益气化痰,清心安神。

选方:十味温胆汤合小陷胸汤加龙齿。

处方:西洋参 10g,丹参 15g,炒枣仁 30g,炙远志 10g,陈皮 10g,法半夏 10g,茯神 15g,枳实 6g,竹茹 10g,黄连 3g,炒瓜蒌 5g,龙齿 30g,炙甘草 10g。30 剂,水煎服。

讲析:患者心悸而见疲乏、气短,是典型的心气虚的表现;舌苔薄黄腻,脉细滑数为痰热,痹阻心脉则胸闷,内扰心神则入睡困难。故用十味温胆汤合小陷胸汤益气化痰清热,再加龙齿以安神。

案例二 脑鸣耳鸣案

徐某,男,54 岁。湖南永州人。

患者因脑鸣、耳鸣 20 年,加重 5 年就诊。

患者自 20 年前起逐渐出现脑鸣、耳鸣,听力也有所下降,西医诊断为"神经性耳鸣",间断服药治疗,症状无缓解。近 5 年病情加重,脑鸣、耳鸣,伴面色淡白,失眠多梦,疲乏,自汗,性功能下降,夜间口苦,小便黄,大便稀。舌淡红,苔薄白,脉细略数。

既往有"戊肝""胃、十二指肠溃疡""胆结石"病史。

辨证:气虚兼肾虚。

治法:益气升清,补肾助阳。

选方:益气聪明汤加减。

处方:西洋参 10g,黄芪 30g,葛根 40g,白芍 10g,蔓荆子 10g,黄柏 10g,石菖蒲 30g,炒枣仁 30g,龙齿 30g,淫羊藿 10g,仙茅 10g,炙甘草 10g。20 剂,水煎服。

讲析:患者以脑鸣、耳鸣为主症,兼疲乏,自汗,面色淡白,舌淡红,脉细,辨证属气虚,清阳不升,故选益气聪明汤为主方。益气聪明汤出自李东垣《东垣试效方》,具有补中气、升清阳、散风热之功效,常用来治中气不足、清阳不升而致风热上扰、眩晕、耳鸣耳聋等症。因患者失眠故去升麻,加石菖蒲、炒枣仁、龙齿安神;患者性功能下降考虑为肾虚,故加淫羊藿、仙茅补肾助阳。

案例三 乳癖案

陈某,女,28 岁。湖南娄底人。

患者因乳房结节手术后就诊。

患者体检发现乳房结节,西医诊断为"乳腺肿块",因结节较大故行手术治疗。现术后仍乳房胀痛,疲乏,易感冒,兼有扁桃体肿大,喉中有痰,经前腰痛。舌苔薄白,脉细。

辨证:肝郁痰凝,兼气血不足。

治法：补气养血，疏肝化痰。

选方：香贝养荣汤加射干、连翘。

处方：西洋参片 8g，炒白术 10g，茯苓 15g，当归 6g，白芍 10g，生地 10g，川芎 6g，陈皮 10g，桔梗 10g，香附 15g，浙贝 30g，射干 10g，连翘 15g，甘草 6g。30 剂，水煎服。

讲析：患者乳房结节术后仍乳房胀痛，同时疲乏，易感冒，喉中有痰，脉细，是肝郁而兼气血不足。要防止疾病复发，首先要固正气，故用香贝养荣汤补气养血，疏肝化痰散结。香贝养荣汤出自《医宗金鉴》，肿瘤患者凡是气血虚弱的都可以用此方。因患者有扁桃体肿大，故加射干、连翘清热利咽。

案例四　肝癌案

李某，男，70 岁。湖南邵阳人。

患者因腹胀、右上腹疼痛 3 月就诊。

患者有长期饮酒史，3 月前出现右上腹胀、腹痛，到当地医院检查，诊断为"肝硬化、腹水、脾大；肝癌并肝内转移；胆囊息肉"，因患者年龄较大，肝癌并有肝内转移，故未行手术及放疗、化疗，要求中医药治疗。现症见：腹胀，右上腹疼痛，伴齿衄，口苦，纳食尚可，大便稀，每日一次。舌红，苔薄黄腻，脉弦略数。

辨证：湿热瘀阻。

治法：祛湿清热，行气活血化积。

选方：二金汤、二甲散合金铃子散加减。

处方：鸡内金 20g，海金沙 20g，厚朴 20g，猪苓 10g，大腹皮 10g，通草 6g，川楝子 10g，延胡索 10g，生牡蛎 20g，炒鳖甲 30g，丹皮 10g，栀子 10g，广木香 6g。30 剂，水煎服。

讲析：西医治疗占位性病变一般有手术、放疗、化疗、介入治疗以及服用靶向药物，这些治疗手段效果都明显，但容易损伤人体正气，导致全身衰弱，所以中医治疗就必须考虑扶正气。占位性病变经手术或放疗、化疗之后，最常见的证型有气虚、血虚以及津亏（阴虚）。例如，口腔及鼻咽癌放疗、化疗后以阴虚为主；肺癌经放疗、化疗或手术之后，以气虚为主；脘腹部占位性病变以虚实夹杂为主（夹水、瘀、痰、热）。

肝癌的主要症状是腹胀、右上腹痛,病理因素主要有水饮和瘀血。气行则水行,气滞则水停;气行则血行,气滞则血瘀,所以,消水、化瘀一定要注意理气。另外,特别要注意患者是否有火热症状,因肝寄相火,此患者口苦、齿衄,均提示有火,只是火热现象不是特别明显。现在患者主症是腹部胀痛,故用二金汤行气祛湿;金铃子散疏肝泄热,活血止痛;合二甲散软坚散结;加丹皮、栀子清泻肝火。

案例五　皮肤瘙痒案

殷某,男,64 岁。湖南株洲人。

患者因全身皮肤瘙痒、干燥 1 年就诊。

患者有"高血压、高血压肾病、慢性肾功能不全(尿毒症期)""慢性阻塞性肺疾病"病史。头晕反复发作 10 年,2018 年 7 月 28 日曾因头晕在熊老处就诊,予以"天麻钩藤饮加减"治疗(治疗经过详见《国医大师熊继柏临床现场教学录》第 48 讲案例八),头晕已经好转,近 1 年来出现全身皮肤瘙痒、干燥,肢体麻木,面色淡黄。舌淡,苔薄黄腻,脉弦细数。

辅助检查:血肌酐 457.7μmol/L,尿蛋白(++),潜血(+)。

辨证:血虚风燥,兼湿热。

治法:养血祛风润燥,清热祛湿止痒。

选方:当归饮子加黄柏、苦参。

处方:黄芪 30g,当归 8g,生地 15g,白芍 10g,川芎 3g,制首乌片 8g,荆芥 6g,防风 6g,刺蒺藜 20g,黄柏 10g,苦参 10g,甘草 6g。20 剂,水煎服。

讲析:肾病者,肾虚受风也,风为外邪的统称。因此,慢性肾病患者,肾虚是基础。肾病常见水肿、头晕、小便黄、腰痛等症状,但也会发生变证,此患者有特殊的变证——皮肤瘙痒。临床上瘙痒有虚证,有实证,此患者肾病日久出现血虚,不能濡养肌肤,"血虚生风",则皮肤干燥、瘙痒;血虚不能濡养筋脉,则肢体麻木。其脉弦细而数,弦脉常是血压高的表现,脉数提示有热,舌苔薄黄腻说明有湿热。

《黄帝内经》云:"间者并行,甚者独行。"就是说要认清疾病的标本缓急,该患者有两个疾病同时存在,如果两者治疗不矛盾的情况下,可以同时

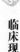

治疗,即"间者并行";如果有矛盾,可以先治疗较重的疾病,或是患者最苦恼的疾病,即"甚者独行"。《金匮要略》也指出:"夫病痼疾,加以卒病,当先治其卒病,后乃治其痼疾也。"这就是中医强调的"急则治其标,缓则治其本"。患者目前以皮肤瘙痒为苦,所以应当先治,等症状缓解后再治疗肾病。故用当归饮子养血祛风,加黄柏、苦参清湿热止痒。

案例六　月经后期案

谭某,女,29 岁。湖南娄底人。

患者因月经后期 14 年就诊。

患者从初潮起就月经不规律,每次月经均有延迟,40~60 天行经一次,月经量尚正常,经期无腰腹痛,兼有面部痤疮,黄带多,偶有头晕,西医诊断为"多囊卵巢综合征"。舌边紫,苔黄腻,脉细数。

辨证:气滞血瘀兼湿热。

治法:行气活血,兼清热燥湿。

选方:过期饮合五味消毒饮加减。

处方:当归 6g,赤芍 10g,生地 15g,川芎 6g,桃仁 10g,红花 6g,香附 10g,莪术 10g,木通 6g,广木香 5g,金银花 15g,连翘 10g,蒲公英 10g,紫花地丁 10g,野菊花 10g,天葵子 10g,黄柏 10g,甘草 6g。30 剂,水煎服。

讲析:患者在医院诊断为"多囊卵巢综合征",中医诊断为"月经后期"。妇科月经病表现为周期紊乱的有月经先期、月经后期、月经先后无定期;月经量异常的有月经过多、月经过少;月经经色异常的有月经色淡、色黯。月经后期辨证有虚实之别,实证多瘀,主要是因寒、湿热、气郁引起,造成血瘀;虚证主要是气血不足所致,还有因妇女多次人流刮胎导致子宫内膜薄的原因,严重者甚至会闭经,此类患者可用《傅青主女科》的益经汤促进内膜生长,此方原治妇女年未至七七而经水先断者。

此患者舌紫黯,苔黄腻,且面部有痤疮,黄带多,属于血瘀兼湿热的实证。过期饮出自《医宗金鉴·妇科心法要诀》,主治气滞血瘀之经水过期不行,因有湿热,故去肉桂,加黄柏,再合五味消毒饮清热解毒。还要强调开处方不能随意加减药物,加减药物一定要有理由,要有针对性。

案例七　胃癌案

吴某,男,45岁。湖南娄底人。

患者因胃癌放疗、化疗后1月就诊。

患者有慢性胃炎病史,1月前胃脘部疼痛加重,胃镜检查发现"胃癌",在医院放疗、化疗后来诊。现仍然胃痛,嗳气,无呕吐,纳食尚可,大便每日一次。舌边紫,舌苔黄腻,脉弦滑。

辨证:气郁化火兼瘀阻。

治法:疏肝理气,消瘀止痛。

选方:柴胡疏肝汤、金铃子散合左金丸加减。

处方:柴胡10g,赤芍15g,枳实10g,陈皮10g,香附15g,川芎10g,川楝子10g,延胡索10g,黄连5g,吴茱萸3g,浙贝30g,三棱10g,莪术10g,甘草6g。30剂,水煎服。

讲析:西医讲胃病有很多类型,比如慢性糜烂性胃炎,萎缩性胃炎,浅表性胃炎,胆汁反流性胃炎,胃、十二指肠溃疡以及胃癌等,虽然西医所讲的病名颇多,但都属于中医胃痛的范畴,必须按照中医的辨证法则去诊断。胃痛有虚实之分,实证最常见的是气滞,导致气滞的原因有肝气犯胃、寒气凝滞、饮食积滞;气滞日久可以化火,也可以造成局部络脉瘀阻,所以还有肝郁化火和瘀血阻络两型。虚证有胃阴虚,表现为胃脘嘈杂、口干、食少、饥不欲食,舌红苔少;也有中焦气虚,往往是由中焦阳气不足引起。

占位性病变的病因有气滞、血瘀、痰饮、寒气、湿热等。患者舌边紫,苔黄腻,脉弦滑,提示有郁火夹瘀。故用柴胡疏肝汤合金铃子散疏肝和胃,活血止痛,合左金丸泻肝胃之火,加三棱、莪术、浙贝消积块。

案例八　乳癖案

陈某,女,30岁。湖南娄底人。

患者因乳房胀痛多年就诊。

患者乳房胀痛多年,B超检查发现"乳腺小叶增生"。现患者经前乳房胀痛较甚,月经量少,疲乏,怕冷,但易上火,便秘。舌苔薄白,脉细弦。

辨证：肝郁痰阻。

治法：疏肝理气，化痰散结。

选方：疏肝消瘰丸加栀子、连翘。

处方：党参 15g，浙贝 30g，生牡蛎 5g，当归 6g，白芍 10g，川芎 10g，柴胡 10g，香附 15g，郁金 15g，青皮 10g，橘核 15g，连翘 10g，栀子 10g，夏枯草 10g，甘草 6g。30 剂，水煎服。

讲析：中医认为乳房疾病主要有以下几种，一是乳癖，包括乳腺小叶增生（以气郁为主，痰气交阻）、乳腺囊肿（以痰饮为主）、乳腺纤维瘤（以瘀为主，推之可移，表面光滑）；二是乳痈，以乳房可见肿块，红肿灼热，伴全身发热恶寒，局部化脓为特点；三是乳癌，以乳房肿块坚硬，推之不移，表面结节不光滑为特点。此外，还有乳汁不行、乳汁自溢等乳房疾病。

患者是乳癖，由气郁引起，痰气交阻为主，故以疏肝消瘰丸为主方，疏肝理气，化痰散结。患者精神疲倦，脉细，提示有气虚，将玄参改党参以补气。另外，患者还有便秘、易上火，故加用清热的药物栀子、连翘。

现场答疑

学员：请教熊老如何记住中医的方剂？有什么诀窍？

熊教授：如何记住中医的方剂，第一，要死记硬背，背诵汤头歌诀；第二，光靠背汤头歌诀是不够的，必须掌握这个方剂的主要功能、主要作用；第三，必须弄清楚这个方剂中药物组成的主次，也就是君臣佐使；第四，必须临床运用。没有临床运用，你根本不了解它的真正作用、真正特点，只有在临床上用熟了，用得越多越熟悉，越能灵活运用，这就是我学习方剂的诀窍。至于背多少，那是需要下功夫的。每个人的记忆力是有区别的，有的人读两遍就能背诵，有的人读十遍还不一定背得下来，所以，应该有一个反复复习的过程。

学员：请问小儿扁桃体炎反复发作，应如何治疗？

熊教授：扁桃体位居咽喉，咽与喉好像是一个地方，其实是两个关隘，《素问·太阴阳明论》讲："喉主天气，咽主地气。"喉司呼吸，咽纳水谷，所以说喉是肺的关口，咽是胃的关口，看上去是一个地方，实际上是两个关隘。咽喉是肺胃的关口，我们知道肺主皮毛，肺气主宣发；胃最易化燥，最易上火。小儿扁桃体炎的特点，正好是这两个脏腑的病变。外邪伤皮毛，壅遏肺气,这是外邪;小儿胃中平时就有燥热,这就是胃火。外邪郁遏,加胃火上炎,就出现扁桃体肿大、发高热,西医认为是病毒性疾病,用药后却往往很难退热,小儿高热常常达到40℃,甚至达到41℃,吓坏了家长们。中医治疗要宣发肺气,可以用银翘散、桑菊饮。外邪伤肺气,不咳嗽,以发热为主,用银翘散;如果无外邪,可以用银翘马勃散;外邪伤肺,有咳嗽,扁桃体红肿,那就用桑菊饮。但是它不能清胃火,清胃火需要用大黄、黄芩,用石膏泻胃火是不行的,因为有外邪。我们读《伤寒论》时就知道用白虎汤有几条禁忌,其中一条就是有外邪者,脉浮者不可用。所以在治疗扁桃体肿大用银翘散、桑菊饮时不能加石膏,只能加黄芩、大黄泻胃火。

小儿最容易感冒,因为扁桃体肿大这个病灶存在,会经常反复发作扁桃体炎。小儿为什么容易感冒,往往是表虚,表虚就是卫气不固,肺气虚,所以要益气固表,用玉屏风散。有的小儿还有脾虚,往往饮食不佳,脾肺气虚,可以用四君子汤、六君子汤加玉屏风散补虚,小儿体质增强以后,扁桃体炎的发作就少了。

学员:请问牙龈发炎的中医治疗方法是什么?

熊教授:看牙病,如果是牙龈坏死或龋齿,需要找牙科医师专科治疗。古时候没有西医牙科医师,我们也只能用中医药治疗牙科疾病。

牙龈疾病常见以下几种:一种是牙龈肿痛,一种是齿衄,一种是牙疳。牙痛分两种,一种是实证,一种是虚证。大家知道"齿乃骨之余,龈为胃之络",肾主骨,肾阴虚火旺可以造成牙痛、牙齿松动,我们称之为肾虚牙痛;龈为胃之络,胃火上炎也可以出现牙龈肿痛。我们治疗肾虚牙痛可以用知柏地黄丸,治疗胃火牙痛可以用清胃散或加减玉女煎。

齿衄往往是阴虚火旺,治疗用茜根散,或者合用二至丸。20世纪60年代,我曾经治疗过一个严重的齿衄患者,她长期大量饮酒,突然发病,齿衄严重,在外院住院治疗无效。这是什么病呢?我会诊后判定她是血热所致,当时用茜根散、犀角地黄汤合泻心汤治疗,嘱咐患者每小时服药一次,连续一天一夜,齿衄止住了。

牙疳就是牙龈腐烂,严重者24小时之内整个牙龈都可以腐烂,牙龈呈黑色,中医俗称为"走马牙疳",形容病来得快,是很危重的病。在麻疹流行期间,就有这种牙疳病,我诊治过,要用消疳芜荑汤,或清疳解毒汤。

学员:请问中医如何治疗高血压,用什么药方?

熊教授：高血压可以出现在其他很多疾病当中，比如妊娠可以出现高血压，肾病可以导致高血压，心脏病也可以出现高血压。高血压是一个很复杂的疾病，一般而言，多见于肝阳上亢。肝阳上亢有三种情况：第一是风阳上亢，火象不明显，阴虚不明显；第二种是肝火旺，就是肝火上亢，症状有口苦，尿黄，舌红，苔黄，甚则大便干结；第三种是典型的肾阴虚，也可以讲肝肾阴虚，水不涵木。属于风阳上亢的可以用镇肝熄风汤；属于火热夹风，肝火上亢的用天麻钩藤饮，甚至用龙胆泻肝汤；属于肾阴虚的一般用左归饮，或者杞菊地黄丸，更甚者可以用三甲复脉汤。这是属于肝阳上亢，肝肾同病的，这只是一种情况。还有瘀血引起血压升高的，水饮引起血压升高的，比如肾阳虚衰，水饮泛滥，往往有血压升高，症状除了浮肿之外，还有四肢厥冷，用济生肾气丸治疗。瘀血引起血压升高的要判断瘀血所在的部位，有的在胸膈，有的在胁下，有的在少腹，有的在一身，要根据瘀血的状态和部位来分别处方。

学员：请问强直性脊柱炎中医如何治疗？

熊教授：强直性脊柱炎就是脊柱的病，脊柱为什么会强直呢？"腰者肾之府"，肾主骨，所以腰脊部位的病首先要考虑肾的问题。肾病有两个方面，一是肾虚，二是外邪伤肾。外邪有寒湿，有湿热，无论是哪一种外邪伤肾，必然都有肾虚，必然是有局部的瘀阻。所以治疗的方剂主要有两个，治疗湿热伤肾的方剂是《医宗金鉴》的加味二妙散，治疗肾虚加寒湿伤肾的可用安肾丸，安肾丸也叫三因安肾丸，出自《三因极一病证方论》。

临床现场教学第 51 讲

案例一　瘿病案

陈某,男,46 岁。湖南娄底人。

患者因自汗、盗汗 1 年就诊。

患者有"甲亢、高血压、高脂血症、颈椎病"病史,现症见:自汗、盗汗,夜间潮热,疲乏,时有头昏、头痛,以前额连及后颈部疼痛为主。舌淡红,苔薄白,脉细数。

辨证:阴虚阳亢。

治法:滋阴潜阳,收敛止汗。

选方:当归六黄汤、龙牡散合选奇汤加减。

处方:黄芪 40g,当归 6g,生地 10g,熟地 15g,黄连 3g,黄芩 6g,黄柏10g,煅龙骨 30g,煅牡蛎 30g,葛根 30g,防风 10g,天麻 20g,川芎6g。20 剂,水煎服。

讲析:甲亢的临床表现常有心悸、烦热、自汗、盗汗、目突、手颤抖等等,甲亢的治疗主要是针对主症进行治疗。现患者的主症是自汗、盗汗,夜间潮热,其主要病机是阴虚阳亢,故选用当归六黄汤加煅龙骨、煅牡蛎滋阴清热,固表止汗。其兼症是头痛,部位为前额连及后颈部,前额是阳明经循行部位,后颈是太阳经循行部位,用选奇汤加葛根、天麻治疗,方中羌活因太过辛温燥烈,不宜用于阴虚之人,故去之而改用川芎。因为患者舌淡红,苔薄白,故减轻黄连、黄芩的用量,黄柏的用量不变,因为黄柏可以入肾经,清虚火。

案例二　肾病案

欧某,男,47 岁。湖南湘潭人。

患者因头晕、乏力 1 年,加重 1 月就诊。

患者有高血压病史多年,服用降压药物,血压控制不佳。近 1 年来病情加重,头晕、乏力明显,在当地医院诊断为"高血压 3 级,高血压肾病,肾萎缩,慢性肾功能不全(尿毒症期),多发性肾结石"。近日查血肌酐高达1 573μmol/L,一周行两次血液透析治疗。现症见:头晕、乏力,伴胸闷,小便黄。舌红,苔薄白,脉弦细数。测血压 170/90mmHg。

辨证:肾阴亏虚,肝阳偏亢。

治法:滋补肾阴,平肝潜阳。

选方:知柏地黄汤加味。

处方:熟地 15g,怀山药 15g,茯苓 15g,泽泻 10g,丹皮 10g,枣皮 15g,黄
　　　柏 6g,知母 6g,杜仲 15g,怀牛膝 15g,天麻 20g,玉米须 10g。30
　　　剂,水煎服。

讲析:慢性肾病常是虚实夹杂之证,虚者常见有肾阴虚、肾阳虚。肾阴虚临床表现为手足心热,齿衄,舌红,苔薄少,脉细数;肾阳虚临床表现以浮肿为主,伴四肢厥冷,腰酸膝冷,舌淡,苔白,脉细不数。

此患者舌苔薄白提示火象不重,脉细数,则提示肾阴虚。脉弦、头晕乃肾水不足,水不涵木,造成肝阳上亢,血压升高,治疗宜滋水涵木。故以知柏地黄汤为主方滋阴降火,杜仲、怀牛膝、天麻是天麻钩藤饮中的主药,用之取其滋补肝肾,平肝潜阳的作用。另外,《岳美中论医集》有"玉米须治肾炎"的记载,故加之,取其利水、降压的作用。如果是肾阴亏损过度,出现手足心热,舌红、少苔甚至无苔,宜选用大定风珠治疗。

案例三　脑萎缩案

唐某,男,67 岁。湖南湘潭人。

患者因四肢无力、行走不稳 4 年就诊。

患者 4 年前起病,逐渐出现四肢无力,行走不稳,动作协调能力差,医院核磁共振检查诊断为"小脑萎缩",无特殊治疗方法,后病情逐渐加重。现症见:四肢无力,行走不稳,伴口中流涎,轻度舌謇语涩,夜尿频,大便秘结。舌淡红,苔滑腻,脉滑略数。

辨证:痰蒙清窍兼肾气虚。

治法:化痰开窍兼补肾气。

选方:涤痰汤合加减菟丝子丸。

处方:丹参 10g,石菖蒲 30g,炙远志 10g,陈皮 10g,法半夏 10g,茯苓 20g,枳实 10g,竹茹 10g,胆南星 5g,菟丝子 20g,覆盆子 20g,桑螵蛸 20g,益智仁 20g,酒大黄 5g,甘草 6g。30 剂,水煎服。

讲析:患者在医院诊断为"小脑萎缩",中医治疗此病需要辨证施治,不是只看医院检查结果开处方。患者无头晕、手麻,说明无风的特征;但口中流涎,轻度舌謇语涩,舌苔滑腻,脉滑略数,提示有痰热之象,为痰热蒙蔽清窍。属轻者神志尚清,若属重者则神志昏蒙,语言不清;夜尿频,是肾气虚,肾气不固的原因。因此,本病为虚实夹杂之证,所以选用涤痰汤清化痰热以开窍。因痰热太重,为防止神志昏迷,将人参改丹参,因为丹参入心,通心气,而心主神明,脑的思维神志活动亦由心来调控。合用加减菟丝子丸补肾以固摄小便,另有便秘,所以加大黄通便。

案例四　肝积案

张某,男,50 岁。湖南浏阳人。

患者因反复腹胀伴水肿 1 年就诊。

患者长期饮酒,有"酒精性肝硬化"病史多年。近 1 年来腹部胀大,伴全身水肿,且腹水明显,在当地医院抽取腹水治疗后腹水消减,腹胀明显减轻,但仍有阴囊肿,足踝肿,目睛微黄,面色黧,小便黄,大便溏而一天两次。舌边紫,苔薄黄,脉细略数。

辨证:水热瘀互结。

治法:利水消肿,清热祛瘀。

选方:茵陈四苓散合二金汤加减。

处方:茵陈 30g,炒白术 10g,茯苓 20g,猪苓 10g,泽泻 10g,鸡内金 15g,

海金沙 15g,厚朴 15g,大腹皮 10g,通草 6g,黄连 5g,丹皮 10g,赤芍 15g,炒鳖甲 20g。30 剂,水煎服。

讲析:肝积、臌胀病属本虚标实,目前以标实为主。患者的主症是腹胀,足踝肿,阴囊肿,提示有水湿内停;面色黯,舌边紫,舌苔薄黄,脉细略数,提示有瘀热,所以四诊合参辨为水热瘀互结。急则治其标,治宜利水、清热、祛瘀。选用茵陈四苓散合二金汤利水消肿祛湿热,加用丹皮、赤芍、鳖甲祛瘀,这三味药是入肝经的,鳖甲还有软坚散结的作用。因为有热,且大便溏,故加用黄连,如果大便不溏则宜用栀子清肝热。

案例五　水肿案

吕某,女,43 岁。湖北咸宁人。

患者因全身反复水肿 7 年就诊。

患者有"慢性肾炎"病史 7 年,反复出现全身水肿,蛋白尿及血尿。近日尿常规检查示:潜血(++),尿蛋白(+)。现症见:眼睑及足踝部浮肿,腰酸胀,乏力,手足心热,时有齿衄,舌尖有烧灼感,经前腹胀。舌淡红,苔薄白,脉细数。

辨证:气虚夹湿兼肾脏虚热。

治法:益气养阴,利水消肿。

选方:防己黄芪汤合知柏地黄汤加减。

处方:黄芪 30g,炒白术 10g,汉防己 6g,茯苓皮 15g,赤小豆 15g,玉米须 10g,黄柏 10g,知母 10g,熟地 10g,怀山药 15g,茯苓 15g,泽泻 10g,丹皮 10g,枣皮 10g,白茅根 15g,旱莲草 15g。30 剂,水煎服。

讲析:患者主症是浮肿、疲乏,此乃气虚夹湿;脾气亏虚,升清无力,故有尿蛋白;腰酸胀,手足心热,时有齿衄,血尿,脉细数是肾阴虚而有热的表现。选用防己黄芪汤益气健脾利水,合知柏地黄汤滋阴清热,再加白茅根、旱莲草清热凉血止血治疗血尿。

凡患者在有多种疾病、症状的情况下,必须分清标本缓急,急则治其标,缓则治其本,标本并重者同时治疗。此患者虽有经前腹胀,但目前肾病浮肿明显,当先治疗肾病。

案例六　唇风案

颜某,女,43岁。湖南安化人。

患者因反复嘴唇开裂、溃烂9年就诊。

患者嘴唇开裂、溃烂反复发作9年,西医诊断为"慢性唇炎",多方求医疗效不佳,同时伴有肛门溃烂开裂,大便时溏。舌红,苔黄腻,脉细略数。

辨证:脾胃湿热。

治法:清热化湿。

选方:萆薢渗湿汤合泻黄散加减。

处方:萆薢10g,薏苡仁15g,黄柏10g,丹皮10g,通草6g,泽泻10g,滑石15g,土茯苓30g,藿香10g,防风10g,栀子6g,生石膏15g,连翘15g,甘草6g。30剂,水煎服。

讲析:《医宗金鉴·外科心法要诀》曾提到过三种嘴唇疾病,唇疽、茧唇、唇风。唇疽即口唇上生疽;茧唇以口唇肿起,皮白皱裂,形如蚕茧为特点;唇风主要是口唇破裂、溃烂、流水。如何治疗呢?《医宗金鉴》用防风通圣散(双解通圣散)治疗唇风。因唇属脾所主,认为是脾胃的火热所致。但此患者还有肛门溃烂,舌苔黄腻,此乃湿热所致,不宜用防风通圣散。故改用萆薢渗湿汤清利湿热,合泻黄散清脾胃伏火。并嘱患者忌食辛辣、香燥及烧烤食物。

案例七　心悸案

郑某,男,30岁。湖南长沙人。

患者因心悸、疲乏、自汗半年就诊。

患者的工作较辛苦,经常熬夜加班,近半年来时有胸闷心悸,又因家中爷爷、父亲、叔叔均有心脏病史,故担心患病,情绪紧张焦虑。医院检查心脏无异常,考虑"心神经官能症"。现症见:心悸,胸闷,神疲乏力,自汗,心烦,夜寐不安。舌淡红,苔薄白,脉细数。

辨证:气阴两虚。

治法:益气养阴。

选方:酸枣仁汤合黄芪龙牡散加西洋参、麦冬。

处方:西洋参片 8g,麦冬 30g,炒枣仁 30g,知母 10g,茯神 15g,川芎 5g,黄芪 30g,煅龙骨 30g,煅牡蛎 30g,浮小麦 30g,炙甘草 10g。30剂,水煎服。

讲析:患者心悸而神疲乏力,自汗,属于心气虚;心烦,夜寐不安,脉细数,兼有心阴虚。故用西洋参、麦冬益气养阴;酸枣仁汤养血安神治心悸、失眠;黄芪龙牡散益气固表敛汗。

案例八 肾病腰痛案

张某,男,53 岁。湖南岳阳人。

患者因反复腰痛 8 年余前来复诊。

患者 8 年前无明显诱因出现腰痛,医院检查发现:尿蛋白(+++),血肌酐 184μmol/L,诊断为"慢性肾炎,慢性肾功能不全",后腰痛反复发作,伴夜尿多,下肢疼痛,曾多次在熊老处就诊,先后予以知柏地黄丸、防己黄芪汤合知柏地黄丸、加味二妙散合六味地黄丸治疗取效较显(治疗经过详见《国医大师熊继柏临床现场教学录》第 47 讲案例五),后复查血肌酐 132μmol/L,尿蛋白又复升至(+++)。现症见:腰酸痛,疲乏,夜尿频,夜寐欠安。舌淡红,苔薄白,脉细。

辨证:肾脏气阴两虚。

治法:补肾益气养阴。

选方:黄芪左归饮加味。

处方:黄芪 30g,熟地 15g,怀山药 15g,枣皮 15g,杜仲 20g,当归 6g,枸杞 15g,怀牛膝 15g,炒龟板 20g,菟丝子 20g,覆盆子 15g。30 剂,水煎服。

讲析:患者有肾病病史,腰酸痛而疲乏,夜尿频,脉细,为典型的肾气亏虚。肾病的蛋白尿,一般来讲是气虚所致,有侧重脾气虚的、有侧重肾气虚的;尿潜血有血热和肾阴虚之分。此患者辨证属肾脏气阴两虚,故宜补肾益气养阴,选用左归饮加黄芪,因有夜尿频,故加菟丝子、覆盆子补肾缩尿。

案例九　梅核气案

姜某,男,43 岁。湖南岳阳人。

患者因反复咽喉部梗塞 3 月就诊。

患者有"慢性咽炎、咽部肉芽肿"病史,近 3 月来一直有咽喉部梗塞感,吞之不下,吐之不出,不红不肿也不痛,说话多则咳嗽,咳痰不爽,鼻塞,口不干,二便正常。舌淡红,苔薄白,脉滑略数。

另有"慢性浅表性胃炎、十二指肠球部溃疡"病史。

辨证: 痰热互结。

治法: 化痰清热,利咽。

选方: 玄贝甘桔汤、宣痹汤合半夏厚朴汤、翘荷汤。

处方: 玄参 15g,浙贝 20g,桔梗 10g,郁金 15g,炙枇杷叶 10g,射干 10g,牛蒡子 10g,法半夏 10g,苏梗 10g,厚朴 10g,茯苓 10g,连翘 10g,薄荷 10g,栀子 6g,甘草 10g。30 剂,水煎服。

讲析: 患者主症是咽喉部梗塞感,兼咳嗽,咳痰不爽,鼻塞,舌苔薄白,脉滑略数,是有痰热结于咽喉。故选用玄贝甘桔汤、吴氏宣痹汤、半夏厚朴汤、翘荷汤治疗。宣痹汤出自吴鞠通的《温病条辨》,书中所载宣痹汤有两个,一个治疗上焦喉痹,一个治疗湿热痹证,二者不要混淆。吴鞠通用治咽喉呃逆的宣痹汤由枇杷叶,郁金,射干,通草,豆豉组成。有轻宣肺郁,理气化湿之功。半夏厚朴汤出自《金匮要略》,《金匮要略·妇人杂病脉证并治》云:"妇人咽中如有炙脔,半夏厚朴汤主之。"半夏厚朴汤由半夏,厚朴,茯苓,生姜,苏叶组成,有行气散结,降逆化痰之功,主治梅核气,其病机是痰气交阻。翘荷汤同样出自吴鞠通的《温病条辨》,谓"燥气化火,清窍不利者,翘荷汤主之",方由连翘、薄荷、栀子炭、桔梗、甘草、绿豆皮组成。

现场答疑

学员: 请问唇风患者有大便溏,为何用栀子?

熊教授: 唇风患者治疗的主方是泻黄散,泻黄散主治脾胃伏火证。口疮口臭,烦渴易饥,口燥唇干,舌红脉数,以及脾热弄舌等。此方由藿香、栀子、石膏、甘草、防风组成,里面主要的药物就有栀子。《伤寒论》有"凡用栀子汤,病人旧微溏者,不可与服之"的告诫,栀子是苦寒清热的药,使用时要注意,如果患者有习惯性的大便溏泄,也就是有久寒的病,是不能用栀子的。如果患者是以湿热为主,大便偶尔溏,栀子用量不大则无妨。

学员:唇风案患者嘴唇反复溃烂,为何不用萆薢渗湿汤加三黄散?

熊教授:三黄散的组成是黄连、黄芩、黄柏,又称三黄解毒汤,三黄皆是苦寒药,具有泻火解毒作用,三黄散是治疗实火证的。而该患者舌苔黄腻、脉细数,是湿热而非实火,故不用三黄散。

学员:茵陈蒿汤治疗湿热黄疸,为何用栀子、大黄?"脾色必黄,瘀热以行",茵陈蒿汤内大黄是否有祛瘀作用?

熊教授:大黄的作用一是泻火,二可以祛瘀。如果是祛瘀应当用酒大黄,而且要佐以化瘀的药物,比如桃仁承气汤、桃核承气汤,大黄牡丹皮汤等,主药是大黄配桃仁活血化瘀。如果没有化瘀的药物配伍,大黄主要是泻火通便的作用。

学员:熊老您治疗心悸患者,患者都有疲乏、脉细症状,为何有时用天王补心丹,有时用酸枣仁汤?

熊教授:中医治病始终强调辨证施治,心悸的患者用天王补心丹的缘由是在患者有口、鼻、咽干的前提下出现心悸,有阴虚津伤的本质,辨证属于心气心阴两虚的病证;而心悸用酸枣仁汤是因为患者有神志不宁,是以失眠为主伴有心悸,心血不足,心神不宁所致的病证,二者不一样,体现了中医同病异治的方法。

学员:请熊老谈谈涤痰汤与解语丹在临床运用时的区别。

熊教授:涤痰汤来源于《奇效良方》,是在温胆汤的基础上加石菖蒲、人参、胆南星组成,可以加远志,主要作用是化痰浊、开清窍、醒神,主治痰迷心窍,但无祛风的作用。解语丹有两个,常用的是陈自明的《妇人大全良方》的解语丹,由炮白附子、石菖蒲、远志、天麻、全蝎、羌活、白僵蚕、南星、木香组成,专门治疗风痰阻络所致的中风失语,舌謇语涩,可以化痰通窍、祛风,方中天麻、僵蚕、全蝎、羌活有祛风的作用。

学员:咽喉部肉芽肿,慢性咽炎患者为何用翘荷汤?

熊教授:翘荷汤出自吴鞠通《温病条辨》,由薄荷、连翘、生甘草、栀子、桔梗、绿豆皮组成。吴鞠通运用翘荷汤治疗秋燥证,秋燥证的口鼻咽干是由外邪引起的,不是阴虚。而患者病位恰好在咽喉,若患者有鼻塞症状,说明是感受外邪,因此,用翘荷汤治疗口咽部的风热证。

学员:今日病案多个方中都重用黄芪,这是怎么考虑的?

熊教授:黄芪是一味补气的药,味淡,微温,有时用量轻了不起作用。因此,有一些方中黄芪是特别重用的,比如王清任的补阳还五汤中黄芪的用量是四两,归尾、川芎、赤芍、桃仁、红花、地龙这六味药加起来都没有一两。中医有条最基本的理论——"气为血帅"。为什么呢? 一是因为血液运行需要气的推动,"气行则血行,气滞则血凝";二是因为气能生血,所以补血必须先补气。《黄帝内经》讲:"中焦受气取汁,变化而赤,是谓血。"《黄帝内经》又讲:"肺朝百脉。"这就告诉我们生血要依靠气,行血也要依靠气,所以,后世医家总结说"气为血帅"。李东垣的当归补血汤,名为补血汤却是补气汤,黄芪与当归用量的比例是5:1,黄芪五份当归一份,是通过补气的方式来达到补血的目的。治疗心脾两虚的归脾汤,有健脾养血的作用,但其中真正补血的药物只有两味,一味当归,一味桂圆肉,其余药物主要是补气的黄芪四君子汤,即人参、黄芪、白术、茯苓、甘草,这就体现了补血先补气的原则。又如玉屏风散,黄芪、白术、防风的用量,我的经验是3:2:1,即黄芪三份,白术二份,防风一份,治疗气虚感冒、自汗,可以补气固表止汗,增强免疫力。

学员:第四位患者腹胀,但脾虚之人吃中药容易泄泻,如何注重保护脾胃正气?

熊教授:患者腹泻的原因很多,并不一定是吃中药引起的,也不一定都是脾虚。导致泄泻的主要原因是湿气重。陈修园的《医学三字经》讲"湿气胜,五泻成"。用张仲景的五苓散,导水利湿开支河,通过利小便而实大便治疗泄泻。

泄泻的原因很复杂,有寒湿泻、湿热泻、脾虚泻、肾虚泻、食积泄泻等。例如藿香正气散治疗寒湿泻,五苓散治疗水湿泄泻,葛根芩连汤治疗湿热泻,脾阳虚的泄泻用理中汤,肾阳虚的泄泻用四神丸,食积泄泻用枳实导滞丸,脾虚泄泻用参苓白术散、六君子汤,"清气在下,则生飧泄",清气不升的气虚泄泻则用升阳益胃汤。

服用中药引起的泄泻主要有以下几种情况:一是患者素体虚寒,又用了寒凉药物,导致中阳不固,损伤脾胃导致泄泻;二是处方中用了泻药、润肠药,如大黄、火麻仁等,患者不耐药,可以出现泄泻;三是所选的药物炮制方法不恰当。例如当归炮制不当会导致腹泻,还有的药物用明矾水泡,用硫黄熏等,都会导致腹泻,所以要注意避免以上情况。

学员:请问熊老,您是如何做到对疑难杂症都能够辨证清晰的?请分享一下您的经验。

熊教授:第一要多读书、读好书。读书有两个要点:一是读通,读书必须理解文字的意思,细微之处也要弄清楚,知其然,还要知其所以然;二是读熟,必须下功夫,必须记住。第二是必须临床。长期临床实践,所开处方用药是否有效?必须验证,这样才能见多识广,实践出真知。第三是头脑要清晰,思维要敏捷。用经典理论指导临床,只有这样才能应对疑难杂症。

我在这里给大家讲一个故事。20世纪70年代,有一天从慈利县抬来一个重病号,他是一个40来岁的男子,呃逆3年,呃声频频不断,其人骨瘦如柴,大肉尽脱。这种慢性病肯定需要一个长时间的治疗,当时我想,先要止呃逆,尽快产生疗效,患者和家属才有信心。我就跑到药房拿了七颗荔枝核,用钳子夹住到火上去烧,烧半透了将其碾成粉,给患者冲服。喝完药后半小时左右,患者的呃逆就止住了。大家都很震惊,纷纷问我哪里来的秘方,是不是祖传的?我说不是。这个方出自陈修园的《医学从众录》,在一个不起眼的角落有一句话:"治呃逆不止。荔枝七个,连皮烧存性,为末。百滚汤调服,立止。"这就是读书细心的重要性。把它用于临床实践,验证是否有效,就是临床经验。

学员:很多患者舌有齿痕,但是熊老您辨证时好像都没有参考这个,这是为什么?

熊教授:我们首先来了解一下齿痕舌、裂纹舌的临床意义。齿痕舌主虚证,其舌象明显的特点是舌胖大,舌边有齿痕,即使不胖,也是舌淡而嫩。不要只看见舌边上有一点点痕,就认为它是齿痕舌,有些是个体的差异,把它当成齿痕舌,那是错误的;裂纹舌的舌象严格讲也必须是舌苔少,中有裂纹,如果是舌苔厚,中有裂纹,那并不是裂纹舌。同时我们辨证不能单纯地从某一个舌象就判断他是某一个病,必须四诊合参,综合分析。

学员:请熊老谈谈如何针对甲状腺功能亢进的主症选方用药。

熊教授:甲亢是西医的名词,由于患者的年龄、病程以及产生病变不同,临床表现也不完全一样,常见的症状有恶热,潮热,多汗,易饥,多食而消瘦,心慌,心悸,容易激动,甚至兴奋,好动,失眠,甲状腺肿大,手震颤,眼珠外突等等。

甲亢患者如果以心悸、心慌为主症,一般选用天王补心丹治疗;以恶热、烦热为主症,一般选用大补阴丸;以自汗、盗汗为主症,一般选用当归六黄汤;以目突、颈粗为主症,一般选用消瘰丸;以手颤抖为主症,应当区分气虚和阴虚的不同而治疗,气虚一般用定振丸,阴虚一般用大定风珠治疗。同样还是强调中医的辨证施治,同病异治,不同阶段采用不同的方药。

临床现场教学第 52 讲

时间:2018 年 12 月 1 日

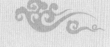

案例一　悬饮案

宋某,女,79 岁。湖南娄底人。

患者因胸闷、气喘 1 年就诊。

患者有"冠心病(心脏扩大)、心包积液;胸腔积液;2 型糖尿病;高血压;乳腺癌术后"病史。近 1 年来出现胸闷、气促,动则加重,伴失眠、心悸,CT 检查提示有中等量胸腔积液。现症见:胸闷,气喘,乏力,口干,失眠。舌红少苔,轻度裂纹舌,脉细滑。

辨证:肺胃阴虚,饮停胸肺。

治法:泻肺逐饮兼滋阴。

选方:瓜蒌椒目汤加炒枣仁、阿胶。

处方:桑白皮 15g,炒瓜蒌 6g,椒目 10g,茯苓 30g,猪苓 10g,泽泻 10g,葶苈子 10g,大枣 6g,滑石 20g,炒枣仁 30g,阿胶(烊化)10g。20剂,水煎服。

讲析:患者主要症状是胸闷,气喘,是由于胸腔积液,饮停胸肺所致,脉细滑也是水饮之候。张仲景的《金匮要略》中讲了"四饮",其中"饮后水流在胁下,咳唾引痛,谓之悬饮……咳逆倚息,短气不得卧,其形如肿,谓之支饮"。此患者既是支饮也是悬饮。张仲景治疗悬饮的方剂是十枣汤,治疗支饮的方剂是葶苈大枣泻肺汤,若属外寒内饮者则用小青龙汤。但此患者有个复杂的因素,她口干,失眠,舌红少苔,轻度裂纹舌,提示肺胃阴虚,因此不宜选用十枣汤，因为十枣汤中芫花、大戟、甘遂都是有毒的药，所以选用瓜蒌椒目汤。为什么不用育阴利水的猪苓汤呢？因为水不在下焦，而在上焦。瓜蒌椒目汤是治疗胸肺停饮的主方，它是个合方，由瓜蒌、椒目及葶苈大枣泻肺汤合四苓散去白术组成。患者有阴虚，所以加阿胶滋阴；有失眠，加酸枣仁养心安神，待水饮消除后，后期治疗必须滋养肺阴，可以选用生脉饮或百合固金汤。

案例二　哮喘案

谢某，女，70 岁。湖南安化人。

患者因反复哮喘 12 年，加重半年就诊。

患者有"支气管哮喘"病史 12 年，喉中痰鸣反复发作，气喘，每遇冬季受凉后发作，近半年症状逐渐加重。现症见：喉中痰鸣，气喘，咳嗽，咳黄痰，兼口干，嗳气，胃胀。舌红，苔薄黄，脉滑略数。

辨证： 痰热壅肺，胸胃气滞。

治法： 清热化痰，泻肺平喘，行气除胀。

选方： 定喘汤合葶苈大枣泻肺汤加厚朴、炒莱菔子。

处方： 炙麻黄 5g，杏仁 10g，款冬花 15g，桑白皮 15g，法半夏 10g，苏子 10g，黄芩 6g，白果 10g，葶苈子 10g，大枣 6g，厚朴 15g，炒莱菔子 20g，甘草 6g。30 剂，水煎服。

讲析： 中医内科疾病的许多命名是根据患者主要的症状来命名的。肺系疾病常见的有咳嗽、哮证、喘证。以咳嗽为主要症状的就按照咳嗽辨证施治，它与哮证和喘证容易区别。哮证和喘证有一些共同的症状，都有呼吸困难，气喘的表现，但二者也有不同，二者的鉴别在于喘以气息言，哮以声响言。喘未必兼哮，但哮必兼喘。喉中有水鸡声，兼气喘，称为哮证。

哮、喘、咳嗽均有不同的辨证分型，哮病有发作期和缓解期之分，发作期以实证为主，分为热哮和冷哮，缓解期一般是本虚标实。

喘证分为实喘（痰饮、肺热、外寒）和虚喘（肺气虚、肾气虚），咳嗽分为外感咳嗽（风寒袭肺、风热犯肺、燥邪犯肺）和内伤咳嗽（肝火犯肺、肺肾阴虚等），《黄帝内经》中还提到有五脏六腑咳，如膀胱咳即咳而遗尿，小肠咳即咳而矢气，大肠咳即咳而遗矢，三焦咳即咳而腹满等等。

此患者病史有十余年,证属本虚标实,但目前症状以哮喘兼咳嗽为主,属于哮证的发作期,我们还要辨清寒热,她的舌苔薄黄,脉滑略数,咳黄痰,所以为痰热壅肺之热哮。此外,患者还有胃胀、嗳气,说明有气滞。用定喘汤合葶苈大枣泻肺汤清热化痰定喘,加厚朴、莱菔子治疗胃中胀满。

在此,我要讲一点药物学知识。大家读张仲景的《伤寒论》《金匮要略》时看到用麻黄汤、小青龙汤、麻杏石甘汤、麻杏苡甘汤等,所有的麻黄都有一个煎服方法:先煮麻黄,去上沫。因为麻黄性燥烈,去上沫可以减轻燥烈之性,而我们现在没有要求患者这么做,因为他们往往做不到,所以我一般不用生麻黄,而用炙麻黄,蜜炙以后可以大大减弱其燥烈之性。另外,广大基层医生还要特别注意,麻黄是一个发汗解表、散寒、平喘的药,对于气虚多汗的患者不能用,产妇和孕妇一般不能用,小儿用麻黄也要特别慎重,不能过量以免导致发汗太多而虚脱。

案例三　心悸案

曹某,男,52 岁。湖南郴州人。

患者因反复心悸,胸闷 1 年就诊。

患者 1 年前逐渐起病,心悸、心慌,伴胸痛,两侧头痛,巅顶痛,颈胀,兼焦虑,恐惧,失眠,紧张的时候血压偏高。西医检查诊断为"心律失常,焦虑症,颈椎病"。舌淡红,苔薄黄腻,脉细而结。

辨证:心气不足,痰热痹阻。

治法:益气宁心,化痰清热。

选方:十味温胆汤、小陷胸汤合葛根姜黄散加味。

处方:西洋参 8g,丹参 15g,炒枣仁 30g,炙远志 10g,陈皮 10g,法半夏 10g,茯神 15g,枳实 6g,竹茹 10g,黄连 3g,炒瓜蒌 6g,葛根 30g,片姜黄 15g,威灵仙 10g,天麻 15g,藁本 15g,白芷 15g,炙甘草 10g。20 剂,水煎服。

讲析:中医看病必须抓主症,此患者有两组症状,一是以心悸、胸闷、胸痛、焦虑失眠为主的心病;二是以颈胀、头痛为主的颈椎病。患者的舌脉有些矛盾,脉细而结,说明心气不足;舌苔黄腻,提示有痰热。所以治疗宜补气宁心、化痰清热以解除胸闷、心悸、胸痛、失眠,选用十味温胆汤合小陷胸汤。再合葛根姜黄散加天麻、藁本、白芷治疗颈椎病引起的颈胀、头痛。天麻是治疗头晕的,藁本治疗巅顶头痛,白芷治疗两侧头痛。这里特别需要注意的是不能用川芎,因为川芎是可以升血压的。

案例四 狂证案

李某,男,34 岁。河北唐山人。

患者因烦躁、少寐 10 余年就诊。

患者 10 多年前起病,发病时烦躁不安,少寐,时而胡言乱语,并有幻听,幻视。西医诊断为"精神分裂症",长期服用抗精神病药物(具体不详),病情一直未控制,家人也痛苦不安,遂带其就诊。现症见:烦躁,坐立不安,少寐,语言错乱。舌红,苔黄腻,脉滑数。

辨证:痰火扰心。

治法:泻火逐痰。

选方:礞石滚痰丸合涤痰汤。

处方:煅礞石 30g,黄芩 15g,酒大黄 3g,沉香 6g,石菖蒲 30g,炙远志 10g,陈皮 10g,法半夏 10g,茯苓 15g,枳实 10g,竹茹 10g,胆南星 5g,甘草 6g。30 剂,水煎服。

讲析:患者以烦躁,坐立不安,少寐,时而胡言乱语为主症,其舌红,苔黄腻,脉滑数,是典型的痰火扰心,痰蒙心窍,故用礞石滚痰丸泻火逐痰,还要合涤痰汤化痰开窍加强疗效。这里的大黄用量不宜多,且要酒制以减缓其泻下之性。

注意胆南星不是天南星,天南星一般写成南星片,生南星和生乌头同样都有毒,用时必须炮制。

案例五 汗证案

李某,男,6 岁。广东深圳人。

患儿因自汗、盗汗 5 年就诊。

患儿自幼汗出较多,盗汗为主,因为汗出较多,夜间常常要换衣服,也有自汗,兼手足心热,头部热而汗多,大便秘结,平素容易感冒,每次感冒后则易发呕吐。舌红,苔黄,脉细数。

辨证:气阴两虚。

治法:益气养阴,固表止汗。

选方:玉屏风散、人参龙牡散合大补阴丸加味。

处方:黄芪20g,白术6g,防风5g,玉竹20g,煅龙骨20g,煅牡蛎20g,生地20g,黄柏6g,知母6g,炒龟板30g,枣皮10g,乌梅10g。20剂,水煎服。

讲析:患儿虽有自汗盗汗,但以盗汗为主。根据症状辨证为气虚兼阴虚,气虚则自汗、易感冒;阴虚必然阳亢,所以头部热而汗多。治疗阴虚盗汗常用当归六黄汤,但在这里不合适,因苦寒药太多。综合考虑选用玉屏风散合人参龙牡散益气固表止汗,选用大补阴丸滋阴清热。人参改为玉竹,滋养胃阴,防止便秘,再加枣皮和乌梅两味酸收药物收敛止汗,所谓散者收之。乌梅这味药除了可以安蛔、止泻、止渴之外,还有一个特殊的作用,就是止呕。

案例六 鼻咽癌案

苏某,男,69岁。湖南娄底人。

患者因反复鼻衄1年就诊。

患者近1年来反复出现鼻衄,鼻塞,西医诊断为"左侧鼻咽癌并颅骨质破坏",因考虑有淋巴结转移,骨质破坏,故未做其他特殊治疗,寻求中医药治疗。现症见:鼻衄,鼻塞,鼻干,咽中有梗塞感,咽红,头痛,左耳鸣,左眼视力下降,左侧颈部淋巴结肿大。舌紫,苔黄腻,脉滑数。

辨证:肝火痰热夹瘀。

治法:清肝泻火,化痰祛瘀。

选方:泻青丸、苍耳子散合玄贝甘桔汤加味。

处方:黄芩10g,栀子10g,胆草6g,防风10g,羌活10g,川芎10g,苍耳子10g,辛夷10g,白芷30g,薄荷8g,玄参15g,浙贝30g,桔梗10g,夏枯草10g,白花蛇舌草15g,三棱10g,莪术10g,甘草6g。30剂,水煎服。

讲析:根据患者的症状和舌脉,辨为肝火痰热夹瘀,宜清肝火、化痰热兼祛瘀,首先必须消除患者的痛苦。患者表现头痛、一侧耳鸣为肝胆火旺,故选用泻青丸加夏枯草清泻肝火。泻青丸出自《小儿药证直诀》,方由龙胆草、大黄(酒炒)、防风、羌活、栀子、川芎、当归所组成,其主要作用是清肝泻火,用于因肝火郁结所致耳鸣耳聋,目赤头痛者。鼻衄,鼻塞,鼻干用苍耳子散疏风清热、通利鼻窍;咽红,咽梗加用玄贝甘桔汤化痰利咽,并加三棱,莪术活血化瘀,以消肿块。

案例七 脑鸣耳鸣案

唐某,女,45 岁。湖北武汉人。

一诊:2018 年 10 月 15 日

患者因脑鸣、耳鸣 10 余年就诊。

患者 10 年前逐渐出现脑鸣、耳鸣,听力慢慢下降,西医诊断为"神经性耳聋",多方治疗疗效不显。现症见:脑鸣、耳鸣,伴失眠乏力,头昏头痛,夜尿频,自汗,盗汗,口涎多,舌麻,腰酸,手足心热。舌红,苔薄白,脉细。

患者有"骨髓增生异常综合征"病史。

辨证:肾气肾阴两虚。

治法:益气养阴。

选方:耳聋左慈丸、缩泉丸合黄芪龙牡散加味。

处方:磁石 20g,石菖蒲 20g,五味子 6g,熟地 15g,怀山药 10g,茯神 15g,泽泻 6g,丹皮 10g,枣皮 15g,炙远志 10g,龙齿 30g,炒龟板 30g,炒枣仁 30g,黄芪 30g,煅龙骨 30g,煅牡蛎 30g,葛根 30g,桑螵蛸 20g,菟丝子 20g,覆盆子 20g,益智仁 20g。30 剂,水煎服。

讲析:中医治病不能单纯只看医院诊断,医院诊断应当作为重要参考。中医治病要按照中医辨证论治的原则来诊治患者。诊察患者要抓主症,全面诊察,综合分析,区分病因、病位,然后立法选方用药施治。

此患者主要有以下几组症状:一是脑鸣、耳鸣、疲乏、自汗,这是典型的气虚表现;二是腰酸、夜尿频多,属于肾虚。肾开窍于耳,耳鸣、听力下降也是肾虚表现;盗汗、手足心热是肾阴虚,所以辨证为肾气肾阴两虚。滋补肾阴,治疗脑鸣、耳鸣,选用耳聋左慈丸;治疗夜尿频选用缩泉丸;治疗自汗、盗汗、疲乏宜用黄芪龙牡散。失眠加炒枣仁、远志、龙齿安神,头昏、头痛加葛根,且葛根有治疗耳鸣的作用。

二诊:2018 年 12 月 1 日

患者服药后失眠、腰痛明显减轻,夜尿减少,自汗、盗汗明显缓解,精神好转,但脑鸣、耳鸣无明显改善。现症见:脑鸣,耳鸣,疲乏,目胀,颈肩胀痛,口中多涎,食后脘胀,嗳气。舌淡红,苔白滑腻,脉细。

辨证:气虚痰阻。

治法:益气升清,化痰通窍。

选方:益气聪明汤合菖蒲二陈汤加减。

处方:西洋参 10g,黄芪 30g,升麻 6g,葛根 50g,蔓荆子 10g,白芍 10g,
　　　黄柏 6g,石菖蒲 30g,陈皮 10g,法半夏 10g,茯苓 30g,神曲 10g,
　　　厚朴 15g,甘草 6g。30 剂,水煎服。

讲析:此患者病情复杂,上次以补肾为主已取得初步疗效,其失眠、腰痛、夜尿多明显改善,但这次重点不是肾虚而是明显的气虚夹痰浊,舌苔白滑腻,口中多涎即是痰浊。故治疗应补气为主,选益气聪明汤最合适。为什么选益气聪明汤呢? 因为益气聪明汤主治清气不升所出现的疲乏、头晕、颈胀、耳鸣、目胀等症。再合用菖蒲二陈汤化痰通窍。

案例八　癥瘕案

张某,女,55 岁。湖南常德人。

患者因左腹部肿块手术切除后复发半年就诊。

患者在医院的诊断结论是"左腹膜后肿瘤,平滑肌肉瘤可能性大,腹膜后肿瘤切除术后;降结肠部分切除术后"。半年前检查发现左腹膜后肿瘤术后复发,目前自觉症状不显,一般情况较好。舌边紫,苔薄白,脉滑。

辨证:痰瘀互结。

治法:活血化瘀,化痰消癥。

选方:桂枝茯苓丸合香贝二甲散加三棱、莪术。

处方:茯苓 30g,桂枝 5g,桃仁 10g,赤芍 10g,丹皮 10g,香附 15g,浙贝
　　　30g,生牡蛎 30g,炒鳖甲 30g,三棱 8g,莪术 8g。30 剂,水煎服。

讲析:肿瘤手术后复发在临床中很常见,中药可以控制肿瘤的生长,但要掌握以下原则。我曾总结过诊治肿瘤有四辨:一辨虚实。《黄帝内经》

说"邪之所凑,其气必虚","邪之所在,皆为不足",古人认为凡是邪气所客之处,必然是那个地方的正气不足,所以诊治肿瘤首辨虚实。特别是在放疗、化疗后,人体正气受损的情况下,肿瘤特别容易复发。二辨寒热,有些肿瘤是寒证,有些肿瘤是热证,它与自然气候以及个人体质有密切关系。有些肿瘤尽管一开始是寒证,但是后期可以随着体质而热化,比如肺癌,胆囊癌,鼻咽癌大部分为热证。三辨痰瘀。肿瘤的形成无非是三个病理因素:一是痰浊,二是瘀血,三是气滞,痰瘀互结,又可以阻滞气机。要辨清楚患者是以痰浊为主,还是以瘀血为主,不能一见到肿瘤就活血化瘀。四辨部位。肿瘤有的在内脏部位,有的在体表各个不同的组织部位,凡部位不同,症状表现及病变情况亦不相同。

本例患者纳食及大便正常,精神气色好,舌脉也无虚象,故非虚证,如果是虚证,则用香贝养荣汤。患者是实证,也无明显寒热征象可辨,仅检查发现肿瘤,舌边紫,脉滑,辨为痰瘀互结。因此,用桂枝茯苓丸合香贝二甲散加三棱、莪术活血化瘀,化痰消癥。

案例九 汗证案

伍某,男,37 岁。湖南娄底人。

患者因多汗、疲乏 1 年就诊。

患者近 1 年来自汗、盗汗,手足心汗多,口苦,精神疲乏,双下肢乏力。舌淡红,苔薄黄,脉细而虚。

既往有"慢性肾炎"病史,尿常规示:尿蛋白(+)。

辨证:气阴两虚。

治法:益气养阴,固涩止汗。

选方:参芪龙牡汤合大补阴丸。

处方:西洋参 10g,黄芪 40g,煅龙骨 40g,煅牡蛎 40g,熟地 15g,黄柏 10g,知母 10g,炒龟板 20g,炒浮小麦 30g。30 剂,水煎服。

讲析:患者以多汗、疲乏为主症,兼手足心汗多,口苦,脉细而虚,是典型的气阴两虚。何谓虚脉?陈修园说:"虚来三候按如绵,元气难支岂偶然。"所以,予参芪龙牡汤合大补阴丸益气养阴,固涩止汗。

案例十 腹痛伴大便黏液案

谭某,男,31 岁。湖南衡阳人。

患者因腹胀、腹痛、大便中有黏液半年就诊。

患者半年前起病,反复发作腹胀、腹痛、大便中有黏液,肠镜检查后明确诊断为"克罗恩病"。现症见:腹胀,腹痛,以脐周胀痛为主,饭后 2 小时内为甚,口微苦,肠鸣,沥沥有声,矢气多,大便中夹有黏液。舌红,苔薄黄,脉弦细数。

辨证:湿热阻滞肠间。

治法:利湿清热,理气除胀。

选方:己椒苈黄丸合神术散加减。

处方:苍术 6g,厚朴 30g,陈皮 10g,砂仁 10g,汉防己 6g,椒目 10g,葶苈子 10g,大黄 3g,茯苓 30g,炒莱菔子 20g,鸡内金 15g,广木香 6g,甘草 6g。20 剂,水煎服。

讲析:"克罗恩病"是西医的病名,是一种原因不明的肠道炎症性疾病,常有腹痛、腹泻等表现,日久患者消瘦,反复发作,不易根治。

《金匮要略》曰:"腹满,口舌干燥,此肠间有水气,己椒苈黄丸主之。"对于己椒苈黄丸的证治,其实应当还有两个症状,一是肠鸣、便秘,二是呼吸急促。此例患者以腹胀、肠鸣为主症,从舌脉看有热,乃湿热阻滞肠间。因此,选用己椒苈黄丸是合适的,但力度不够,必须合用神术散。神术散出自程钟龄《医学心悟》,由苍术、厚朴、陈皮、甘草、藿香、砂仁组成,能芳香辟浊,理气和中。由于患者腹胀明显,宜加炒莱菔子、鸡内金、广木香三味药除胀。

现场答疑

因录音不详,缺。

临床现场教学第 53 讲

时间:2019 年 1 月 5 日

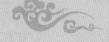

案例一 痿证案

孙某,男,40 岁。湖南邵阳人。

患者因右侧肢体痿软乏力 1 年就诊。

患者 1 年前开始出现右侧肢体痿软乏力,症状逐渐加重,西医考虑
"运动神经元疾病",但一直未确诊。现症见:右侧肢体痿软无力,活动不
利,兼肢体麻木疼痛,兼身体畏冷,夜寐不安,时有头晕,易上火,二便正常。
舌紫黯,苔薄黄,脉细。

辨证:气虚血瘀。

治法:益气活血,舒筋通络。

选方:补阳还五汤加味。

处方:黄芪 40g,当归尾 6g,赤芍 10g,川芎 10g,桃仁 10g,红花 6g,地
龙 10g,羌活 10g,防风 10g,炒枣仁 30g,夜交藤 15g。30 剂,水
煎服。

讲析:患者以右侧肢体痿软无力为主症,且身体畏冷,本可用黄芪桂枝
五物汤加味,但他舌苔薄黄,易上火,所以改用补阳还五汤益气活血,舒筋
通络。加羌活、防风祛风散寒;加酸枣仁、夜交藤安神,改善睡眠。

案例二 食积案

潘某,男,4岁8个月。湖南冷水江人。

患儿因呕吐伴泄泻10天就诊。

患儿自出生后一直纳食较差,营养不良,发育迟缓,头发稀疏,面色淡白,形瘦矮小,盗汗,平素易感冒,感冒则气喘。10天前受凉后出现呕吐,伴大便溏泄,纳差,腹胀,腹痛。舌淡,苔薄白而滑,纹淡红。

辨证:脾肺气虚兼食积。

治法:健脾益气,消食化积。

选方:香砂六君子合藿朴夏苓汤加减。

处方:党参10g,炒白术10g,茯苓15g,陈皮10g,法半夏8g,砂仁8g,广木香5g,藿香6g,厚朴15g,苏梗10g,神曲10g,竹茹10g,生姜2片,甘草6g。15剂,水煎服。

讲析:小儿望诊特别重要,此患儿形体消瘦,个子矮小,头发稀疏,面色淡白,舌淡,纹淡红,是典型的虚证。患儿一直有纳差、平素易感冒,属于脾肺气虚,脾虚则纳差,肺气不固则易感冒。但同时患儿又有腹胀,腹痛,说明有食积,是虚中夹实,因此治疗既要补其虚,又要泻其实。目前以健脾消积,止呕止泻为主,选用香砂六君子补气健脾,藿朴夏苓汤理气化湿止泻,加竹茹止呕、神曲消食。待呕泻症状消除后,下一步治疗以固本为主,补益脾肺。

案例三 头晕伴嗳气案

闵某,女,35岁。湖南冷水江人。

患者因头晕乏力、嗳气1月就诊。

患者有"颈椎间盘突出症、慢性浅表性胃炎"病史,近1月来出现头晕,伴嗳气不适,服用多种西药疗效不显。现症见:头晕,颈胀,神疲乏力,气短,嗳气,恶心欲呕,口苦,口干,腹胀,纳少,大便溏。平素经期延长,每次行经10多天,量少不畅。舌红,苔薄黄腻,脉细。

辨证:脾胃气虚,湿热中阻。

治法:益气和胃,清利湿热。

选方:旋覆代赭汤、香砂连朴饮合葛根姜黄散加减。

处方:党参10g,旋覆花10g,代赭石10g,葛根30g,片姜黄10g,威灵仙10g,天麻20g,黄连5g,厚朴20g,砂仁10g,法半夏10g,车前子10g,炙甘草10g。20剂,水煎服。

讲析:临床分析病情必须全面周到,此患者如果仅看头晕、乏力、气短、颈胀几个症状,辨证属气虚清阳不升,属于益气聪明汤的证,脉细,也属于气虚。但患者还有嗳气、恶心欲呕、腹胀、大便溏,舌红,舌苔薄黄腻,属于湿热证,所以不宜用益气聪明汤。我用旋覆代赭汤补虚降逆止呕,合香砂连朴饮行气除胀,清中焦湿热,再合葛根姜黄散治疗颈椎病。如此,则主症头晕乏力、嗳气都考虑到了。后期可以用益气聪明汤、香砂六君子汤补气健脾固本。她的兼症是经期延长,这是气虚不固所致,当元气充足了,月经自然就正常了。

案例四　水肿案

颜某,男,71岁。湖南娄底人。

患者因反复眼睑、双下肢浮肿5年就诊。

患者5年前逐渐出现眼睑、双下肢浮肿,尿常规检查发现有蛋白尿、血尿,肝肾功能检查白蛋白低,血肌酐升高,西医诊断为"肾病综合征、肾性高血压、慢性肾功能不全(尿毒症期)",已经行血液透析治疗。现症见:全身浮肿,面色萎黄,神疲乏力,口干,尿少,但无头晕。舌淡,苔薄黄,脉弦数。

辨证:气虚夹湿热。

治法:益气健脾,利水消肿,清利湿热。

选方:防己黄芪汤合五皮饮加味。

处方:黄芪30g,炒白术10g,汉防己6g,茯苓30g,茯苓皮15g,大腹皮10g,陈皮10g,五加皮10g,姜皮6g,天麻20g,玉米须10g,黄柏10g,知母10g。20剂,水煎服。

讲析:肾病常见症状有浮肿、蛋白尿、血尿、高血压,晚期血肌酐逐渐上升,提示肾功能受损。根据急则治其标的原则,目前以消除水肿为主。

肾病水肿需分清虚实寒热,常见水肿有以下四种类型:一是气虚水肿,用《金匮要略》的防己黄芪汤;二是湿热水肿,以舌苔黄腻,脉数,口苦,尿黄为特点,用五皮饮合四妙散,或用疏凿饮子;三是脾虚水肿,以面色萎黄,腹胀,纳差为特点,可用五苓散合五皮饮;四是阳虚水肿(肾阳虚),以四肢厥冷,腰膝酸冷,舌苔薄白,脉沉细为特点,选用济生肾气丸。此患者为气虚夹湿热,故选用防己黄芪汤合五皮饮益气除湿,利水消肿。肾性高血压常表现为弦数脉,加天麻控制血压,玉米须消蛋白尿,舌苔薄黄,脉弦数,说明有热,加黄柏、知母清热。如果患者水肿不明显时,应该用知柏济生丸,即知柏地黄汤加牛膝、车前子。

案例五　痹证案

梁某,女,38 岁。广东深圳人。

一诊:2018 年 11 月 3 日

患者因四肢酸胀麻木 2 年就诊。

患者 2 年前无明显诱因出现四肢酸胀麻木,夜间尤甚,活动后减轻,遇冷则甚,得热则舒,多次就医检查,肝、肾功能正常、风湿全套、类风湿因子阴性,诊断不明确,怀疑"不宁腿综合征"。现症见:四肢酸胀麻木,无颈胀,兼急躁易怒,夜寐欠安,经期头痛,口渴不多饮,白天尿频。舌底紫筋明显,舌苔薄白,脉弦细。

患者有"子宫肌瘤、甲状腺结节"病史。

辨证:瘀血阻络。

治法:活血化瘀,通络止痛。

选方:补阳还五汤合黄芪虫藤饮加味。

处方:黄芪 40g,当归尾 6g,赤芍 10g,川芎 10g,桃仁 6g,红花 5g,地龙 10g,僵蚕 30g,全蝎 5g,蜈蚣 1 条(去头足),钩藤 20g,鸡血藤 15g,海风藤 10g,天麻 15g,白芷 20g,炒枣仁 30g,甘草 6g。20 剂,水煎服。

讲析:患者的主症是四肢酸胀麻木,其特点,一是遇冷则甚,得热则舒;二是夜间明显,活动后减轻,再加上舌底紫筋明显,说明是四肢的血液循环不好,四肢络脉不通,宜活血化瘀通络,选用补阳还五汤益气活血通络。因患者有肢体麻木、头痛、关节痛等症,合用黄芪虫藤饮加强通经活络之功效,因经期头痛加用白芷止头痛,夜寐欠安加用炒枣仁安神。《素问·调经论》云:"血气者,喜温而恶寒,寒则泣不能流,温则消而去之。"这是血气运行的特点,所以患者得温则舒,得寒加重。为什么不加桂枝温通经脉呢?主要考虑到患者居住在深圳,气候较热。而且她白天尿频,一般是有火,如果是夜间尿频,常为肾虚。

患者刚才说到曾经有医生给她开血府逐瘀汤治疗无效,我这里顺便讲几个活血化瘀方剂的临床应用。我们常用的活血化瘀方剂主要有王清任《医林改错》的血府逐瘀汤、通窍活血汤、膈下逐瘀汤、少腹逐瘀汤、身痛逐瘀汤、会厌逐瘀汤、补阳还五汤,《医学发明》的复元活血汤,张仲景《伤寒论》的桃核承气汤、抵当汤,以及吴鞠通的桃仁承气汤。临床上运用这些方剂,必须分清瘀血所在的病位而选用对应的处方。血府逐瘀汤主要治疗胸膈瘀血,通窍活血汤治疗瘀血头痛,膈下逐瘀汤治疗两胁部瘀血疼痛,少腹逐瘀汤治疗小腹瘀血疼痛,身痛逐瘀汤治疗腰腿部瘀血疼痛,会厌逐瘀汤治疗咽喉部气滞血瘀。复元活血汤具有活血祛瘀、疏肝通络之功效,常用于治疗跌打损伤,瘀血阻滞胸胁证。而患者是四肢酸胀麻木,血府逐瘀汤并非所宜,故选用补阳还五汤合黄芪虫藤饮。

二诊:2019 年 1 月 5 日

患者服药后症状缓解,特来复诊。现症见:四肢酸胀麻木,活动后缓解,兼畏风,寐差,便秘。舌边紫,舌苔薄黄,脉细。

辨证:瘀血阻络。

治法:活血化瘀,通络止痛。

选方:补阳还五汤合羌防三藤饮加味。

处方:黄芪 40g,当归 10g,赤芍 10g,川芎 6g,桃仁 10g,红花 6g,地龙 10g,羌活 10g,防风 10g,鸡血藤 10g,海风藤 10g,钩藤 30g,秦艽 10g,火麻仁 30g,甘草 6g。30 剂,水煎服。

讲析:患者以四肢酸胀,麻木为主症,仍然是血络不通,继续用补阳还五汤。患者有畏冷的表现,原则上可以用张仲景的黄芪桂枝五物汤或程钟龄的蠲痹汤,方中的桂枝有温通四肢的作用,但患者舌苔黄,且居住在气候较热的深圳,所以不用桂枝。合用三藤饮加强通经活络作用,加羌、防、秦艽祛风湿、除酸胀,加火麻仁润肠通便治疗便秘。

中医治病用药讲究三因制宜,即因人、因地、因时制宜。我从前在石门县的山区当医生，山区气候寒冷，给当地农民看病时经常用麻黄、桂枝、附子、干姜这些药。但我到长沙来以后，发现再用这些药，患者不是口腔溃疡，就是脸上生疮或者咽喉肿痛。因为长沙气候湿热，用辛燥药容易上火，用甘寒药容易生湿，所以医生要了解地域特点。《黄帝内经》说："夫道者，上知天文，下知地理，中知人事，可以长久，此之谓也。"中医治病要全面分析，不是懂几味药就可以开处方的，还要根据天时、地理、患者的体质特点去考虑。

案例六 失眠案

张某，女，49 岁。湖南长沙人。

患者因失眠 3 年就诊。

患者有"肝多发性囊肿"病史，3 年前绝经，因家事而情志不畅，逐渐出现失眠。现症见：入睡困难，心情抑郁且烦躁，喜哭，伴膝关节疼痛，大便干结。舌淡红，舌苔薄白，脉细。

辨证：肝郁化火，心气不宁。

治法：疏肝清热，养心安神。

选方：丹栀逍遥散合甘麦大枣汤加味。

处方：当归 10g，白芍 15g，漂白术 10g，茯神 15g，柴胡 10g，丹皮 10g，栀子 6g，炒枣仁 30g，龙齿 30g，合欢花 15g，柏子仁 15g，火麻仁 30g，甘草 10g，大枣 10g，炒浮小麦 30g。30 剂，水煎服。

讲析：患者是因心情不好导致的失眠，不仅需要药物治疗，更要自己化解心结，调节情志。肝气郁结不畅，郁而化火，选用丹栀逍遥散疏肝清热，解郁；患者有喜哭的特点，加之更年期脏躁，故合甘麦大枣汤养心安神，和中缓急；加炒枣仁、龙齿、柏子仁养心安神治失眠；加合欢花解郁，古人云："合欢蠲忿，萱草忘忧。"再加火麻仁润肠通便治疗便秘。

案例七 痿证案

任某，女，50 岁。湖北咸宁人。

一诊：2018 年 12 月 1 日

患者因双下肢无力进行性加重2年就诊。

患者2年前无明显原因渐起双下肢无力，并逐渐加重，行走欠稳，但无肢体疼痛、麻木、抽搐及肌肉消瘦，略有语言不流利，西医诊断为"共济失调待查？多系统萎缩可能性大"。西医明确告知患者及其家属"无特殊治疗方法"，故求治于中医。现症见：双下肢无力，行走欠稳，但上肢有力，精神、饮食正常，夜尿2次，大便正常。舌淡红，苔薄白腻，脉细略数。

既往有"中度贫血、子宫腺肌症"病史。

辨证：肝肾不足，筋骨失养。

治法：补益肝肾，强筋壮骨。

选方：鹿茸四斤丸合壮骨丸。

处方：怀牛膝20g，陈皮10g，熟地15g，锁阳15g，龟板20g，干姜5g，当归6g，白芍10g，黄柏10g，知母10g，肉苁蓉15g，菟丝子15g，草薢10g，木瓜15g，杜仲15g。另包：血茸片30g（研末装胶囊分30天吞服）。30剂，水煎服。

讲析：患者共济失调只是现象，以双下肢乏力为主症，属于中医所讲的痿证。痿证以下肢多见，先有下肢痿软无力，逐渐肌肉消瘦，乃至瘫痪。此患者发病已两年，虽然肌肉没有消瘦，但确实是下肢痿软无力的痿证。痿证是个复杂疑难疾病，治疗难度大。导致痿证的原因有很多，《黄帝内经》有五脏痿：肺热叶焦、心气热、肝气热、肾气热、脾气热；有阳明虚、宗筋弛纵造成的痿证；有湿热不攘，大筋软短，小筋弛长的痿证；有肝肾阴虚的痿证；还有瘀血导致的痿证，总之非常复杂。此患者舌苔薄白，脉细略数，病史已2年，辨证是个虚证。哪个脏腑虚呢？患者上肢有力，饮食、大便基本正常，所以不是中焦脾胃虚弱所致。那就要考虑肝肾不足，虽然腰不痛，腿不麻，不抽筋，但是她有夜尿频，当是肾虚的症状，故治疗宜补益肝肾，强筋壮骨。治疗肝肾阴亏痿证的主方是朱丹溪的虎潜丸（现称壮骨丸），但现在无虎骨可用，所以用鹿茸四斤丸合壮骨丸补益肝肾，鹿茸具有壮肾阳，益精血，强筋骨之功效。

二诊：2019年1月5日

患者服中药后症状好转，下肢乏力减轻，但仍活动不便，行步不正，舌蹇语涩，无痰，口不苦。舌苔薄白腻，脉细滑。

辨证：肝肾不足，筋骨失养。

治法:补肾益肝,强筋壮骨。

选方:地黄饮子加减。

处方:熟地 15g,肉苁蓉 15g,茯苓 15g,麦冬 10g,五味子 6g,炙远志 10g,石菖蒲 30g,枣皮 15g,巴戟天 15g,石斛 10g,怀牛膝 20g,木瓜 20g。30 剂,水煎服。

讲析:中医中有一种病叫"风痱",即"喑痱",因肾虚引起,表现为四肢无力,舌謇语涩,夜尿多,应该用地黄饮子治疗,但地黄饮子当中有桂、附,所以我上次没用该方。鹿茸四斤丸也是补肾的,但是效果不甚满意,所以今天改用地黄饮子去桂、附,加木瓜、怀牛膝。

案例八　胃痛案

彭某,男,63 岁。湖南安化人。

患者因胃脘烧灼样疼痛 20 余年就诊。

患者有"反流性食管炎"病史 20 余年,胃脘部烧灼样疼痛反复发作。现症见:胃脘部烧灼样疼痛,伴嗳气,反酸,嘈杂,口苦。舌红,舌苔薄黄,脉弦。

辨证:肝火犯胃。

治法:清泻肝火,和胃降逆。

选方:化肝煎合左金丸加味。

处方:青皮 10g,陈皮 10g,丹皮 10g,栀子 8g,白芍 10g,浙贝 30g,泽泻 10g,黄连 5g,吴茱萸 3g,瓦楞子 10g,甘草 6g。30 剂,水煎服。

讲析:《难经》中讲消化道有七冲门,唇为扉门,齿为户门,会厌为吸门,胃之上口为贲门,胃之下口为幽门,大肠小肠会为阑门,下极为魄门。因此,不论是食管、胃,还是大、小肠,都属于消化道。《伤寒论》说:"阳明之为病,胃家实是也。"这个"胃家"就是消化系统一大家子,不仅仅是指胃一个腑。《灵枢·本输》讲:"大肠小肠,皆属于胃,是足阳明也。"所以食管、胃、大、小肠疾病都属于消化系统疾病,相互联系,不过是部位有上、中、下的分别而已。

此患者的胃痛特点是胃中烧灼,反酸,嘈杂,嗳气,口苦,舌红,苔薄黄,脉弦,属于肝火犯胃,选用化肝煎合左金丸治疗。中医认为反酸是木火刑土,即肝热犯胃。朱丹溪认为左金丸治肝火,因此,胃中烧灼,反酸,要用左金丸加瓦楞子制酸。此患者是热证,如果是寒证则用吴茱萸和乌贼骨。

案例九 水肿案

王某,女,52岁。郴州桂阳人。

患者因反复全身浮肿2年就诊。

患者2年前起病,反复全身水肿,西医检查有蛋白尿,低蛋白血症,血肌酐增高,诊断为"慢性肾炎,肾性高血压,慢性肾功能不全"。现症见:全身水肿明显,尤以下肢为甚,但尿多,不怕冷,一身不痛。舌苔薄黄,脉细数。

辨证:湿热壅盛。

治法:清热利湿,利水消肿。

选方:疏凿饮子合防己茯苓汤。

处方:黄芪30g,炒白术10g,汉防己6g,茯苓15g,槟榔10g,茯苓皮15g,椒目10g,大腹皮10g,赤小豆15g,秦艽10g,羌活10g,木通6g,泽泻10g,姜皮6g,玉米须10g,天麻20g。20剂,水煎服。

讲析:患者主症为水肿,水肿又须分清阴水和阳水。陈修园的《医学三字经》曰:"水肿病,有阴阳,便清利,阴水殃,便短缩,阳水伤。五皮饮,元化方,阳水盛,加通防,阴水盛,加桂姜,知实肿,萝枳商,知虚肿,参术良,兼喘促,真武汤。"患者小便多,本是阴水,但患者舌苔薄黄,脉细数,显然不是阴水,属于湿热水肿,选用疏凿饮子合防己茯苓汤逐水利湿消肿。疏凿饮子中商陆这味药有毒,故未用。商陆就如同十枣汤中的大戟、甘遂、芫花一样有毒性作用,为了安全起见,已多年不用。

案例十 失眠案

王某,男,55岁。湖南娄底人。

一诊:2018年10月15日

患者因严重失眠5年就诊。

患者从5年前开始严重失眠,入睡困难,甚则彻夜不眠,伴腰痛、腰酸,右侧腰部有冷感,性功能下降,口苦口臭,小便频数,尿黄。舌红,苔黄腻,脉细滑数。

患者有"前列腺增生"病史。

辨证:痰热扰心兼肾阴虚。

治法:清热化痰安神兼滋阴降火。

选方:黄连温胆汤合大补阴丸加减。

处方:黄连 5g,陈皮 10g,法半夏 10g,茯神 15g,枳实 10g,竹茹 10g,炒枣仁 30g,龙齿 30g,熟地 15g,黄柏 10g,知母 10g,炒龟板 30g,川牛膝 20g,车前子 10g,珍珠母 30g,甘草 6g。30 剂,水煎服。

讲析:患者有两个方面的病症,一是失眠,二是腰痛、尿频、性功能下降。一方面因痰热内扰,心神不宁导致失眠;另一方面由于肾阴虚导致腰痛腰酸,小便频数,性功能下降,因为"腰者肾之府"。目前以治疗失眠为主,故用黄连温胆汤加酸枣仁、龙齿、珍珠母清热化痰,镇静安神,合大补阴丸滋阴降火清虚热,待失眠改善以后,再重点治疗肾虚。

二诊:2019 年 1 月 5 日

服药后效果显著,失眠明显改善。现症见:小便频数,夜甚昼轻,每晚3~5 次,小便黄,腰冷,性功能下降。舌红,苔黄腻,脉细。

辨证:肾虚兼下焦湿热。

治法:滋阴清热兼安神。

选方:知柏济生丸加味。

处方:黄柏 10g,知母 10g,熟地 10g,怀山药 10g,茯苓 15g,泽泻 10g,丹皮 10g,枣皮 10g,川牛膝 15g,车前子 10g,益智仁 20g,炒枣仁 30g,龙齿 30g,淫羊藿 10g。20 剂,水煎服。

讲析:患者主要有两个疾病,一是小便频数,二是失眠。经第一次处方治疗后,失眠已明显改善。现患者腰冷,夜尿频,看似肾阳虚,但舌苔黄腻,小便黄,不是单纯的阳虚,而是兼夹湿热。所以不能使用温阳的药,应先用知柏济生丸补肾,兼清湿热缓解小便频数,加枣仁、龙齿安神,继续巩固失眠的疗效。

现场答疑

学员:请问第五个病案中四肢酸胀麻木的患者为何用补阳还五汤而不

用身痛逐瘀汤？

熊教授：补阳还五汤主要是通四肢血络，是补气活血通络；身痛逐瘀汤中加入了苍术、黄柏清湿热，羌活、秦艽祛风湿、止痹痛，没药、五灵脂祛瘀止痛。因为身痛逐瘀汤是通过祛风除湿祛瘀而治身痛，而此患者不是身痛，所以不用身痛逐瘀汤。我们用方一是要针对病机，二是要针对主症，病机和主症都不能错。

学员：请问第五个病案患者四肢酸胀处方用黄芪虫藤饮，方中用了比较多虫类药，患者能否耐受？

熊教授：我这里顺便讲讲虫类药的运用。虫类药的作用主要有两个，一是搜风，二是通络。黄芪虫藤饮是我个人的经验方，是经过千百次临床验证非常有效的经验方。仿照补阳还五汤组方之意，用大量黄芪起到补气而通络的作用，方中三藤是取象比类，疏通经络的药物，几味虫类药用量并不大，蜈蚣一条，全蝎5g，地龙、僵蚕量稍大，但它们无毒，最后我还加了一味甘草，可以解毒。有医家用虫类药治疗风湿疼痛，但根据我的临床经验，虫类药治疗麻木比治疗疼痛效果要好。因此黄芪虫藤饮用来治疗麻木、酸胀及中风的半身不遂都是有效的。个人临床体会，虫类药物治疗风湿疼痛，还必须配伍祛风止痛的药物。

临床现场教学第 54 讲

时间:2019 年 3 月 9 日

案例一　胃癌泄泻案

邓某,男,57 岁。湖南娄底人。

患者因胃癌术后、化疗后腹泻 1 月余就诊。

患者 1 月前因胃脘部疼痛到医院做胃镜检查发现"胃癌",当即行"胃部分切除"手术,术后行化疗,化疗后患者出现腹泻不止,形体逐渐消瘦。现症见:腹泻,大便稀溏,每日 4~6 次,无明显腹胀、腹痛,伴纳呆食少,消瘦,神疲乏力,面色淡黄,偶有腰痛,失眠。舌淡红,苔薄白,脉细。

辨证:脾胃气虚,湿浊下注。

治法:健脾益气,祛湿止泻。

选方:参苓白术散加减。

处方:党参 20g,炒白术 10g,茯苓 20g,陈皮 10g,砂仁 10g,炒扁豆 15g,炒薏米 15g,怀山药 15g,神曲 15g,白莲子 10g,甘草 6g。30 剂,水煎服。

讲析:现在临床上肿瘤患者较多,西医治疗手段有手术、化疗、放疗以及靶向药物、免疫治疗等方法。这样的治疗手段可以控制甚至消除肿瘤,但是也有弊端,就是容易损伤人体的正气,治疗后患者多出现气虚、血虚和阴虚三个方面的损伤。化疗后常见的症状有疲乏,纳差,呕逆,口干和脱发等等。

针对胃癌手术化疗后出现的症状要辨清虚实，虚证有胃气虚、胃阴虚；实证有胃中湿热。这个患者表现为腹泻、纳呆食少、乏力、面色无华、形体消瘦，舌淡红，苔薄白，脉细，这是个典型的脾虚证。他舌上有苔，且无口干，所以不是胃阴虚，而是脾胃气虚，治疗就要健脾胃之气，促进运化功能，恢复饮食，否则患者会越来越消瘦，正气更加虚弱。但胃气虚不能急补，只能缓补，所谓虚不受补。中焦之气亏损，急补是吸收不了的，所以不能用高丽参之类的大补药物。此时切勿用苦寒药，因为苦从燥化，会伤胃气、损胃阴。故选用参苓白术散健脾益气，祛湿止泻，后期可用香砂六君子汤之类健脾。

案例二　虚劳案

何某，男，53 岁。广东茂名人。

患者因疲乏，腰酸 10 年就诊。

患者有高血压病史 12 年，一直服用降压药物，但血压控制不佳，血压波动在 150~160/100mmHg，后逐渐出现蛋白尿，血尿，西医诊断为"高血压 2 级，极高危；高血压肾病"。现症见：腰酸，精神疲乏，动则气短，时有头晕，牙龈出血，小便黄，大便干。舌苔薄白，脉细略弦。

尿常规检查：尿蛋白（+++）、尿潜血（++）。

辨证：肾阴虚。

治法：滋补肾阴。

选方：左归饮合二至丸加减。

处方：熟地 15g，怀山药 10g，枣皮 15g，杜仲 15g，枸杞 15g，怀牛膝 20g，炒龟板 20g，女贞子 15g，旱莲草 15g，天麻 5g，淫羊藿 10g。30 剂，水煎服。

讲析：这个患者的西医诊断是"高血压"，但是他没有头晕、面赤的症状，现在症状为腰酸、神疲，这是肾虚引起的。中医可以用水不涵木来解释肾虚引起的高血压。但我们所说的水不涵木，主要是指的温病后期肝肾阴虚导致的肝阳上亢。如吴鞠通所说的"热邪久羁，吸烁真阴，或因误表，或因妄攻，神倦瘛疭，脉气虚弱，舌绛苔少，时时欲脱者，大定风珠主之"，这是典型的水不涵木，是由于肾水亏乏，阴精衰少，造成虚风内动，所以用大定风珠滋水涵木。而这个患者没有那么严重,他只是由肾阴不足造成虚阳上亢,出现高血压,头晕症状并不明显。因此治疗不需要潜阳,也不需要息风,只需滋补肾阴以涵肝木。另外,肾阴虚到一定程度,阴虚火旺,就会出现齿衄。所以,选用左归饮滋补肾阴,合二至丸加减。二至丸它不仅补肾阴还能清虚热,加天麻控制血压。

案例三 失眠案

王某,女,36 岁。湖南娄底人。

患者因间歇性发作心烦失眠 10 余年就诊。

患者从 2002 年开始因长期上晚班睡眠不足出现精神紧张,坐立不安,失眠,心悸,西医诊断为"精神分裂症",长期服用抗精神病药物(具体药物不详)治疗,生活、工作基本正常,近日自觉有疾病复发征兆。现症见:失眠加重,心烦易怒,坐立不安,时有心悸,面红,口干口苦,口中痰涎多,大便干结。舌红,苔薄黄腻,脉细滑略数。

辨证:痰热内扰。

治法:清热化痰,重镇安神。

选方:栀子黄连涤痰汤加味。

处方:丹参 15g,黄连 5g,石菖蒲 30g,炙远志 10g,陈皮 10g,法半夏 10g,茯神 15g,枳实 10g,竹茹 10g,胆南星 5g,炒枣仁 30g,龙齿 30g,栀子 10g,甘草 6g。30 剂,水煎服。

讲析:患者有"精神分裂症"病史,但目前神志方面还是没有问题的。《难经》说"望而知之谓之神",有经验的医生对某些问题一看就能明白。神志有异常的患者目光是呆滞的、神情是恐慌的,而这个患者眼睛灵活有神,神志清楚,所以断定其精神分裂症没有复发。但患者发病时出现心烦失眠、面赤、口苦、大便干等症,这是有热,而且痰涎还多,苔薄黄腻,辨证属痰热内扰,心神不安。因此,用涤痰汤化痰开窍,加栀子、黄连清热;加炒枣仁、龙齿宁心安神。

案例四　失眠伴泄泻案

李某,女,47岁。湖南常德人。

患者因失眠多梦14年,腹泻1年就诊。

患者失眠多梦反复发作14年,近1年出现腹泻,伴左侧腹部胀痛,西医诊断为"睡眠障碍;慢性肠炎"。2018年12月曾在熊老门诊就诊,予"香砂连朴饮、金铃子散合枕中丹加减",治疗后腹胀、腹泻、腹痛症状较前减轻。现症见:失眠多梦,伴头昏,脑鸣,轻微腹泻,大便溏,每日1~2次。舌淡红,苔薄黄,脉细滑。

辨证:心神不宁,兼肠道湿热。

治法:安神镇潜,兼清湿热。

选方:酸枣仁汤、孔圣枕中丹合连朴饮加减。

处方:炒枣仁30g,知母10g,茯神15g,夜交藤15g,石菖蒲10g,炙远志10g,龙齿30g,炒龟板30g,珍珠母30g,黄连3g,厚朴20g,砂仁10g,广木香5g,法半夏10g,甘草6g。30剂,水煎服。

讲析:现在人们由于生活、工作、学习压力大,失眠这个疾病比较常见,影响睡眠的因素多,治疗起来难度也大,失眠也比较顽固。中医辨证失眠主要有心肾不交、阴虚火旺、心血不足、痰热内扰、胃气不和这几种常见类型。我发现临床上痰热内扰型失眠越来越多,原因应该是生活水平提高了,人们食膏粱厚味过多,膏粱厚味酿生痰湿,痰热内扰,心神不安导致失眠,这类患者的舌苔一般是黄厚腻。但这个患者长期失眠多梦,伴有脑鸣,舌苔不厚腻,不是实证,而是虚证。《金匮要略》说:"虚劳虚烦不得眠,酸枣仁汤主之。"因此,主方为酸枣仁汤,因有脑鸣,合孔圣枕中丹安神镇潜,再以连朴饮兼治肠道湿热。

案例五　心悸案

邹某,女,48岁。湖南娄底人。

一诊:2019年1月5日

患者因反复心悸、怔忡2年余就诊。

患者 2 年前自觉有气从剑突下上冲至咽部,发作时难受欲死,伴心悸,怔忡。心脏 B 超检查提示:心脏肥厚,二尖瓣、主动脉瓣反流。心电图提示:室性早搏,心肌缺血。西医诊断为"冠心病,心律失常"。现症见:阵发心悸,怔忡,胸痛,精神疲倦,睡眠不安,伴胃脘痛,恶心欲呕,口苦。舌淡红,苔薄黄腻,脉细而结。

既往有"慢性浅表性胃炎"病史。

辨证:心气不足,痰热瘀阻。

治法:补气养心,行气活血,化痰清热。

选方:十味温胆汤、小陷胸汤合颠倒木金散加减。

处方:西洋参 8g,丹参 15g,炒枣仁 30g,炙远志 10g,陈皮 10g,法半夏 10g,茯苓 15g,枳实 10g,竹茹 10g,黄连 3g,炒瓜蒌 6g,郁金 15g,广木香 6g,炙甘草 10g。30 剂,水煎服。

讲析:患者有冠心病病史,脉细而结,说明心气虚夹瘀;舌苔薄黄腻,说明有痰热。患者除心悸、怔忡之外,还有胸痛和胃脘痛,说明有气滞不通。因此综合分析辨证为心气不足,痰热瘀阻,选用十味温胆汤益气养心,化痰宁心。再合小陷胸汤清热化痰,合颠倒木金散行气止痛。

二诊:2019 年 3 月 9 日

患者经服药治疗后心悸、怔忡,恶心欲呕等症状较前缓解。仍自觉有气从胃中上冲至咽部,发作时心慌欲呕,口干口苦,嗳气,伴胃脘部灼热,精神疲倦,睡眠不安。舌边紫,苔薄黄腻,脉细而结。

辨证:心气不足,痰气瘀阻。

治法:补气化痰,行气活血。

选方:十味温胆汤合颠倒木金散。

处方:西洋参片 8g,丹参 20g,炒枣仁 20g,炙远志 10g,陈皮 10g,法半夏 10g,茯苓 15g,枳实 15g,竹茹 10g,郁金 15g,广木香 6g,炙甘草 10g。30 剂,水煎服。

讲析:初看患者描述症状有点像奔豚气,但是奔豚气是气从少腹上冲心下或咽喉。这个患者是气从胃中上冲,故非奔豚气。她以心悸、怔忡、胸痛为主症,脉细而结,心脏 B 超提示有异常,因此,此症与心脏有关。至于胃痛、恶心欲呕、嗳气是因慢性胃炎所致。她精神疲倦,脉还有点细,是虚证,所以不用瓜蒌薤白半夏汤,而用十味温胆汤。我把十味温胆汤中的枣仁重用,安神作用更好,熟地改为丹参,因为丹参归心经。病人有气滞,故加用《医宗金鉴》的颠倒木金散,有行气止痛的作用。

案例六　呕吐案

唐某,女,31 岁。湖南邵阳人。

患者因食后恶心呕吐 3 月就诊。

患者 3 月前无明显诱因出现食后恶心呕吐,呕逆严重,多方治疗,疗效不佳。现症见:食后呕逆,嗳气,口中黏腻,口干,伴胃中畏冷,平素食冷则腹泻,大便稀溏。舌淡红,苔薄白,脉细滑。

既往于 2012 年有产后大出血、心悸病史。

辨证: 胃虚气逆,痰食阻滞。

治法: 理气和胃,化痰消食。

选方: 旋覆代赭汤合保和丸加减。

处方: 党参 10g,旋覆花 10g,代赭石 15g,陈皮 10g,法半夏 10g,茯苓 15g,枳实 10g,竹茹 10g,神曲 10g,山楂 10g,炒麦芽 10g,干姜 10g,甘草 6g。30 剂,水煎服。

讲析: 患者的主症是恶心呕吐,呕吐的主要病机是胃失和降,胃气上逆。《黄帝内经》对呕吐的病因论述颇详。如《素问·举痛论》曰:"寒气客于肠胃,厥逆上出,故痛而呕也。"《素问·六元正纪大论》曰:"火郁之发……疡痱呕逆。"《素问·至真要大论》曰:"厥阴司天,风淫所胜……食则呕。"呕吐的辨证应分虚实寒热:实者为食积、火热、痰饮、外寒阻滞胃部,邪气犯胃,致胃失和降,胃气上逆而发呕吐;虚者为胃气虚、胃阴虚、阳虚,使胃失温养、濡润,胃气上逆所致。寒证的表现为胃中寒冷,口不渴,畏寒肢冷,舌苔白,脉细;热证的表现为口苦,呕吐物有苦味,舌苔黄,脉滑数。

我当年曾经治疗过患流行性脑脊髓膜炎而出现喷射性呕吐的患者,这种情况要在清热醒神的基础上止呕,我常用黄连苏叶汤加竹茹。如果是急性胃肠炎剧烈呕吐的患者,必须要先止其呕,方能服药,后止其泻。此患者是呕吐兼嗳气,而且是食后加重,是中焦脾胃运化功能差,兼胃中畏冷,食生冷则腹泻,因此,辨证属于胃虚气逆、痰食阻滞证。治疗既要理气和胃,又要化痰消食、降逆止呕。予旋覆代赭汤降逆化痰,益气和胃止呕,合保和丸消食导滞促运化。其中保和丸中连翘改干姜温胃,去莱菔子,因为莱菔子不能和人参配伍,它解人参药性。我曾经治疗一个产后过量服用人参,导致严重腹胀、呼吸困难的产妇。她是一位医生的妻子,丈夫念其生育辛苦,高价购买了一支上好的高丽参,在产后即给她磨粉冲服了半支,没过多久,产妇出现严重腹胀,以致呼吸困难。她丈夫前来找我诊治,我让他买了50g莱菔子煎水频服,大约半天左右腹胀就消除了。但现在有些人以讹传讹,说人参不能与萝卜同用,这是错误的。

虚寒呕吐也可以用丁香柿蒂散,但是丁香是大辛大热之品,俗云"一粒丁香三把火",寒证不明显一般不要用。李中梓说:"行欲方而智欲圆,心欲小而胆欲大。"当医生要行为端正,思维缜密,诊察要精细,处方用药要准确果断。

案例七 喘证案

丁某,男,45岁。湖南娄底人。

患者因反复咳嗽10年,伴胸闷气喘2年就诊。

患者有长期吸烟史,10年前开始出现咳嗽,反复发作,每遇冬春季节受凉后发作,近2年病情逐渐加重,伴胸闷痰多,气喘,西医诊断为"慢性支气管炎,慢性阻塞性肺气肿"。现症见:胸闷、气喘明显,兼咳嗽,咳痰,痰色白,遇冷则气喘加重,易感冒,口不干,小便不黄。舌淡红,苔薄白,脉滑。

辨证:痰饮寒气阻肺。

治法:温肺化痰降气。

选方:苏子降气汤加减。

处方:苏子10g,法半夏10g,当归6g,陈皮10g,前胡10g,厚朴20g,沉香6g,甘草6g,生姜3片。20剂,水煎服。

讲析:咳嗽、喘证、哮证这三个病是相互关联的,有咳而兼喘者,有喘而兼咳者,有喘而兼哮者,经常伴随出现,临床上治疗一定要分清主次。喘是气息的改变,哮是喉中有痰鸣声,哮必兼喘,喘未必兼哮。《金匮要略》准确描述了哮病"咳而上气,喉中水鸡声"。

此患者气喘兼咳嗽,喉中无哮鸣音,因此,目前以喘为主。张景岳认为喘分虚实:"盖实喘者有邪,邪气实也;虚喘者无邪,元气虚也。"意思是说,喘证的实证是邪气阻塞肺气所致;喘证的虚证主要与肺肾气虚相关。这个患者从形体上看不是虚证,从症状上看有痰浊,有气逆,是痰气交阻的实证。且患者痰色白,受寒加重,口不苦,舌苔白,热象不明显,上盛下虚,故予苏子降气汤化痰降气平喘。

案例八　胃癌呕吐案

吴某,男,45 岁。湖南娄底人。

患者因胃癌化疗后呕逆、便溏 3 月余就诊。

患者 3 月前行胃癌切除手术,术后行化疗,化疗后出现精神疲乏,呕逆。现症见:呕逆,纳呆食少,精神疲乏,大便溏,每日 2~3 次。舌淡红,苔薄黄腻,脉滑。

辨证:脾胃气虚兼肠中湿热。

治法:健脾和胃,化湿清热。

选方:香砂六君子汤合连朴饮加味。

处方:西洋参片 8g,炒白术 10g,茯苓 15g,陈皮 10g,法半夏 10g,砂仁 10g,广木香 5g,黄连 3g,厚朴 20g,竹茹 10g,神曲 10g,甘草 6g。30 剂,水煎服。

讲析:这个患者也是患胃癌,但是和病案一的胃癌患者不同。此患者手术及化疗后出现精神疲乏,食少,说明脾胃气虚;但舌苔薄黄腻,大便溏,说明肠中有湿热,所以不能单纯只健脾益气,还要清湿热。故用香砂六君子汤加神曲、竹茹健脾理气,化痰和胃以止呕,合用王氏连朴饮中的黄连、厚朴清热燥湿治便溏。

案例九　乳癌案

阳某,女,46 岁,湖南娄底人。

患者因乳腺癌术后半年就诊。

患者半年前因"右乳腺癌"行根治手术治疗,一周前又发现左乳房有肿块,西医诊断为"左乳腺肿瘤性质待查",暂未行穿刺活检,未明确诊断,故患者求治于中医。现症见:左侧乳房偶有疼痛,腋下淋巴结肿大,晨起痰涎较多。舌淡红,苔薄黄,脉弦滑。

辨证:肝郁气滞,痰瘀互结。

治法:疏肝理气,化痰活血散结。

选方:疏肝消瘰丸加味。

处方:玄参15g,浙贝30g,生牡蛎15g,当归6g,赤芍10g,川芎10g,柴胡10g,香附15g,郁金15g,青皮10g,橘核10g,夏枯草10g,黄芩10g,三棱10g,莪术10g,甘草6g。30剂,水煎服。

讲析:妇女乳腺小叶增生或乳腺结节等中医都称为"乳癖","乳癖"演变为恶性肿瘤者称为"乳癌"。西医主要运用手术治疗乳癌,但是大约30%~40%的乳癌患者术后会因腋下淋巴回流不畅而出现患侧上肢肿胀,盆腔肿块术后患者也会出现下肢肿胀,均是因为淋巴管阻塞所致。这种症状如不及时治疗,肿胀会越肿越大,西医没有特殊的治疗方法,而中医可以很好地解决这个问题。该患者术后没有出现上肢肿胀,但左乳却又发现了肿块,也要防止恶变。

乳房是肝经循行的部位,中医认为乳癖、乳癌常见的病理因素主要有三个方面:一是肝气郁滞;二是痰浊阻滞;三是瘀血停滞,都是停留在肝经所在部位,往往因长期情志不畅引起肝气郁结,进而导致痰浊、瘀血产生,气、痰、瘀三者互结形成癖块,故用疏肝消瘰丸治疗。疏肝消瘰丸是本人的经验方,由柴胡疏肝散去陈皮合消瘰丸再加青皮、橘核、郁金而成。消瘰丸出自《医学心悟》,由玄参、生牡蛎、浙贝母组成,有化痰、软坚散结、消肿块的作用。患者舌苔黄,提示有热,加黄芩、夏枯草清肝热,再加三棱、莪术加强消肿散结的作用。

案例十 崩漏案

全某,女,24岁。河南南阳人。

患者因月经量多、淋漓不尽1年余就诊。

患者1年前起病,间断发热,头痛,乏力,西医诊断为"急性髓系白血病"，已行化疗治疗。后出现月经量多，周期紊乱，行经时间长，月经淋漓不尽，须注射止血药物方能止血。现症见：月经量多，漏下不止，周期缩短，一月二至，伴腰痛，面色淡黄，眼睑色淡，精神疲乏，自汗，时有耳鸣、口干、口苦、小便黄、大便干。舌淡，苔薄白，脉细数。

辨证：气血不足兼阴虚火旺。

治法：益气养血，清热止血。

选方：胶艾汤加味。

处方：西洋参 10g，当归 10g，白芍 10g，熟地 15g，川芎 3g，阿胶珠 15g，蒲黄炭 15g，艾叶炭 10g，黄芩 10g，荆芥炭 10g，火麻仁 30g，柏子仁 15g，杜仲 15g，续断 20g，甘草 6g。30 剂，水煎服。

讲析：这是一个白血病化疗后全身衰弱，气血不足，阴虚火旺的患者。精神疲乏，月经漏下是气虚表现；面色淡黄，眼睑色淡，舌淡是血虚症状；口干、口苦、小便黄，脉细数乃虚热之征。大便干是因为血虚；腰痛是因肾虚引起的。目前治疗主要是益气养血，清热止血，主要止住漏下之月经，处方用胶艾汤加参，虽然她还有便秘，但千万不能用泻下药物，因为患者是气血亏虚证，所以只能加火麻仁、柏子仁润肠通便，再加杜仲、续断补肾强腰治腰痛。

胶艾汤出自张仲景的《金匮要略》，它具有养血止血，调经安胎的作用。张仲景说："妇人有漏下者，有半产后因续下血都不绝者，有妊娠下血者。假令妊娠腹中痛，为胞阻，胶艾汤主之。"胶艾汤是固冲任的代表方，有气虚则加参，有热怎么办呢？可以用《医宗金鉴》的荆芩四物汤合胶艾汤。

在这里我要特别强调，我们学医的人要尊师重道，道是医道，师是所有的中医前辈，从扁鹊到现在的所有前辈都是我们的老师。我们读的是古人的书，学的是中医的道。我们尊师重道，不能背师忘道，是古人和老师传下来的东西，就要说是老师的，不能说是自己的。跟我上门诊的学生都知道，我有很多自创的方，但我从来不说是自己的。我创的方都是有本有源的，都是根据古人的某个思路，某个法则来创立的。比如常用的治疗颈椎病的特效方葛根姜黄散就是我创的，方中只有三味药：葛根、片姜黄、威灵仙。为什么选葛根呢？张仲景的《伤寒论》中有："太阳病，项背强几几，无汗恶风，葛根汤主之。"为什么选片姜黄呢？《医宗金鉴》记载治颈背痛用片姜黄。为什么选威灵仙呢？现代研究证实威灵仙可以治疗骨刺，所以组方葛根姜黄散的理论依据源自这三个地方，我从不说它们是熊氏方。我们所创的经验方虽然来源于临床实践，但是都必须要有理论依据，这才是真正的尊师重道。

案例十一　不孕案

王某,女,40岁。湖南永州人。

患者因不孕8年就诊。

患者婚后曾怀孕,生育第一胎后自然流产3次,此后8年不孕,西医诊断为"继发性不孕"。近日B超示:子宫内膜薄。现症见:月经量少,精神疲乏,夜尿频多,每晚2~3次。舌淡红,苔薄白,脉细。

辨证:肾精亏虚。

治法:补肾填精。

选方:养精种玉汤加减。

处方:西洋参8g,当归6g,白芍10g,熟地15g,枣皮15g,菟丝子30g,覆盆子20g,巴戟天20g。30剂,水煎服。

讲析:现在不孕不育的患者比较多,妇女不孕的常见原因约有五个方面,一是虚寒证(寒伤胞胎),俗称宫寒,表现为腰酸,少腹冷,形体畏冷,喜温,常用毓麟珠或者暖宫丸;二是精血不足,表现为面色淡黄,精神疲倦,月经量少,经色淡,舌淡脉细,常用傅青主的养精种玉汤,具有补血生精的功效;三是肝气郁结,表现为少腹胀满,胸胁、乳房胀痛,情志不畅,月经或前或后,常用傅青主的开郁种玉汤,它有疏肝解郁,调经种子的作用;四是痰湿阻滞,患者表现为肥胖,腹胀,口中多痰,舌苔白滑,用启宫丸;五是瘀血阻滞,表现为月经量少、色黯,血块增多,舌黯唇紫等瘀象,用少腹逐瘀汤。瘀血型不孕比较特殊,一般为子宫内血液循环不畅或者输卵管不通。王清任编的少腹逐瘀汤方歌说:"少腹茴香与炒姜,元胡灵脂没芎当,蒲黄官桂赤芍药,种子安胎第一方。"最后这句话有点过于夸张,改成"种子安胎是良方"更合适。因为瘀血导致的不孕只是其中一种。

妊娠主要与天癸、冲脉、任脉有关。女子"二七而天癸至,任脉通,太冲脉盛,月事以时下,故有子……七七任脉虚,太冲脉衰少,天癸竭,地道不通,故形坏而无子也"。可见,女子怀孕首先与天癸有关,天癸为肾气所主,冲脉为十二经脉之海,任主胞胎,所以这三者都要充盛。这个患者主症有腰酸、夜尿多,因为夜尿多是膀胱气化功能不足的原因,"膀胱者,州都之官",其功能仍为肾气所主。由于患者以肾虚精血不足为主,所以处方用养精种玉汤。

案例十二 不育案

王某,男,40 岁。湖南永州人。

患者因不育 8 年就诊。

患者系病案十一王某的丈夫,8 年未育,精神体力差,夫妻生活欠佳。西医检查:精子活力差,死精较多。西医诊断:精子活力低下。现症见:精神疲乏,腰酸,头晕,小便黄,大便溏稀。舌淡红,苔薄黄腻,脉细数。

辨证:肾精不足兼虚热。

治法:补肾益精,滋阴清热。

选方:五子衍宗丸合知柏地黄汤加味。

处方:黄柏 10g,知母 10g,熟地 15g,怀山药 10g,茯苓 10g,泽泻 10g,丹皮 10g,枣皮 10g,菟丝子 30g,覆盆子 15g,五味子 6g,车前子 10g,枸杞子 30g,补骨脂 15g。30 剂,水煎服。

讲析:临床上患者精子量少、活力偏低多是肾虚证,治疗的目的就是要使精子数量增多,使精子活力增强,常用方是五子衍宗丸。男子"二八,肾气盛,天癸至,精气溢泻,阴阳和,故能有子",这说明肾气盛,男性生殖功能才能正常。五子衍宗丸出自朱丹溪的《丹溪心法》,由枸杞子、菟丝子、覆盆子、五味子、车前子组成,五子衍宗丸能补肾益精,主治肾虚精亏所致的阳痿不育、遗精早泄滑精等。此外,患者还有舌苔薄黄腻,脉细数等热象,故合用知柏地黄汤滋肾清热。

现场答疑

学员:请问喘病的治疗原则是什么?

熊教授:实喘以治肺为主;虚喘治疗应该以培补摄纳为主,或以补肺为主,或以健脾为主,或以补肾为主。喘病在发作期应该化痰,降气平喘;在休止期也就是缓解期,应该着重健脾补肺,应以健脾为主,培土生金。

学员:第一个案例胃癌患者,处方参苓白术散,方中用的是党参,为什么没有用西洋参?

熊教授:参有人参、党参和西洋参的不同,人参(包括红参、白参,最好的红参就是高丽参)和党参是同性的,都是温性,有补气的作用,兼能生津,但主要是补气。而西洋参是凉性的,也有补气生津的作用。党参和西洋参它们在性上有温、凉之别,在运用上要根据具体情况而定,虚寒为主的就不用西洋参,气虚有热象的用西洋参。党参有健脾补气的功能,第一个案例胃癌患者有脾胃气虚,故用党参。

学员:四肢厥冷,腰痛的患者为什么不用附子?

熊教授:四肢厥冷不一定都是肾阳虚,不一定都是虚寒证。不要一看到四肢厥冷就判断为虚寒证,就用桂枝、附子,那是错误的。四肢厥冷有阳虚导致的,有湿浊阻滞,气血不畅的,也有瘀血阻滞的,还有热厥和气厥。我们读的《伤寒论》少阴篇讲的厥证多是阳虚,比如四逆汤证、附子汤证、通脉四逆汤证,这些厥证是阳虚。厥阴篇中蛔厥是蛔虫引起的厥证,当归四逆汤证是血虚受寒引起的厥证。但是我们还要看到"伤寒脉滑而厥者,里有热,白虎汤主之","伤寒一二日至四五日厥者,必发热。前热者,后必厥;厥深者,热亦深;厥微者,热亦微。"这是什么厥证呢? 这是热厥。临床上有很多的患者,火郁在中,心烦口渴,口腔溃疡,大便秘结,恰恰四肢厥冷,能用附子吗? 因此,临床上所见的四肢厥冷,只是一个症状表现,我们必须认真地察舌、诊脉,问清兼症特点,弄清寒热虚实。

我记得曾经有一个老先生诊治一个60多岁的女性腰腿冷患者,一年时间用了大量辛热的药,如附子、桂枝等等,但是没有治愈,特来向我咨询,希望我提供一个思路。我问了患者的情况,告诉老先生,要他观察一下患者的嘴唇是否发黯? 舌质是否紫黯? 舌下是否有紫筋? 下肢是否有静脉曲张? 其腰腿冷很有可能是瘀血导致经络不通所致。老先生改变了思路,用了几个月活血化瘀的药物以后,患者的症状改善了。这就是瘀血导致的下肢厥冷证。

另外,不管是腹腔手术,还是下肢手术以后,患者往往可见下肢厥冷。这亦是瘀血导致经络不通而引起的厥冷,治疗要活血化瘀。所以,临床上如果是真正的阳虚寒证导致的四肢厥冷是可以用附子的,如果不是阳虚寒证就不能用附子,一定要辨证准确。

学员:金水六君煎在喘证的治疗中如何运用?

熊教授:喘证的休止期,可以运用金水六君煎。金水六君煎是张景岳所创,原方由当归、熟地、陈皮、半夏、茯苓、炙甘草组成,重用熟地。我在临床上使用的是完整的六君子汤加熟地、当归,是变通的金水六君煎。

学员:很多老年人出现顽固性的夜间口干,并且饮不解渴,这是什么病机?

熊教授:老年人肾虚,肾水亏乏,水津不上承,故夜间口干,乃肾阴亏虚所致,不是火热证。

学员:当归的常用量一般是10g,而熊老的处方中当归的量一般只用5~6g,这是什么原因?

熊教授:我开处方时当归只用5~6g的原因是担心当归炮制的方法不对,服用后会导致腹泻。从前当归炮制是需要用酒洗干净的,现在都不知道是否用水洗干净了。我曾经也用当归10g,但很多患者服用后出现了腹泻,减量后就没有出现这种情况了。所以当归只用5~6g,是为了避免当归炮制不当产生的副作用。

医生治疗疾病,我认为中医的水平和中药的质量要各占百分之五十,医生能否治好患者的疾病,取决于医生辨证是否准确?选方是否恰当?用药是否到位?但这些只占50%,而中药的质量要占50%。我们知道中药的质量很重要,如果中药不好,即使辨证处方都准确,也可能服用无效,甚至还可能导致副作用。因此,疾病的疗效和中药密切相关,中医、中药二者缺一不可。就好比我们学中医当医生,一要聪明,二要勤奋。记忆力、理解力、变通力都是聪明的表现。如果很聪明,但是不勤奋,不去临床,还是当不了好医生。但是只有勤奋,死读书,没有很好的理解力,没有聪明的头脑,同样也当不了优秀的医生。聪明加勤奋,二者缺一不可,这是成功的基础。

学员:熊老常用的十味温胆汤出自哪里?

熊教授:十味温胆汤原方首载于《世医得效方》,由明代《证治准绳·类方》收录。由人参、炒酸枣仁、远志、陈皮、法半夏、枳实、茯苓、五味子、熟地黄、炙甘草组成。主要作用是益气养血，化痰宁心。本人所用的十味温胆汤由西洋参片、丹参、炒枣仁、炙远志、陈皮、法半夏、茯苓、枳实、竹茹、炙甘草组成。

临床现场教学第 55 讲

时间：2019 年 4 月 20 日

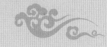

案例一　痿证案

李某,男,53 岁。广西玉林人。

患者因双下肢瘫痪 8 月余就诊。

2018 年 8 月开始出现双下肢无力,行走困难,后病情逐渐加重出现双下肢瘫痪,不能站立行走,伴小便失禁,腹胀便秘,大便需用开塞露方能排出。多方求治,给予针灸、药物贴敷、中、西药等治疗均无效。现症见:从肚脐以下皮肤无知觉,双下肢瘫痪,肌肉萎缩,下肢无抽筋,无疼痛,伴腹胀腹痛,小便失禁,大便秘结。舌淡红,舌下紫筋明显,苔黄厚腻,脉沉细数。

既往有"皮肌炎""肺纤维化"病史。

辨证:湿热瘀阻。

治法:清热祛湿,化瘀通络。

选方:加味二妙散合厚朴三物汤加味。

处方:苍术 6g,黄柏 6g,川牛膝 20g,萆薢 10g,秦艽 10g,当归 10g,薏米 20g,木瓜 20g,厚朴 20g,枳壳 10g,酒大黄 4g,桃仁 10g,红花 6g,炒龟板 20g。30 剂,水煎服。

讲析:患者双下肢瘫痪且无知觉,肌肉萎缩,中医诊断为痿证。下肢痿弱,久则肌肉消瘦,此为明显痿证。中医有关痿证的论述很多,我在前面的讲座中已详细讲解过痿证,《黄帝内经》有五脏气热皆可致痿,如肝气热、脾气热、肺热叶焦皆可致痿;阳明胃虚,宗筋弛纵,可以致痿;还有湿热成痿,"湿热不攘,大筋软短,小筋弛长,软短为拘,弛长为痿"。朱丹溪云痿证有"湿热、湿痰、气虚、血虚、瘀血"。

痿证病情复杂,临床上需明辨虚实。中医临床治病,宗仲景"观其脉症,知犯何逆,随证治之"的原则,即辨证施治法则。中医治疗痿证的方剂很多,属于脾胃虚弱的,用五痿汤;属于肝肾阴虚的,用壮骨丸;属于肺热叶焦的,用布津起痿汤;属于气虚的,用李东垣的加味补中益气汤;属于肾虚的,用鹿茸四斤丸;属于风伤筋络的,用加味金刚丸。

本案患者舌苔黄腻,显然为湿热,舌底紫筋明显,为瘀,综合辨证为湿热夹瘀。治疗要清湿热兼祛瘀,第一个方用《医宗金鉴》加味二妙散,这是治湿热痿的主方,加桃仁、红花祛瘀,加薏米、木瓜祛湿。患者还有一个复杂的兼症为腹胀腹痛,大便秘结,因此,要合用第二个方厚朴三物汤,治疗腹胀便秘。

案例二　口疮案

余某,男,75岁。湖南娄底人。

患者因口舌生疮疼痛10月就诊。

患者近10月来舌体及口腔生疮反复发作,疼痛,多次在口腔科就诊,诊断为"口腔溃疡",西药治疗无效。曾自服"龙胆泻肝汤",症状减轻,后又再次复发。现症见:舌体疼痛,以舌尖、舌两侧为主,舌尖红赤,并伴有口疮,伴胸部胀闷,轻微头晕,大便较干,2日一行。舌红苔黄,脉弦数。

既往有"胸腔积液""高血压"病史,血压波动在160~170/100~110mmHg之间。

辨证:心肝火旺,肝阳上亢。

治法:清心泻肝火,平肝潜阳。

选方:清心导赤散合天麻钩藤饮加减。

处方:黄连5g,栀子10g,生地15g,木通6g,灯心草10g,天麻10g,钩耳20g,石决明20g,黄芩10g,连翘10g,桑寄生10g,益母草10g,夜交藤10g,怀牛膝15g,甘草6g。30剂,水煎服。

讲析:临床上造成胸腔积液的原因有很多,如肺部肿瘤、肺结核、胸膜炎等,患者既往有胸腔积液病史,但这不是患者此次就诊的主要目的。患者现在主要是口舌生疮,舌上痛,曾服龙胆泻肝汤有效,提示有肝火,说明其辨证大方向正确,但未丝丝入扣。中医看病必须会看舌看脉,危重症、疑难病要特别重视脉诊的重要性,这是中医的基本功。本案患者为火证,脉弦数,血压高为肝火,肝阳上亢之征;"舌乃心之苗",舌疼、舌疮为心火。所以,患者之前用龙胆泻肝汤取效是有道理的,龙胆泻肝汤中除有泻肝火的药物外,也有生地、木通、甘草这些清心火的药物。所以我给他开清心导赤散清心火,清心导赤散又叫黄连导赤散,治口舌生疮一般不用淡竹叶,改用灯心草,再合天麻钩藤饮加减平肝潜阳。

案例三 痹证案

史某,男,48 岁。湖北咸宁人。

患者因右下肢麻木无力 2 年就诊。

患者 2 年前开始逐渐出现右下肢麻木乏力,病情逐渐加重,以至于足不屈伸,脚掌无法提起,行步不正,西医检查后诊断为"腰椎间盘突出,腓总神经损伤"。现症见:右下肢麻木乏力,足背活动受限,行步不正,兼腰部麻胀,无外伤史,二便调。舌紫,苔黄腻,脉细数。

辨证:湿热瘀阻经络。

治法:清热利湿,活血通络。

选方:身痛逐瘀汤加减。

处方:黄芪 20g,苍术 6g,黄柏 6g,川牛膝 20g,地龙 10g,独活 10g,秦艽 10g,香附 10g,当归 6g,川芎 6g,煅没药 6g,桃仁 8g,红花 6g,蜈蚣(去头足)1 条,木瓜 20g,甘草 6g。30 剂,水煎服。

讲析:中医诊断疾病要有敏感性,要善于抓住疾病的病根所在。患者单侧下肢麻木,伴有腰部麻胀,首先要考虑的是腰椎间盘突出引起的坐骨神经受压,若是双下肢麻木疼痛,就不一定是腰椎间盘突出了。此病的病机就是筋脉瘀阻,经络不通,治疗就是需要通经活络。患者舌紫,苔黄腻,是湿热瘀阻经络,所以导致下肢无力且麻胀,故用身痛逐瘀汤活血通络,清热利湿,加蜈蚣、木瓜加强通经活络作用,因患者无明显疼痛,故去原方中的五灵脂。

案例四　呕血后虚劳案

陈某,男,59岁。湖南新化人。

患者因呕血黑便后疲乏、头晕1年余就诊。

患者有"2型糖尿病,肝硬化,门静脉曲张,胃出血"病史,一年前因肝硬化导致呕血及黑便,呕血量多,色黯红,经住院治疗后止血,但血红蛋白一直偏低。现症见:全身疲倦乏力、头晕,口苦,大便干结。舌淡红,苔薄白,脉沉细数。

辨证:气血不足,兼有肝热。

治法:补益气血,兼清肝热。

选方:黑归脾汤加减。

处方:西洋参10g,黄芪20g,炒白术10g,茯苓15g,当归10g,炒枣仁20g,炙远志10g,龙眼肉10g,陈皮6g,生地15g,丹皮10g,栀子炭10g,三七片15g,生甘草10g。30剂,水煎服。

讲析:患者病初为血证。临床上血证有五种常见不同的出血病证,咳血、吐血(严重者为呕血)、衄血、便血、尿血。咳血,是咳嗽痰中带血,血来自肺,多为支气管扩张、肺结核、肺癌导致。吐血,是血经呕吐而出,不咳嗽、不吐痰,呕血者为最严重,多为肝硬化、肝癌、门静脉曲张,伴脾肿大导致的上消化道出血所致,当然,吐血还有可能因为胃、十二指肠溃疡所致。出血量大,可能有生命危险。凡是胃出血,不仅有呕血,往往还伴有黑便。衄血有舌衄、肌衄、鼻衄、目衄(眼结膜出血)、齿衄,最常见的为鼻衄和齿衄。鼻衄主要病位在肺,齿衄主要病位在胃和肾。肌衄较少见,《医宗金鉴》记载有一种病叫"血箭",是说血像箭一样射出,这是最危险的。《金匮要略》云:"下血,先便后血,此远血也,黄土汤主之……下血,先血后便,此近血也,赤小豆当归散主之。"这就告诉我们,便血有两种,一种出血部位离肛门远,是中焦虚寒所致,即远血,黄土汤主之;一种出血部位离肛门近,是肠道湿热所致,即近血,赤小豆当归散主之。但根据我的临床经验,赤小豆当归散治疗肠道出血效果不佳,应该用槐花散。

此患者当时以呕血及黑便为主症,情况十分危险。现在主要是出血后气血不足,不能上荣,导致头晕乏力,故选用黑归脾汤,即归脾汤加熟地黄,补益气血,还要兼清肝热。因为患者口苦,脉沉细数,应是肝经有热,若不清肝热,还有可能再次出血。《素问·至真要大论》说:"诸逆冲上,皆属于火。"《素问·生气通天论》说:"大怒则形气绝而血菀于上。"患者吐血,应是肝经有热所致,因此,患者要注意饮食,不能饮酒、不能吃辛温燥热之品,也不能生气。故加丹皮、栀子清肝火,田三七防止其局部留瘀。方中人参不能用高丽参,只能用西洋参,因其有热,故将广木香去掉,防止其辛温耗血。

案例五　腹胀伴泄泻案

武某,女,37 岁。河南许昌人。

六诊:2018 年 10 月 15 日

患者因全身乏力、腹胀、腹泻 5 年,加重 2 月就诊。

患者 9 年前做彩超发现"脾脏肿大",到河南省人民医院就诊,彩超检查示:巨脾;骨髓常规示:骨髓增生减低,粒系增生欠佳,红系增生减少,淋巴细胞、单核细胞比值低。诊断为"骨髓纤维化",治疗不详。患者 5 年前出现全身疲乏,腹胀,大便稀溏,每日 5~6 次,兼腰痛,2016 年至 2018 年多次在熊老门诊治疗,先后予以平胃散合连朴饮、中满分消丸、柴胡疏肝汤合香砂连朴饮等方剂治疗,上述症状明显缓解(治疗经过详见《国医大师熊继柏临床现场教学录》第 37 讲案例一、第 46 讲案例四)。现症见:精神疲乏,腹部硬满减轻,但仍有胃脘部胀满、疼痛,大便不爽,每日 2~3 次,近日牙周疼痛。舌淡红,舌苔薄白,脉弦滑而数。

辨证:气滞湿阻。

治法:疏肝和胃,理气祛湿。

选方:胃苓汤加减。

处方:苍术 10g,厚朴 30g,陈皮 10g,炒白术 10g,茯苓 30g,猪苓 10g,泽泻 10g,三棱 10g,莪术 10g,鸡内金 15g,炒莱菔子 15g,广木香 6g,知母 10g,黄连 3g,甘草 6g。50 剂,水煎服。

讲析:患者虽有精神疲倦,但同时有胃胀,腹痛,因此不是单纯的虚证,而是虚实夹杂证。胃脘部、腹部胀满在中医属于臌胀范畴,臌胀是难治病,B 超检查一般显示肝脾肿大。臌胀的辨证有气滞、血瘀、食积、水饮几种类型。中焦病变主要应考虑脾胃,因为中焦以脾胃为主,湿易困脾,造成水湿停聚,因此水臌较多。又因肝主疏泄,肝郁气滞易造成血瘀,所以臌胀也有因气滞和瘀血引起的。此患者属于气滞与湿邪为主,应当理气祛湿,疏肝和胃,用胃苓汤去桂枝,加三棱、莪术祛瘀,加鸡内金、莱菔子消食除胀,因其牙痛,加知母、黄连清火。

七诊:2019 年 4 月 20 日

患者服药后腹胀较前减轻,现症见:全身乏力,偶有腹痛,恶心纳差,口苦,夜间汗出,大便溏而不爽,一日 5~6 次,肛门无灼热感,矢气频,小便黄。舌淡红,舌薄黄腻,脉沉细数。

辨证:脾胃气虚,湿热下注。

治法:健脾益气,清热利湿。

选方:香砂六君子汤合连朴饮加车前子。

处方:党参 15g,炒白术 10g,茯苓 30g,陈皮 10g,砂仁 10g,法半夏 10g,广木香 6g,黄连 5g,厚朴 30g,车前子 20g,煅龙骨 30g,煅牡蛎 30g,甘草 6g。30 剂,水煎服。

讲析:患者病情较复杂,有"骨髓纤维化"病史,但以腹胀、泄泻为主症,经治疗后腹胀已明显减轻,目前以泄泻为主症。泄泻首先要辨清虚实,一般暴泻多实,久泻多虚。实证泄泻常见的病因主要有寒湿、湿热和食积。《黄帝内经》云:"诸病水液,澄澈清冷,皆属于寒。"寒湿泄泻常见于受寒或饮生冷后,以形寒畏冷,腹部冷痛,泻下清稀为主症,轻者用藿香正气散,重者用五苓散;湿热泄泻常用四苓散合连朴饮;暑湿泄泻症状一般较重,可出现暴泻,高热,肛门灼热,泻下臭秽,常选用葛根芩连汤。热性泄泻中热结旁流证是较难辨别的,一定要审视清楚。《伤寒论》云:"少阴病,自利清水,色纯青,心下必痛,口干燥者,急下之,宜大承气汤。"若见有大便稀,高热不退,腹部硬满疼痛,拒按,舌苔黄燥,脉沉数有力者,用大承气汤治疗,那是通因通用方法。虚证泄泻主要有脾虚泄泻、肾虚泄泻。还有一种比较特殊的是肝气犯脾证,患者常有肠鸣,腹胀,泄泻,特别是情绪刺激则泻,用痛泻要方疏肝健脾。

此患者乏力、纳差,为脾胃虚弱;虽肛门无灼热感,但口苦,小便黄,舌苔薄黄腻,有湿热,所以用香砂六君子汤合连朴饮,加车前子利小便而实大便。这个方实际上还包含了陈士铎《石室秘录》中提到的分水神丹,即白术、车前子两味药,治疗水泻效果颇好。

案例六　痹证案

刘某,男,42 岁。湖南衡阳人。

患者因右侧头颈胀痛伴四肢麻木 1 年余就诊。

患者 1 年前因头晕、头胀痛伴右上肢麻木在南华大学附属第二医院诊断为"脊髓型颈椎病",具体治疗经过不详。后又出现右半身不出汗现象,来熊老门诊治疗后汗出已正常。现症见:右侧头颈部胀痛、麻木,右肩胀痛,右手食指、拇指麻木,双下肢酸胀、麻木,畏寒怕冷,神疲乏力,口干。舌下络脉色紫,舌苔薄白,左脉细,右脉弦。

辅助检查:颈椎 MRI(2018 年 3 月 2 日)为颈 4/5 椎间盘膨出,颈 5/6 椎间盘膨出并突出(正中型),继发椎管狭窄,颈 6/7 椎间盘突出(右后外侧型)。腰椎 MRI:腰 2/3、腰 3/4、腰 4/5 腰椎后突。

辨证:风伤络脉,血脉瘀阻。

治法:活血化瘀,祛风通络。

选方:补阳还五汤、天麻虫藤饮合葛根姜黄散加减。

处方:黄芪 40g,归尾 6g,赤芍 10g,川芎 10g,桃仁 10g,红花 6g,地龙 10g,僵蚕 30g,全蝎 5g,蜈蚣(去头足)1 条,鸡血藤 10g,海风藤 10g,钩藤 30g,天麻 20g,葛根 30g,片姜黄 15g,威灵仙 15g,桂枝 6g,甘草 6g。30 剂,水煎服。

讲析:患者第一次就诊时,右半身不出汗,只有左半身能出汗。这种情况是比较严重的,《素问·生气通天论》说:"汗出偏沮,使人偏枯。"意思是说,有中风的危险。经中药治疗,现在全身均可出汗。患者目前主要症状是麻木,以右侧为重,头部、手足明显麻木,同时兼有颈部胀痛,西医检查有颈椎病,认为是神经受压所致。中医病机为"风伤络脉,血脉瘀阻",选用补阳还五汤益气活血,疏通经络,天麻虫藤饮搜风通络,合葛根姜黄散解决颈椎问题。因虫类药都有小毒,故加甘草解毒;其畏寒怕冷,舌苔白,故加桂枝温通经络。

案例七　痹证案

王某,女,52 岁。湖南衡山人。

患者因背部胀疼,伴下肢无力、不能久立 2 年余就诊。

患者为教师,由于职业原因,长期站立工作,2016 年开始出现背胀痛,后逐渐下肢无力,不能久立。现症见:背胀疼,双下肢不能久立,站立则膝冷而软,行走未受影响,腰不疼,偶尔腿抽筋,下肢静脉未见曲张,绝经一年,一身烘热,畏寒,形体消瘦,口干口苦,舌尖麻,二便正常。舌紫,苔薄白,脉细。

既往有"慢性浅表性胃炎"病史。

辨证:湿瘀阻络。

治法:化湿祛瘀通络。

选方:加味二妙散合芍药甘草附子汤加减。

处方:苍术 8g,黄柏 6g,萆薢 10g,秦艽 10g,当归 6g,汉防己 8g,木瓜 20g,白芍 10g,黑附片 6g,薏米 20g,桃仁 8g,红花 6g,川牛膝 20g,五加皮 10g,甘草 6g。30 剂,水煎服。

讲析:《素问·生气通天论》讲"湿热不攘,大筋软短,小筋弛长,软短为拘,弛长为痿"。患者背胀疼,双下肢软,口干口苦,是湿热痹阻经络,故选用加味二妙散为主方。舌紫为有瘀,加桃仁、红花活血通络,加五加皮,一是补肝肾,强筋骨,二是祛风除湿通络。患者还有畏寒,腿抽筋,乃肌肤失温,筋脉失养,选用《伤寒论》芍药甘草附子汤。

案例八　癥积案

庄某,女,48 岁。广东深圳人。

患者因发现甲状腺结节 3 年就诊。

患者 3 年前体检发现"甲状腺结节伴有钙化,多发子宫肌瘤"。现甲状腺部位不疼,但精神疲乏,面色淡白,月经行经期较以前延长 2 天,夹有血块,平素不易上火。舌淡红,苔薄白,脉细滑。

辨证:气血不足,痰瘀凝结。

治法:补益气血,化痰散结。

选方:香贝养荣汤加味。

处方:党参 15g,炒白术 10g,茯苓 15g,当归 8g,白芍 10g,川芎 6g,熟地 10g,香附 15g,浙贝 30g,桔梗 10g,陈皮 10g,夏枯草 10g,生牡蛎 20g,甘草 6g。30 剂,水煎服。嘱注意调畅情志。

讲析:肿瘤、结节等都属于中医"癥积"范畴,癥积辨证首当分虚实。实者由寒凝、气滞、痰阻、血瘀、热毒所致,实则泻之,对应治疗需要散寒消滞、理气散结、化痰软坚、活血散瘀、清热解毒以消癥积。虚者有气血不足。人是一个运动的机体,各方面的生理活动都靠自身运转来完成,比如气血运行,津液代谢,饮食运化都靠自身脏腑的气化功能而完成。因此,中医治病以正气为本,依靠患者自身的正气驱动药力,不能见肿瘤就一刀切地用消散攻击方法。此患者面色淡白、精神疲乏、脉细,为气血不足,体质虚弱,同时有痰瘀阻滞,导致甲状腺结节和子宫肌瘤多发。故以香贝养荣汤补养气血,化痰散瘀,针对局部肿块用了夏枯草和生牡蛎两味归肝经的药,以软坚散结。本来黄药子这味药对甲状腺结节有较好疗效,但因其有毒,安全起见故不用。

案例九　淋证案

李某,男,34 岁。广东惠州人。

患者因尿频、尿后会阴部胀痛不适 1 年就诊。

患者有"慢性前列腺炎"病史,现症见:尿频,尿后会阴部胀痛,尿道口灼热,小便黄,但无余沥不尽,无米泔样尿,无腰痛,兼阳痿,形体消瘦。舌红,苔薄黄,脉细略数。

辨证:阴虚兼湿热下注。

治法:滋阴清热利湿。

选方:知柏地黄汤加减。

处方:知母 10g,黄柏 10g,熟地 10g,怀山药 10g,茯苓 10g,泽泻 10g,丹皮 10g,枣皮 10g,川牛膝 20g,车前子 10g,淫羊藿 10g。30 剂,水煎服。嘱禁食羊肉等温燥之物。

讲析:患者尿频、尿痛而兼尿黄、尿热,苔薄黄,脉细略数,此为阴虚有热之象,故以知柏地黄汤为主方。加川牛膝补肾而引药下行,车前子利尿通淋,取济生肾气丸之意,再加淫羊藿治阳痿。

现场答疑

学员:中医如何治疗子宫肌瘤?

熊教授:子宫肌瘤属于中医妇科的癥积病。妇科有两种常见的癥积病:一种是子宫肌瘤,一种是卵巢囊肿。《灵枢·百病始生》说:"肠外有寒,汁沫与血相抟,则并合凝聚不得散而积成矣。"意思是,凡是腹腔、盆腔的肿块,中医认为其形成机理是寒邪、痰饮、瘀血三者在肠外、腹腔里聚集而成的,有的以寒邪为主,有的以痰饮为主,有的以瘀血为主。卵巢囊肿以汁沫(痰饮)、水饮为主,子宫肌瘤以瘀血为主。比较而言,卵巢囊肿好治得多,而子宫肌瘤难治一些,什么原因呢?因为治疗子宫肌瘤必然要祛瘀、散结、消肿块,需要用活血化瘀的中药。相对而言,子宫肌瘤出现月经量少的好治一些,出现月经量多则难治,因为活血化瘀的中药有可能导致月经量更多,甚至大出血,所以不好用药。

关于子宫肌瘤的治疗,一般有寒证的可以用桂枝茯苓丸;以瘀血为主的可以用《医宗金鉴》的血竭散;属于热证的,必然有小便黄,黄带,在祛瘀的同时需要加清热的药物,或者合用易黄汤。卵巢囊肿以饮邪为主,可以选用《金匮要略》的当归芍药散。

学员:关于人参的用法,熊老处方时有时用西洋参,有时用白参,有时用党参,请您谈谈用人参的经验。

熊教授:首先我们要搞清楚这些参的性味、特点和作用。人参是笼统的名称,它是五加科人参的干燥根和根茎,是补气强身之要药。因为人参产地的不同,区分有东北人参、高丽参(产地朝鲜);其中东北人参又以吉林参质量最佳。由于种植的地方不同又区分有园参、野山参,其中野山参补气作用较大,以年代久远者,功效最佳;因为炮制方法不同又有红参和白参的区别,红参是将原药材洗净,蒸制2小时,干燥而成的;白参就是生晒参,原药材洗净,晒干即成。红参大补元气,补气温阳,白参较红参力弱。

西洋参原产于美国、加拿大,而后我国引种成功。西洋参补气生津,但它是凉性的,甘寒凉补,入心、肺、肾经,为凉补之品,既善补气养阴,又善生津,适用于气阴两虚之人。相对而言,西洋参较其他人参生津的作用要强。

党参属于人参里面的分支,在金元之前是没有党参的,金元之后才有党参、太子参,这是一类的。所有的人参,都有补气作用,党参、太子参,北条参(北沙参)也是补气的。党参主要作用是健脾补气,党参性味甘平,作用缓和,补气的作用较人参弱。党参和人参不是一个档次,人参是上等的,党参是一般的,比如我们在抢救虚脱患者时用参附汤、独参汤,必须选高丽参。这就是用参的主要区别。

学员:痹证和痿证的区别是什么?

熊教授:痹证是以肌肉、关节疼痛为主的病证,痿证是以肌肉痿弱、四肢乏力,不能活动为主的病证,二者不可混为一谈。痿证患者一般没有肌肉关节的疼痛,但是痹证患者由于长期的关节肌肉疼痛,导致行动不便,日久可以导致肌肉的萎缩,关节变形,出现乏力痿弱症状。

学员:肺癌患者常见胸痛、咳嗽、气喘症状,熊老您在临床上治疗肺癌常用桑贝小陷胸汤合止嗽散,原因是什么?

熊教授:近些年,我诊治的肺癌患者特别多,估计有几千例,观察下来,这些患者属热的估计有80%,属寒、属虚的占20%。总结下来肺癌患者属寒证的少,属热证的多。所以我常用桑贝小陷胸汤合止嗽散清热化痰,止咳。肺癌患者一般都是脉滑数,舌苔黄腻,乃痰热内蕴,临床上一定要谨防患者咳血。小陷胸汤清热化痰可治疗痰热结胸,加桑白皮、浙贝清泻肺热,化痰;止嗽散止咳。如果患者痰涎多,要留意患者可能有胸腔积液,治疗不仅要化痰,而且要蠲饮。

学员:苏子降气汤和定喘汤临床上如何区别运用?

熊教授:苏子降气汤是治气喘的,除了气喘以外,伴有腹胀、恶寒,它治疗属于寒证的气逆而喘,有肺寒或者胃寒,是肺胃气逆造成的喘证,就用苏子降气汤。定喘汤名曰定喘,实际上是治疗哮喘的。哮和喘可以笼统地称为一个病,但严格地讲,哮是哮病,喘是喘证。"喘以气息言,哮以声响言",呼吸急促称为喘,气喘而喉中痰鸣称为哮,"喉中水鸡声",这是张仲景的形容,《金匮要略》讲:"咳而上气,喉中水鸡声,射干麻黄汤主之。"喉中水鸡声就是有痰浊阻塞喉中发出的声音,称为哮鸣音。"哮必兼喘,喘未必兼哮",哮喘可以同时出现,而喘证不一定有痰鸣声,因此,中医内科学是把哮病和喘证分开论述的。

临床现场教学第56讲

时间:2019年5月18日

案例一 痫证案

胡某,男,45岁。河北保定人。

患者因间歇性肢体抽搐发作30余年,加重半月就诊。

患者家族无癫痫病史,他在十几岁时摔伤后出现短暂意识不清,此后平均每20天发作癫痫1次,每次发作大喘粗气,头向右转,双眼右斜,牙关紧闭,四肢强直抽搐,伴意识不清,偶有尿失禁,约1分钟左右症状好转,西医诊断为"癫痫"。7年前左额顶开颅行"左额致痫灶切除术",术后3天癫痫又复发,后长期口服抗癫痫药物"卡马西平片(得理多)",疗效欠佳。

患者平时多于睡眠中发病,发作前有预感,自觉上腹有一团东西上升至头部后意识不清,随即发作。2019年5月1日以来发作频繁,发作时双眼向右斜视,头转向右侧,伴头痛,意识不清,但口中痰涎不多,每间隔3~5分钟发作一次。现记忆力差,口不苦,纳食可,二便正常。舌边紫,舌下紫筋明显,苔黄腻,脉滑数。

辨证:风痰热夹瘀。

治法:清热化痰息风,祛瘀定痫。

选方:定痫丸加味。

处方:丹参20g,麦冬10g,陈皮10g,法半夏10g,茯苓30g,天麻20g,浙贝30g,胆南星5g,石菖蒲30g,炙远志10g,僵蚕30g,全蝎5g,黄芩10g,藏红花1g,地龙10g,琥珀6g(冲服),甘草6g。30剂,水煎服。

讲析: 中医认为癫痫主要责之于痰。这个患者虽然口中没有很多痰涎,但舌苔黄腻,脉滑数,说明还是有痰热。另外,他还有外伤史,舌边紫,舌下紫筋特别明显,说明有瘀。所以他的病机主要是痰热瘀阻引起的癫痫,治疗既要化痰清热息风,还要祛瘀,用程钟龄的定痫丸为主方,加黄芩清热,地龙息风止痉,藏红花祛瘀。为什么不用川红花呢?因为藏红花可以入脑,川红花一般走四肢。

案例二　胃痛案

徐某,男,67 岁。湖南岳阳人。

患者因反复胃痛 5 年就诊。

患者 5 年前开始出现胃痛,在医院做胃镜检查,诊断为"糜烂性胃炎",胃痛反复发作,予中西医治疗效果不佳。现症见:胃脘部疼痛,腹胀,兼颈胀,头晕,耳鸣,大便溏,每日 2~3 次。舌有麻木感,舌苔薄黄腻,脉弦细略数。

既往有"肝血管瘤""颈椎病"病史。

辨证: 肝气犯胃兼肠道湿热。

治法: 疏肝和胃兼清湿热。

选方: 柴胡疏肝散、香砂连朴饮合葛根姜黄散加味。

处方: 柴胡 10g,白芍 10g,枳实 10g,陈皮 10g,香附 10g,广木香 6g,砂仁 10g,厚朴 30g,黄连 3g,葛根 40g,片姜黄 15g,威灵仙 15g,天麻 20g,甘草 6g。30 剂,水煎服。

讲析: 患者主要有胃炎和颈椎病两个问题,以柴胡疏肝散疏肝和胃,行气止痛,香砂连朴饮行气燥湿清热,再合葛根姜黄散治疗颈椎病。柴胡疏肝散中原本有川芎,这里用广木香代替。

案例三　眩晕案

姚某,女,39 岁。湖南长沙人。

患者反复眩晕多年,突发晕厥 1 次而就诊。

患者既往有"颈椎病"病史,平时血压偏低,常发眩晕。2019 年 4 月 7

日无明显诱因出现上肢颤抖麻木,眩晕,后出现晕厥,伴呕吐3次,经抢救1小时后清醒,在当地医院检查,未明确晕厥的病因。现症见:时有眩晕,耳鸣,颈胀,遇劳则甚,精神疲倦,不耐劳累,口苦。舌淡红,苔薄白,脉细。

辨证:气虚夹痰热。

治法:补气升清,清热化痰。

选方:益气聪明汤、天麻温胆汤合葛根姜黄散。

处方:西洋参10g,黄芪30g,葛根30g,白芍10g,升麻6g,黄芩10g,蔓荆子10g,片姜黄15g,威灵仙10g,天麻20g,陈皮10g,法半夏10g,茯苓15g,竹茹10g,炙甘草10g。30剂,水煎服。

讲析:眩晕证可因高血压引起,也可因低血压引起。中医辨治眩晕有虚实之分。虚证主要由气虚和肾虚引起。《灵枢·口问》云:"上气不足,脑为之不满,耳为之苦鸣,头为之苦倾,目为之眩。"清阳出上窍,气虚则清阳之气不升,不能充养头目,故发眩晕,具有蹲久骤然起身时眩晕加重的特点,气虚者血压多偏低。肾虚多见于老年人,"髓海不足,则脑转耳鸣",但必兼腰酸,夜尿多等肾虚症状。

此患者以眩晕为主症,兼精神疲倦,耳鸣,遇劳则甚,脉细,血压低,这是气虚;发作时呕吐,口苦,是有痰热;患者还有颈胀,这是颈椎病引起的颈部经络不通。故用益气聪明汤为主方益气升清,天麻温胆汤清热化痰,祛风定眩,两者均可治疗眩晕,葛根姜黄散可治疗颈椎病。处方时去掉了温胆汤中的枳实,因为枳实降气,故去之。

案例四 小儿黄疸臌胀案

严某,男,10岁。广东惠州人。

九诊:2018年11月3日

患儿因腹部硬满,目黄、尿黄10年复诊。

患儿出生时体重2.15kg,出生后一直黄疸不退,日渐加重。4个月时出现肝脾肿大,全身皮肤黄疸,解陶土色大便,在广东省儿童医院保守治疗3个月未见明显好转,诊断为"胆道闭锁"。7个月时行"胆道复通术",术后症状明显改善,但血清谷丙转氨酶一直在200U/L以上,血清总胆红素43μmol/L以上,以直接胆红素增高为主,数值在30μmol/L以上,西医诊断为"淤胆型慢性阻塞性肝病综合征"。患儿从 2017 年 8 月 19 日起在熊老门诊就诊八次,先后予以茵陈二金汤合二甲散、茵陈蒿汤合二金汤加三棱、莪术、二甲散、神术散等治疗(治疗经过详见《国医大师熊继柏临床现场教学录》第 49 讲案例三),症状明显好转,黄疸基本已消,腹部硬满减轻,偶有鼻衄、齿衄。舌苔黄腻,脉滑略数。

近日检查肝功能示:谷丙转氨酶 182U/L。

辨证:湿热瘀阻。

治法:清利湿热,化瘀消积。

选方:神术散合二甲散加味。

处方:苍术 5g,厚朴 20g,陈皮 10g,砂仁 10g,广木香 6g,生牡蛎 20g,炒鳖甲 20g,三棱 6g,莪术 6g,丹皮 10g,栀子炭 8g,茯苓 20g,鸡内金 15g,甘草 6g。40 剂,水煎服。

讲析:病初患儿有两大主症,一是腹胀硬满,二是黄疸。现在黄疸基本已消,腹胀减轻,腹部仍硬满,现需要消除肝脾肿大。患者舌苔黄腻,脉滑略数,齿衄鼻衄,提示有湿热。腹胀、肝脾肿大中医也可称为积聚,积者有形,固定不移;聚者时聚时散,聚则有形,散则无形。《黄帝内经》说:"积之始生,得寒乃生,厥乃成积也。"又说"肠外有寒,汁沫与血相抟,则并合凝聚不得散,而积成矣"。意思是说寒气、痰饮与瘀血三者凝聚而形成积块。但积久易化热,凡是肿瘤、积聚病证,病久易转化为热证。

该患者应清利湿热,化瘀消积块。选用神术散清利湿热,三棱、莪术、二甲散化瘀消积块,加丹皮、栀子清肝热治疗,再加用茯苓,防止水停腹中。

十诊:2019 年 1 月 5 日

患儿服药后腹部硬满减轻,但仍有腹胀满,目睛微黄,偶有鼻衄。舌苔薄黄,脉细滑。

肝功能检查示:谷丙转氨酶 142U/L。

辨证:湿热夹瘀。

治法:清利湿热,祛瘀消积。

选方:茵陈二金汤合二甲散加味。

处方:茵陈 15g,鸡内金 15g,海金沙 10g,厚朴 20g,猪苓 15g,大腹皮 10g,通草 6g,生牡蛎 20g,炒鳖甲 30g,丹皮 10g,栀子炭 8g。40 剂,水煎服。

讲析:患儿肝脾肿大、腹胀、黄疸,显然是湿热夹瘀。如果没有瘀,肝脾是不可能肿大的,针对其主症和病机治疗,始终是清利湿热而化瘀,长期运用的方是二金汤和二甲散。上次就诊因黄疸已消,但胃胀,改用了神术散治疗,解决胃胀症状。以前会加三棱、莪术,现在腹部无硬满了,只是胀满,则无需用三棱、莪术。上次谷丙转氨酶值是182U/L,这次是142U/L,有所下降。治疗宜清热利湿祛瘀,祛瘀则可以消除肝脾肿大,清湿热可以消黄疸,治腹胀,降低转氨酶。仍选用茵陈二金汤合二甲散,茵陈二金汤可以清湿热消腹胀,二甲散专门消肝脾肿大,因患儿偶有鼻衄,加用丹皮、栀子炭清热凉血。

二金汤出自吴鞠通的《温病条辨》,可治疗黄疸腹胀。二甲散是个人的经验方,即生牡蛎、炒鳖甲两味药。生牡蛎不仅潜阳而且能消痞块,比如消瘰丸中的牡蛎就是用以消痞块的。鳖甲是入肝软坚化积的,例如张仲景《金匮要略》鳖甲煎丸中的主药鳖甲就是消积块的。

十一诊:2019年5月18日

患者腹部硬满减轻,目睛微黄,面色稍黯,时有鼻衄,纳食差,舌苔黄白腻,脉细数。

辨证:湿热夹瘀。

治法:清利湿热,化瘀消积。

选方:茵陈蒿汤、二金汤合二甲散加三仙。

处方:茵陈15g,栀子炭10g,丹皮10g,鸡内金15g,海金沙10g,厚朴20g,猪苓10g,大腹皮10g,通草6g,生牡蛎20g,炒鳖甲20g,神曲10g,山楂10g,炒莱菔子15g,甘草6g。40剂,水煎服。

讲析:患儿是臌胀病,原有肝脾肿大、黄疸,经长期治疗后,黄疸已明显消退,但仍有腹胀、纳差,面色黯、鼻衄等问题,说明还有湿热瘀阻,因此,要进一步清利湿热,化瘀消积。用茵陈蒿汤消黄疸,二金汤治腹胀,二甲散治疗肝脾肿大,加三仙以助消化。

案例五 胃中烧灼案

魏某,女,45岁。湖南娄底人。

患者因胃脘部烧灼伴舌麻1年半就诊。

患者 2014 年起出现进食后胃脘不适,消化不良。2017 年出现胃中烧灼感,在当地医院诊断为"慢性浅表性胃炎,食管炎"。现症见:胃中有明显烧灼感,食辛辣食物更甚,胃胀不疼,舌上烧灼麻木,无舌痛,口淡无味,口干,但无嗳气、反酸等症。纳食可,形体消瘦,大便干。舌红,苔薄黄腻,脉细略数。

辨证:肝热犯胃,胃中湿热。

治法:疏肝和胃,清利湿热。

选方:越鞠丸合化肝煎加灯心草。

处方:苍术 6g,栀子 10g,香附 10g,神曲 10g,川芎 5g,丹皮 10g,浙贝 20g,青皮 10g,陈皮 10g,白芍 10g,泽泻 10g,灯心草 6g,甘草 6g。30 剂,水煎服。

讲析:患者胃中烧灼,形体消瘦,需辨其虚实。若兼见舌苔少或无苔,口干,则是胃阴虚所致,可用益胃汤或一贯煎治疗。此患者舌苔薄黄腻,脉细略数,故不是阴虚,是湿热。若兼有胸闷不饥,则是三仁汤证;若兼脘痞、泄泻,属于泻心汤证。此患者以胃中烧灼感,舌麻木烧灼为主,是由于胃中湿热引起,因此用越鞠丸合化肝煎治疗,加灯心草清心火以治疗舌上烧灼麻木。越鞠丸原治气、血、痰、火、湿、食六郁所致的胸脘痞闷及腹胀,针对患者的胃中湿热,苍术燥湿运脾,栀子清热泻火,香附疏肝解郁,川芎活血,神曲消食导滞,再合化肝煎疏肝泄热。

案例六 泄泻案

彭某,男,27 岁。湖南长沙人。

患者因大便溏泄 1 年就诊。

患者有"慢性乙型肝炎、慢性结肠炎"病史,肝功能检查示胆红素略高。现症见:腹胀,大便溏泄,晨起口苦,全身疲倦乏力,纳食正常。目睛微黄,舌红,苔薄黄腻,脉细缓。

辨证:湿热兼气滞。

治法:清热利湿,消胀止泻。

选方:甘露消毒丹、香砂连朴饮合四苓散。

处方:茵陈 30g,通草 6g,滑石 15g,连翘 10g,黄芩 6g,石菖蒲 10g,川贝

6g,藿香 10g,白蔻仁 6g,黄连 3g,厚朴 20g,砂仁 10g,广木香 3g,车前子 15g,炒白术 10g,茯苓 15g,猪苓 10g,泽泻 10g,甘草 6g。30 剂,水煎服。

讲析: 患者疲倦乏力,但又有腹胀,大便溏泄,口苦,舌苔薄黄腻,脉细缓,是湿热兼有气滞。如果是以气虚为主,本来可以用六君子汤健脾补气。但是他目前湿热较重,需先清湿热,有黄疸时也不要直接补脾。《金匮要略》说:"见肝之病,知肝传脾,当先实脾。"决不能错误理解为一见肝病就去补脾,必须分辨虚实,是脾虚者方可补脾,如果是湿热壅滞,猝然补脾可能会壅滞邪气。因此,要先清除湿热,用甘露消毒丹、香砂连朴饮合四苓散。甘露消毒丹清热利湿,香砂连朴饮可以解决大便溏的问题,四苓散利小便而实大便以止泻。甘露消毒丹中的射干和薄荷是走上焦的,现在是清中焦湿热,可以去掉。

案例七 痹证案

刘某,女,40 岁。湖南永顺人。

患者因四肢关节疼痛 10 年就诊。

患者有"类风湿性关节炎,颈椎病"病史 10 年,现症见:四肢关节疼痛,晨起为甚,畏冷,手指关节稍变形,偶有腰痛,颈胀,兼神疲乏力,失眠,月经量少,色黯。舌紫,苔黄腻,脉细。

辨证: 气血不足,湿热夹瘀。

治法: 补气血,清湿热,化瘀通络。

选方: 独活寄生汤、二妙散合葛根姜黄散。

处方: 党参 15g,当归 6g,川芎 6g,赤芍 10g,熟地 10g,独活 10g,防风 10g,秦艽 10g,桂枝 6g,细辛 5g,茯苓 10g,杜仲 10g,川牛膝 15g,桑寄生 10g,苍术 6g,黄柏 6g,葛根 6g,片姜黄 15g,威灵仙 15g,炒枣仁 30g,甘草 6g。30 剂,水煎服。

讲析: 此患者痹证日久,气血耗伤,属于气血不足的痹证,又有舌紫,苔黄腻,是兼有湿热夹瘀。她畏冷主要是因为湿热阻滞了经络,气血不畅而致。故用独活寄生汤为主方治疗气血不足的痹证,合二妙散清湿热,合葛根姜黄散治疗颈椎病。由于她失眠严重,故加炒枣仁安神。

案例八　消渴并泄泻案

彭某,女,57 岁。湖南吉首人。

患者因发现血糖高、并大便溏泄 2 年就诊。

患者有"2 型糖尿病、慢性肠炎"病史,口服"二甲双胍"和"格列美脲"治疗,血糖控制不佳,空腹血糖最高达 17mmol/L。现症见:疲乏,口干,长期大便溏泄,每日 3~4 次,饮食稍不慎则腹泻,既怕冷又怕热,形体肥胖,小便稍多。舌淡红,苔薄白,脉细略数。

辨证:气津不足兼胃肠湿热。

治法:补气生津兼清湿热。

选方:七味白术散合连朴饮。

处方:西洋参 8g,炒白术 10g,茯苓 10g,葛根 30g,藿香 6g,广木香 3g,黄连 5g,厚朴 15g,甘草 6g。30 剂,水煎服。

讲析:糖尿病属于消渴的范畴。消渴分上消、中消、下消。上消肺热而肺津不足,以口渴为主;中消胃热阴虚,以善饥为主;下消肾虚,以多尿为主,且病程长。但上、中、下消三者不能截然分开,常常是互相联系的,消渴日久,影响到肾,就出现下消。《景岳全书》说:"五脏之伤,穷必及肾。"疾病时间长了就会影响到肾。《金匮要略》讲:"男子消渴,小便反多,以饮一斗,小便一斗,肾气丸主之。"很多人读了这条原文以后,以为治消渴就用肾气丸,这是错误理解。肾气丸证是消渴日久,阴损及阳,使肾阳虚,气化失职,津液不布,饮水则从小便出,故饮一溲一,但必兼见面黑耳焦,腰膝酸冷,舌苔薄白,脉沉细等肾阳虚的症状。如果没有这些阳虚症状表现,就不能用肾气丸。此患者虽有消渴,但口渴不甚,无多食、多尿,她的主症是大便溏泄,口苦,疲乏,所以是气津不足兼湿热,属于消渴的变证,故用七味白术散合连朴饮。七味白术散出自《小儿药证直诀》,具有健脾益气,和胃生津的功效。由党参、茯苓、炒白术、甘草、藿香、木香、葛根组成,主治脾胃虚弱,津液不升之泄泻证。

案例九　汗证案

肖某,女,55岁。湖南株洲人。

患者因自汗、盗汗2年就诊。

患者平时怕冷,易感冒,白天、夜间均出汗,汗出湿衣,每夜需更换2次衣服,病已2年,多方治疗,疗效不显。现症见:自汗,盗汗明显,口干,口苦,小便灼热,睡眠不安。舌红,苔黄腻,脉沉细数。

既往有"骨质疏松症、慢性鼻炎、慢性咽喉炎、支气管炎、脂肪肝"病史。

辨证:气阴两虚。

治法:益气滋阴,固表敛汗。

选方:人参龙牡散、玉屏风散合当归六黄汤。

处方:西洋参10g,黄芪40g,煅龙骨30g,煅牡蛎30g,炒白术10g,防风6g,当归6g,熟地10g,生地10g,黄连3g,黄芩6g,黄柏10g,炒浮小麦30g。20剂,水煎服。

讲析:自汗与盗汗有区别,但临床常并见,此患者便是自汗、盗汗并见。自汗者多伴有畏风,《伤寒论》"白虎加人参汤证"的原文有"服桂枝汤,大汗出后,大烦渴不解,脉洪大者,白虎加人参汤主之",还有"伤寒,无大热,口燥渴,心烦,背微恶寒者,白虎加人参汤主之"。大家想一想,为什么白虎加人参汤的主症既有大汗,又有背微恶寒的表现? 这是由于大汗后,卫阳外越,卫表不固所致,甚则出现全身畏风,此时最容易感冒。无论是虚证或实证,汗出过多都容易出现畏风,易感冒。盗汗多为阴虚,患者一般有口干,口苦,小便热,苔黄,脉细数等症。此患者为气阴两虚,一要补气固表,用人参龙牡汤合玉屏风散以治自汗;二要滋阴清热,用当归六黄汤治盗汗。

现场答疑

学员:请问川牛膝和怀牛膝有何区别?

熊教授:牛膝有补肝肾、强筋骨、活血散瘀、通利关节的作用。川牛膝和怀牛膝都是牛膝,只是产地不同,怀牛膝主产于河南,川牛膝主产于四川,两者都是走下肢,强筋骨、益肝肾的,但川牛膝祛风湿的作用强一些,怀牛膝补肝肾的作用强一些。

学员:案例九自汗、盗汗患者,是否是阳气虚? 能否用桂枝加龙骨牡蛎汤?

熊教授:该患者如果仅仅是汗出、畏冷、易感冒,辨证是气虚或阳虚,可以用玉屏风散合桂枝加龙骨牡蛎汤。但是她现在有口苦、口干、小便灼热、舌红苔黄、脉数等热象,故不用桂枝加龙牡汤,而用当归六黄汤。

学员:第四个病案男孩肝脾肿大、腹胀,11月3日门诊就诊时您用的是神术散,为什么不用二金汤?

熊教授:神术散是平胃散加砂仁、广木香、神曲。二金汤出自吴鞠通的《温病条辨》,主治湿热黄疸、腹胀,方中有猪苓、通草消水。神术散主要是治疗中焦气滞湿阻,可健脾燥湿,行气消胀,凡有消化不良者可用此方。

临床现场教学第57讲

时间:2019年6月22日

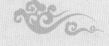

案例一 痫证案

钟某,女,50岁。湖南长沙人。

患者因发作性四肢抽搐40年就诊。

患者自幼年起病,发病时四肢抽搐,口吐白沫,牙关紧闭,意识不清,甚则有尿失禁,每次发作约10分钟,醒后有头晕、乏力症状,四肢活动正常,在医院住院检查,西医诊断为"原发性癫痫",40年来一直口服抗癫痫药物,但癫痫未完全控制,仍有发作。现症见:发作性四肢抽搐,口吐白沫,以夜间发作为主,短暂意识不清,发作后次日感头晕乏力,每年不定时发作5~6次。舌淡红,舌苔薄白,脉细滑。

辨证:风痰阻络。

治法:化痰祛风定痫。

选方:定痫丸加党参。

处方:党参15g,丹参15g,麦冬10g,陈皮10g,法半夏10g,茯苓20g,天麻20g,川贝母10g,胆南星5g,石菖蒲30g,炙远志10g,僵蚕30g,全蝎5g,生姜3片,甘草6g。30剂,水煎服。另包:琥珀90g,每日3g,冲服;鲜竹沥每次1支,每日2次,冲服。

讲析:中医内科学里载有癫、狂、痫三种不同的疾病。《黄帝内经》将其统称为"巅疾",其实三者是有区别的。其中癫和狂是属于西医学的精神分裂症,为精神失常的疾病,中医认为癫证为阴证,狂证为阳证。《难经·二十难》说:"重阳者狂,重阴者癫。"而痫证不属于精神失常疾病,与癫和狂完全不同,它是神经科疾患。癫痫是西医病名,中医称之为"痫证"。痫证典型的临床表现是发作性昏倒,四肢抽搐,牙关紧闭,两目上视,口吐涎沫,喉中有叫声,醒后如常人。它只有在发作时有短暂性的意识不清。

痫证的病理因素有痰、有风,风痰交阻,上蒙清窍,影响神明,也就是影响脑。中医的脑由两个脏腑所主:一是心主神明,而脑为元神之府,由心神主宰;二是肾藏精,精藏髓,髓通脑,脑的功能与肾也有关,但肾精不足,髓海空虚,主要是造成眩晕和目蒙,不会导致癫痫。所以治疗痫证要治心神,化痰浊,常用的基本方是程钟龄《医学心悟》的定痫丸或《中医方剂大辞典》所载的痫症镇心丹。患者病久,头晕,精神疲乏,有气虚症状,故加用党参。另需注意,嘱痫证患者禁食狗肉,母猪肉。

案例二　臌胀案

罗某,男,63岁。广东茂名人。

患者因脘腹胀满疼痛10年就诊。

患者有"慢性乙型肝炎"病史,平素喜饮酒,近10年来病情逐渐加重,反复脘腹胀满疼痛,B超提示:肝脾肿大,大量腹腔积液。西医诊断为"慢性肝硬化、腹水"。现症见:脘腹胀痛,腹胀大如鼓,胸前有蜘蛛痣,时齿衄,大便溏,每日2~3次。舌红,苔薄黄,脉细数。

辨证:湿热蕴结。

治法:清热利湿,消胀除满。

选方:中满分消丸合二甲散。

处方:党参10g,炒白术10g,茯苓30g,猪苓10g,泽泻10g,陈皮10g,广木香6g,厚朴30g,枳壳10g,黄连5g,黄芩6g,干姜5g,片姜黄10g,生牡蛎20g,炒鳖甲30g,甘草6g。30剂,水煎服。

讲析:患者脘腹胀痛,腹胀大如鼓,属中医所称的"臌胀"病。臌胀有气臌、水臌,严重者发展为血臌。该患者腹胀大如鼓,B超显示有大量腹腔积液,乃以水臌为主。肝郁脾虚,脾失健运,水湿内停,水湿蕴久化热,故舌红,苔薄黄,脉数,证属湿热蕴结。

中满分消丸和中满分消汤是有区别的,中满分消丸是治疗湿热臌胀的代表方,中满分消汤主要是祛寒燥湿,治疗中满寒胀,腹中冷,心下痞为主。此二方皆出自《兰室秘藏》。此患者舌苔薄黄,脉细数,有齿衄,是中满热胀,故选用中满分消丸。肝硬化常有以下几个特点:肝脾肿大、肝掌、蜘蛛痣、齿衄,严重者鼻衄,因为肝藏血功能受损。肝硬化及肝癌引起的腹水,腹胀严重时腹部皮下出现青筋显露,此患者没有青筋显露,故以水臌为主。

案例三　眩晕案

唐某,女,31 岁。湖南永州人。

患者因反复头晕 3 年就诊。

患者既往有"颈椎间盘突出症"病史,头晕反复发作 3 年,头部常有昏沉感,疲倦乏力,劳累后尤甚。现症见:头昏沉,精神疲乏,颈胀,时有手麻木,膝关节畏冷。舌苔薄白,根部薄黄,脉细。

辨证:气虚兼脉络瘀阻。

治法:益气升清,活血通络。

选方:益气聪明汤合葛根姜黄散加减。

处方:西洋参 10g,黄芪 30g,葛根 50g,白芍 10g,蔓荆子 10g,片姜黄 15g,威灵仙 15g,天麻 20g,钩藤 20g,炙甘草 10g。30 剂,水煎服。

讲析:眩晕辨证首先需辨虚实,实证主要是痰证和风证。《伤寒论》曰:"心下悸,头眩,身𣊬动,振振欲擗地者,真武汤主之。"朱丹溪说:"无痰不作眩。"眩晕的痰证表现有头昏蒙,伴胸闷、欲呕、口中多痰,舌苔多为白腻或黄腻,脉滑。《黄帝内经》又说:"诸风掉眩,皆属于肝。"因此,眩为肝风所致,肝风上扰所致眩晕的症状主要伴有颤动、麻木或面色潮红的阳亢表现。

眩晕虚证主要是肾虚和气虚所致。《灵枢·口问》曰:"上气不足,脑为之不满,耳为之苦鸣,头为之苦倾,目为之眩。"清阳出上窍,气虚患者清阳之气不能上升,不能充养头目,故发眩晕,起则头眩加重,气虚眩晕患者血压多偏低。肾虚多见于老年人,髓海不足,则脑转耳鸣,但必兼腰酸,夜尿频多,这就是辨证的要点。

此患者眩晕而疲乏明显,劳累后尤甚,舌苔薄白,脉细,是典型的气虚不足,清阳不升,选用益气聪明汤补气升清,再合葛根姜黄散通络止痛治疗颈椎病,加天麻、钩藤祛风止眩。

案例四　湿疹案

唐某,女,35 岁。湖南永州人。

患者因反复皮肤瘙痒 16 年,复发 1 年就诊。

患者 16 年前无明显诱因出现全身皮肤瘙痒,长丘疹,抓破流水,每年夏秋季节尤甚,西医诊断为"慢性湿疹",予以外治药物及口服地塞米松能暂时缓解,但仍反复发作。4 年前曾在熊老门诊初诊,服中药后疗效显著,后因妊娠停用中药治疗。2018 年开始全身瘙痒复发加重,西医治疗无效,特再次来求诊。现症见:全身皮肤瘙痒,头部亦瘙痒,皮肤有散发的湿疹,溃后渗水,纳食可,二便调,寐安。舌红,舌苔薄黄腻,脉细。

辨证: 湿热痒疹。

治法: 清热祛湿止痒。

选方: 萆薢渗湿汤加味。

处方: 萆薢 15g,薏苡仁 20g,黄柏 10g,丹皮 10g,通草 6g,泽泻 10g,滑石
　　　20g,土茯苓 30g,苦参 10g,白鲜皮 10g,甘草 10g。30 剂,水煎服。

讲析: 湿疹的临床表现有如下几个特点,一是全身皮肤瘙痒,瘙痒处抓破流水;二是有丘疹、水疱、流滋、结痂,或皮肤鳞屑、苔藓样变不同的皮损;三是瘙痒部位多见于肢体的四弯地方,如腋下、腹股沟、肘窝、腘窝处,《医宗金鉴》称此病为"四弯风"。

此患者舌红,苔薄黄腻,辨证属湿热痒疹,选用萆薢渗湿汤加苦参、白鲜皮清热渗湿止痒。需注意的是,患者的脉细并非虚证,乃湿热阻滞所致。吴鞠通在讲湿温病的脉象时说"脉弦细而濡",细而濡是为什么呢?是因为湿邪阻滞所致。我们读书一定要弄清楚其中蕴含的道理。

案例五　噎膈案

陈某,男,54 岁。湖南湘潭人。

患者因吞咽梗阻 3 月,化疗后 1 周就诊。

患者于 2019 年 2 月 28 日因吞咽梗阻半月就诊于湘乡市人民医院,住院检查发现食管处有肿块,病理检查示:胸中下段 $T_3N_2M_1$ Ⅳ期鳞癌,提示食管较高分化鳞癌。2019 年 3 月 6 日在中南大学湘雅医院行 PET-CT 确诊,随即在湖南省肿瘤医院进行 4 次化疗。因为进食困难,胸部疼痛,患者形体逐渐消瘦,神疲乏力。现症见:吞咽梗阻,进食困难,面色萎黄,形体消瘦,头发稀疏,全身乏力,小便正常,大便秘结。舌淡,舌根苔黄腻,舌苔白滑,脉细滑。

辨证:气津两亏,痰热交阻。

治法:益气生津,清热化痰。

选方:启膈散合小陷胸汤加味。

处方:参须 10g,沙参 15g,丹参 15g,浙贝母 30g,郁金 15g,砂仁 10g,茯苓 15g,荷叶蒂 10g,杵头糠 15g,黄连 3g,法半夏 10g,炒瓜蒌皮 10g,三棱 10g,莪术 10g,白花蛇舌草 15g,甘草 6g。30 剂,水煎服。

讲析:此患者吞咽梗阻、胸部疼痛、舌根苔黄腻、舌苔白滑、脉细滑,辨为痰热交阻在胸膈,选用启膈散为主方润燥化痰降逆,合小陷胸汤清化痰热。《伤寒论》曰:"小结胸病,正在心下,按之则痛,脉浮滑者,小陷胸汤主之。"小陷胸汤虽说是治小结胸病,但实际上是治胸部痰热互结的,故此处用之。脉细,说明体质弱,加用参须生津益气,再加三棱、莪术化瘀消肿块,白花蛇舌草清热解毒治疗肿瘤。注意小陷胸汤中有瓜蒌,瓜蒌的用药有全瓜蒌、瓜蒌皮、瓜蒌霜,三个部分的药品均有润肠通便的作用,所以用瓜蒌时需要问清患者大便情况,以免使患者出现腹泻,此患者有便秘,所以瓜蒌皮可以用到 10g,因为瓜蒌皮也有通便的作用。

案例六　肾病水肿案

刘某,女,14 岁。湖南娄底人。

一诊:2019 年 4 月 20 日

患儿因反复双下肢水肿 3 年,并发血尿 1 月就诊。

患儿 2016 年因出现双下肢水肿在某儿童医院就诊,肾活检示"系膜增生性肾小球肾炎",具体治疗不详。2016 年 7 月到中南大学湘雅二医院就诊,诊断为"肾病综合征",予以"泼尼松,吗替麦考酚酯,他克莫司"等口服,症状较前缓解。近1月来,出现肉眼血尿,2019年4月19日复查尿常规:隐血(+++),尿蛋白(++)。现症见:双下肢水肿,下午、久坐后加重,运动后出现肉眼可见的血尿。舌淡红,舌苔薄白,脉细数。

辨证:肾阴亏虚,水湿内停。

治法:养阴清热,利尿止血。

选方:大补阴丸、二至丸合小蓟饮子加减。

处方:生地20g,黄柏10g,知母10g,炒龟板30g,小蓟15g,蒲黄炭15g,栀子炭10g,白茅根15g,女贞子15g,墨旱莲15g,藕节10g,甘草6g。30剂,水煎服。

讲析:患者在西医院被诊断为"肾病综合征",尿常规示:隐血(+++),蛋白(++),患儿还出现肉眼可见的血尿,因此,这次治疗首先要解决血尿的问题。一般情况下肾病血尿多阴虚内热,蛋白尿多气虚失摄。大补阴丸出自《丹溪心法》,有滋阴降火的作用,所以选用大补阴丸。再合二至丸滋阴清热,小蓟饮子凉血止血,利尿消肿。

二诊:2019年6月22日

患儿初诊显效,特约复诊。现复查尿蛋白(++),隐血(+),均较前有所好转,水肿减轻。舌红,苔薄黄,脉细而数。

辨证:肾阴亏虚,水湿内停。

治法:养阴清热,利尿止血。

选方:防己黄芪汤、知柏地黄丸合二至丸加减。

处方:黄芪30g,炒白术10g,汉防己6g,生地15g,怀山药10g,茯苓15g,泽泻10g,丹皮10g,枣皮15g,黄柏10g,知母10g,女贞子15g,旱莲草15g,白茅根15g,小蓟10g。30剂,水煎服。

讲析:肾病是肾虚受风(受邪),肾脏既主水又主火,是真水之脏,相火之脏。肾病临床上有肾阴虚和肾阳虚之分,肾阴虚有火,肾阳虚有水。此患者舌红苔薄黄,脉细而数,属于肾阴虚。但患者又有水肿,因为"肾者水脏,主津液",肾的气化功能失常会导致水肿。故选用《金匮要略》的防己黄芪汤益气利水消肿,合用知柏地黄丸、二至丸养阴清热以治血尿,再加白茅根、小蓟凉血止血。提醒大家注意防己黄芪汤中的防己要用汉防己,"汉防己主水气,木防己主风气",这是《本草拾遗》中提出来的,对后世影响较大。木防己祛风止痛,治疗以风湿痹痛为主;汉防己利水消肿,治疗以水湿浮肿为主。现代研究发现木防己含有马兜铃酸等有毒成分,国家已经禁用此药。

案例七 干燥症案

陈某,女,38 岁。湖南衡阳人。

六诊:2018 年 8 月 27 日

患者因口、鼻、咽干 4 年复诊。

患者 4 年前出现口、鼻、咽干症状,在某医院诊断为"干燥综合征",现服用"强的松,每日 5mg"。患者因此病多次在熊老处就诊,先后予"加参甘露饮""加参甘露饮合橘皮竹茹汤""天王补心丹""玄麦甘桔汤合连朴饮加葛根、花粉、炒枣仁"等方药治疗(治疗经过详见《国医大师熊继柏临床现场教学录》第 49 讲案例二)。经过 5 次治疗后,口、鼻、咽干症状好转,心悸、怔忡有所减轻,还兼有颈胀,头晕,腹胀,大便溏等症。舌苔薄黄,脉细。

既往有"慢性胃炎、慢性结肠炎、颈椎病"病史。

辨证:气阴两虚,兼肠中湿热。

治法:益气养阴,兼清湿热。

选方:天王补心丹合王氏连朴饮加减。

处方:参须 10g,丹参 10g,熟地 10g,生地 10g,麦冬 10g,天冬 10g,炒枣仁 20g,柏子仁 8g,炙远志 10g,五味子 6g,茯苓 10g,黄连 5g,厚朴 10g,砂仁 10g,葛根 30g,天麻 20g,甘草 6g。30 剂,水煎服。

讲析:此患者病情复杂,症状较多,主要有三种疾病,干燥综合征、慢性胃炎和颈椎病。现在主要有四方面的症状:一是口、鼻、咽干、眼干;二是心悸、怔忡;三是颈胀、头晕;四是大便溏。

干燥综合征是西医的病名,中医辨证为阴虚。阴虚有心阴虚、肝阴虚、肺阴虚、肾阴虚、胃阴虚的不同,临床最常见的是肺胃阴虚。一般而言热病后期,伤及津液,往往多见肺胃阴虚,晚期多为肝肾阴虚。肺胃阴虚主要用沙参麦冬汤、益胃汤治疗。而后期手足心热、手足蠕动、心中憺憺大动、脉细,是损伤肝肾之阴,表现为肝肾阴虚,可用加减复脉汤、二甲复脉汤、三甲复脉汤以及大定风珠治疗。

现在患者口、鼻、咽干，是明显的肺胃阴虚症状，不是下焦肝肾阴虚，治疗则应养阴生津，常用二冬、二地、玄参、沙参等药物。在这里需注意，运用大量滋阴生津的药物可能产生的副作用是导致大便稀溏。吴鞠通治疗便秘的一个方增液汤，就是用大剂量的玄参、生地、麦冬这些药物增水行舟。此患者有大便溏症状，所以选方用药时应当慎重，用量不能过大。

患者心悸、怔忡是心阴虚的表现，通过分析辨证为肺、胃、心的阴虚，选用天王补心丹为主方以养心清肺生津。患者大便溏，舌苔黄，说明肠中有湿热，合王氏连朴饮清湿热。其兼症颈胀、头晕是颈椎病的表现，因葛根入项背，天麻治头晕，故加用天麻、葛根。

七诊: 2019 年 6 月 22 日

患者经过 6 次治疗后，症状明显好转，已停药半年，此次因上述症状有复发倾向特来复诊。现症见:口鼻眼干好转，咽干咽痛，疲乏，自汗，食后腹胀、腹泻，劳累后气短。舌苔薄白腻，根部薄黄腻，脉细。

辨证: 气阴两虚，肠中湿热。

治法: 益气养阴，兼清湿热。

选方: 生脉散、连朴饮合桔梗甘草汤加味。

处方: 西洋参 10g，麦冬 20g，五味子 6g，黄连 3g，厚朴 10g，葛根 30g，花粉 15g，怀山药 15g，桔梗 10g，甘草 6g。30 剂，水煎服。

讲析: 肺主一身之气，自汗、劳累后气短，乏力表现为肺气虚，口、鼻、咽、眼干是肺阴虚;食后腹胀腹泻，舌根部薄黄腻，为肠中湿热。舌根部黄苔属于下焦的病变，肠中湿热，胃肠有积滞，通常舌根部见厚腻苔。肺与大肠相表里，故选用生脉散补肺气而生津，连朴饮清肠中湿热，合桔梗甘草汤治咽干、咽痛，加花粉治口渴，加葛根生津止泻，加怀山药健脾止泻。

为何黄连只用 3g 呢? 因为黄连是苦寒药，苦从燥化。温病学家们对苦寒药的用量是很轻的，比如治疗热入营分的清营汤中有犀角、生地、玄参、竹叶心、麦冬、银花、连翘、黄连、丹参等药，除竹叶心外，黄连用量是最轻的，因为温热病最易耗伤津液，但要清热不得不用苦寒药，可是苦从燥化，因此，凡治温热病对苦寒药用量宜轻，避免伤津液。

现场答疑

学员: 干燥综合征患者，大便次数多，腹泻，舌苔腻，却用麦冬 20g，是不是与病机相反？

熊教授：干燥综合征首先是阴虚，用生脉散是必须用麦冬的，因为患者本来是肺阴虚。腹泻而舌苔黄腻只是其中的一个兼症，用了连朴饮，所以与病机不矛盾。但是在一般情况下，如果不是干燥综合征，舌苔黄腻一般不用生地、麦冬、玄参之类的药物。玄参、生地、麦冬，吴鞠通称之为增液汤，是增液生津的，所以一般情况下，舌苔黄腻的患者是不用的。临床上治疗复杂的疾病，一定要抓住主要矛盾。

学员：定痫丸中石菖蒲用量比较大，有何特别的地方吗？

熊教授：石菖蒲可以用到30g，有开心窍，化痰浊之功。《温病全书》中有一个菖蒲郁金汤，治疗邪蒙心包。温病学中邪蒙心包分两种，一种是热蒙心包，有高热、肢厥、胸腹灼热、发斑疹、绛舌等症状，即《叶香岩外感温热篇》讲的"温邪上受，首先犯肺，逆传心包"，热邪蒙蔽心包，我们要用清宫汤送服安宫牛黄丸。另外一种是痰浊蒙蔽清窍，即湿热夹痰浊蒙蔽心包，其特点是舌苔黄腻或黄白腻苔，选用菖蒲郁金汤。此外，《医学正传》用石菖蒲一味药治癫痫；《普济方》菖蒲丸治小儿热风痫，方中的石菖蒲一定要重用，量小则效低。

学员：听了熊老您很多次讲课，看到许多患者脉象都是细脉，这是什么原因？

熊教授：脉象学中介绍的脉象一般是27种脉，陈修园提出的是28种脉。专门讨论脉象的脉学书籍主要有五家：一是王叔和的《脉经》，二是李时珍的《濒湖脉学》，三是《古今医鉴》中的脉诀，四是陈修园的《时方歌括》的脉诀，五是《医宗金鉴》的脉诀歌。无论是27种脉还是28种脉，其中有很多是特殊、不常见的脉象，我们中国人一般的脉象都是细脉，也就是教科书说的细缓脉，这是常见脉。细脉作为平和的脉象，细而缓，从容不迫，不大不小，这是正常的脉，就像缓脉一样。若脉细而虚，则是气血不足的表现。临床上除了个别特殊的脉象，一般都是细脉，无论男女，一般是寸脉大于尺脉，这是一般规律。也有极个别的，某一指脉大，但不可能有左寸脉弦右寸脉滑，左关脉缓右关脉数的脉象，六部脉基本上是差不多的。即便有差别，也是极其微细的差别，没有非常的敏感度是看不出来的。

我们诊脉首先要练指功，指下的功夫极其重要，当然诊脉有基本的原则，患者要安静，医生要平静。《素问·脉要精微论》中黄帝问岐伯："诊法何如?"岐伯答:"诊法常以平旦。"古人要求清早诊脉,为什么要清早诊脉呢?平旦"阴气未动,阳气未散,饮食未进,经脉未盛,络脉调匀,气血未乱,故乃可诊有过之脉",这是讲患者的情况。医生要怎样呢?医生是"持脉有道,虚静为保"。所以,诊脉对患者和医生都有要求,患者要在平静状态下,医生要聚精会神才能诊脉。另外还有诊脉指法、诊脉部位的要求,都是至关重要的。我认为还有特别的一点,就是手指要敏感,如果发现患者是结脉、代脉、促脉,那诊脉的时间要稍微延长一点,如果时间不够的话,是发现不了结、代、促脉的。

学员:请熊老谈一谈黄芪的运用经验。

熊教授:黄芪性偏温、淡、甘,入肺,补气。它有几大主要作用:一是补肺气,二是走表、固表。例如补中益气汤、当归补血汤、黄芪补肺汤、黄芪建中汤等等,皆是补气的功用。又如黄芪桂枝五物汤,《金匮要略》云:"血痹阴阳俱微,寸口关上微,尺中小紧,外证身体不仁,如风痹状,黄芪桂枝五物汤主之。"血痹的原因就是营卫不调,关键是气虚,所以用黄芪桂枝五物汤治疗。比如黄芪牡蛎散,以黄芪为君药,益气固表止汗。玉屏风散治疗气虚易感冒,症状表现必然有疲乏、自汗、易感冒,黄芪、白术、防风这三味药用量的比例是3∶2∶1,黄芪是君药,益气固表。我们计算药量的时候,要根据患者的体质、病情的轻重以及时间来考虑,三因制宜,就是因人、因地、因时制宜,它有一定的灵活性。中医的理法方药,辨证施治是有原则性的,而在临床上又有高度的灵活性,不灵活是不行的,必须善于变通。

临床现场教学第 58 讲

时间:2019 年 8 月 3 日

案例一　鼻咽癌案

申某,女,56 岁。湖南邵东人。

患者因鼻咽癌放疗、化疗后舌肌萎缩,口齿不清 5 年,加重 2 年就诊。

患者 11 年前被诊断为"鼻咽癌",予以放疗、化疗治疗。5 年前逐渐出现舌肌萎缩,味觉减退,口齿不清,曾到多家医院就诊,考虑为放疗所致。近 2 年来舌肌萎缩,口齿不清逐渐加重,吞咽困难,左侧头皮及左下嘴唇麻木,同时伴疲倦乏力,气短,自汗,口干,畏冷,口中痰涎较多,改变体位时头晕明显,颈部淋巴结肿大,大便困难,但并不干燥,4 日一行。舌体短缩,胖嫩,舌苔薄白,脉细。

辨证:气虚夹痰。

治法:益气健脾化痰。

选方:生脉散合六君子汤加黄芪、天麻。

处方:西洋参 10g,麦冬 30g,五味子 6g,黄芪 30g,炒白术 10g,陈皮 10g,法半夏 10g,茯苓 30g,天麻 15g,炙甘草 10g。30 剂,水煎服。

讲析:鼻咽癌属于癌症里常见的一种,西医治疗以放疗、化疗为主,也有个别手术治疗。癌症患者放疗、化疗后常见虚证,虚证分两种情况:一是气虚,二是阴虚。鼻咽癌放疗、化疗后出现阴虚的情况特别多,但还是要根据患者的具体情况辨证。阴虚以鼻干,咽干痛,口干渴无津液,舌红,少苔,脉细为特点,可以用甘露饮;气虚以疲倦乏力,纳少,面黄肌瘦,舌淡红,苔薄白,脉细为特点,可以用人参养荣汤、十全大补汤、六君子汤、香贝养荣汤等等。

本患者主症为舌肌萎缩,导致口齿不清,查其舌体短缩胖嫩。舌体短缩一般有两种情况:一种是气血不足,另一种是阴虚。该患者疲乏,呼吸气短,伴有头晕,站立时明显,因此是典型的放疗、化疗后气虚。患者口干,大便困难但并不干燥,是气虚推动无力兼津亏所致;口中痰涎多,是气虚不能运化津液而产生。四诊合参辨证为气虚夹痰,需补益脾肺。补肺气用生脉散,健脾化痰用六君子汤,加黄芪加强补气作用。对此病证,切记不能用苦寒药物,以免损伤胃气。

案例二 畏冷伴下肢浮肿案

叶某,女,45 岁。广东惠州人。

患者因畏寒肢冷伴双下肢轻微水肿 2 年就诊。

患者有"甲状腺功能减退"病史 5 年,一直畏寒肢冷,疲倦乏力,下肢微肿,纳食少,虽每天服用"左甲状腺素钠片(优甲乐)"75μg 补充甲状腺激素,甲状腺功能尚正常,但上述症状未见缓解。现症见:疲倦乏力,畏寒肢冷,夏天需要穿长衣长裤,伴轻微水肿,面部干燥脱皮,瘙痒。舌淡红,舌苔薄白,脉细。

辨证:脾阳气虚,水湿内停。

治法:益气健脾,温阳利水。

选方:防己茯苓汤加味。

处方:黄芪 40g,炒白术 10g,茯苓 30g,桂枝 10g,汉防己 6g,白鲜皮 10g,蝉衣 10g。30 剂,水煎服。

讲析:甲减、甲亢都是临床常见病,甲亢患者用碘[131]治疗或者用药过度容易出现甲减。一般来说,甲亢属于阴虚阳亢,其主症是甲状腺肿大,五心烦热,心悸,自汗,眼突,心烦易怒。甲减属于气虚、阳虚,其主症是疲乏,气虚不能化湿,可出现水肿,进一步发展为阳虚,或脾肾阳虚,表现为畏冷,腰膝酸软。如果仅仅是气虚,则出现疲乏、自汗;如果是阳虚,则畏寒怕冷,四肢不温,肾阳虚则兼见腰膝酸软,夜尿频多。

此患者疲倦乏力,畏寒肢冷,水肿,舌苔薄白、脉细,是典型的气虚兼阳虚,需益气健脾,温阳利水,选用防己茯苓汤。防己茯苓汤出自《金匮要略》，由茯苓、防己、黄芪、桂枝、甘草组成，具有益气健脾，温阳利水之功效。茯苓为君药，且要重用，所以用30g。

患者面部瘙痒，是气血不足引起的血虚生风，不适宜用苦寒药，用蝉衣、白鲜皮祛风止痒。《医宗金鉴》里的当归饮子就是针对血虚生风证的，可运用于后期治疗。

案例三　语迟案

邱某，女，3岁半。江西赣州人。

患者因语迟、行走不稳3年半就诊。

患儿语言迟缓，已经3岁多，但发音不清楚，说话迟钝，只能说"爸爸、妈妈"等简单词语，同时行走不稳，在外院检查诊断为"语言发育迟缓"，服用西药"胞磷胆碱钠片""赖氨肌醇维 B_{12} 口服溶液""奥拉西坦胶囊"，无明显效果。现症见：语迟，睡觉有鼾声，走路不稳，纳差，自汗，睡眠可，无遗尿。舌淡红，舌苔薄白，纹淡紫。

辨证：气虚夹痰。

治法：益气健脾，化痰开窍。

选方：涤痰汤加黄芪。

处方：红参5g，黄芪15g，石菖蒲15g，炙远志10g，陈皮6g，法半夏6g，
　　　　茯苓10g，枳实5g，胆南星3g，竹茹10g，甘草6g。30剂，水煎服。

讲析：五迟、五软是小儿生长发育障碍的常见病症。五迟是指立迟、行迟、语迟、发迟、齿迟；五软是指头项软、口软、手软、足软、肌肉软。五迟以发育迟缓为特征，五软以痿软无力为主症，两者既可单独出现，也常互为并见。多数患儿由先天禀赋不足所致，因先天精气未充，髓脑未满，脏气虚弱，筋骨肌肉失养而成；少数由后天因素引起，护理不当，或乳食不足，哺养失调，以致脾胃亏损，气血虚弱，筋骨肌肉失于滋养所致。若齿迟、发迟、行迟、立迟、兼遗尿，属于肾虚，宜用补肾地黄丸；脾为后天之本，后天不足主要是脾虚，与心肺功能亦相关，治疗宜选用扶元散。另外，语言不利与心神有关，也与痰浊相关。

小儿五迟、五软病症，主要病因是肾气不足。肾为先天之本，先天精气不足是导致肾气虚的主要原因，但后天不足也有关系。该患者虽有语迟，

行走不稳,但活泼好动,不痴不呆,心神并无异常;无遗尿,说明肾气虚不明显;患儿纳差,自汗,舌苔薄白,纹淡紫提示脾气虚;睡觉打鼾,提示有痰浊。四诊合参,该患者是气虚夹痰浊,需补气化痰,用涤痰汤加黄芪。儿童服中药可在煎好的药汤里加少许糖,以改善口感,便于服用,另外还需要配合康复训练等法缓步进行。

案例四　瘿瘤案

王某,男,56 岁。湖南株洲人。

患者因发现甲状腺结节半月余就诊。

患者体检发现左侧甲状腺结节。现症见:左侧甲状腺结节,质地中等,推之可移,无疼痛,双侧颈部多个淋巴结,面色黯,口中痰涎多。舌边紫,舌苔黄腻,脉滑略数。

辨证:痰热瘀互结。

治法:清热化痰,化瘀散结。

选方:普济消毒饮加减。

处方:黄芩 10g,黄连 5g,陈皮 10g,桔梗 10g,板蓝根 10g,连翘 10g,牛蒡子 10g,马勃 10g,玄参 10g,浙贝母 30g,三棱 10g,莪术 10g,夏枯草 10g,甘草 6g。30 剂,水煎服。

讲析:我们提倡中西医结合,西医学的检测手段给我们诊断、鉴别疾病带来了很大方便,但中医不能把检测诊断作为处方的依据,中医辨证疾病必须分清寒热虚实,方能处方用药。一般情况下体表癌症的触诊特点是坚硬如石,凹凸不平,固定不移。患者结节质地中等,推之可移,一般不是癌症。患者舌边紫,面色发黯,提示有瘀,舌苔黄腻,脉滑数,说明有痰热,故辨为痰热瘀互结,选用吴鞠通的加减普济消毒饮清热散邪,加浙贝母、夏枯草化痰散结,加三棱、莪术化瘀散结。

案例五　淋证案

李某,男,60 岁。湖南桃源人。

患者因小便频急、淋沥不尽 2 年就诊。

患者 2 年前因"前列腺增生"手术治疗,术后仍有小便频急,淋沥不尽症状,西医诊断为"前列腺炎",多方治疗,症状无缓解。现症见:尿频、尿急、淋沥不尽,尿黄,但无尿痛及灼热感,伴精神疲乏,头昏,下肢无力,腰腿酸软。舌淡红,舌苔薄黄腻,脉细。

辨证:气虚兼湿热。

治法:补中益气,清热利湿通淋。

选方:补中益气汤合黄芪通淋散加黄柏、车前子。

处方:西洋参 10g,黄芪 30g,炒白术 10g,陈皮 10g,当归 6g,升麻 8g,柴胡 10g,黄柏 10g,车前子 10g,滑石 20g,炙甘草 10g。30 剂,水煎服。另包:琥珀 180g,每日 6g,冲服。嘱禁食羊肉、狗肉等温热之品。

讲析:患者以小便频急、淋沥不尽为主症,属中医"淋证"范畴。淋证根据症状特点可分为热淋、血淋、石淋、气淋、膏淋、劳淋六证。此六淋可单独出现,同一患者也可能数种淋证兼夹,也可转化,如热淋合血淋,石淋夹血淋等等,虚实夹杂,临床辨证须分清标本虚实之主次,病情之缓急。

此患者精神疲乏,头昏,腰腿酸软,脉细,提示气虚;尿黄,舌苔薄黄腻,说明有湿热,故辨证为气虚兼湿热。用补中益气汤补气升清,加黄柏、车前子清热利湿降浊,再合用黄芪通淋散。黄芪通淋散原载于《新中医》杂志,由黄芪、琥珀、滑石三味组成,我在临床运用多年,发现它确有补气化瘀,通闭利尿之功,因此成为我治疗前列腺增生手术之后及其他气虚有瘀之小便不利的验方。

案例六　一氧化碳中毒案

孙某,女,60 岁。湖南桃源人。

一诊:2019 年 5 月 18 日

患者因一氧化碳中毒后迟发性脑病 3 月就诊。

患者 2019 年 2 月 19 日因在密闭宿舍内烤炭火导致一氧化碳中毒,昏迷20 小时,经抢救、高压氧治疗后苏醒,醒后出现智力、肢体、语言障碍。颅脑核磁共振检查示:双侧基底节区对称性异常信号,结合病史,考虑一氧化碳中毒后遗改变;脑内多发缺血性病灶,脑白质疏松症;左半卵圆中心小软化灶形成。诊断为"一氧化碳中毒后迟发性脑病"。现症见:神志蒙昧,痰多,咳痰不爽,语言不利,夜间打鼾,大小便失禁。舌淡红,舌苔薄白,脉细滑。

辨证:痰蒙清窍。

治法:化痰开窍醒神。

选方:涤痰汤合解语丹加菟丝子、覆盆子、益智仁。

处方:党参 15g,丹参 15g,石菖蒲 30g,炙远志 10g,陈皮 10g,法半夏
　　　10g,茯苓 20g,枳实 6g,竹茹 10g,胆南星 5g,天麻 20g,僵蚕 20g,
　　　全蝎 5g,广木香 5g,羌活 10g,制白附子 5g,菟丝子 20g,覆盆子
　　　20g,益智仁 15g,生姜 3 片,甘草 6g。30 剂,水煎服。

讲析:此患者是一氧化碳中毒引起的脑病,其病机是痰蒙清窍,因此,治疗要化痰浊,开清窍,醒神志,以涤痰汤为主方,合用解语丹治疗语言障碍,加用菟丝子、覆盆子、益智仁补肾固摄,治疗小便失禁。

二诊:2019 年 6 月 22 日

患者服上方治疗后,症状稍有缓解,现症见:神志好转,能行走,但全身活动不利,夜间打鼾,不寐,纳差,大便秘结,3~4 天一行,遗尿。舌苔白滑,脉细滑。

辨证:痰蒙清窍兼肾气虚。

治法:化痰开窍醒神,兼补肾缩尿。

选方:涤痰汤、大黄解语丹合缩泉丸。

处方:西洋参 8g,石菖蒲 30g,炙远志 10g,陈皮 10g,法半夏 10g,茯苓
　　　10g,枳实 10g,竹茹 10g,胆南星 5g,天麻 20g,僵蚕 20g,全蝎 5g,
　　　制白附子 5g,大黄 5g,菟丝子 20g,覆盆子 20g,桑螵蛸 20g,益智
　　　仁 15g,甘草 6g,生姜 3 片。30 剂,水煎服。

讲析:患者虽有言语不清,但无半身不遂,且有明确的一氧化碳中毒病史,所以很容易与中风鉴别。中医治病的基本法则就是辨证论治,必须根据具体症状辨证处方用药。患者夜间打鼾,舌苔白滑,脉细滑,辨为痰浊、气虚。需要注意她的两个症状表现:大便秘结、遗尿。遗尿是肾气不固引起的,大便秘结是痰热结聚引起的。故继续选用涤痰汤合解语丹化痰开窍,加大黄通便,合加减缩泉丸治疗遗尿。患者体质弱,选用西洋参代替党参,西洋参补气作用较党参强,党参以健脾补气为主。

三诊:2019 年 8 月 3 日

服药后患者神志明显转清,语言功能好转,行步较前好转,仍痰涎多,小便频多且失控,大便秘结,3日一行。舌淡红,舌苔薄白,脉细滑。

辨证:痰蒙清窍,兼肾气虚。

治法:化痰开窍醒神,补肾缩尿。

选方:涤痰汤、解语丹合缩泉丸。

处方:丹参 20g,石菖蒲 30g,炙远志 10g,陈皮 10g,法半夏 10g,茯苓 15g,枳实 10g,竹茹 10g,胆南星 5g,天麻 20g,僵蚕 30g,全蝎 5g,菟丝子 20g,覆盆子 20g,桑螵蛸 20g,益智仁 15g,火麻仁 30g,肉苁蓉 20g,甘草 6g。30 剂,水煎服。

讲析:患者初诊时神志蒙昧,舌謇语涩,通过两次治疗,现神志明显转清,语言功能好转,行步好转,但小便仍失禁。我曾谓"治暴病有胆有识,治久病有守有方",也就是说治疗慢性病要坚守一定的方略和方药,不能朝令夕改,特别是在服药有效的情况下,应如古人所说"击鼓再进",乘胜追击。因此,效不更方,依然用涤痰汤、解语丹合缩泉丸继续治疗。由于患者大便秘结,改加火麻仁、肉苁蓉润肠通便。

案例七　面部红疹瘙痒案

钟某,女,49 岁。湖南株洲人。

患者因面部反复瘙痒 5 年,加重 6 个月就诊。

患者 5 年前出现面部瘙痒,伴红肿发热,在多家医院就诊,均诊断为"激素依赖性皮炎"(使用化妆品所致),予局部消炎、抗过敏等治疗无明显疗效,近半年症状明显加重。现症见:两侧面部潮红,遍发红色疹点,瘙痒,春夏甚,秋冬轻,伴乏力,纳差,嗳气,小便黄,大便正常。舌边紫,苔薄白,脉细数。

辨证:风热夹瘀。

治法:祛风清热止痒,兼活血祛瘀。

选方:消风败毒散加味。

处方:金银花 10g,连翘 10g,黄芩 10g,栀子 10g,黄柏 10g,荆芥 5g,防风 5g,赤芍 15g,花粉 10g,牛蒡子 10g,滑石 15g,丹皮 10g,蝉衣 10g,归尾 10g,紫草 10g,红花 5g,浮萍 10g,陈皮 10g,竹茹 10g,

枳实 10g,甘草 6g。30 剂,水煎服。另包:熊胆粉 30g,装胶囊,每日 1g,吞服。

讲析: 大家刚才听我问诊第一句话是问患者有没有便秘,为什么这么问呢? 因为她面色发红。《伤寒论》里提到 "阳明病,面合赤色",意思是面色发赤,病在阳明,因为阳明经循行于面部,阳明有热,则出现面部潮红,大便秘结,舌红苔黄,一般用凉膈散治疗。该患者虽有面红,但无便秘,且舌苔薄白,不黄、不燥,可见不是阳明腑实,而是风热犯肺,因此,选用消风败毒散治疗。舌边紫,明显有瘀,故加紫草、红花凉血活血,清热解毒;嗳气,故加陈皮、枳实、竹茹降气。

为什么她的症状春夏甚,秋冬轻呢? 因春夏为阳,秋冬为阴。肝气通于春,病在头,夏气通于心,心主血脉,其华在面,夏季火热当令,火热容易上炎,所以症状春夏甚。秋冬阳气潜藏,所以症状轻。

给大家讲个小故事。我在刚当医生时,在我们山区遇到了一个患者,他的头面肿大,脖子也肿得和脑袋一般粗,又红又肿,又痒又痛,又发烧。我当时只有 16 岁,有人请我出诊看病自然很高兴,看了患者之后很自信地判断是 "大头瘟",于是自信满满地开了个 "普济消毒饮"。哪晓得患者吃了 3 剂药,一点都没好,于是我又给他改了个 "防风通圣散",心想这个患者头面及颈部又痒又痛又发烧,不是风火吗? 防风通圣散既消风又泻火,应该会好。结果又没好,我就傻眼了,顿时方寸大乱,跑了三十里山路去找我的老师。我老师当时 80 多岁了,我进门后很恭敬地叫师父,老师见了我就说:"你来了,是不是看病看不好啊?" 我说:"是的。" 于是把情况告诉了老师,然后问:"请您指教我,该怎么办呢?" 师父慢条斯理地给了我三个字:"翻书去。" 我这来回六十里山路算是白跑了,但是 "翻书去" 这三个字大有深意啊! 回去后我一通宵都在边翻书,边思考,找到了消风败毒散这个方,用了以后果然有效。这样得来的知识比老师讲的印象要深刻得多,消风败毒散这个方我在临床也用了 60 多年了。

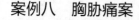

案例八 胸胁痛案

李某,女,42 岁。湖南长沙人。
患者因两侧胸胁疼痛反复发作 3 年就诊。

患者两侧胸胁疼痛反复发作3年,胸部CT检查未见明显异常,西医考虑"肋间神经痛"。现症见:深呼吸时胸胁疼痛明显,时作时止,无嗳气反酸,兼疲乏,月经量少。舌边紫,苔薄白,脉沉细。

既往有"甲状腺功能减退"病史8年,"系统性红斑狼疮"病史3年。

辨证:气滞血瘀。

治法:疏肝理气,祛瘀止痛。

选方:柴胡疏肝散、金铃子散、颠倒木金散合失笑散。

处方:柴胡10g,赤芍15g,枳实10g,陈皮10g,香附10g,川芎10g,川楝子10g,玄胡10g,生蒲黄10g,五灵脂10g,郁金15g,广木香6g,甘草6g。30剂,水煎服。

讲析:胸腹腔包罗着人的五脏六腑,是非常复杂的,因此,胸腹疼痛需要仔细辨别疼痛的具体部位、疼痛的程度、性质、伴随症状、疼痛诱发因素以及缓解因素,需要仔细问诊,慎重对待。女子胸痛要特别注意辨别疼痛部位,乳腺小叶增生、结节引起的乳房疼痛和胸痛不要混为一谈。胸痛是胸腔痛,如果局限左侧心前区,需考虑心脏问题,西医称"心前区疼痛",中医统称为"胸痹"。如果两侧胸痛伴咳嗽,与呼吸有关,需考虑肺脏病变。朱丹溪认为左胸痛以血为主,右胸痛以气为主。换句话说,左侧胸痛为心所主,右侧胸痛为肺所主,因为心主血,肺主气,因此,这里的血和气是从心肺所主的部位而言。痰饮积聚也会引起胸痛,如小结胸汤证、瓜蒌薤白半夏汤证、枳实薤白桂枝汤证。胸骨后食道中间痛主要从胃论治。该患者为胸胁疼痛,疼痛时作时止,无嗳气反酸,舌边紫,苔薄白,脉沉细,定位在肝经,辨为气滞血瘀,治疗宜疏肝理气,祛瘀止痛。

现场答疑

学员:鼻咽癌患者吃鸡肉、鸭肉易流鼻血,考虑什么原因?

熊教授:《黄帝内经》讲"肥者令人内热,甘者令人中满"。我们后世就总结出"肥甘生内热",原因就是鸡肉、鸭肉这些肥甘之品令人生内热,而在烹饪时肉食中又加入了胡椒、辣椒等辛热之品,则热者更热,热盛则动血,所以鼻咽癌患者食之容易流鼻血。

学员:患者四肢麻木、手抖、舌根黄腻,处方是四妙散,用木瓜而不用薏苡仁的原因是什么?

熊教授：薏苡仁是除湿的，生薏苡仁祛湿、排脓，熟薏苡仁祛湿，治大便泄泻。木瓜入肝，可以舒筋活络。因此，治足挛急用木瓜，如芍药甘草木瓜汤。该患者的主症是麻木，因此不用薏苡仁而用木瓜舒筋活络。

学员：请问消风败毒散出自哪本书？消风败毒散、紫红消风散、乌蛇消风散如何区别应用？

熊教授：消风败毒散出自《万病回春》。我运用的时候有所加减，我运用的消风败毒散由栀子、银花、连翘、黄芩、黄柏、牡丹皮、赤芍、花粉、滑石、防风、蝉蜕、牛蒡子、当归、甘草、木通组成。功能清热解毒，祛风止痒，用于风热壅盛之风疹、痤疮。

乌蛇消风散由乌梢蛇、僵蚕、牡丹皮、丹参、生地黄、独活、赤芍、黄芩、金银花、羌活、防风组成，方中有赤芍、丹参、牡丹皮，其祛瘀能力较消风散强，全方共奏祛风清热、凉血解毒之功。常加苦参10g，黄柏10g，白鲜皮10g，甘草6g。若风疹块颜色紫黑，遇风则甚而热象不显，且时间较长者，考虑为风热伤血络，血络瘀阻，用乌蛇消风散。

消风散的基本方实为吴鞠通治疗暑温夹湿的白虎加苍术汤（苍术、知母、石膏、甘草），再加入蝉蜕、牛蒡子、荆芥、防风等祛风药以及少量活血药。消风散加紫草、红花即紫红消风散，是我的经验方，紫草清热解毒消疮，红花活血化瘀，用于风疹反复发作、多年不愈，以热为主，兼有瘀阻者。

临床现场教学第59讲

时间：2019年8月31日

案例一　湿疹案

李某，男，6岁。湖南耒阳人。

患儿因反复面部生疮疹1年、咳喘8月就诊。

患儿面部疮疹反复发作1年余，多方求治未有明确诊断，医院予激素治疗，患儿服用激素1年无效。患儿另有"支气管扩张并感染"病史，反复咳喘8个月，先后住院两次，症状稍有好转，但病情反复。现症见：面部疮疹，瘙痒，抓破流黄水，咳嗽，气喘，咳黄痰，盗汗，并有牙齿脱落、脱发、浮肿等。舌苔薄白而滑，脉细滑数。

辨证：湿热、兼痰热咳喘。

治法：清热渗湿，化痰止咳。

选方：萆薢渗湿汤加味。

处方：黄芪15g，杏仁6g，桔梗10g，浙贝20g，萆薢10g，丹皮6g，通草5g，土茯苓20g，连翘10g，泽泻6g，薏苡仁15g，黄柏6g，滑石15g，甘草6g。20剂，水煎服。

讲析：患儿面部湿疹，抓破流水，浮肿，脉滑，诊断为湿热疮疹；其咳喘、咳吐黄痰，脉数，说明有痰热；其病程颇久，牙齿脱落，脱发，盗汗，提示此病本虚标实，以气虚为本，湿热、痰热为标。急则治其标，故以萆薢渗湿汤清利湿热为主方，加桔梗、杏仁、浙贝、黄芪，湿热痰同清，兼顾气虚。

萆薢渗湿汤出自《疡科心得集·补遗》，它具有清热利湿，凉血解毒的功效,主治湿热下注,见疮疡疱疹或皮肤潮红,肿痛瘙痒,糜烂渗液等症。

案例二　腮腺肿块案

刘某,男,67 岁。湖南桂阳人。

患者因发现左侧耳下肿块 2 月余就诊。

患者发现左侧耳下肿块增大 2 月余,CT 检查提示"左侧腮腺占位性病变:腮腺混合瘤?"口服"夏枯草胶囊"及中、西药物,效果不明显。现症见:左侧耳下有肿块,触之质软,可移动,无压痛及触痛,患处局部无红肿灼热及紫黑。平素患者多痰,口中咸,口不苦。舌苔薄白腻,脉细滑。

辨证:痰气交阻。

治法:化痰散结。

选方:海藻消瘰丸加减。

处方:海藻 20g,昆布 10g,郁金 15g,玄参 10g,浙贝 40g,生牡蛎 20g,枳实 10g,橘核 15g,青皮 10g,三棱 10g,莪术 10g,白芥子 15g。30剂,水煎服。

讲析:耳下是足少阳胆经循行的部位,故首先应考虑此病有无少阳胆火郁结,但患者口不苦,舌苔不黄,脉不数,所以排除少阳胆火。又因患处肿块质较软,无痛,平素多痰,口咸,苔白腻,脉滑,均为痰结之象;痰之为物,随气升降,无处不到,且可移动,所以是痰气互结于局部所致。如果是恶性肿瘤,患处应该有结节,且按之坚硬、凹凸不平。如果这个病是急性发作,还要考虑颐毒,《医宗金鉴》认为,伤寒颐毒,皆因汗下失宜,毒热挟少阳相火上攻而成也。海藻消瘰丸这个方子值得注意的是,海藻和甘草是"十八反"中的配伍禁忌,所以这里不用甘草。但古人也有使用药性相反的药物的处方,使其相反相激,而作用相成。比如定坤丹中的人参与五灵脂虽然是"十九畏"中提到的配伍禁忌,但古人也有合起来使用的。

案例三　便秘案

曾某,女,5 岁。广东深圳人。

患儿因反复便秘 4 年就诊。

患儿 4 年来一直便秘,常 7 天左右解大便 1 次,大便干结,时有肛裂出血,纳差,身材矮小。在多家医院做相关检查,显示均无异常,曾口服西药、益生菌以及中药均无改善。现症见:大便 1 周或 10 日解 1 次,形体消瘦,口不渴,无腹部胀满疼痛,夜寐可,无自汗,不尿床。舌苔薄白,脉细,纹淡。

辨证:气虚兼阳虚。

治法:益气温阳,润肠通便。

选方:黄芪汤合济川煎加减。

处方:黄芪 20g,火麻仁 30g,枳壳 10g,肉苁蓉 15g,当归 10g,泽泻 5g,川牛膝 10g,柏子仁 10g。30 剂,水煎服。

讲析:便秘首分虚实。患儿口不渴、无腹满胀痛,指纹不紫,可排除实热便秘,不是承气汤类方证。其形体消瘦,纳差,腹部无胀满疼痛,苔薄白,脉细,纹淡均是虚证的表现。形瘦,脉细,纹淡,是气虚;口不渴,苔薄白,兼有阳虚。气虚便秘,脾虚中焦气机升降不利,不能助大肠传导,故用黄芪汤;阳气虚弱,肾不能正常司二阴开合,肾阳虚便秘则用济川煎温肾益精,润肠通便。若是阴虚便秘,则舌红少苔或无苔,多见温病后期患者和老人、产妇,可以用增液承气汤滋阴增液,泻热通便;血虚便秘用加味四物汤养血润肠通便;津亏气滞用五仁丸、麻仁丸之类润肠行气通便。

案例四　月经量少案

唐某,女,33 岁。湖南郴州人。

患者因月经量少 5 年就诊。

患者既往有多次人流手术史,有"脑垂体瘤"病史 7 年,长期服用"溴隐亭"。5 年前人流术后开始出现月经量少,色淡,无血块,偶见月经量多时则痛经,常觉腰腹部冷,神疲乏力。舌淡,苔薄白,脉细。

辨证:气血亏虚。

治法:益气养血,活血通经。

选方:益经汤合柏子仁丸加减。

处方:红参 8g,当归 6g,酒白芍 10g,熟地 15g,柴胡 10g,丹皮 10g,酸枣仁 10g,杜仲 15g,柏子仁 8g,川牛膝 15g,泽兰 10g,生卷柏 15g,官桂 5g,甘草 6g。30 剂,水煎服。

讲析：月经病，有经期异常者，如月经先期、月经后期以及月经先后无定期；有经量过多或过少者；有血色淡或黯，或夹血块者；以及月经前后诸症，如有呕吐、泄泻、水肿、腰痛、乳房痛、口疮等兼症，看病时需注意辨标本虚实，尤其是辨虚实。

患者有多次人流手术史，主要是损伤子宫内膜，故而出现月经量少等症状，临床主要表现为虚证。我们可以从患者的面色、精神状态、体质强弱判断是否有气血不足。神疲乏力，月经量少，面色淡，舌淡，脉细即为气血虚，腰腹部冷即为寒，用《傅青主女科》之益经汤合《医宗金鉴》之柏子仁丸益气养血，补肾疏肝，活血通经，加官桂温经散寒。

案例五　失眠伴头痛案

马某，女，56岁。湖南永兴人。

患者因失眠11年，兼前额头痛1月就诊。

患者失眠，入睡困难，且早醒，每晚只能睡3小时，病已11年，多方求治，症状反复不愈。近1月来出现前额头痛，睡眠不足则头痛加重。现症见：失眠，难以入睡，前额头痛，伴乏力，胸闷，心慌，口苦，口疮。舌淡红，苔薄黄腻，脉细滑数。

辨证：痰热内扰，兼风热上蒙。

治法：清热化痰安神，兼祛风止痛。

选方：黄连温胆汤合葛根选奇汤加味。

处方：黄连5g，陈皮10g，法半夏10g，茯神15g，枳实6g，竹茹10g，炒枣仁30g，龙齿30g，葛根30g，羌活10g，防风10g，川芎10g，白芷20g，甘草6g。30剂，水煎服。

讲析：失眠有实证，有虚证。实证有痰热内扰，胃中不和等，扰乱心神而失眠，如《黄帝内经》云："胃不和则卧不安。"虚证分为心肾不交，心肝阴血不足，阴虚火旺等，以致心神失养而失眠。如《伤寒论》云："少阴病，得之二三日以上，心中烦，不得卧，黄连阿胶汤主之。"黄连阿胶汤主治阴虚火旺的失眠；《金匮要略》云："虚劳，虚烦不得眠，酸枣仁汤主之。"酸枣仁汤主治心肝阴血不足，心失所养之失眠。

该患者口苦，口疮，舌苔黄腻，脉滑数，辨证属痰热内扰，心神不宁，故选方黄连温胆汤加枣仁,龙齿清热化痰安神。针对风热上扰之前额头痛,用葛根选奇汤加味。

案例六　不孕案

张某,女,36岁。湖南永州人。

患者因不孕15年求诊。

患者生育一胎后15年来一直未再孕,现欲生育二胎,特来求诊。患者精神疲乏,月经量少,偶有痛经,形寒畏冷,腰腹部冷,有夜尿(冬天2次,夏天1次),偶尔胃痛。舌淡红,苔薄白,脉沉细。

辨证:气血不足兼虚寒。

治法:益气补血,温阳补肾。

选方:毓麟珠加减。

处方:党参15g,炒白术10g,茯苓10g,当归6g,熟地15g,白芍10g,川椒10g,鹿角胶10g,官桂5g,菟丝子20g,杜仲15g,甘草6g。30剂,水煎服。

讲析:此妇女生育一胎后15年未再孕,属于继发性不孕证。患者疲乏,月经量少、色淡,为气血不足;形寒畏冷,腰腹部冷,夜尿,为虚寒之征。方用张景岳的毓麟珠加官桂以益气补血,温阳补肾助孕。

临床所见不孕以虚证居多,实证较少。虚证不孕可用傅青主的养精种玉汤补血生精或张景岳的毓麟珠益气养血,调经种子;实证主要有瘀血、痰湿和肝郁几型:瘀血不孕表现为舌紫,唇黯,月经血块多,检查输卵管不通等,可用王清任的少腹逐瘀汤活血化瘀;痰湿不孕表现为形体肥胖,腹胀,口中多痰,可用启宫丸燥湿化痰,和血除郁;妇人多气滞肝郁,可用开郁种玉汤疏肝解郁,调经种子。

案例七　水肿案

谭某,女,38岁。湖南株洲人。

患者因宫颈癌术后左下肢反复水肿4年,加重10天就诊。

患者4年前在中南大学湘雅医院因"宫颈癌"行"子宫切除术",术后

1月便出现左下肢水肿,西医诊断为"淋巴回流障碍",此后,左下肢反复水肿,近 10 天水肿加重,大小便正常。舌边紫,舌苔薄黄腻,脉细而弦。

辨证:水瘀互结,兼湿热下注。

治法:利水化瘀,清利湿热。

选方:五皮饮合四妙散加味。

处方:茯苓皮 15g,大腹皮 10g,陈皮 10g,姜皮 6g,五加皮 10g,苍术 6g,黄柏 10g,川牛膝 20g,赤小豆 15g,泽兰 10g,红花 5g,水蛭粉 5g,汉防己 6g。30 剂,水煎服。

讲析:患者以左下肢反复水肿为主症,舌紫,苔黄腻,是水瘀互结,又兼有湿热下注之象。"血不利则为水",手术后的患者多瘀多虚,所以选用五皮饮加防己利水消肿、理气健脾,合四妙散加赤小豆清利湿热,再加泽兰、红花、水蛭粉化瘀利水。方中的防己要用汉防己,因为木防己有小毒,不用。

案例八　胆管癌伴咳嗽案

罗某,女,49 岁。湖南衡阳人。

患者因确诊胆管癌 2 月余,咳嗽 1 周就诊。

患者于 2019 年 6 月 28 日因上腹部疼痛 1 月余就诊于湖南省肿瘤医院,经检查诊断为"胆管细胞癌并肝总管、胆囊管、胆囊壁受侵",于 7 月 13 日,7 月 18 日行"卡瑞利珠单抗"免疫治疗。现症见:全身乏力,口苦,纳差,偶有欲呕,无腹胀、腹痛,服用中药后大便日行 3~4 次,1 周前感冒,有咳嗽,咳痰不爽。舌淡红,舌薄白,脉弦滑。

辨证:①咳嗽(风寒袭表);②胆管癌(气瘀交阻)。

治法:先疏风散寒、宣肺止咳以治其咳嗽,再疏胆气化瘀结。

选方:①杏苏散加减(此方先服)。

处方:杏仁 10g,苏叶 10g,前胡 10g,桔梗 10g,陈皮 10g,法半夏 10g,茯苓 15g,枳壳 10g,荆芥 10g,防风 10g,甘草 6g。7 剂,水煎服。

选方:②大柴胡汤加减(此方后服)。

处方:柴胡 15g,黄芩 10g,赤芍 10g,枳实 10g,法半夏 10g,三棱 6g,莪术 6g,鸡内金 15g,山楂 15g,广木香 6g,甘草 6g。20 剂,水煎服。

讲析：患者原有胆管癌病史，近日感冒后咳嗽，有痼疾，又有新病。这和前面讲的"间者并行，甚者独行"相同，先治其标病，后治其本病，因此，必须先把咳嗽治好，再治胆病。先用杏苏散疏风散寒宣肺以治其咳嗽；因患者无腹胀、腹痛，偶有欲呕，口苦，纳差，故用大柴胡汤去大黄，加三棱、莪术、鸡内金、广木香、山楂一以疏利胆气，一以祛瘀化食散结。

现场答疑

学员：请问三石汤主治什么病证？

熊教授：三石汤出自吴鞠通的《温病条辨》，药物组成有滑石、生石膏、寒水石、银花、杏仁、竹茹、通草，此方能清热利湿，宣通三焦，治暑湿弥漫三焦，邪在气分，身热汗出，咳嗽，胸脘痞闷，小便短赤，时有渴饮，舌质红，苔黄滑，脉滑数等症。

吴鞠通治湿热重症有三宝，何谓三宝？就是至宝丹、紫雪丹、安宫牛黄丸，此三宝都是急救药，治疗温病高热神昏。但三宝是有区别的，安宫牛黄丸治疗热蒙心包的昏迷惊厥；紫雪丹治疗暑温高热惊厥；至宝丹治疗痰多而热不重的神昏。其中紫雪丹的主药就是三石（滑石、石膏、寒水石）。

学员：消风散、消风败毒散、萆薢渗湿汤在临床上如何区别运用？

熊教授：消风散主要治全身风疹，针对的是风热证，其基本方中含有白虎加苍术汤，可治暑温夹湿，清阳明胃经的热夹湿。因此，消风散可养血祛风，清热祛湿。消风败毒散是一个秘方，专治面部的痤疮。萆薢渗湿汤是治疗湿疹的，湿疹一般全身都发，但下肢尤重，湿疹的特点是疮疡溃后流水。

学员：案例三患者便秘用黄芪汤合济川煎，为什么不用升麻，升麻具有升清降浊的作用？

熊教授：升麻有升清作用，但同样升火。益气聪明汤为什么要用黄柏？就是防止升麻升火，清胃散也有升麻，美其名曰宣散阳明郁火，升麻葛根汤也用升麻，是引经药。升麻最容易升火，血压稍高一点就升血压，所以用升麻需要慎重。

学员：感冒后出现的咳嗽咳痰，是外感咳嗽还是内伤咳嗽？

熊教授：感冒后出现的咳嗽咳痰是外感咳嗽。外感、内伤是以病因而言的，外感者，感受外邪也；内伤者，内邪所伤也。一个是外邪引起发病，一个是内因引起发病。内伤病是脏腑失调的病,外感病是风寒暑湿燥火引起的。因此,感冒后出现的咳嗽、咳痰是外感咳嗽,是风邪未尽的咳嗽。

学员:请问女性患者,每次来月经提前一星期,伴有口腔溃疡,口苦,便秘,如何治疗?

熊教授:根据患者症状,辨证属实热证,建议用吴鞠通的桃仁承气汤。如果月经量多,可用丹栀逍遥散。

学员:病案六女患者有腰腹冷痛,能不能根据这一点开肾着汤?

熊教授:病案六患者主要是因不孕来就诊的,腰腹冷痛不是她的主症。肾着汤又名甘姜苓术汤,《金匮要略》形容"肾着"之病,患者腰以下冷痛,"腹重如带五千钱",意思是腰部沉重,如缠了五千个铜钱那么重。古人的钱是铜钱,五千个铜钱,没有十斤八斤,也有五斤多重。腰部沉重,水湿停聚,选用甘姜苓术汤(干姜、茯苓、白术、甘草),其中白术健脾除湿,干姜温阳除寒,茯苓利水化饮,所以此方并不是单纯治疗腰痛的。

临床现场教学第 60 讲

时间:2019 年 9 月 21 日

案例一　慢惊风案

蒋某,男,4 个月。湖南邵阳人。

一诊:2019 年 5 月 1 日

患儿因低热、腹泻、手足抽动 20 余天就诊。

患儿于 2019 年 4 月 10 日在某省医院诊断为"真菌性脑膜炎",住院 20 天,一直持续发热,以低热为主,最高体温 38.7℃,神志蒙昧,伴腹泻,后期检查发现"颅内脓肿,轻度脑积水",给予抗菌药物治疗,疗效不显。现症见:发热、呕吐、腹泻,大便每日 3~4 次,泻下绿色稀便,纳食少,神志不清,时而手足抽动,咳嗽,面色淡白。舌淡,苔薄白,纹紫。

辨证:气虚发热。

治法:健脾益气,清热泻肺。

选方:七味白术散合泻白散加减。

处方:党参 6g,茯苓 6g,炒白术 6g,藿香 6g,木香 6g,葛根 10g,桑白皮 6g,地骨皮 6g,钩藤钩 10g,甘草 3g。7 剂,水煎服,2 日 1 剂,少量频服。

讲析:患儿患"脑膜炎",初诊时持续低热,伴腹泻,手足抽动,舌淡,指纹淡,综合考虑为气虚发热。小儿脏腑娇弱,住院期间发热予以抗菌药治疗,一般来讲,抗生素消炎,与中药苦寒性质相似,容易伤及脾胃。现诊断气虚发热,予七味白术散健脾止泻,益气退热,合泻白散清肺止咳,再加一味钩耳息风止痉。

二诊:2019 年 5 月 18 日

服上方后患儿腹泻减轻,低热已退,体温基本正常。现症见:神志蒙昧,形体消瘦,面黄,露睛,偶有脚抽动、欲呕,轻微咳嗽,大便稀。舌淡,苔薄白,纹淡紫。

辨证:脾气亏虚,痰浊内扰。

治法:健脾化痰。

选方:涤痰汤加味。

处方:党参 10g,石菖蒲 10g,炙远志 6g,陈皮 6g,法半夏 6g,茯苓 15g,竹茹 10g,枳实 3g,浙贝 20g,葛根 20g,地骨皮 10g,甘草 5g。10剂,水煎服。

讲析:儿科有三个特点,一是儿科古称为"哑科",病情症状只能由家属代诉;二是儿科医生要会看舌、看咽喉、看指纹;三是儿科病一般属于内科杂病,但"麻、痘、惊、疳"四个病属于儿科独有疾病,麻是麻疹,痘是天花,惊是惊风,疳是疳积。因为在中华人民共和国成立后进行了广泛的疫苗接种,麻疹和天花已经很难见到了,惊风和疳积临床上还是能够碰到的。

惊风分急惊风和慢惊风,此小儿腹泻 20 余天在医院治疗未能止泻,一直发热,最容易出现惊风。小儿面黄,露睛,是典型的脾虚特征,所以用苦寒药清火退热是绝对治不好的。现在患儿消化功能很差,稍微多吃就会吐奶,需健脾化痰以治疗脾虚,上次开的七味白术散既治疗泄泻,也治疗气虚发热,此次以涤痰汤化痰开窍为主,兼健脾益气,加葛根升阳止泻,地骨皮清虚热。临床上遇到持续发热的患者,一定要辨清是气虚发热、热盛发热,还是阴虚发热,这一点很关键。

三诊:2019 年 6 月 22 日

经治疗患儿情况明显好转,未再发热,复查颅内脓肿缩小,但仍有脑积水,为巩固疗效前来就诊。现症见:发热已退,腹泻已止,神志渐清,偶有手足抽动,纳食稍增,大便基本正常。舌淡,苔薄白,纹红。

辨证:脾气亏虚,痰浊内扰。

治法:健脾化痰。

选方:涤痰汤加减。

处方:党参 6g,石菖蒲 10g,炙远志 6g,陈皮 6g,法半夏 5g,茯苓 15g,枳实 5g,竹茹 10g,胆南星 3g,天麻 15g,甘草 6g。20 剂,水煎服。

讲析:关于儿科望诊,尤其是望指纹、望口腔、望舌和咽喉很重要。小儿哭闹时,嘴巴一张,医生的眼睛要迅速注意观察舌象和咽喉部位。望指纹,即望小儿食指的指纹(风关、气关、命关),方法是医生用左手拇指和食指握住小儿食指末端,再以右手拇指的侧缘在小儿食指掌侧前缘从指尖向指根部推擦几次,即由命关向气关推按,便可使纹络明显,容易观察。

此患儿二诊时发热已退,主要表现为手足抽动,考虑为"慢惊风"。惊风有急惊风和慢惊风,急惊风主要表现是高热,抽风明显,由热极生风所致,慢惊风主要是脾虚动风。此患儿主要是脾虚动风,所以治以健脾化痰,用涤痰汤加葛根,地骨皮。

此次三诊,患儿仍有脑积水,治疗理应从这方面入手,"脑积水",中医称为痰饮。现在患儿舌淡白,苔薄白,指纹红,因此不是热证,不能用苦寒药。不是所有的脑膜炎都是热证,只有急性流行性脑脊髓膜炎、流行性乙型脑炎属于热证,流行性乙型脑炎也有湿热所致。无论是流行性乙型脑炎还是流行性脑脊髓膜炎必然有痰、有风。此患儿不是流行性乙型脑炎、流行性脑脊髓膜炎,主要是脑积水,必须化痰饮,以免出现继发性癫痫。所以选用涤痰汤治疗,涤痰汤可化痰浊、开清窍、扶正气,加用天麻祛风止痉。

四诊:2019 年 9 月 21 日

经前三次治疗后,患儿病情好转并已稳定,现症见:腹泻已止,神志已清,无抽动,但纳食仍差。舌淡,苔白滑,纹红。

辨证:气虚夹痰湿。

治法:益气健脾,化痰祛湿。

选方:六君子汤加味。

处方:党参 10g,炒白术 8g,茯苓 15g,陈皮 8g,法半夏 6g,石菖蒲 10g,炙远志 8g,神曲 10g,山楂 10g,天麻 10g,甘草 6g。20 剂,水煎服。

讲析:患儿原有神志蒙昧,手足抽动,腹泻等症状,现已基本消失,但纳食仍差,舌淡,苔白滑,纹红,提示脾气虚弱,兼有痰湿。选用六君子汤为主方,健脾益气化痰,加石菖蒲、炙远志进一步开窍醒神,加神曲、山楂消食健脾,加天麻息风止痉。

案例二　肺癌案

王某,男,65 岁。云南曲靖人。

患者因反复咳嗽、咳痰 2 月余就诊。

患者于 2 月前出现咳嗽、气短、痰多易咳,伴胸闷,在云南曲靖市中医医院住院,CT 检查示(7 月 7 日):慢性支气管炎肺气肿征象,双肺上叶多发病变;右肺下叶外基底段占位性病灶,多系周围型肺癌并双肺转移;胸主动脉及冠脉走形区钙化;前列腺增生。7 月 11 日在胸腔镜下行"右肺下叶癌根治术和胸膜粘连烙断术"。病理检测报告(7 月 13 日)示:低分化鳞状细胞癌。远道专程前来求治。现症见:咳嗽,痰多,痰中带血。舌红,舌苔薄黄,脉滑数。

辨证:痰热壅肺。

治法:清热化痰,宣肺止咳,消癥散结。

选方:小陷胸汤、桑贝止嗽散合西黄丸加减。

处方:桑白皮 15g,浙贝母 30g,杏仁 10g,桔梗 10g,炙紫菀 10g,百部 10g,白前 10g,陈皮 10g,白花蛇舌草 15g,茯苓 30g,黄连 5g,炒瓜蒌皮 5g,法半夏 10g,煅乳香 6g,煅没药 6g,甘草 6g。40 剂,水煎服。另包:麝香 6g,西牛黄 6g,分 40 天冲服。

讲析:肺部占位病变的主症有咳嗽、气喘、胸痛,严重者痰中带血。其病理因素有痰热和痰饮之别:痰热为主的症状是咳嗽,咳吐黄痰,胸痛,口苦,黄腻苔,脉滑数;痰饮为主的症状是咳痰稀白,气喘,舌苔滑。肺部 CT 检查常常提示有胸腔积液,大量积液者需要抽取积液减轻呼吸困难,但抽取积液解决不了肺癌的根本问题,还可能容易引起炎症和气胸。

该患者咳嗽、咳痰,舌苔薄黄,脉滑数,辨证为痰热互结于肺。如果临床把握不准证型,可以问痰的颜色是黄、是白,以及有无口苦,进一步证实辨证的准确性。治疗选用小陷胸汤、桑贝止嗽散合西黄丸。小陷胸汤出自张仲景的《伤寒论》,桑贝止嗽散是在程钟龄的止嗽散基础上加桑白皮、贝母变化而来,止嗽散里原本有荆芥、生姜,该患者属于痰热,无表证,所以去掉荆芥和生姜。西黄丸由煅乳香、煅没药、麝香、西牛黄组成,是专门治疗肺部占位病变的,可以清热解毒消肿块,还可以活血止痛。

案例三　痛风并肾病案

张某,男,61岁。湖南郴州人。

患者反复足踝关节疼痛5年,全身乏力3年就诊。

患者5年前左足踝关节疼痛,在当地医院检查诊断为"痛风、痛风性关节炎",间断服用药物降尿酸治疗,症状反复发作。近3年病情发作并加重,出现全身乏力,查血肌酐和尿素氮逐渐升高,尿量减少,诊断为"痛风性肾病,慢性肾功能不全(尿毒症期)",予血液透析治疗。现症见:精神疲乏,双下肢酸软,严重自汗,但无颜面浮肿,无齿衄。舌淡,苔薄白,脉细数。

辅助检查:肾功能检查(2019-09-16)尿素氮21mmol/L,肌酐1061μmol/L,尿酸602μmol/L。

辨证:肾气阴两虚兼湿热。

治法:益气滋阴补肾,兼清利湿热。

选方:黄芪龙牡散合六味地黄丸加味。

处方:黄芪30g,煅龙骨30g,煅牡蛎30g,黄柏10g,熟地黄15g,怀山药15g,茯苓10g,泽泻10g,丹皮10g,枣皮10g,玉米须10g,菟丝子20g。30剂,水煎服。

讲析:痛风性关节炎一般属于湿热痹,治疗宜清湿热。朱丹溪治疗痛风,选用上中下通用痛风丸。痛风日久,形成瘀阻,出现关节肿大,痛风石,疼痛不止,也容易引起痛风性肾病,肾衰竭。

患者全身疲乏,自汗,是典型的气虚;脉细数,提示阴虚有热。因此选用黄芪龙牡散益气敛汗,合六味地黄丸加黄柏、玉米须、菟丝子补肾清利湿热。

案例四　虚劳案

赵某,男,53岁。湖南永州人。

患者因头晕乏力、面色淡白9年就诊。

患者9年前因头晕乏力,面色淡白,在医院检查,发现白细胞、红细胞、血红蛋白明显偏低,西医诊断为"骨髓增生异常综合征(MDS-RCMD型)"。

予以间断输血 20 次,和长期服用"环孢素"治疗,病情略有好转。现症见:头晕、乏力、面色淡白、眼睑色淡,兼齿衄。舌淡,苔薄白,脉细数。

辨证:气血两虚夹热。

治法:健脾补气,养血兼清热。

选方:黑归脾汤加味。

处方:西洋参 10g,炙黄芪 30g,炒白术 10g,茯苓 15g,当归 6g,炒枣仁 20g,炙远志 10g,桂圆肉 10g,广木香 3g,阿胶珠 15g,生地黄 15g,栀子炭 6g,炙甘草 10g。30 剂,水煎服。

讲析:严重贫血患者,一般是芤脉(浮大中空),患者脉细数,提示虚热,血虚生热。中医治病必须是用中医理论指导临床,中医如何补血?首先要清楚血从哪里来?《灵枢·决气》:"何谓血?岐伯曰:中焦受气取汁,变化而赤,是谓血。"《灵枢·营卫生会》:"中焦亦并胃中,出上焦之后,此所受气者,泌糟粕,蒸津液,化其精微,上注于肺脉,乃化而为血,以奉生身,莫贵于此,故独得行于经隧,命曰营气。"这就告诉我们血是营气,营气源于中焦,中焦的水谷精微化生精微物质后上输于肺,通过肺的输布,变化而赤成为血,通过心脏的运输到达全身。所以需要补中焦、补脾胃之气而生血,故选用归脾汤健脾益气生血。归脾汤的基本方是四君子汤加当归补血汤,即人参、炙黄芪、炒白术、茯苓、甘草、当归等,其中黄芪五倍于当归,基于中医理论气能生血,所以补血先要补气,补中焦脾胃之气,而不直接用四物汤补血。此处用炙黄芪,因生黄芪走表,炙黄芪补中气,再加阿胶珠、生地黄滋阴补血,避免化热,加栀子炭凉血止血,治疗齿衄。

案例五 肺癌案

徐某,男,67 岁。湖南娄底人。

患者因反复咳嗽、气短 8 月余就诊。

患者 8 个月前出现刺激性咳嗽,2019 年 4 月 10 日在娄底市中心医院检查,肺部 CT 示:右上肺前段肿块,考虑肺部肿瘤。在当地医院行两次化疗后,肿块明显缩小,但仍有咳嗽等症,遂来求中医治疗。现症见:咳嗽,气短,稍喘,面色淡白,眼胞浮肿,纳食差。舌淡红,苔薄白,脉细而滑。

辨证:脾肺气虚,痰浊内阻。

治法:健脾益气,化痰止咳。

选方:六君子汤合桑贝散加味。

处方:西洋参 10g,炒白术 10g,茯苓 30g,陈皮 10g,法半夏 10g,桑白皮 15g,浙贝母 30g,杏仁 10g,桔梗 10g,白花蛇舌草 15g,甘草 6g。30 剂,水煎服。

讲析:患者面色淡白,眼胞浮肿,纳食差,舌苔薄白,脉细而滑,是典型的肺脾气虚。肺属金,脾胃属土,选用六君子汤健脾益气化痰,有培土生金之意。合桑贝散加杏仁、桔梗、白花蛇舌草化痰止咳、解毒散结、消肿瘤。大家需要了解,占位病变后期患者,特别是老年人手术、化疗后,需要顾护正气,否则容易复发、转移。

案例六　泄泻案

周某,女,71 岁。湖南娄底人。

患者因反复腹胀、腹泻 2 月就诊。

患者 2 个月前出现腹胀,大便稀溏,服用中、西药物(具体不详)均无效。现症见:腹胀肠鸣,胃胀,嗳气,反酸,口苦,咽干,大便溏泄。舌苔薄黄腻,脉弦细数。

既往史:有"右肺空洞结节"病史。

辨证:肝气犯胃兼肠道湿热。

治法:疏肝和胃,清热燥湿。

选方:柴胡疏肝散合王氏连朴饮加减。

处方:柴胡 10g,白芍 10g,枳实 6g,陈皮 10g,香附 15g,浙贝母 30g,黄连 5g,厚朴 20g,法半夏 10g,砂仁 10g,车前子 15g,瓦楞子 10g,甘草 6g。30 剂,水煎服。

讲析:临床上需区别泄泻和痢疾,两者多发于夏秋季节,病位均在胃肠,病因亦有相似之处,均以湿为主,所谓"脾虚湿盛""无湿不成泻""湿多成五泻";痢疾以湿热为主。两者症状都有腹痛,大便次数增多。但痢疾大便次数多而量少,痢下赤白脓血,腹痛伴里急后重明显;而泄泻则大便溏薄,粪便清稀,或如水,或完谷不化,而无赤白脓血便,腹痛多伴肠鸣,少有里急后重感。泄泻、痢疾两病在一定条件下,又可相互转化,或先泻后痢,或先痢后泻。一般认为先泻后痢病情加重,先痢后泻病情减轻。唐容川《痢症三字诀》云:"痢为病,发秋天。金木渗,湿热煎。肝迫注,故下逼。肺收摄,故滞塞,白气腐,红血溃。"

患者胃胀,嗳气,反酸,口苦,咽干,脉弦细,是肝气犯胃之象;腹胀肠鸣,大便溏泄,舌苔薄黄腻,脉数,为肠道湿热,故选用柴胡疏肝散合王氏连朴饮为主方。柴胡疏肝散出自《景岳全书》,是张仲景《伤寒论》的四逆散加香附、陈皮、川芎,治疗肝气犯胃的胃痛。王氏连朴饮出自王孟英,治疗湿热在中焦所致泄泻。方中再加砂仁、车前子行气利湿,加瓦楞子制酸,加香附、浙贝母行气化痰散结以治肺中结节。

案例七　尪痹案

钟某,女,46岁。湖南株洲人。
一诊:2019年5月18日
患者因全身关节游走性疼痛20余年,加重2年就诊。
患者有"类风湿性关节炎"病史20余年,反复四肢关节游走性疼痛,伴有晨僵,长期治疗效果不显,近2年病情加重,关节肿大、变形,活动受限。现症见:肘、膝关节、腰骶关节疼痛为主,关节肿大、变形,晨僵,自汗甚,偶有胸闷、心慌。舌淡,苔薄白腻,脉细涩。

辨证:风寒湿邪痹阻关节,兼气血不足。
治法:补益气血,祛风散寒,除湿通痹。
选方:三痹汤合活络效灵丹。
处方:党参15g,黄芪30g,当归6g,白芍10g,川芎10g,熟地10g,桂枝5g,细辛5g,独活10g,防风10g,茯苓10g,杜仲10g,川牛膝15g,续断15g,秦艽10g,丹参20g,煅乳香6g,煅没药6g,炙甘草10g。30剂,水煎服。

讲析:《素问·痹论》中提到"风寒湿三气杂至,合而为痹也。其风气胜者为行痹,寒气胜者为痛痹,湿气胜者为着痹也"。痹证日久会出现几种情况:一是气血不足;二是经脉瘀阻;三是肝肾亏损,因为肝主筋,肾主骨。这个患者痹证日久,气血不足,可能累及心脏,所以兼有胸闷,心慌,自汗。治疗应补益气血,兼祛风寒湿痹,因此,用三痹汤为主方。因患者关节已经肿大变形,有瘀阻关节,故加活络效灵丹祛瘀通络止痛。

二诊:2019 年 6 月 22 日

患者服药一月,效果显著,现症见:四肢关节疼痛较前减轻,关节仍肿胀变形,活动受限,自汗。舌淡,苔薄白腻,脉细而涩。

辨证:风寒湿邪痹阻关节,兼气血不足。

治法:补益气血,祛风散寒,除湿通痹。

选方:三痹汤合活络效灵丹。

处方:党参 15g,黄芪 30g,当归 6g,白芍 10g,川芎 10g,熟地 10g,独活 10g,防风 10g,秦艽 10g,细辛 5g,桂枝 5g,茯苓 20g,川牛膝 15g,杜仲 15g,续断 15g,丹参 20g,煅乳香 6g,煅没药 6g,炙甘草 10g。30 剂,水煎服。嘱患者不能睡地板和凉席,不能吹空调。

讲析:此患者症状有如下特点,一是病程长达 20 年,自汗,舌淡,脉细,有气血不足的虚象;二是四肢关节游走性疼痛,为风邪胜;三是关节疼痛不止,肿胀变形,舌苔薄白腻,提示有寒湿之邪,瘀阻之征。因此,患者是风寒湿三邪痹阻关节,日久造成气血不畅,经脉瘀阻。选用三痹汤治疗,方中黄芪可补气固表,治疗自汗。仍合用活络效灵丹,加强祛瘀通络止痛之功。

三诊:2019 年 8 月 3 日

经前两次诊治后患者肢体关节肿胀较前消减,但仍关节疼痛,屈伸不利,舌淡,舌苔薄白,脉细。

辨证:风寒湿邪痹阻关节,兼气血不足。

治法:补益气血,祛风散寒,除湿通痹。

选方:三痹汤合活络效灵丹。

处方:党参 15g,黄芪 30g,当归 5g,白芍 10g,川芎 10g,熟地 10g,独活 10g,防风 10g,秦艽 10g,细辛 5g,桂枝 6g,茯苓 20g,杜仲 15g,川牛膝 15g,续断 20g,丹参 15g,煅乳香 6g,煅没药 6g,甘草 6g。30 剂,水煎服。

讲析:痹证初期需分清是以风、寒、湿、热何种邪气为主,而痹证日久往往出现两种情况,一种导致关节肿大变形,肌肉消瘦,元气损伤,称为尪痹,"尪痹"病名出自张仲景的《金匮要略》;第二种情况是关节肿大变形,全身浮肿。

该患者明显气血不足,经脉瘀阻,因此,需补气血,通经脉,消瘀肿,继用原方三痹汤合活络效灵丹治疗。

四诊：2019 年 9 月 21 日

经前三次治疗后，患者关节疼痛有所好转，四肢关节仍变形，活动不利，小便黄。舌苔薄黄，脉细。

辨证：湿热痹阻，兼气血不足。

治法：补益气血，清热除湿，化瘀通络。

选方：三痹汤、活络效灵丹合二妙散。

处方：党参 10g，黄芪 30g，当归 6g，白芍 10g，熟地 10g，川芎 6g，茯苓 15g，杜仲 15g，川牛膝 15g，续断 15g，独活 10g，防风 10g，秦艽 10g，细辛 5g，桂枝 6g，苍术 6g，黄柏 5g，煅乳香 6g，煅没药 6g，汉防己 6g，羌活 10g，甘草 6g。30 剂，水煎服。

讲析：患者痹久，寒湿郁而化热，故需补益气血，祛湿清热，化瘀通络止痛，宜选用三痹汤、活络效灵丹，再合二妙散治疗。

三痹汤出自《医宗金鉴》，是独活寄生汤去桑寄生加黄芪、续断化裁而来，治疗气血不足的痹证。活络效灵丹出自张锡纯的《医学衷中参西录》，具有祛瘀活络止痛之功效。二妙散出自《丹溪心法》，治疗湿热痹。因其关节肿胀明显，故加用汉防己，另加羌活，配合独活，祛上下肢体之风湿而止痛。

案例八　颈项胀痛伴胃痛案

蒋某，男，63 岁。湖南邵阳人。

患者因反复颈项胀痛、肢麻，伴胃痛 3 年就诊。

患者有"颈椎病、慢性萎缩性胃炎、胃溃疡"病史，近 3 年来反复颈项胀痛，手麻，胃痛，多方治疗无明显好转。现症见：颈项部胀痛，左上肢麻木，胃中时有烧灼感，反酸，兼迎风流泪，眼睛痒。舌苔白腻，左手斜飞脉，脉弦细数。

辨证：寒湿阻络，兼血虚风热。

治法：散寒除湿通络，兼养血清肝祛风。

选方：葛根姜黄散、三藤饮合丹栀四物汤加味。

处方：葛根 30g，片姜黄 15g，威灵仙 15g，鸡血藤 10g，海风藤 10g，钩藤

30g,丹皮 10g,栀子 8g,当归 6g,白芍 10g,川芎 5g,生地 10g,菊花 10g,蝉衣 10g,甘草 6g。30 剂,水煎服。

讲析:斜飞脉是一种生理性变异的脉位,桡动脉从尺部斜向桡骨茎突背侧,向合谷方向伸延,切脉位置应相应改变。

《金匮要略》云:"夫病痼疾,加以卒病,当先治其卒病,后乃治其痼疾也。"患者的颈胀、左手麻木、迎风流泪应先治,胃中烧灼疼痛及反酸等痼疾当后治。患者颈胀,肢麻,舌苔白腻,提示寒湿痹阻经络;迎风流泪,眼睛痒,脉弦细数,是肝血虚而有风热。选用葛根姜黄散合三藤饮散寒除湿通络,合丹栀四物汤养血清肝明目,加菊花、蝉衣祛风热止痒。

案例九　便秘案

荣某,女,53 岁。湖南岳阳人。

患者因大便秘结,腹胀 2 年就诊。

患者 2 年前被诊断为"卵巢癌",2017 年 10 月行手术及化疗,情况基本稳定,但大便秘结,反复腹胀。现症见:大便秘结,腹胀,口苦,乏力,腰痛。舌淡紫,苔薄黄,脉细。

辨证:肾虚津亏兼气滞。

治法:补肾润肠,行气通便。

选方:济川煎合麻子仁丸。

处方:肉苁蓉 20g,川牛膝 20g,当归 10g,升麻 3g,火麻仁 30g,枳壳 10g,厚朴 15g,白芍 10g,杏仁 10g,大黄 4g,桃仁 10g,甘草 6g。20 剂,水煎服。

讲析:该患者病机虚实夹杂,其主症是大便秘结,腹胀,口苦,苔薄黄,提示有燥热伤津;腰痛、脉细,提示肾虚。四诊合参辨为肾虚津亏兼气滞。选用济川煎合麻子仁丸。济川煎出自张景岳的《景岳全书》,功用温肾益精,润肠通便,方由当归、牛膝、肉苁蓉、泽泻、升麻、枳壳组成。该方的特点是方中运用升麻有上升的作用、枳壳有降气作用,以升降气机之用,与王清任的血府逐瘀汤中的川牛膝、桔梗作用一样。麻子仁丸出自张仲景的《伤寒论》,有润肠泻热,行气通便之功效。患者舌淡紫,提示有瘀,故加用桃仁活血通便。

案例十　痹证兼眩晕案

陈某,女,57岁。湖南耒阳人。

患者因反复颈胀,头晕,肢麻10年,加重1年就诊。

患者既往有"颈椎间盘突出症、高血压"病史,10年前开始出现颈胀,头晕,头痛,肢麻,医院检查诊断为"风湿性关节炎",服用药物后效果不显,近1年症状明显加重。现症见:颈胀,肢麻,头晕,时有巅顶头痛,畏风,腰痛,面部有瘀斑。舌边紫,苔薄白腻,脉弦细。

辨证:风寒兼痰浊瘀阻经络。

治法:疏风散寒,活血化痰通络。

选方:葛根姜黄散合半夏白术天麻汤加减。

处方:葛根30g,片姜黄15g,威灵仙15g,羌活10g,防风10g,藁本15g,钩藤20g,僵蚕20g,天麻20g,白术10g,陈皮10g,法半夏10g,茯苓15g,甘草6g。30剂,水煎服。

讲析:患者颈胀,肢麻,头痛而畏风,乃风寒痹阻经络所致;头晕,苔薄白腻,乃痰浊上蒙清窍;面部瘀斑,舌边紫,为瘀。综合分析,辨为风寒兼痰浊瘀阻经络,选用葛根姜黄散加羌活、防风、藁本,疏风散寒、通络止痛,合半夏白术天麻汤化痰定眩,加钩藤平肝、息风止眩,加僵蚕既可化痰,亦可祛风通络治肢麻。

案例十一　月经先期伴紫斑案

杨某,女,16岁。湖南长沙人。

患者因月经先期兼身发紫斑5年就诊。

患者近5年来每次月经周期均提前,伴全身乏力,经检查血红蛋白下降,医院诊断为"中度缺铁性贫血(低增生性)",服用中、西药物治疗效果欠佳,并出现皮肤紫斑,不痒。患者因疲倦乏力影响学习,前来求治。现症见:精神疲倦,面色淡白,月经提前,一月两次,月经量少,色红,全身皮肤散发紫斑,时有鼻衄,纳差。舌淡,苔薄白,脉细数。

辨证:血热兼气血虚弱。

治法:益气补血,凉血调经。

选方:荆芩胶艾汤加西洋参。

处方:西洋参 10g,荆芥炭 10g,黄芩 10g,当归 6g,白芍 10g,川芎 3g,熟
地 10g,阿胶珠 15g,蒲黄炭 15g,艾叶炭 10g,炙甘草 10g。30 剂,
水煎服。

讲析:出血是临床常见的病症,常见的出血有鼻衄、齿衄、咳血、吐血、
便血、尿血、紫斑(肌衄)等,我们需分清出血的病变部位和性质。例如吐
血、呕血病变在胃;咳血病变在肺;肺开窍于鼻,鼻衄病变亦在肺;齿为肾所
主,齿衄病变在肾或胃;肌衄病变主要是肺、脾;心开窍于舌,血汗、舌衄病
变在心;肝开窍于目,乳房乃肝经循行之处,乳衄、目衄病变在肝。血证病
机有虚、实之分,虚证主要是气虚不能摄血,实证主要是火热迫血妄行。月
经先期的病机主要是血热以及气虚。

此患者月经提前,色红,兼身发紫斑,鼻衄,脉细数,是血热之象;精神
疲倦,面色淡白,是气血虚弱之征。故用胶艾汤加黄芩、荆芥清热止血,加
西洋参益气。

案例十二 颈项痹痛案

潘某,男,31 岁。湖南岳阳人。

患者因反复后颈部疼痛 2 年就诊。

患者有"颈椎病"病史,反复头晕,后颈胀痛 2 年。现症见:头晕,后颈
胀痛,兼畏风,自汗,易感冒,时而腹胀,矢气多。舌淡红,舌苔薄白,脉细。

辨证:风寒痹阻兼气虚。

治法:祛风散寒,通络止痛,兼益气固表。

选方:葛根姜黄散合玉屏风散加味。

处方:黄芪 30g,炒白术 10g,防风 10g,桂枝 5g,葛根 40g,片姜黄 15g,威
灵仙 15g,天麻 10g,陈皮 10g,广木香 6g,甘草 6g。30 剂,水煎服。

讲析:患者主症是颈椎病引起的头晕,后颈胀痛,乃风寒痹阻,经络不
通,用葛根姜黄散加桂枝祛风散寒,通络止痛。其畏风,自汗,易感冒是气
虚,卫表不固,故用玉屏风散益气固表。其腹胀、矢气多乃胃肠气滞,加陈
皮、广木香行气消胀。

现场答疑

学员：中医常说"有一分恶寒便有一分表证"，那痈疡病初起有恶寒发热症状是表证吗？肠痈初期有恶寒发热症状是表证吗？请问熊老这种恶寒如何解释？

熊教授：其实你的问题还可以问具体一点，"急性乳痈恶寒发热，它是表证吗？"急性乳痈发病时恶寒很严重，大家想一想有没有表证？

"有一分恶寒便有一分表证"，这句话主要是针对外感初起而言。《素问·生气通天论》曰："因于露风，乃生寒热。"露风就是感受风邪，风为百病之长，外感病以感受风邪为主，有风寒、风湿、风热的不同。外感风邪，必然产生恶寒发热的症状。《伤寒论》讲："病有发热恶寒者，发于阳也；无热恶寒者，发于阴也。"发于阳，阳者表也，发于阴，阴者里也，这就是区分表里的。所以凡是有外感的发热必然有恶寒，因此后世常说"有一分恶寒便有一分表证"，这是针对外感病而言。

内脏痈疡，如肺脓疡、肝脓疡、肠痈初期都有发热恶寒。《金匮要略》将肺脓疡称为肺痈，其在急性发热初期先有恶寒，是风邪入肺，寒热交争，与卫阳交争的结果，有恶寒但不是表证。《金匮要略·肺痿肺痈咳嗽上气病脉证治》讲："风舍于肺，其人则咳，口干喘满，咽燥不渴，多唾浊沫，时时振寒。热之所过，血为之凝滞，蓄结痈脓，吐如米粥。始萌可救，脓成则死。"这里的"时时振寒"是表证吗？不是。治疗是用千金苇茎汤或葶苈大枣泻肺汤、桔梗汤等，并无治疗表证的药。还有《伤寒论》讲："伤寒无大热，口燥渴，心烦，背微恶寒者，白虎加人参汤主之。"这是表证吗？不是。这是阳明病大热、大汗之后气虚所致，用白虎加人参汤。《金匮要略·痉湿暍病脉证治》云："太阳中热者，暍是也。汗出恶寒，身热而渴，白虎加人参汤主之。"也是一样的道理。所以急性痈疡，如肺痈、肠痈、乳痈，初起必恶寒，这不是表证，这是正邪交争的结果。

所以这个问题要灵活地看，不要因为有人讲"有一分恶寒便有一分表证"，就认为所有的恶寒都是有表证，那就错了。这句话是针对某一种情况来讲的，这就是灵活性，我们读书和理解古人的理论既要有原则性，又要有灵活性。

学员：请问青黛的用法用量及临床运用如何？

熊教授：青黛粉是要包煎的，不能冲服。青黛粉是苦寒药，功效主要是清肝火。消斑青黛饮主要用来治疗斑疹，清血热。黛蛤散治疗肝火犯肺的咳嗽，方中的青黛主要是泻肝火的。这是我随便举两个例子讲述一下青黛的用法。我亲口尝过很多药，知道这些药的口感。例如青黛吃进去有涩感，口感很差，所以用量不宜大。

学员：请教关于舌诊中舌质的鉴别。

熊教授：在张仲景时代医家不是特别注重舌象，从清朝开始，医家开始注重舌诊，其中最突出的是叶天士，重视"辨舌验齿"。望舌在温病的诊断中尤为重要，舌诊的价值在临床上往往比诊脉还要高，因为舌象比较客观。望舌可以了解病证的寒热、病情的轻重以及津液的存亡，有无湿浊、痰饮、瘀血的情况。望舌质，包括观察舌神、舌色、舌形、舌态四方面的变化。

常见病脉诊可能粗糙一点没有大的问题，但是舌诊绝不能马虎，就算是一个外感病都要注意舌诊。有的舌质红，有的舌紫，有的舌质淡，这是最常见的几种。舌体有的胖大，有的嫩小，这是最典型的。例如舌色红，是有热象；舌色深红，是热入营分；舌色紫，是有瘀象；舌淡属气血虚弱；舌体胖，一种情况是虚证，另一种情况是突然舌体肿胀，不能伸出口外，这是毒热上犯所致。

我曾远程电话会诊过一个老妇人，他的孙子和我很熟，突然给我打电话求救说："我奶奶突然舌头肿胀，不能说话。"我问："舌头能不能伸出来？"答："伸不出来了，肿得好大，昨天开始的，医院说没办法救了，话也讲不清了，很危险。"我马上询问得知患者大便不通，考虑为热毒上犯，处方为栀子大黄汤，患者服用后病情很快缓解。因此，我们辨证施治一定要做到心中有数。

舌质的不同可以反映出疾病的本质，正常人一般都是舌质淡红，这是不寒不热。舌淡多虚，舌上有裂痕者要注意鉴别，有的舌是厚苔覆盖，中间露出了缝隙，这个不属于裂痕舌。裂痕舌多是津血不足，舌体失养。齿痕舌也要注意观察，不能因为边上有一点点齿痕就认为是齿痕舌，齿痕舌多为气虚，尤其是脾胃虚弱。

看舌苔主要看舌苔厚薄、润燥、颜色等，舌苔有黄苔、白苔、灰黑苔等，舌苔薄一般病在表，舌苔厚一般病在里。灰色而润多提示饮邪，而舌苔黑要特别注意，黑而滑、黑而嫩提示大寒，黑而干燥提示大热证，黑而起刺，那是热极津枯，损伤真阴，临床上流行性乙型脑炎、流行性脑脊髓膜炎重症就常常可见到这种舌象。舌色深绛，就是舌深红无苔，叶天士认为："其热传营，舌色必绛，"这是热入营分的表现。其实这些都是中医诊断学的内容，是我们学习中医必须掌握的知识，我建议大家好好学习中医诊断学，打好理论基础。

学员：血虚证常用补气生血法，处方时补气和补血药的比例，应该怎样用效果才好？

熊教授：关于气血相互之间的关系，中医有一个基本观点就是"气为血之帅，血为气之母"，因此，气能生血，气能行血，气行则血行，气滞则血凝。气是血液生成和运行的动力，血是气的化生基础和载体。补气和补血药的比例，应当视情况而定。比如李东垣的当归补血汤"芪取十份归二份"，黄芪与当归的用量比为 5：1，就是重用黄芪，通过益气而生血；归脾汤是益气补血剂，它的组成是黄芪四君子汤加当归、桂圆肉，补气为主，补血药物只有两味，这个比例一看就很明白了吧。王清任的补阳还五汤治疗气虚血瘀，重用黄芪四两，其余当归尾、赤芍、地龙、川芎、红花、桃仁剂量加起来都不足一两，通过益气而达到活血的效果。根据这些方剂可以看出，补气为首要，这就是补气和补血药的大致比例。

学员：荆芥炭既可以止血，又可以息风止痉，如何运用？

熊教授：荆芥炭又名黑荆芥，为荆芥的炮制加工品，是将荆芥切段后，用武火炒至焦黑色，取出晾干入药。炒炭可以收敛止血，治便血，崩漏，如荆芩四物汤中就有荆芥炭。另外还可以治血虚有风者，如产后虚风。炒荆芥一味，华佗称之"愈风散"，用治产后中风抽搐、口噤、项强。程钟龄的《医学心悟》亦记载，荆介穗为末，名"古拜散"，"治产后受风，筋脉引急，或发搐搦，或昏愦不省人事，或发热恶寒、头痛身痛"。

我曾经治疗一例产后虚风证的患者，这个妇女产子后一个月开始嘴唇抽搐，到了第二个月，症状仍没有缓解，隔着房子都可以听到妇人嘴唇抽搐碰撞所发出的声音，此人面色淡白，自汗，脉虚，一派虚象。当时我用的十全大补汤，加了一味荆芥炭，用量很大，10 剂痊愈。这个病案曾记录在《中医创造奇迹》一书中。

学员：熊老的经验方黄芪虫藤饮，用了很多藤类药物，请问中药鸡血藤、海风藤、钩藤、络石藤、忍冬藤该如何选用？

熊教授：中药里有很多藤类药物，大多数藤类药物皆可舒筋活络，祛风除湿，但因为性味、归经不同，功用各有特点，我们运用这些藤类药物的时候需要了解它们各自不同的特点。鸡血藤又名红藤，性温，味苦甘，它补血活血、舒筋活络，可用于月经不调，也可治经络不通的痹证；海风藤祛风湿，通经络，止痹痛；钩藤清热平肝，息风，通络治麻木；络石藤又名石龙藤，性凉味苦，通络止痛，凉血清热，解毒消肿；忍冬藤又名金银藤，性寒味甘，它清热解毒，疏风通络，可用于温病发热，疮痈肿毒，热毒血痢，风湿热痹。

学员：请问涤痰汤和导痰汤有何区别？

熊教授：导痰汤出自宋·严用和《济生方》，药物有法半夏、陈皮、茯苓、枳实、胆南星、甘草，它有燥湿祛痰的作用。临床上用于痰湿证，可治疗痰湿内蕴导致的咳嗽、恶心、头晕、头痛等症。涤痰汤来源于《奇效良方》，是在导痰汤的基础上加人参、竹茹、石菖蒲所成，可治疗中风痰迷心窍、舌强不能言或昏迷，涤痰汤除了豁痰之外，还有开窍醒神的作用。

学员：病案十一的患者月经量少，为什么用荆芩胶艾汤？

熊教授：荆芩胶艾汤主要是针对患者血热兼气血虚弱导致的月经先期和紫斑的。什么是荆芩胶艾汤？即胶艾汤加荆芥炭、黄芩。张仲景云："妇人有漏下者，有半产后因续下血都不绝者，有妊娠下血者，假令妊娠腹中痛，为胞阻，胶艾汤主之。"《医宗金鉴》曾在四物汤的基础上加上黄芩、荆芥炭而名荆芩四物汤，荆芩胶艾汤就是荆芩四物汤与胶艾汤的合方，具有养血调经，清热止血作用。

这个方是我从《医宗金鉴》里看到的，我取名荆芩胶艾汤。这是古人经过长期临床实践得出的经验，我们一看就学会了，临床上一证实，我们就掌握了，但是如果没有前人的经验总结，很多东西我们是难以这么快掌握的。中医的学问博大精深，学无止境，我们要始终保持谦逊好学。

临床现场教学第 61 讲

时间：2019 年 10 月 19 日

案例一　郁证案

何某，女，16 岁。湖南张家界人。

患者因失眠、情志抑郁 1 年余就诊。

患者因学习压力大等原因 1 年前开始出现失眠，情志抑郁，医院诊断为"分裂样精神病？抑郁症伴忧郁特征（中度）"，予以"舍曲林、喹硫平（思瑞康）"治疗，病情没有明显好转，现休学治疗。现症见：心烦失眠，缺乏自信，时而悲伤欲哭，口苦，偶有头晕耳鸣，痰多。舌红，苔薄白腻，脉细滑。

辨证：痰热内扰。

治法：清心化痰，养心安神。

选方：黄芩涤痰汤合甘麦大枣汤。

处方：黄芩 10g，丹参 10g，石菖蒲 30g，炙远志 10g，陈皮 10g，法半夏 10g，茯神 15g，枳实 10g，竹茹 10g，胆南星 5g，大枣 10g，炒浮小麦 30g，甘草 10g。30 剂，水煎服。

讲析：抑郁症属于中医郁证范畴，以情绪抑郁，心烦失眠，时而悲伤欲哭为特点。如果患者脉象是弦脉或者弦数脉，属于肝郁或肝郁化火，需用逍遥散或丹栀逍遥散疏肝解郁，清肝火安神。但这个患者舌红，脉细滑，而且苔薄白腻，有口苦，这是痰浊郁久化热的表现，治疗必须清心化痰，养心安神，用黄芩涤痰汤合甘麦大枣汤治疗。涤痰汤原方中有人参，患者有气虚症状就用人参,无气虚者改用丹参。

案例二 湿疹案

刘某,男,6 岁。湖南怀化人。

患儿因全身散发丘疹伴瘙痒 3 年就诊。

患儿全身散发丘疹伴瘙痒 3 年,夏天尤甚,以臀部、阴部、下肢为主,曾在皮肤专科医院就诊,予以外敷药以及消风止痒颗粒治疗半年无好转。现症见:全身散发丘疹,皮疹色红,瘙痒,破后渗血,留有瘢痕。舌红,舌苔黄腻,脉细数。

辨证:湿热下注。

治法:清热利湿,祛风止痒。

选方:萆薢渗湿汤加味。

处方:萆薢 10g,薏苡仁 15g,黄柏 6g,丹皮 6g,通草 5g,泽泻 6g,滑石 15g,土茯苓 20g,金银花 10g,连翘 10g,苦参 6g,白鲜皮 10g,甘草 6g。30 剂,水煎服。

讲析:中医诊治皮肤病主要分为风疹、湿疹、药疹、水痘、麻疹等几类。麻疹未发疹前出现高热,口腔上腭出现白色斑疹,眼红流泪,而后出现皮肤红疹,主要特点是皮疹发展迅速。水痘色亮,粟米样大小;水痘、麻疹均有传染性。"伤于风者,上先受之",风疹时发时止,皮疹此起彼伏,瘙痒明显;"伤于湿者,下先受之",湿疹主要在下肢为主,瘙痒,抓破后渗水。此患儿疹块主要出现在身体下部,以臀部、阴部、下肢为主,所以要祛湿止痒,用萆薢渗湿汤清热利湿。

案例三 紫斑案

刘某,女,44 岁。湖南澧县人。

患者因全身反复出现散在紫斑 1 年余就诊。

患者 1 年前发现全身出现散在紫斑,以四肢为主,在医院检查诊断为"血小板减少性紫癜"。现症见:全身反复出现散在性紫斑,斑色红紫,偶有牙龈出血,精神疲乏,四肢乏力。舌红,苔薄白,脉细数。

辨证:气虚夹热。

治法:清热益气,凉血消斑。

选方:消斑青黛饮加减。

处方:西洋参 8g,知母 10g,生石膏 15g,水牛角片 30g,玄参 10g,生地
15g,栀子炭 8g,丹皮 10g,大青叶 10g,紫草 10g,茜草炭 10g,青
黛 8g,甘草 6g。30 剂,水煎服。

讲析:血证十分复杂,包括吐血、衄血、咳血、呕血、便血、尿血、紫斑
等。血证的主要病机,一是血热妄行,一是气虚不摄。心主血脉、肝藏血、
脾统血、肺朝百脉、肾藏精,精血同源,所以血与五脏均相关。另外,气为
血帅,血的生成和运行都与气相关。而紫斑分为阳斑和阴斑,阳斑是血热
造成的,斑色红紫,舌红,苔黄,脉数;阴斑是气虚引起,斑色淡白,舌淡,脉
细。此患者是虚实夹杂证,她身发紫斑,斑色红紫,舌红,脉细数,为血热之
象;同时又有精神疲乏,四肢乏力,这是气虚之象。故用消斑青黛饮清热凉
血消斑,方中人参、甘草有益气和胃之用,加茜草炭化瘀止血,加大青叶、丹
皮、紫草加强清热凉血消斑的作用。

案例四 遗精案

赵某,男,35 岁。湖北武汉人。

患者因反复遗精 5 年,加重 3 年就诊。

患者遗精有 5 年余,曾经多方治疗,遗精仍频繁。现症见:遗精伴早
泄,失眠多梦,耳鸣,自汗,偶有腰酸,小便黄。舌红,苔薄黄,脉细数。

辨证:肾虚不固,相火妄动。

治法:补肾涩精。

选方:秘精汤合封髓丹加味。

处方:芡实 20g,莲子 15g,煅龙骨 40g,煅牡蛎 40g,知母 10g,麦冬 10g,
五味子 10g,怀山药 15g,菟丝子 20g,金樱子 30g,黄柏 10g,砂仁
10g。30 剂,水煎服。

讲析:对于成年未婚男子来说一周一次遗精是正常的,次数多了就不
行,一般是手淫过多引起的,重者还会出现滑精。中医认为遗精分为有梦
遗和无梦遗两种情况,有梦遗是相火内扰,无梦遗是肾虚不固。《医学三字

经》认为,有梦遗用龙胆泻肝汤,无梦遗用十全大补汤。《金匮要略》还论述了所谓失精家用桂枝加龙骨牡蛎汤,但是要注意的是,这是在因为长期遗精而出现阳衰的表现时才用,不是所有的遗精都用。此患者遗精,早泄,腰酸,耳鸣,自汗,皆为肾虚之象;失眠多梦,小便黄,舌红,苔薄黄,脉细数,提示有虚火扰心,相火妄动。故用秘精汤补肾涩精止遗,合封髓丹降火固肾。封髓丹出自清代医家郑钦安《医理真传》,由黄柏,砂仁,甘草组成。

案例五 胸痹心痛案

王某,男,53 岁。湖南郴州人。

患者因胸闷胸痛 2 月余就诊。

患者 2 月前突发胸闷、胸痛,在当地医院诊断为"冠心病、急性广泛前壁心肌梗死",住院后患者拒绝手术治疗,予以"护心,抗凝,扩冠"等治疗,情况稍有好转。现症见:偶有胸闷,胸痛不明显,精神疲乏,口中痰多,口苦。舌红,舌苔黄腻,脉滑数。

辨证:痰热痹阻心脉,兼气虚。

治法:化痰清热,益气通痹。

选方:十味温胆汤合小陷胸汤。

处方:党参 15g,丹参 30g,炒枣仁 20g,炙远志 10g,陈皮 10g,法半夏 10g,茯苓 15g,枳实 10g,竹茹 10g,黄连 5g,炒瓜壳 6g,炙甘草 10g。30 剂,水煎服。

讲析:冠心病,西医一般认为是冠状动脉粥样硬化,血管狭窄或阻塞,心肌缺血所致。此病属中医胸痹心痛的范畴,中医认为痰、瘀两者都可阻塞心脉,但临床主要是痰阻为主,还有心气虚,血行不畅导致的心脉瘀阻。胸痹心痛的病机是阳微阴弦,就是心气、心阳不足,痰浊瘀阻心脉。胸痹心痛的瘀血痹阻证,在教科书上用的是血府逐瘀汤治疗,这个方是由桃红四物汤合四逆散加桔梗、牛膝组成,血府逐瘀汤所治病位在肝而不在心,所以我个人认为主方应该是丹参颠倒散。瘀血痹阻的表现有面色、爪甲青紫,舌紫,脉涩或结代,如果胸痹心痛患者没有这些表现,用活血化瘀药物反而容易耗伤心血。

此患者以胸闷,痰多,口苦,舌苔黄腻,脉滑数为主症,显然是痰热痹阻心脉,精神疲乏是心气虚的表现,故选用十味温胆汤合小陷胸汤化痰清热,益气通痹。

案例六　喉痹案

袁某,男,43 岁。湖南岳阳人。

患者因反复咽喉肿痛 3 年余就诊。

患者有"慢性扁桃体炎"病史 3 年,反复咽喉肿痛,服用抗生素疗效不显。现症见:咽喉肿痛,扁桃体肿大,颈部有淋巴结肿大。舌红,舌苔薄黄腻,脉细滑。

辨证:痰热痹阻。

治法:化痰清热利咽。

选方:玄贝甘桔汤合银翘马勃散加味。

处方:玄参 10g,浙贝母 30g,桔梗 15g,金银花 15g,连翘 15g,牛蒡子 10g,射干 10g,马勃 6g,黄芩 10g,蚤休 8g,夏枯草 10g,甘草 10g。30 剂,水煎服。

讲析:喉科有个病叫"乳蛾",发于咽喉。喉者肺之所主,司呼吸;咽者胃之所主,主纳水谷,咽喉是肺胃的关隘,所以乳蛾病位主要在肺胃两经。病因常有火热,痰以及风,此病往往一遇到外感就加重。这是因为肺合皮毛,外邪易从皮毛而入,伤及肺系,加之胃喜润恶燥,火热易燥伤胃津,外邪郁遏就发于咽喉。故用玄贝甘桔汤合银翘马勃饮化痰清热利咽。加黄芩清热;针对扁桃体肿大,加蚤休解毒消肿;加夏枯草泻火散结,消颈部淋巴结。玄贝甘桔汤是本人的经验方,银翘马勃散出自《温病条辨》,由连翘、牛蒡子、银花、射干、马勃组成,主要是清热利咽的作用。

案例七　月经量多案

杜某,女,38 岁。湖南平江人。

患者因月经量过多 5 年余就诊。

患者月经量过多 5 年,色黯夹血块,月经周期正常,经期 3~5 天,西医诊断为"慢性盆腔炎",服用中、西药物,效果不显。现症见:月经量过多,常常需要用小儿用的"尿不湿"代替卫生巾,伴全身乏力,腰痛,白带多,色黄。舌淡红,苔薄黄,脉细。

辨证:冲任不固,湿热下注。

治法:固冲任,补气血,清湿热。

选方:加参胶艾汤合易黄汤加味。

处方:西洋参10g,当归5g,白芍10g,熟地10g,川芎5g,阿胶珠15g,蒲黄炭10g,艾叶炭10g,黄柏10g,芡实15g,怀山药15g,白果10g,车前子10g,杜仲15g,续断20g,田三七6g,炙甘草10g。30剂,水煎服。

讲析:月经量过多的病机主要有气虚和血热。气虚常伴有精神疲乏,月经色黯夹瘀血;血热常伴有月经先期,口苦,苔黄,脉数。此患者月经量多主要是气虚冲任不固,白带多而色黄,是湿热下注。故用张仲景的胶艾汤加西洋参固冲任,补气血;合易黄汤清热利湿,固肾止带;加杜仲、续断补肾气以固经。

案例八 痹证案

童某,男,41岁。湖南平江人。

患者因右脚踝反复肿痛3年就诊。

患者右侧足踝反复浮肿3年,偶有疼痛,局部有灼热感,晨起加重,医院MRI检查示(2019-04-24):右小腿下段及踝关节软组织水肿,西医诊断为"滑膜炎",予"七叶皂苷钠片,盘龙七片、骨肽片"等药物治疗,无明显效果。现症见:右侧足踝略浮肿,轻微疼痛,局部有灼热感,伴腰痛,膝痛。舌边紫,苔薄黄腻,脉细数。

既往史:有"强直性脊柱炎"病史。

辨证:湿热痹阻。

治法:清热利湿兼祛瘀。

选方:加味二妙散。

处方:苍术6g,黄柏8g,川牛膝20g,草薢10g,秦艽10g,当归6g,防己8g,木瓜15g,五加皮10g,茯苓皮10g,赤小豆15g,水蛭3g,红花5g。30剂,水煎服。

讲析：足踝肿胀的原因比较多，有的是痛风，有的是关节炎，有的是脚踝外伤，时作时止。还有一种中医称为"脚气"，分为"干脚气"和"湿脚气"，鸡鸣散就是治疗"湿脚气"的。此患者属于湿热下注，痹阻于筋骨关节，故用加味二妙散清热利湿。加水蛭、红花活血消肿；加五加皮除湿通络止痛；加茯苓皮、赤小豆利水消肿。

现场答疑

学员：我们在临证处方时，有的患者开始服两剂药有效，但继续服药又没效了，请问这是什么原因？

熊教授：我常讲"治疗暴病要有胆有识，治疗慢病要有守有方"，就是说医生治疗急性病、危重病时要有胆略有见识，既要准，又要狠；治疗慢性病要守得住方，还要有系统的方略，要有步骤。正如吴鞠通《温病条辨》中说："治外感如将，治内伤如相。"一开始有效说明治疗方向对了，后又无效这个原因是多样的，可能患者还夹有兼症，也有可能是方剂选择不够准确，所以不能笼统而论，要看具体情况。

学员：《医宗金鉴·妇科心法要诀》中保生汤的"乌"是乌梅还是乌药？《校注妇人良方》作"乌梅"。

熊教授：《医宗金鉴·妇科心法要诀》中保生汤的"乌"是乌药，"胎气阻逆惟呕吐，无他兼证保生汤，砂术香附乌陈草，量加参枳引生姜"，原方由砂仁、白术、香附、乌药、陈皮、甘草、生姜组成，可见保生汤主要作用是理气，可以治疗妊娠恶阻，在妊娠呕吐无他兼症时才用保生汤。

为什么《校注妇人良方》是用乌梅呢？因为乌梅有止呕的作用，有人误以为是"乌梅"。中医在安胎止呕的时候有一个思路就是调理气机，呕者，胃气上逆也，二陈汤、温胆汤、半夏泻心汤、保和丸、旋覆代赭汤都能够止呕，这些方虽然主治不一样，但它们都能调理气机，降胃气，都有止呕作用，而保生汤中乌药就是理气的。

中医有一个很著名的安胎方——保产无忧散，后世俗称为"十三太保"。它出自《明·太医院方》，具有益气养血、理气安胎、顺产之功效。"十三太保归芎芍，黄芪丝子艾枳壳，厚朴生姜草荆芥，羌活川贝共斟酌。"方中枳壳、厚朴就是调理气机的，可以调整胎位。从前农村妇女生孩子，没有手术条件，很多妇女生育时因胎位不正难产，严重者危及产妇生命，而保产无忧散就可以通过调理气机,调整胎位,达到顺产的目的。

学员:妇女妊娠能用半夏吗?如何运用?

熊教授:妊娠妇女可以用半夏,但是因为半夏温燥所以要慎用,孕妇有阴虚症状的时候就尽量不用半夏,呕吐而没有阴虚的情况下,可以用半夏,但是要加扶正气的药物,甚至要加养阴的药。

比如说张仲景的麦门冬汤,半夏和麦冬的比例是1:7,就是这个道理。为什么半夏和麦冬的用量是1:7呢?麦冬是滋阴生津的、是入肺胃的,此方重用麦冬,说明这个患者已经是气虚、阴虚然后出现的呕逆,不得不用半夏来降逆止呕,但是要防止辛燥,故用大量麦冬而且还加了人参,这就是中医配方的奥秘,一旦把这些道理想明白了,中医的精髓就掌握了。所以古人配方是想得很细致入微的,这几味药配合起来起到什么样的调和作用,用现在的话讲,起什么样的中和作用,古人是通过药物的性味、归经以及作用等来综合思考的。

学员:请问喉痹什么时候用升降散?

熊教授:升降散出自《伤寒温疫条辨》,是由僵蚕、蝉衣、大黄、片姜黄组成,它有升清降浊,散风清热的作用。僵蚕、蝉衣消风,片姜黄祛瘀活血,大黄泻火,所以针对的就是风热夹瘀,结于咽喉,表现为咽痒、咽痛、咽肿、大便秘结为主要症状的患者。本来这个方是用来治瘟疫流行的喉痹证,但是我们从这个方的药物组成可以了解到这个方所治的主症是风热外客引起的咽喉肿痛,局部红肿或者喉咙发紫,而且必然有大便秘结等症。

学员:病案八"痹证"的患者,有"强直性脊柱炎"的病史,有腰痛、膝痛、足跟肿的症状,为何用二妙散加苍术,而不用补肾之类的药?

熊教授:首先我要纠正你一个问题,加味二妙散中"苍术"是一味主药,不是加苍术。苍术和黄柏称为"二妙散",朱丹溪加一味"牛膝"称为"三妙散",再加一味"薏米"称为"四妙散","加味二妙散"是《医宗金鉴》中用来治湿热痿证的,苍术配黄柏清热除湿。这些方都是清利湿热的。

至于这个患强直性脊柱炎的患者为什么不用补肾药?我之前讲过了,用方仍然需要辨证,辨证属肾虚的才需要补肾,湿热为主的要清湿热,辨证的结果才是选方的依据。

学员:请问患者有月经量多、经行头痛、目睛色青的症状,怎么治疗?

熊教授:月经量过多可导致血虚,经行头痛为血虚不能上荣头面所致。

目睛色青说明有风,例如小儿惊风,眼睛就是青蓝色,尤其是两眼之间鼻凹处有青筋,这是有风的特征。患者前提是月经量过多,加上有风,辨证是血虚生风,治疗这种头痛就应该养血祛风止痛,古人云"治风先治血,血行风自灭",所以治疗就可以选用四物汤加疏风之品。

学员:头汗出如何治疗?

熊教授:我们首先要了解头汗出的原因,有实证、有虚证、也有虚实夹杂证。临床上有几种病都有头汗出的症状。首先我们要搞清头是什么部位,头为诸阳之会、清阳之府。《黄帝内经》讲:"清阳出上窍,浊阴出下窍。"我们的五官为什么功能正常? 全赖清阳上升。例如老人年纪大了,出现耳聋目昏、说话不利索、鼻子不灵敏、睡觉时鼻涕也能流出来,这是元气虚衰,清阳之气不能上升的原因。头为清阳之府,头汗出异常,一般是这几种情况:第一种是清阳不升的虚证,可以出现头部自汗;第二种是阳热亢盛可出现头汗;第三种是阴气衰于下,虚阳浮越于上。这些都可以表现为头面汗出。所以临床上要根据患者具体情况进行辨证论治,不能说凡是头汗出就是什么病,说到底,中医讲究的仍然是辨证,不论患者什么表现都要辨证,只有辨证准确,才能保证临床疗效。

临床现场教学第62讲

时间:2019年11月30日

案例一　痫证案

盛某,男,3岁。湖南石门人。

患儿因反复发作性四肢抽搐3年就诊。

患儿出生后不久即发病,不明原因出现反复发作性四肢抽搐,伴神志不清,口吐痰涎,在中南大学湘雅医院基因检测为"基因变异",导致癫痫,诊断为"难治性癫痫",多方求医诊治无效。现症见:神志蒙昧,智力低下,发作性四肢抽搐,痰涎壅盛,只能喝流质饮食。舌黯红,舌苔薄腻,纹红。

辨证:痰蒙清窍。

治法:化痰开窍,息风止痉。

选方:涤痰汤合天麻止痉散加减。

处方:丹参8g,石菖蒲15g,炙远志8g,陈皮10g,法半夏6g,茯苓20g,枳实6g,竹茹10g,胆南星3g,天麻15g,僵蚕20g,全蝎2g,蜈蚣半条(去头足),地龙8g,生姜2片,甘草6g。30剂,水煎服。鲜竹沥,每日1支,分2次服。

讲析:古代医书记载有癫、狂、痫这些精神神志类疾病,在《黄帝内经》中又称为"巅疾",巅顶在脑部,从巅这个字形就可以看出古人早就明确了"巅疾"病位在脑,和西医的认识基本是吻合的,癫痫这个病必须做脑电图、颅脑CT检查以进一步了解癫痫的病因。《素问·奇病论》云:"人生而有病巅疾者,病名曰何? 安所得之? 岐伯曰:病名为胎病,此得之在母腹中

131

时,其母有所大惊,气上而不下,精气并居,故令子发为巅疾也。"《黄帝内经》这段话的意思是告诉我们,这个病的发生很多是来自先天因素,是在母腹中受病,在母亲怀孕的时候受到大的惊恐,导致气逆、痰阻,影响胎儿,病发为癫痫。

古人把癫、狂、痫合并在一起讨论,明清以后才明确分开。癫、狂是神志方面的躁乱,神志失常;痫是特殊的疾病,又称为癫痫,它的发病有三个特点:起病突然,发作短暂,反复发作。痫证的主症:突然昏倒,口吐涎沫,手足抽掣,两眼上视,喉中发出如猪羊的叫声,所以有些医家把它称为"羊痫疯"。

痫病是突然发作的,发作停止之后除了疲倦以外可以没有任何症状,我们可以根据刚才所讲的主症和发病特点诊断癫痫。癫痫的病因很复杂,但是最重要的病理因素是"痰浊"为患。一定是以痰浊为主,也有受热以后引起的,因为火热可以炼津化痰,比如流行性乙型脑炎、流行性脑脊髓膜炎的后期可以继发癫痫,高热之后可以继发癫痫。另外,瘀血、脑外伤之后可以继发癫痫,脑肿瘤也可继发癫痫。但总的来讲,以痰为主,兼有风和瘀。有的长期发作癫痫,脾胃虚弱,脾不运化就会产生痰饮,所以这个病理因素归根结底主要还是"痰"。

此患儿的症状是神志蒙昧,四肢抽搐,喉中多痰涎。这个神志蒙昧是什么原因引起的呢?是因为痰浊蒙蔽清窍。按照中医理论,心主神明,脑主元神,故痰蒙心神,亦可蒙蔽清窍,导致神志蒙昧。患儿舌苔薄腻,是有痰。现在要解决的是两个问题:第一化痰醒神,改变神志蒙昧;第二止痉息风,尽量减少抽动。根据病症以及病机,确定了化痰醒神,止痉息风的治法,故选用涤痰汤合天麻止痉散。涤痰汤出自《奇效良方》,它具有豁痰开窍的作用,常用治中风,痰迷心窍等,患儿舌质黯,故将人参改成丹参起养心活血的作用。

案例二　肠癌术后案

唐某,男,72 岁。湖南怀化人。
患者因直肠癌术后 3 月就诊。
患者 1 年前出现大便无规律,时泄泻,时便秘,伴有黑便,在医院检查诊断为"直肠癌"。2019年7月4日行手术治疗,切除肿块并直肠改道,但未行放疗、化疗,近日复查肠道尚正常。现症见:偶有气喘痰多,时而腹胀便溏,口苦。舌苔薄黄腻,脉细滑数,右寸脉明显滑数。

辨证:痰热结肺,湿热阻肠。

治法:清肺化痰,清肠利湿。

选方:桑贝散合连朴饮加减。

处方:桑白皮20g,浙贝母30g,杏仁10g,法半夏10g,白花蛇舌草20g,黄连5g,厚朴20g,甘草6g。30剂,水煎服。

讲析:患者有直肠癌病史,已经做了手术切除,目前没有很明显的肠道症状。对于没有典型症状的疾病,中医该如何辨证治疗呢?首先看他原本是什么病?其次看现在症状有什么变化。患者脉细滑而数,右肺脉稍大,所以就问患者有没有咳嗽、气喘、咳痰等症。我们的问诊是有针对性、有目的性的,目的就是分清寒热虚实,首先抓住主症,然后问他的特点。虽无咳嗽,但偶有气喘、咳痰,而舌苔薄黄腻,因此仍要考虑是肺部有痰热,且肺与大肠相表里,患者时而出现腹胀便溏,因此考虑为肠中湿热。

一般来讲,直肠癌常常是湿热阻滞导致的。虽然局部已经做了手术,切除了肿块,但是要防止它转移、复发。西医治疗做手术、做化疗。但体质弱者则容易出现转移或复发,中医治疗必须扶正祛邪,以阻断它的复发转移,这就是治未病思想。《灵枢·经脉》讲:"肺手太阴之脉,起于中焦,下络大肠,还循胃口,上膈属肺。"肺、胃、大肠三者是相联系的,肠有病可以转移到肺、胃,所以就需要防止复发到肠,转移到肺。该患者肺脉稍大,所以必须治肺,这就是中医治病的思路所在。该患者脉不虚弱,所以就不需服补药,需清肺中痰热,清肠中湿热。故选用桑贝散合连朴饮治疗。桑贝散清肺热,王孟英的连朴饮清利湿热,该方有栀子,容易导致泄泻,故去掉。嘱咐患者少食辛辣食物。

案例三 肺癌案

欧某,女,56岁。湖南郴州人。

患者因反复咳嗽伴全身乏力1年半就诊。

患者1年半前出现咳嗽,反复发作,治疗无明显效果,伴全身乏力,在当地医院经肺部 CT 检查，诊断为"肺部占位病变"（患者本人不知晓），1月前在熊老处就诊，服药 1 月，症状减轻，特来复诊。现症见：胸部疼痛连及背痛，颈项痛，咳嗽，咳吐白痰，气喘。舌红，苔黄腻，脉滑数。

辨证：痰热阻肺。

治法：清热化痰，止咳平喘，消肿散结。

选方：小陷胸汤、桑贝止嗽散合西黄丸。

处方：黄连 5g，炒瓜壳 6g，法半夏 10g，桑白皮 15g，浙贝母 30g，杏仁 10g，桔梗 10g，炙紫菀 10g，百部 10g，白前 10g，陈皮 10g，白花蛇舌草 15g，煅乳香 6g，煅没药 6g，甘草 6g。30 剂，水煎服。另包：麝香 6g，西牛黄 6g，分 30 天冲服。

讲析：因为现在肺癌患者很多，临床上凡是咳嗽病，脉滑数有力，必须做肺部 CT 以排查肺癌。肺癌的主症是：咳嗽，气喘，胸痛，甚至背痛、咳血，严重者出现胸腔积液，就是我们中医讲的悬饮。凡有胸腔积液的都以喘为主，甚至有浮肿。此患者舌苔黄腻，脉滑数，是典型的痰热证。痰热阻滞气道，引起咳嗽、气喘；痰热阻滞胸肺，造成经脉壅塞，引起胸痛，连及颈项痛。病理因素主要是痰热，所以宜清痰热、止咳嗽、降肺气，选用小陷胸汤、桑贝止嗽散合西黄丸治疗。《伤寒论》讲："小结胸病，正在心下，按之则痛，脉浮滑者，小陷胸汤主之。"小陷胸汤是治小结胸的，什么是小结胸呢？痰热阻滞在胸膈，出现胸痛就称之为小结胸。患者舌苔黄腻，脉滑数，明显是痰热，加上胸痛，就是小陷胸汤的证。以咳嗽为主，兼有气喘，并且是痰热引起的咳嗽，所以用桑贝散。桑贝散止咳力度不够，所以用程钟龄的止嗽散，合在一起就是桑贝止嗽散。止嗽散里有荆芥，患者没有表证，故去荆芥，加白花蛇舌草清热解毒治疗肿瘤，再合西黄丸消肺部的肿块。

案例四 头痛兼痹证案

周某，女，45 岁。湖南汨罗人。

九诊：2018 年 10 月 15 日

患者因反复头痛 10 年，全身关节疼痛 6 年就诊。

患者 10 年前无明显诱因出现头痛，疼痛部位不定，予止痛药物治疗后，头痛可以缓解，但停药后头痛仍然反复发作，西医诊断为"血管神经性头痛"。6年前逐渐出现全身多处关节疼痛,腰痛,伴失眠,西医检查后明确诊断为"系统性红斑狼疮",曾经服用过激素治疗,但症状仍反复发作,未见好转。从2017年9月18日起多次在熊老处门诊就诊,前四次就诊以头痛为主要症状,后四次以全身关节酸痛为主,予以三痹汤合散偏汤加味(治疗经过详见《国医大师熊继柏临床现场教学录》第47讲案例三),治疗后头痛有所减轻,全身关节疼痛亦有明显好转。现症见:全身关节疼痛,以肩背、腰部疼痛为主,头痛,畏冷,精神疲乏,面色淡白。舌苔薄白,脉细。

辨证:气血不足,经络痹阻。

治法:补气养血,祛风除湿,化痰通络。

选方:三痹汤合散偏汤加味。

处方:党参15g,黄芪30g,当归6g,川芎10g,白芍10g,生地10g,杜仲15g,川牛膝15g,续断15g,独活10g,防风10g,细辛3g,茯苓15g,秦艽10g,白芷30g,柴胡10g,香附10g,法半夏10g,天麻20g,白芥子10g,桂枝5g,甘草6g。30剂,水煎服。

讲析:关节疼痛属于中医痹证的范畴,偏头痛属于中医头痛的范畴。痹证日久常出现三种情况:①气血不足;②久病伤筋骨;③造成血脉瘀阻。痹证初期由风、寒、湿及湿热痹阻为主,久痹的关节痛并不单纯是风湿很重,久病的痹证风寒湿并不明显,而应考虑气血不足及瘀阻,故治疗宜养肝血、补肾精、养筋、养骨为主,兼祛瘀通痹。此患者舌苔薄白,脉细,属于典型的虚证,故选用三痹汤为主方益气活血,补肾散寒,祛风除湿。

中医的偏头痛讲的是头部的偏侧疼痛,常见于现代医学的"血管神经性头痛""偏头痛"。偏头痛的常见病理因素有风、痰,两侧头痛是足少阳胆经循行的位置,如患者口苦,舌苔黄,则属于胆火上扰所致。

偏头痛属于内伤头痛,严重者应与雷头风相鉴别,雷头风的症状有耳鸣、脑鸣、头痛连及巅顶痛,头上起疙瘩,偏头痛的严重期与雷头风相似。一般情况下以风痰阻络为主的偏头痛宜疏风化痰通络,用散偏汤,以胆火上扰为主的头痛用泻青丸清肝泻火。所以该患者处方选用三痹汤合散偏汤,加天麻祛风。

十诊:2019年11月30日

患者治疗后症状基本消失,一年未再服药。近日病情复发,头痛,左右两侧交替疼痛,连及眉棱骨、后枕部痛,持续一周,难以忍受,膝关节痛,易疲劳,易出汗。舌苔薄白,舌根部苔黄,脉细弦。

辨证:风寒头痛兼气虚。

治法:祛风散寒止痛兼益气。

选方:参芪散偏汤合葛根选奇汤加天麻。

处方:白参8g,黄芪30g,川芎10g,白芷30g,柴胡10g,白芍10g,香附10g,法半夏10g,白芥子10g,葛根30g,黄芩10g,羌活10g,防风10g,天麻片15g,僵蚕20g,细辛5g,甘草6g。30剂,水煎服。

讲析:患者有一身关节疼痛,左右偏头痛病史,目前以头痛为主,舌苔薄白,脉细弦,这是风寒头痛;兼有疲乏、自汗,且病程日久,是典型的气虚。之前是治疗风湿痹痛,用三痹汤,目前急则治其标,首先治头痛,第一个方选散偏汤治疗偏头痛,第二个方用葛根选奇汤治疗前额阳明头痛,加参、芪益气,加天麻、僵蚕、细辛祛风止痛。散偏汤里有郁李仁,有润肠通便的作用,所以必须问清患者的大便情况,如果大便秘结,可用郁李仁,大便不秘结、甚至溏泄,就把郁李仁去掉。以前的细辛是北细辛,服用稍多就有口舌麻木的副反应,现在入药的是南细辛,现在的药材质量不容乐观,故不必拘泥"辛不过钱"之说,所以细辛用了5g。

案例五 肺癌案

周某,男,59岁。湖南郴州人。

患者因反复咳嗽、胸闷6月就诊。

患者6个月前出现咳嗽、胸闷,在当地医院检查,诊断为"小细胞肺癌",未行手术,予以1次化疗治疗。现症见:咳嗽,痰中带血,声音嘶哑,咽喉疼痛,大便秘结。舌红,苔黄滑,脉滑数。

辨证:痰热交阻。

治法:清热化痰止咳,清肝泻肺止血。

选方:小陷胸加枳实汤、玄贝止嗽散合黛蛤散加味。

处方:黄连5g,炒瓜壳10g,法半夏6g,枳实10g,茯苓30g,玄参15g,浙贝母30g,杏仁10g,桔梗10g,炙紫菀10g,百部10g,白前10g,陈皮10g,青黛粉8g,海蛤粉15g,白花蛇舌草15g,栀子炭10g,田七粉6g,射干10g,甘草6g。30剂,水煎服。

讲析：患者主症为咳嗽，痰中带血，咽痛，声音嘶哑，舌苔黄滑，脉滑数，同样是痰热阻滞胸膈。第一个方选用小陷胸汤，吴鞠通有一个小陷胸加枳实汤，治疗水饮热结，这里同样可以用，再加茯苓防止胸腔积液，因此，用小陷胸汤加枳实、茯苓，清痰热、化水饮。第二个方用玄贝止嗽散，其中包含了玄贝甘桔汤，加射干，治疗咽痛声嘶。第三个方用黛蛤散清肝泻肺，化痰止咳。因为患者痰中带血，目前不能用西黄丸，西黄丸方中有麝香可以活血，患者有咳血症状，不适宜用麝香。

瓜蒌入药有三种饮片：一是全瓜蒌，二是瓜蒌子，三是瓜蒌皮。皮、仁合用即为全瓜蒌，但现在药店一般只有瓜蒌皮、瓜蒌仁两种饮片，如果处方用全瓜蒌，药店一般配1/3的瓜蒌皮、2/3的瓜蒌仁。全瓜蒌有清热涤痰，宽胸散结，润燥滑肠的作用，它可宣肺气，行气宽胸治胸闷。《金匮要略》的瓜蒌薤白半夏汤、瓜蒌薤白白酒汤中的瓜蒌就是治疗胸痹的。但是瓜蒌有个特点，无论是瓜蒌皮还是瓜蒌子，油分重，特别是瓜蒌子油分更重，服用后容易腹泻。所有的瓜蒌都需要炒制，目的就是去油，所以用瓜蒌需要特别慎重，尽量用瓜蒌皮。

案例六　肾病案

段某，男，43 岁。湖南冷水江人。

患者因体检发现肾功能异常 5 年就诊。

患者有"2 型糖尿病"病史，5 年前体检发现肾功能异常，被医院诊断为"2 型糖尿病、糖尿病肾病、慢性肾功能不全（尿毒症期）、肾性高血压"，近日查血肌酐 614μmol/L、尿素氮 27.1mmol/L、尿蛋白（+++），医院建议血透治疗，患者坚持请中医治疗。现症见：腰痛，鼻衄，鼻干，双手颤抖，夜尿多。舌苔薄黄，脉细数。

辨证：肺肾阴虚。

治法：养阴清热。

选方：知柏地黄汤加味。

处方：熟地 15g，怀山药 15g，茯苓 10g，泽泻 10g，丹皮 10g，枣皮 10g，黄柏 10g，知母 10g，杜仲 15g，川牛膝 15g，菟丝子 15g，玄参 10g，麦冬 20g，栀子炭 8g，天麻片 20g，钩藤 20g，白茅根 15g。30 剂，水

煎服。

讲析：此患者有糖尿病肾病病史，主症有腰痛，腰者肾之府也，这个腰痛显然不是实证，而是虚证。舌苔薄黄，脉细数，说明肾阴虚。"肺开窍于鼻"，鼻者，肺之窍也，患者鼻干鼻衄，这是肺热阴虚所致。所以病位在肺肾，病性为阴虚火旺，由于肾水匮乏，阴虚阳亢，于是血压有点偏高。如果患者是舌红无苔，双手颤抖，属典型的阴虚动风，需用大定风珠滋阴息风。但此患者舌苔薄黄，不是典型的阴虚，只是以虚热为主，故选用知柏地黄汤滋阴清热，加牛膝、杜仲、菟丝子补肝肾，因为夜尿多加菟丝子固精缩尿；加玄参、麦冬滋阴生津；加天麻、钩藤平肝潜阳降压；再加白茅根凉血止血治疗鼻衄。

案例七 消渴案

赵某，男，51岁。湖南浏阳人。

患者因口干、多饮、多尿6月余就诊。

患者半年前出现口干、多饮、多尿症状，在医院检查发现血糖升高，血压略高，诊断为"2型糖尿病"，予以"盐酸二甲双胍缓释片、阿卡波糖片"治疗，血糖控制尚稳定，但患者仍有诸多不适症状。现症见：疲乏，口干，腰腿酸软，体重下降，夜尿频多。舌红，舌苔薄黄，脉细。

辨证：肺肾气阴两虚。

治法：益气养阴，补肾缩尿。

选方：二冬汤合加减缩泉丸。

处方：西洋参10g，黄芩10g，麦冬30g，天冬15g，知母10g，花粉15g，五味子5g，葛根30g，天麻15g，桑螵蛸10g，益智仁10g，怀山药15g，枣皮10g，杜仲10g，菟丝子15g，川牛膝15g，甘草6g。30剂，水煎服。

讲析：《素问·奇病论》中提到"肥者令人内热，甘者令人中满，故其气上溢，转为消渴"。中医称糖尿病为消渴，消渴的病机是阴虚燥热。我们辨治消渴病必须分清上、中、下三消，上消病在肺，以口渴为主；中消病在胃，以消谷善饥为主；下消病在肾，以小便多为主。患者口干，腰腿酸软，夜尿多，这是肺肾两脏的病；疲乏，脉细，是气阴两虚。所以用二冬汤益气养阴清热,生津止渴,合加减缩泉丸补肾缩尿。因为乌药性温,这里不需要温药,故去乌药;腰腿酸软,则加杜仲、牛膝滋补肝肾;菟丝子在这里有双重作用,可补肾、固摄小便;再加天麻、葛根,防止高血压眩晕。

案例八　口咽干燥案

童某,女,50岁。湖南汨罗人。
患者因反复口干咽干6年就诊。

患者口干,咽干不适,病已6年,西医诊断为"干燥综合征",多方治疗无显效。现症见:口干不欲饮,咽痛咽干,声音嘶哑,干咳,手足心热,腰部酸痛,大便每日2~3次。舌红,苔薄少,脉细数。

辨证:肺肾阴虚。

治法:滋肾益肺,生津止渴。

选方:麦味地黄汤合大补阴丸加味。

处方:熟地20g,怀山药15g,茯苓10g,丹皮10g,枣皮10g,麦冬30g,五味子6g,花粉15g,知母10g,黄柏10g,炒龟板20g。30剂,水煎服。

讲析:患者主症是口干,咽干咽痛,手足心热,腰部酸痛,舌红苔薄少,脉细数,是典型的阴虚有热。阴虚有心阴虚、肺阴虚、胃阴虚、肝阴虚、肾阴虚,后世还提出有脾阴虚。口干、干咳提示其肺阴虚,手足心热、腰部酸软提示肾阴虚,所以四诊合参诊断为肺肾阴虚,选用麦味地黄汤合大补阴丸滋补肺肾之阴,兼清虚热,加花粉生津止渴。

案例九　心悸案

周某,女,16岁。湖南株洲人。
一诊:2019年8月3日
患者因反复心悸,胸闷6年就诊。

患者6年前起病,心悸,胸闷,气短反复发作,多次在医院检查未发现器质性心脏病,诊断为"心脏神经官能症",多方治疗,疗效不显。现症见:时有心悸,胸闷,疲乏气短,颈胀,眩晕,耳鸣,时有呕逆。舌苔薄白腻,左脉细而结,右脉细。

辨证:心气不足兼痰饮。

治法:益气化痰宁心。

选方:十味温胆汤合瓜蒌桂枝汤加味。

处方:西洋参10g,丹参15g,炒枣仁30g,炙远志10g,陈皮10g,法半夏10g,茯苓20g,枳实6g,竹茹10g,炒瓜壳5g,桂枝5g,天麻15g,葛根20g,炙甘草15g。30剂,水煎服。

二诊:2019年11月30日

经治疗后,患者症状稍有缓解,胸闷、心悸好转,仍乏力,自汗,易上火,口鼻生疮,纳食差。舌苔薄白腻,脉细而结。

辨证:心气不足兼痰热。

治法:益气宁心,化痰清热。

选方:十味温胆汤合小陷胸汤加味。

处方:西洋参10g,丹参15g,炒枣仁20g,炙远志10g,陈皮10g,法半夏10g,茯苓15g,枳实5g,竹茹10g,煅龙骨20g,煅牡蛎20g,神曲10g,炒瓜壳6g,黄连2g,炙甘草10g。30剂,水煎服。

讲析:患者的主症是以心悸、疲乏、胸闷为主,没有胸痛,兼症是自汗,脉细而结,这是典型的心气虚;其舌苔薄白腻,说明有痰浊;易上火,口鼻生疮,兼有热象。如果舌苔不是薄白腻,就可以选用炙甘草加龙骨牡蛎汤治疗。心脏问题不外乎痰浊闭阻、瘀血阻滞、心气亏虚、心阴亏虚等。如果是心气虚、心阳虚可以用保元汤、炙甘草汤治疗;心阴虚可以用天王补心丹治疗;心血不足,气血俱虚可以用归脾汤治疗。患者气虚且有痰热,选用十味温胆汤为主方,补心气、化痰饮,合小陷胸汤清痰热,加龙骨、牡蛎收敛止汗,加神曲健胃消食。

案例十 月经后期案

温某,女,22岁。广西南宁人。

患者因月经后期5年就诊。

患者5年前出现月经周期不规律,月经常常推后1~2月,甚则闭经,经色黯黑,在医院经B超检查诊断为"多囊卵巢综合征"。这5年来一直靠口服"炔雌醇环丙孕酮片"治疗,方能行经,末次月经2019年11月25日。平素烦躁易怒。舌边紫,舌苔薄白,脉弦。

辨证:肝郁气滞血瘀。

治法:疏肝理气,活血化瘀。

选方:逍遥散加味。

处方:当归6g,赤芍15g,炒白术10g,茯苓15g,柴胡10g,桃仁10g,红花10g,香附10g,郁金10g,甘草6g。30剂,水煎服。

讲析:"多囊卵巢综合征"是西医病名,它的主要症状包括月经稀疏或闭经、无排卵、不孕、多毛及痤疮等。该患者月经推后,甚至不来月经,中医称为"月经后期"或"闭经"。闭经有实证和虚证,如果是虚证,常见有气虚、血虚、肾虚;如果是实证,常有气滞、血瘀、寒凝、火热等。患者脉弦,平素烦躁易怒,弦脉主肝病,肝气郁结,引起经血不调,所以需疏肝理气活血,以逍遥散为主方,加桃仁、红花、郁金活血化瘀,加香附疏肝理气。如果患者病情严重且伴有胸胁胀痛,就需用血府逐瘀汤行气活血化瘀。

现场答疑

学员:请您讲讲中医理法方药的运用。

熊教授:中医治病必须辨证施治,而辨证施治包含四个基本的步骤,第一个是"理";第二个是"法";第三个是"方";第四个是"药"。其中"理"就是辨证,"法""方""药"是施治。辨证、施治是中医治病的两手功夫。《黄帝内经》讲"审察病机,无失气宜","谨守病机,各司其属",其中"审察病机"和"谨守病机"中的"病机"是什么呢?张景岳曾经解释过:"机者,要也,变也,病变所由出也。"所谓"病机",有如下解释:第一,疾病的关键,即要也;第二,疾病的变化,即变也;第三,疾病的原因,即病变所由也;第四,疾病的趋向,即出也。这四个内容都属于病机。《素问·调经论》讲"阳虚则外寒,阴虚则内热,阳盛则外热,阴盛则内寒",这里讲了八个字"阴阳""内外""寒热""虚实",这八个字就是清代程钟龄所归纳的"病有总要,寒、热、虚、实、表、里、阴、阳,八字而已",这也就是我们后世的八纲辨证。张仲景《伤寒论》云:"观其脉证,知犯何逆,随证治之。"其中这个"随证治之"就是告诉我们要辨证施治。从《黄帝内经》到《伤寒论》,几千年来,这个辨证施治的法则始终贯穿我们中医的理论与临床,这就是理。

今天我们看了十个患者,每一个患者的病都是需要辨证的,辨清它的病变部位是哪个脏腑、哪条经脉,辨清它的病变性质是寒证、热证、虚证、还是实证。今天我看病都是这么辨证的,没有辨证就不可能立"法",更不可能有"方""药"。所以辨证是前提,"法""方""药"是在辨证这个前提下再确立的,这是第一点要搞清楚的,"理"就是辨证。

"法"是依证而定,我们确立了这个病证,也就是说这个病的基本性质,基本部位,然后确定一个"治法"。我今天在教学讲课的时候,每一个病我都讲了治法,这个治法是依证而立的,当然这个治法就指明了你治疗的方向,而且治法要与这个证紧密相符、相关。如果证型是一个风寒外感,治法就不可能滋阴补血吧,此时治法一定要散寒解表,对不对?但是从另外一个意义上讲,这个"法"是文字上的东西,如果拿这个"法"给患者用,那是治不了病的,因为没有落到实处。我们在什么情况下使用这个治法呢?基本上就是写文章的时候,我们现在的医师写文章都是用这个"法"。例如"某病用什么治法",其实这个治法好说得很,你只要把病机说清楚了,治法立马就出来了,所以这个"法"从某种意义上说是空洞的,但是它能确定我们的治疗方向,也是重要的,这就是"法"。

真正落实到治疗的是什么呢?是"方"。如果没有"方",光有"法"是治不了病的。我们辨证已经搞得很准确了,治法随之就出来了,但是你拿不出一个准确的"方",那就会半途而废,后半段的功夫就没有了。治病两手功夫啊,辨证是一手,治疗是另外一手,这两手功夫必须紧密衔接,不可脱节,那这个方剂就显得特别重要。中医治病是必须有"方"的,就如《论衡》里所讲:"医之治病也……方施而药行。"有了"方"才能用"药",张仲景的《伤寒论》讲"勤求古训,博采众方",大家注意这个"方"字,他不是讲的博采众"药"。很多患者找医生看病,常讲一句俗语:"我请你给我开个'方'。"这一点和西医是迥然不同的,西医用的是药,中医用的是方。而我们现在有一个很大的问题,就是许多中医不会开方,只会开药,这是西医的模式。西医的模式是开点"阿托品",开点"安乃近",开点"氨苄西林",开点这个霉素,那个霉素,甚至开点激素"强的松",这是用药,而不是用方。但中医不同,中医治病有好多好多的中药,一部《本草纲目》就包含1 892种中药,这是之前药物最多的药典,现在的药典恐怕远远不止这么多药,这么多药全靠药性来治病,是治不了的,你也不可能记那么多。

如果要当一个很简单的医生，是不怎么读书的，读一本《药性赋》，读一本现在的《中药学》，然后知道荆芥是发表的、防风是祛风的、熟地是补阴的、当归是补血的、党参和黄芪是补气的、金银花是治疮解毒的，就行了。就开这些药，单味单味地开，这也是医生，这种医生是什么水平的医生呢？是下工。现在这种医生不少，问题出在哪呢？不懂辨证这是一个方面，因为他没有学理论，更重要的是不读"方"，背不了几个方剂，不知道方剂的作用是什么。方剂是古人通过长期的临床实践和检验，认识到这几种药组合以后出现一个整体的作用是什么，而且是很有效的作用，这就是方剂。方剂是几味药组合起来的，这几味药里面有组织者、有领导、有分工，我们后世给它取名叫"君""臣""佐""使"，也就是分等级，哪个为主、哪个为次、哪个为佐、哪个为辅、哪个作为引经药。如果没有方剂，这种只开"药"的医生就永远是"下工"，所以我们衡量一个医生有没有水平，就是看他开处方有没有汤方，如果没有汤方，这个处方就是没有入门的处方。患者不了解这个医生的情况啊，而且这个处方偶尔能够治好几个病，但是真正治病它是治不了的，因为药物组成一个方以后，药物和药物之间的作用是多方面的，药物配伍不同，它的作用就不一样。

　　比如我经常讲的一个简单例子，麻黄这味药的配伍。我们都知道麻黄是发汗解表、散寒平喘的，这些功效大家都知道。麻黄汤中麻黄配桂枝，麻黄功效就是发汗解表、散寒平喘，小青龙汤中麻黄也用来发汗解表，散寒平喘，包括麻黄附子细辛汤、麻黄附子甘草汤，都是这个作用。可是，麻杏石甘汤中麻黄配石膏就不一样了，张仲景讲："汗出而喘，无大热者，可与麻黄杏仁甘草石膏汤。"这个"无大热"的"无"字，柯韵伯曾经改成"有"字，而实践证明确实是"有大热"，麻黄配石膏之后不是发汗散寒的，而是宣泄肺热，取麻黄的发表、宣肺气的作用，宣泄哪儿呢？宣泄外寒郁遏的肺热，这叫寒包火证，麻杏石甘汤常用来治急性肺炎、治重症肺炎、治肺炎高热，这里麻黄的功效作用就不一样。再比如麻黄配连翘、赤小豆，在张仲景的名方"麻黄连翘赤小豆汤"里是治湿热郁表的黄疸；麻黄在"麻杏苡甘汤"中配杏仁、薏苡仁来治湿郁于肌表的一身酸痛，功效就变了。所以说，中医讲究的是药物配伍。药物配伍的严密组织我们就称之为"方剂"，所以一定要背汤方。我的学生都知道，凡是跟我学习的学生，都有一个基本的要求就是背500个汤方，背不了500个汤方我也不讲不让他出师，至少我认为他只能是一个"下工"，凡是跟我的学生，只要跟诊时间长的，500个汤方自然背得滚瓜烂熟，因为天天这么开，他看多了自然就熟悉了。今天开的几个方，用了十次、百次你还不记得吗？所以不需要背。过去我们读汤方，读方剂是要下苦功夫的，先是要背歌诀的，但是当你用熟以后，就不需要靠歌诀了。

所以我们学方剂有几条基本功，第一就是熟读、熟背。第二要掌握，要明确，掌握这个方剂的作用，它是干什么的？针对什么主症？针对什么病机？它的药物组成是哪些？这些药的作用各是什么？组合以后的作用又是什么？这些药物在这个方剂里面起什么作用？这就是对方剂的全面掌握和了解。

选方的时候还有一个辨别的过程。我举个例子，比如李东垣有很多益气升提、补中气的方剂。代表方有补中益气汤、益气聪明汤、升阳益胃汤、升阳除湿汤、调中益气汤，还有后世的举元煎、清暑益气汤，我随便举了六七个，这些都是补益中气的方剂。我们辨别一下，补中益气汤是干什么的？益气聪明汤是干什么的？调中益气汤是干什么的？顺气和中汤是干什么的？清暑益气汤是干什么的？举元煎又是干什么的？升阳益胃汤又是干什么的？升阳除湿汤又是干什么的？这些都要搞清楚呀，要熟到这个程度。如果有个人中气虚弱，那么我在选方的时候脑子里面出现这一系列方，我选哪个方对他最合适呢？搞清楚后，一下就出来了，这样用方的准确性就提高了。

读了方剂还不行，最重要的就是要用，读而不用等于没读。我们中医讲的就是理论与实践要紧密结合，光有理论没有实践，讲的是空话。今天上海的同志来了，在上海中医药大学有个老院长，金寿山院长，我虽然没有见过他，但是我读过他的书。我非常佩服他，他说话很直率，学问也很广博，这是他的特点。他在《名老中医之路》里面讲过这么几句话："中医如果只讲理论，不搞临床，理论说得再好，只能是耍花枪，好看不顶用。"他偏偏用"花枪"一词，就是古人打仗用的那个"枪"，因为耍花枪只好看，后面那句话更是一针见血，"好看不顶用"。中医是离不开实践的，所以我一再倡导"中医的生命力在于临床"，中医绝不能靠吹牛皮过日子，也绝不能靠写文章过日子，更不能靠杀老鼠、搞科研过日子。中医是要看好病的，你看不好病老百姓不相信你，你这个中医当得怎么样呢？所以我们必须搞临床,必须会看病,西医瞧不起中医不要紧,如果是老百姓瞧不起你,那就麻烦大了。那么我们要治好病,方剂就是一道铁功夫、一道硬功夫,必须下功夫,要背、要熟、要掌握。

使用方剂的时候有两条原则:第一条原则是针对主症,头痛的病要用治头痛的方;腰痛的病要用治腰痛的方;胃痛、腹痛的病要用治胃痛、腹痛的方;咳嗽气喘要用治咳嗽气喘的方,不能弄错主症。第二是针对病机,是寒证要用温热方,是热证要用寒凉方;是虚证要用补益的方,是实证要用攻邪的方,寒热、虚实、表里、阴阳必须弄清楚,要针对病机。为什么要辨证呢? 辨证就是抓住病机,抓住病机以后,才能正确用方。选方以后才能遣药,"药"是根据"方"来用的,这就叫做"理、法、方、药"。这四个步骤我们中医治病一个都不能少,而且我们学中医、当中医的,这四个步骤,门门都要过关,字字都要把握,要熟悉。说到底中医是一个实实在在的学科,不能搞虚的,中医是比较难学的,所以当好一个医生必须读书,必须临床。理论奠基础,实践出真知。

临床现场教学第 63 讲

时间:2020 年 1 月 4 日

案例一 恶性肉瘤术后局部溃烂案

韩某,男,66 岁。湖南湘乡人。

患者因背部肉瘤术后 10 年,瘢痕伤口裂开溃烂 4 月就诊。

患者 2010 年在某医院进行了"左背部脂肪肉瘤扩大切除手术",术后放疗约 30 次。2015 年手术旁边背部脂肪肉瘤复发,第二次手术切除,放疗二十九次。今年 9 月发现左背部瘢痕有 1cm 长的裂口,逐渐溃烂,治疗未愈。现症见:左背部手术伤口处局部红肿溃烂,流脓,流血水,疼痛。舌边紫,苔黄腻,脉细数。

辨证:痰热夹瘀,兼气虚。

治法:补气透脓,清热化瘀。

选方:黄芪透脓散合三黄解毒汤加味。

处方:黄芪 40g,归尾 6g,赤芍 10g,煅乳香 6g,煅没药 6g,皂刺 10g,金银花 20g,蒲公英 20g,黄连 5g,黄柏 6g,黄芩 10g,栀子 10g,花粉 15g,浙贝 30g,甘草 6g。30 剂,水煎服。

讲析:此病属于中医外科病,病位在皮肤肌肉,是皮肤肌肉的肿瘤手术后复发。他的主症是局部溃烂,流脓,甚至流血,伤口溃破后源源不断流脓血,这是个顽固病。因为部位在左背部,背者胸中之府,不能让它进一步影响心肺。他的舌苔黄腻,舌边紫,提示痰火夹瘀;脉象细数,舌苔黄,提示正气不足,而有火热。综合分析患者体质较弱,肿瘤复发,局部溃烂,既有痰浊,又有火热,治疗必须益气扶正,化痰浊,清火热,消痈脓。现在伤口还不能收口,用药不能闭塞,只能托毒,这是中医外科的托法,所以用黄芪透脓散托毒透脓,合三黄解毒汤清热解毒,加花粉,浙贝化痰散结,等脓排出后再改处方。

案例二 痹证案

江某,男,59岁。湖南郴州人。

患者因左踝关节反复疼痛3年,加重2月就诊。

患者有"痛风、痛风性肾病、肾功能不全;2型糖尿病;高血压"病史,左踝关节反复疼痛3年,近2月加重。现症见:左踝关节局部肿胀,皮色正常,无头晕。舌紫,舌下络脉青紫曲张,苔黄腻,脉弦细而数。

辨证:湿热瘀阻。

治法:清利湿热,化瘀止痛。

选方:加味二妙散加味。

处方:苍术8g,黄柏10g,川牛膝20g,萆薢10g,秦艽10g,当归6g,汉防己6g,木瓜20g,薏米20g,煅乳香6g,煅没药6g,赤小豆15g。30剂,水煎服。

讲析:此患者西医诊断为"痛风",痛风日久,湿热伤肾,造成尿蛋白,尿潜血,导致肾功能损伤,血肌酐升高,西医称为"痛风性肾病"。

痛风属中医"痹证"范畴,痹证有以风为主的行痹,有以寒为主的痛痹,有以湿为主的着痹,我国东南部的痹证大多数以湿热痹证为主,痛风主要为湿热痹证。患者的主症是左足踝疼痛,局部肿胀,而舌苔黄腻,是典型的湿热,造成局部经络不通,形成瘀阻,故局部又痛又肿。舌边紫,舌下紫筋明显,是瘀阻的表现。所以治疗上一清湿热,二化瘀消肿止痛,故用加味二妙散。选用加味二妙散一是由于其疼痛病位在足踝部,二是局部肿胀,所以在加味二妙散的基础上加上通瘀止痛的药就可以用于治疗此证。

案例三 乳癌案

傅某,女,50岁。湖南益阳人。

患者因右乳腺癌术后1月就诊。

患者 4 个多月前发现右乳有肿块,2019 年 11 月 28 日在广东某医院检查诊断为"非特殊型浸润性乳腺癌(早期)",于 12 月 6 日行肿瘤切除手术,准备化疗。现症见:右乳伤口愈合尚可,无化脓及流血,但左侧乳房有小结节,精神状态一般,夜寐欠佳。轻度齿痕舌,苔薄白,脉细而弦。

辨证:气郁痰结。

治法:疏肝解郁,化痰散结。

选方:疏肝消瘰丸加减。

处方:党参 20g,浙贝 30g,生牡蛎 15g,当归 6g,赤芍 10g,川芎 6g,柴胡 10g,香附 15g,郁金 15g,青皮 10g,橘核 10g,白花蛇舌草 15g,甘草 6g。20 剂,水煎服。

讲析:中医理论认为,"正气存内,邪不可干","邪之所凑,其气必虚","邪之所在,皆为不足",所以在治疗肿瘤时我们要注重顾护正气以防止肿瘤复发和转移。此患者右侧乳房已进行手术,左侧乳房有小结节,因此要防止肿瘤向左侧转移。此外,下一步她做化疗会损伤正气,可能会出现精神疲乏,自汗气短,口渴,食少,甚至呕逆。她的脉细而弦,舌苔薄白,舌边轻度齿痕,这是气虚。现在治疗的法则第一要巩固正气,第二要消左侧的结节,所以选用疏肝消瘰丸疏肝理气,化痰软坚散结,玄参改为党参是为了加强补气扶正的作用。

案例四 肺癌案

朱某,男,53 岁。湖南双峰人。

一诊:2019 年 8 月 31 日

患者因咳嗽、咳痰、咳血 3 月就诊。

患者 3 个月前开始出现咳嗽、咳白色黏痰,带有血丝,胸背部疼痛,胸闷气促,2019 年 6 月在中南大学湘雅二医院做肺部 CT 提示"左肺恶性肿瘤可能性大,伴左肺阻塞性肺炎,胸腔积液",予以抗感染、止咳化痰等治疗后出院,出院后仍有咳嗽,咳痰,咳血,胸痛等症状。7 月 10 日曾在熊老的门诊时初诊,予以"桑贝止嗽散合黛蛤散"30 剂治疗。现症见:咳嗽气促减轻,左肩背部疼痛好转,仍有胸闷,纳差,神疲乏力。舌苔薄黄腻,脉细滑数。

辨证:痰热阻肺。

治法:化痰清热,宽胸散结。

选方:加参小陷胸汤合桑贝止嗽散。

处方:西洋参10g,黄连3g,炒瓜壳30g,法半夏6g,桑白皮15g,浙贝30g,杏仁10g,桔梗10g,炙紫菀10g,百部10g,白前10g,陈皮10g,白花蛇舌草15g,神曲10g,山楂10g,三七粉6g,甘草6g。30剂,水煎服。

讲析:近年肺癌的发病率较高,此患者舌苔黄腻,脉滑数均是痰热之征,故用小陷胸汤合桑贝止嗽散化痰清热止咳,宽胸散结。患者疲倦,乃气虚,加西洋参补气;纳差,加神曲、山楂健脾消食;咳血,加三七粉止血。

二诊:2019年10月19日

患者服上方后症状减轻,现症见:咳嗽气促好转,左肩背部疼痛减轻,仍胸闷,痰中带血,纳差,神疲乏力,大便秘。舌苔薄黄腻,脉滑数。

辨证:痰热阻肺。

治法:化痰清热,宽胸散结。

选方:桑贝止嗽散合小陷胸汤加味。

处方:桑白皮15g,浙贝母30g,杏仁10g,桔梗10g,炙紫菀10g,百部15g,白前10g,陈皮10g,白花蛇舌草15g,黄连3g,炒瓜壳10g,法半夏6g,片姜黄15g,郁金10g,栀子炭10g,大黄3g,甘草6g。30剂,水煎服。

讲析:肺癌的表现主要是咳嗽气喘,胸背疼痛,痰中带血,部分有声音嘶哑,还有胸腔积液,大部分属于痰热证。治疗多予以清痰热,降肺气,消结节。患者咳嗽明显,所以用止嗽散,止嗽散里有荆芥,该患者没有表证就不需要用。加片姜黄和郁金活血行气治疗胸背痛。

三诊:2020年1月4日

经熊老两次看诊治疗后,患者咳嗽气促明显减轻,现仍间有咳嗽,气喘,痰中带血,左胸背疼痛,颈部淋巴结肿大。舌苔薄黄微腻,右脉滑数,左脉细滑而数。

辨证:痰热郁肺。

治法:清热化痰,泻肺止咳。

选方:小陷胸汤、桑贝止嗽散加味。

处方：黄连 3g，法半夏 6g，炒瓜壳 6g，桑白皮 15g，浙贝 30g，杏仁 10g，桔梗 10g，炙紫菀 10g，百部 15g，白前 10g，陈皮 10g，白花蛇舌草 15g，田七粉 6g，青黛粉 8g，栀子炭 6g，甘草 6g。30 剂，水煎服。

讲析：中医临床看病，脉诊非常重要，要学好诊脉，一要把《脉诀》读熟，二要指下敏感，三要看得多。一般人的脉象无论男女，寸大于尺，以细为主。但有极个别的人左右脉象或寸关尺三部脉象不一样，比如《金匮要略》记载"脉浮者在前，其病在表。浮者在后，其病在里"，《温病条辨》有"右脉洪大而数，左脉反小于右，口渴甚，面赤，汗大出者，名曰暑温"，吴鞠通讲"喘促不宁，痰涎壅滞，右寸实大，肺气不降者，宣白承气汤主之"。此患者右脉明显滑数，可知其病在肺，是由于痰热阻塞胸肺所致。他现在舌苔薄黄，表明火气不是很大。他的主症是咳嗽，咳血，兼症是肩背疼痛，病性是痰热阻滞，病位在胸肺。所以第一个方用小陷胸汤以治疗胸肺痰热，第二个方用桑贝散泻肺气、化痰浊，第三个方用止嗽散以化痰止咳。因为患者咳血，故加青黛粉、栀子炭、田七粉以清热、止血。青黛粉不易被溶解，一般冲服，但青黛的味道涩而难以下咽，所以青黛应该用纱布包好，一起煎服。患者还应注意一不能抽烟，二不能喝酒，三要少吃辛辣的食物。

案例五　狂证案

唐某，男，18 岁。湖南郴州人。

一诊：2018 年 12 月 1 日

患者因烦躁兼神志时昧 17 年就诊。

患者幼时起病，时有烦躁，反应迟钝，沉默寡言，西医诊断为"自闭症"，治疗多年无明显改善。现症见：烦躁不安，神志时昧，口中多涎，时有鼻衄。舌苔薄黄腻，脉细滑。

辨证：痰火蒙蔽心窍。

治法：化痰清火，开窍醒神。

选方：涤痰汤合磁朱丸加味。

处方：石菖蒲 30g，丹参 15g，炙远志 10g，陈皮 10g，法半夏 10g，茯神 15g，枳实 10g，竹茹 10g，胆南星 5g，黄芩 10g，栀子炭 10g，龙齿

30g,珍珠母 30g,煅磁石 30g,神曲 10g,甘草 6g。30 剂,水煎服。

讲析:患者烦躁不安,神志时昧,口中多涎,时有鼻衄,舌苔薄黄腻,脉细滑,意味着有痰火蒙蔽心窍,故选用涤痰汤化痰开窍醒神,合磁朱丸加龙齿、珍珠母镇静安神,加黄芩、栀子泻火除烦。

二诊:2019 年 4 月 20 日

患者服药后烦躁、流涎均减轻,睡眠改善。现症见:躁动不安,神志蒙昧,口中多涎,大便秘结,夜寐欠佳。舌苔黄白腻,脉滑略数。

辨证:痰火扰神。

治法:泻火逐痰,开窍醒神。

选方:礞石滚痰丸合涤痰汤加减。

处方:煅礞石 30g,黄芩 10g,酒大黄 3g,沉香 5g,丹参 15g,石菖蒲 30g,炙远志 10g,陈皮 10g,法半夏 10g,茯苓 15g,胆南星 5g,枳实 10g,竹茹 10g,甘草 5g。30 剂,水煎服。

讲析:患者神志蒙昧、躁动不安,为躁狂证,经治疗后诸症已见减轻。此病相当于西医的"精神分裂症"。《难经》云:"重阳者狂,重阴者癫。"陈修园《医学三字经》云:"重阳狂,重阴癫,静阴象,动阳宣,狂多实,痰宜蠲,癫虚发,石补天。"此处"重"字应念 chóng,重复的重。此理论来源于《素问·生气通天论》:"阴不胜其阳,则脉流薄疾,并乃狂。"此处的"并"即重复的意思。癫、狂都属于精神错乱的疾病,但两者有明显的区别,狂证为阳证、热证;癫证为阴证,甚至寒证。两者也有共同特点,那就是痰蒙清窍,即痰蒙心神。性质属阳热的,因阳主动,必然以躁动的症状为主。《黄帝内经》中形容狂证患者"弃衣而走,登高而歌"。癫证为阴证,阴主静,故以沉静的表现为主,沉默不语,自闭,不与人交谈等。这是临床诊断的辨别点,同时还要看舌摸脉。本案患者以阳证为主,故用礞石滚痰丸合涤痰汤,涤痰汤中的人参改为丹参,加远志宁心安神。

三诊:2020 年 1 月 4 日

经前两诊治疗,患者症状改善。现仍精神失常,喉中痰已不多,口不干,大便偏干。舌苔黄腻,脉沉滑略数。

辨证:痰火扰神。

治法:泻火逐痰,开窍醒神。

选方:礞石滚痰丸合涤痰汤。

处方:煅礞石 20g,沉香 3g,黄芩 10g,大黄 4g,丹参 15g,石菖蒲 30g,炙
　　远志 10g,陈皮 10g,法半夏 10g,茯神 15g,枳实 10g,竹茹 10g,胆
　　南星 5g,茯苓 30g,甘草 6g。30 剂,水煎服。

讲析:患者为痰火扰乱心神的狂证,脉象沉滑本可以用生铁落饮,但生
铁落饮中生铁落为君药,此药已经找不到了,没有办法用,所以只用礞石滚
痰丸治疗痰火结聚的狂证,合涤痰汤化痰开窍。

案例六　宫颈癌案

伍某,女,54 岁。湖南湘潭人。
患者因宫颈癌术后化疗后 2 月余就诊。

患者于 2019 年 10 月初发现阴道不规则流血,后在湘潭市中心医院诊
断为"宫颈癌二期",并于 10 月 23 日行"子宫以及附件全切"手术,术后
已进行三次化疗。现症见:自汗,疲乏,面色淡黄。舌淡,苔薄白,脉细。

辨证:气血亏虚。
治法:补气养血。
选方:香贝养荣汤加味。
处方:西洋参 10g,黄芪 30g,炒白术 10g,茯苓 15g,当归 6g,白芍 10g,
　　川芎 6g,熟地 10g,香附 15g,浙贝 20g,白花蛇舌草 15g,陈皮 6g,
　　甘草 6g。30 剂,水煎服。

讲析:肿瘤患者放疗、化疗后易出现虚象,一是气血虚,二是阴虚。如
鼻咽癌、肺癌放疗、化疗后主要是阴虚,而其他占位病变放疗、化疗后容易
出现气虚。此患者放疗、化疗后主要表现为气血虚,因为她自汗,舌淡,脉
细,这是气血虚的表现。故用恢复体质的香贝养荣汤益气养血治疗,因自
汗,加黄芪固表止汗;因为病在下焦,去掉方中的桔梗。

案例七　心悸案

谢某,女,57 岁。湖南长沙人。
患者因反复心悸、怔忡 3 月就诊。
患者 3 月前出现反复心悸、怔忡发作,心电图检查提示"心肌缺血,心

律失常",西医诊断为"冠心病"。现症见:心悸,心慌,胸脘痞闷,口干,偶口苦,喉中有痰,大便不干。舌淡红,舌苔黄白腻,脉细滑而结。

辨证:气虚痰阻。

治法:益气化痰宁心。

选方:十味温胆汤加减。

处方:西洋参10g,丹参20g,炒枣仁20g,炙远志10g,柏子仁10g,陈皮10g,法半夏10g,茯苓15g,枳实6g,竹茹10g,炙甘草10g。20剂,水煎服。

讲析:患者主症为心悸怔忡,胸脘痞闷,口干,偶口苦,脉结,提示有心脏疾病。如何辨证选方呢? 张仲景的炙甘草汤治疗心阳虚、心气虚的脉结代;口干要考虑是否为心阴虚,但阴虚会伴有舌红少苔,脉细数,可用天王补心丹;舌不淡,面色不淡黄,故不是心血不足,也不能用归脾汤。患者苔腻,脉细滑而结,为痰浊影响心脉。

中医的胸痹、心悸、怔忡与西医所指的心脏病属同一范畴。此患者脉细滑而结,细者心气虚也,结者心血循环不畅也,滑者痰浊也。所以治法第一要补心气,第二要化痰浊,用《世医得效方》的十味温胆汤加减,益气化痰宁心。

案例八 眩晕案

李某,男,53 岁。湖南娄底人。

一诊:2019 年 11 月 30 日

患者因反复头晕 5 年就诊。

患者既往有"高血压、颈椎病"病史,每日服用降压药,血压基本正常,平时颈部胀痛。5 年前开始阵发头晕,只能行走 50 米,站立 2 分钟左右,否则易发作头晕,躺卧则不晕,发作时头重脚软,视物旋转,无恶心呕吐,眩晕每于傍晚时加重,中、西药治疗疗效不显。现症见:头晕,疲乏,颈肩部疼痛。舌底紫筋明显,舌苔薄黄腻,脉细。

辨证:气虚清阳不升。

治法:益气升清。

选方:益气聪明汤合葛根姜黄散加减。

处方：党参 15g，黄芪 30g，葛根 50g，蔓荆子 10g，白芍 10g，黄柏 10g，天麻片 20g，片姜黄 15g，威灵仙 15g，炙甘草 10g。30 剂，水煎服。

讲析：该患者头晕 5 年未愈，舌苔黄腻，提示有痰热，如果只看舌苔，可以用黄芩温胆汤或黄连温胆汤加天麻治疗。但是运用黄芩温胆汤、黄连温胆汤加天麻除了有眩晕以外还必然有胸闷、欲呕、口苦等症状。但患者没有这些症状，只是以疲倦为主，躺着不晕，行走及站立时间稍长则易头晕，且脉细，细者气虚也。

为什么患者治疗了 5 年没有好呢？《素问·阴阳应象大论》讲："清阳出上窍，浊阴出下窍；清阳发腠理，浊阴走五脏；清阳实四肢，浊阴归六腑。"人体清阳之气向上、向外；浊阴之气向下，向内。这里讲的是清阳与浊阴的升降规律，如果清阳不能上升，就很容易出现头部的问题。所以《灵枢·口问》讲："故上气不足，脑为之不满，耳为之苦鸣，头为之苦倾，目为之眩。"意思就是上气不足，清阳不能上升，头部就缺氧，于是出现头晕、耳鸣。患者站立行走就头晕，躺着无头晕，这就说明气血不能上升到头部。因此，这个患者是典型的上气不足的眩晕证，至于舌苔黄腻，只是兼夹有热，故选用益气聪明汤益气升清。但是患者有高血压史，所以用升清药要慎重，去掉方中的升麻而改用天麻，再合葛根姜黄散治颈椎病。颈椎间盘突出、骨质增生压迫神经，造成头部血液循环受阻，也会出现头晕。

二诊：2020 年 1 月 4 日

服用上次的中药治疗后，患者症状稍有缓解。现症见：阵发头晕，卧位和坐位时头晕缓解，行走和站立时头晕仍然加重，兼颈胀，腰痛。舌淡，苔薄白腻，脉细。

辨证：气虚兼痰浊。

治法：益气升清，化痰止眩。

选方：益气聪明汤、半夏白术天麻汤合葛根姜黄散。

处方：党参 20g，黄芪 30g，白芍 10g，葛根 40g，蔓荆子 10g，黄柏 6g，天麻 20g，炒白术 10g，陈皮 10g，法半夏 10g，茯苓 15g，片姜黄 15g，威灵仙 15g，羌活 20g，炙甘草 10g。30 剂，水煎服。

讲析：对眩晕的辨证要分清虚实，临床上多虚实夹杂。西医治疗时首先要搞清楚血压是否高，中医也要了解血压情况。眩晕虚证有气虚、肾虚、血虚；实证有风，有痰，风包括肝阳化风和阴虚生风，痰分痰热和痰饮。中医诊治眩晕必须抓住患者的症状特点，此患者的特点是行走和站立时头晕，卧位和坐位时头晕缓解，这是因为上气不足，一站起来由于清气上升不够，血液不能充盈头部，故头晕目眩；躺下去血液循环充足，则头晕缓解。说明患者是气虚眩晕。但是他有高血压，所以用药时要慎重，在补气止眩时要控制高血压，故益气聪明汤中升麻改为天麻。其舌苔薄白腻，痰浊虽然不明显，但也要注意眩晕多痰证，所以用益气聪明汤合半夏白术天麻汤，再合验方葛根姜黄散治疗颈椎病。

案例九 痹证案

谭某,男,40岁。湖南新化人。

一诊:2019年8月3日

患者因反复四肢麻木9年,加重2月就诊。

患者9年前逐渐出现四肢麻木,肌肉无力,行走不利,在中南大学湘雅医院诊断为"慢性吉兰-巴雷综合征",住院后通过激素、免疫药(具体不详)治疗,症状基本缓解。近2个月四肢麻木复发并加重。现症见:四肢麻木,甚则发抖,足底和四肢末端尤甚,行走不利,兼颈胀,口苦,形体消瘦,大便秘结。舌根部苔薄黄腻,脉弦细数。

辨证:湿热夹风邪阻络兼气虚。

治法:祛湿清热,益气搜风通络。

选方:黄芪虫藤饮、四妙散合葛根姜黄散加减。

处方:黄芪40g,鸡血藤10g,海风藤10g,钩藤30g,地龙10g,僵蚕30g,全蝎5g,蜈蚣1条(去头足),葛根30g,片姜黄15g,威灵仙15g,天麻20g,苍术5g,黄柏10g,川牛膝20g,木瓜20g,甘草6g。20剂,水煎服。

二诊:2019年10月19日

患者服药后症状好转。现症见:四肢麻木较前减轻,但仍全身乏力,大便秘结。舌边紫,苔薄黄,脉细。

辨证:气虚夹风邪阻络。

治法:益气搜风通络。

选方:黄芪虫藤饮加味。

处方：黄芪 40g，鸡血藤 10g，海风藤 10g，钩藤 30g，地龙 10g，僵蚕 30g，全蝎 5g，蜈蚣 1 条（去头足），红花 5g，防风 10g，稀莶草 15g，甘草 6g。30 剂，水煎服。

讲析：麻木这个病也要分虚实，实者风邪所致，易夹寒，虚者气血亏虚，推动无力，血络不通，可夹瘀。"吉兰-巴雷综合征"是西医病名，主要表现为肢体麻木、痉挛、甚则瘫痪。这种麻木、痉挛都属于内风所致，如《金匮要略》所云："血痹阴阳俱微，寸口关上微，尺中小紧，外证身体不仁，如风痹状。"

三诊：2020 年 1 月 4 日

患者经治疗后手麻好转，四肢颤抖减轻，现仍脚麻，脚挛急，全身乏力，小便黄，大便溏，腹部皮肤瘙痒。舌苔薄黄腻，脉弦细数。

辨证：湿热兼气虚。

治法：祛湿清热，益气通络。

选方：黄芪虫藤饮、四妙散合葛根姜黄散。

处方：黄芪 40g，鸡血藤 10g，海风藤 10g，钩藤 30g，地龙 10g，僵蚕 30g，全蝎 5g，蜈蚣 1 条（去头足），葛根 30g，片姜黄 15g，威灵仙 10g，苍术 6g，黄柏 6g，川牛膝 15g，木瓜 20g，苦参 10g，白鲜皮 10g，甘草 6g。30 剂，水煎服。

讲析：此患者的主症一是四肢麻木，二是四肢颤抖。震颤者，风也，麻木也是风。《黄帝内经》讲"风胜则动"，"风以动之"，风是以动为特点的，所以凡是肢体动摇的病都属于风。服药后，震颤已控制，上肢麻木好转，下肢仍麻木。他还有一个兼症，颈部胀痛，这是颈椎病所致，颈椎病往往会导致上肢麻木，通过治疗颈椎病上肢麻木好转。因此，现在还要进一步搜风通络，因为下肢还是麻木的，也要预防震颤的复发。他全身乏力，舌苔黄腻，脉细而数，考虑有湿热兼气虚，因此要用黄芪虫藤饮益气息风通络，四妙散祛湿热，合葛根姜黄散祛风除湿，活血通络，薏米改木瓜治疗脚挛急，再加苦参、白鲜皮清热燥湿止痒。

案例十　疝气案

胡某，男，47 岁。湖南常德人。

患者因反复双侧睾丸疼痛 8 年，加重 3 月就诊。

患者双侧睾丸疼痛反复发作 8 年,B 超检查示:双侧睾丸鞘膜积液,右侧附睾头囊肿。近 3 月睾丸疼痛加重,服用中、西药物均无效果。现症见:双侧睾丸疼痛,微肿,小便黄。舌胖大,舌苔白腻,根部黄苔,脉弦细而数。

辅助检查:(2019-09-23)B 超示肝囊肿,肝血管瘤。

辨证:水湿下注。

治法:行气利水。

选方:五苓散加味。

处方:茯苓 30g,白术 10g,猪苓 10g,泽泻 10g,桂枝 5g,黄柏 6g,小茴香 10g,橘核 15g,荔枝核 10g,川楝子 10g。20 剂,水煎服。

讲析:患者 B 超发现有肝囊肿,肝血管瘤及睾丸鞘膜积液,囊肿、鞘膜积液一般是有水,而血管瘤则往往有瘀血。此患者舌不紫,瘀象不明显;舌胖,舌根部黄苔,前半部是白而嫩滑的苔,表明有水饮。脉弦细而数,弦主肝病,数主热象。

阴囊睾丸的病通通称为疝气。《医学三字经》讲:"疝任病,归厥阴,寒筋水,气血寻,狐出入,癫顽麻,专治气,景岳箴,五苓散,加减斟,茴香料,著医林,痛不已,须洗淋。"这段话告诉我们疝气病与任脉、厥阴经脉相关。

疝气分气疝、血疝、寒疝、水疝、狐疝等等。气疝,阴囊及少腹部胀大,以疼痛为主;血疝,有瘀,有硬结;寒疝,因寒性收引,表现为遇寒则疼痛,四肢厥冷;水疝就是西医讲的睾丸鞘膜积液,积水,舌苔滑。此患者属于水疝,所以要化气利水,用五苓散。因为他有热象,五苓散中有桂枝,故另要加黄柏清热。此外,中医认为气行则水行,气滞则水停,故还要加小茴香、橘核、荔枝核、川楝子行气利水。本来可以用有玄胡的金铃子散,因为他没有瘀象,故不用。

现场答疑

因录音模糊,缺。

临床现场教学第 64 讲

时间:2020 年 6 月 20 日

案例一 眩晕案

张某,男,86 岁。湖南吉首人。

患者因反复头晕 7 年,加重 2 月就诊。

患者既往有"脑动脉硬化、腔隙性脑梗死、前列腺癌"病史,近 7 年来一走路就头晕,坐下或者躺下均不头晕,劳累后加重,休息后缓解,近 2 月头晕加重。现症见:头晕,劳累后加重,伴头身轻度浮肿,左手颤动,兼大便秘结。舌苔薄白,脉细略弦。

辨证:气血不足,虚风内动。

治法:益气养血兼息风。

选方:益气聪明汤加味。

处方:白参 10g,黄芪 30g,葛根 30g,升麻 6g,白芍 10g,黄柏 10g,蔓荆子 10g,天麻 20g,钩藤 20g,僵蚕 30g,当归 10g,肉苁蓉 15g,炙甘草 10g。30 剂,水煎服。

讲析:此病为眩晕证,但该患者有两个特点:一是坐下和躺下不晕,走路、起身、劳累后头晕;二是左手颤抖。《伤寒论》称这个病叫"起则头眩",《伤寒论·辨太阳病脉证并治》云:"伤寒若吐、若下后,心下逆满,气上冲胸,起则头眩,脉沉紧,发汗则动经,身为振振摇者,茯苓桂枝白术甘草汤主之。"《伤寒论》描述的是痰饮实证,要用苓桂术甘汤。《灵枢·卫气》又云:"上虚则眩。"上气不足也可以出现头晕目眩,这是虚证,用通俗的话讲就是气虚不能推动充足的血液运行于脑,西医称之为脑部供血不足或后循环缺血。

所以头晕既有痰饮蒙蔽清窍的实证,兼见呕逆、脉滑、舌苔白腻等表现;也有气血不足的虚证,兼见疲乏、气短、脉细等虚的表现。此患者86岁,首先要考虑虚证,而且脉弦细,所以这是一个虚证。他兼有手颤动,称为颤证,可由气虚不足,血虚动风引起,也可由于阴虚动风引起,但阴虚动风必然有舌红少苔、手足心热的表现,所以他的颤证是由于气血不足引起的。综上分析,他的眩晕是因为上气不足,头部脑供血不足导致,颤证是由于气血不足,血虚动风导致,故治疗要补气养血兼以息风,用益气聪明汤加天麻、钩藤、僵蚕息风,加当归养血润肠,肉苁蓉补肾润肠通便。

案例二　甲状腺癌术后气虚案

姜某,女,38岁。湖南常德人。

患者因甲状腺癌术后易感冒3年就诊。

患者3年前因"甲状腺癌"做手术,术后出现疲乏,头晕,自汗,易感冒,感冒则咽痛,流清涕,怕冷,晨起欲呕,口苦。舌淡红,苔薄白,脉细。

辨证:太少合病兼气虚。

治法:和解少阳,调和营卫,益气固表。

选方:柴胡桂枝汤、玉屏风散合玄贝甘桔汤。

处方:西洋参10g,柴胡10g,黄芩10g,桂枝6g,白芍10g,法半夏10g,
　　　黄芪30g,炒白术10g,防风10g,玄参10g,浙贝20g,桔梗10g,射
　　　干10g,甘草6g,大枣6g,生姜3片。30剂,水煎服。

讲析:患者术后出现疲劳,自汗,易感冒,怕冷,是典型的气虚,营卫不和,治疗首先要益气固表,调和营卫,增强体质。另一方面,患者晨起欲呕,口苦,这是少阳证,她还有慢性咽喉炎,所以用柴胡桂枝汤、玉屏风散和解少阳,调和营卫,益气固表,再合玄贝甘桔汤兼治咽喉炎。

案例三　中风案

张某,男,67岁。湖南娄底人。

患者因舌謇语涩、头晕、右侧肢体乏力4月就诊。

患者既往有"高血压、2型糖尿病"病史。2020年3月9日因"头晕、右侧肢体乏力,加重伴言语不清1天"在娄底市中心医院住院,颅脑MRI（3月12日）提示:左侧颞枕顶叶信号异常,诊断为"急性脑梗死",经治疗后病情好转出院。现症见:舌謇语涩,头晕,手麻,右侧肢体乏力,走路不稳,神志清醒,反应迟钝,睡时有鼻鼾。舌淡红,舌苔黄腻,脉滑。

辨证:风痰阻络。

治法:化痰息风,开窍通络。

选方:黄芩解语丹去白附子。

处方:天麻20g,僵蚕30g,全蝎5g,石菖蒲30g,炙远志10g,法半夏10g,胆南星5g,羌活10g,广木香6g,黄芩10g,甘草6g,生姜3片。30剂,水煎服。鲜竹沥30支,每日1支,兑服。

讲析:西医"脑梗死"属中医"中风"病范畴。中风分中经络和中脏腑,中经络表现为半身不遂,舌謇语涩,口眼歪斜;中脏腑必见神志昏蒙,中脏腑又分闭证和脱证,闭证是邪气闭阻的实证,脱证是阳气暴脱的虚证。中医在治疗中风时一定要分清是中经络还是中脏腑,中脏腑有生命危险,中经络是完全可以治疗的。历代医家对中风的病性有争议,清代陈修园认为是"外风",李东垣、朱丹溪、刘河间等金元四大家有的认为是气虚,有的认为是痰多,有的认为是火盛,其实中风是内风和外风相结合的,素来有高血压、风痰比较重的人被风邪所袭更容易患中风病。

本患者的主症是舌謇语涩,兼有头昏,手麻,反应迟钝,所以这是内风夹痰。舌苔黄腻,脉滑,属于痰热,他有高血压和糖尿病病史则更容易患此病。现在主要解决其舌謇语涩,所以用黄芩解语丹,这里用的是陈自明的《妇人大全良方》的神仙解语丹,因为有热所以去白附子加黄芩。

案例四 脑瘤案

赵某,男,17岁。广东深圳人。

一诊:2019年11月30日

患者因反复头痛11年,加重2个月就诊。

患者11年前因头痛检查发现"脑积水,脑部胶质瘤1级",当时行脑积水分流手术,此后病情基本稳定,但时有头痛。近2个月运动后头痛剧烈,于 10 月 31 日在中山大学附属第一医院行颅脑 MRI 检查提示:中脑占位,考虑毛细胞型星形细胞瘤可能,病灶内少量出血,幕上脑梗死性脑积水。现症见:头痛,劳累运动后加剧,左眼视力下降,斜视,平素易上火,大便正常。舌淡红,舌苔白滑,根部黄腻苔,脉滑而数。

辨证:痰热阻络。

治法:清热化痰,息风通络止痛。

选方:贝母温胆汤、天麻止痉散合泻青丸。

处方:陈皮 10g,法半夏 10g,茯苓 30g,枳实 10g,竹茹 10g,浙贝母 30g,天麻 20g,僵蚕 30g,全蝎 5g,蜈蚣 1 条(去头足),羌活 10g,防风 10g,当归 6g,川芎 10g,黄芩 10g,栀子 10g,龙胆草 6g,白芷 30g,夏枯草 10g,甘草 6g。30 剂,水煎服。

讲析:头痛是临床的常见病和多发病,中医治疗头痛需区分外感和内伤,外感头痛有风寒、风热、风湿三型,内伤头痛有痰饮、瘀血、气虚、血虚、肝风、肝火、肾虚等几型。还要按经络分清阳明经、太阳经、少阳经、厥阴经头痛。我们必须清楚每种证型的特点以及主方,例如瘀血头痛选用通窍活血汤,气虚头痛用顺气和中汤,血虚头痛用加味四物汤,风寒头痛用川芎茶调散,风热头痛用桑菊饮,清空膏,风湿头痛用羌活胜湿汤等等。

这个患者是什么头痛呢? 西医检查给我们提供了很大的方便,他是颅内肿瘤。这个肿瘤是怎么形成的? 是因痰饮。因为他舌苔白滑,说明体内有水饮,西医检查有“脑积水”是准确的。舌根部黄腻苔,脉滑而数,这是痰饮化热,因此,根据辨证,这个肿瘤是痰热互结形成的。我为什么问他抽不抽筋,因为头痛以风为主,风邪上受,直犯巅顶,治头痛需加祛风的药,左目斜视就是典型的象征。所以需化痰、清热、息风,故选用贝母温胆汤、天麻止痉散、泻青丸治疗。温胆汤是化痰浊的,加大剂量贝母加强化痰消结节的作用。这里茯苓为什么要用 30g? 凡是脑部有肿瘤的,80% 患者都有脑积水,茯苓化饮所以要重用。天麻止痉散加了僵蚕,息风通络止头痛。青者肝也,泻青丸就是泻肝火而止头痛,泻青丸方中本有黄芩、栀子、龙胆草、大黄,因为患者大便不秘结,故去大黄。加白芷止痛(如仙方活命饮、苍耳子散、散偏汤重用白芷都是止痛的),加夏枯草消结节,淋巴结肿大都要用夏枯草。治病必须方与证相符,方与病机相符。

二诊：2020年1月4日

服上方治疗后，患者症状有明显好转。现患者头痛发作减少，不伴呕吐，大便软。舌淡红，苔薄黄而滑，脉弦滑数。

辨证：痰浊头痛夹热。

治法：清热化痰，消积止痛。

选方：黄芩温胆汤、天麻止痉散合西黄丸。

处方：黄芩10g，陈皮10g，法半夏10g，茯苓30g，枳实10g，竹茹10g，天麻15g，僵蚕30g，全蝎5g，蜈蚣1条（去头足），煅乳香6g，煅没药6g，浙贝30g，白芷30g，夏枯草10g，甘草6g。30剂，水煎服。

另包：西牛黄6g，麝香3g，分30次冲服。

讲析：头部肿瘤的主症一是头痛，二是头晕，三是呕吐，严重的甚至会昏迷、抽搐、半身不遂、大小便失禁。此患者在头部肿瘤中病情属于轻度，西医治疗是通过放疗、化疗和开颅手术，中医治疗肿瘤时应首先考虑肿瘤是怎么形成的。根据《灵枢·百病始生》的论述，肿瘤的致病因子是寒气、汁沫（即痰饮）和瘀血。由于个体体质、气候因素或者饮食因素不同，寒积可转化为热邪。此患者脉象弦滑而数、舌苔黄滑表明内有痰热；因为舌不紫，爪甲也不青紫，面色也不发黑，嘴唇也不发黯，故瘀血不明显。他的主症是头痛，要防止头昏，因为是痰饮引起的故应防止呕吐，故选用黄芩温胆汤化痰热。因为其脉弦，弦者，风也，故用天麻止痉散来治疗头痛。西黄丸由乳香、没药、西牛黄和麝香组成，可以消肿瘤，专治恶性肿瘤，尤其适用于肺部、头部肿瘤。但西牛黄比较贵，麝香很多地方不用了，乳香、没药的味道极差，如果不煅制，吃了会引起恶心呕吐，所以乳香、没药必须煅制。再加浙贝以助黄芩温胆汤化痰，加白芷助天麻止痉散治疗头痛，加夏枯草助西黄丸治疗肿瘤。

三诊：2020年6月20日

患者经治疗后，病情较前好转。现症见：头痛减轻，偶有头晕，左目斜视。舌苔黄腻，脉弦滑而数。

辨证：痰热上扰。

治法：清热化痰，息风止痛。

选方：泻青丸、贝母温胆汤合天麻止痉散。

处方：当归6g，川芎10g，黄芩10g，栀子10g，白芷30g，浙贝30g，陈

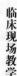

皮 10g,法半夏 10g,茯苓 30g,枳实 6g,竹茹 10g,天麻 15g,僵蚕 30g,全蝎 5g,夏枯草 10g,羌活 10g,防风 10g,甘草 6g。30 剂,水煎服。

讲析:这个病证是风痰热夹杂,主要是痰热。泻青丸针对肝火头痛,贝母温胆汤主要作用化痰浊,天麻止痉散主要作用祛风、止痉挛。头部胶质瘤手术后影响神经,可以引起半身不遂、癫痫,所以治疗目的是控制胶质瘤的发展,避免手术。

案例五 痹证案

谢某,男,19 岁。湖北武汉人。

一诊: 2019 年 8 月 31 日

患者因反复腰背疼痛、足跟痛 3 年就诊。

患者 3 年前腰背、足跟出现疼痛,西医诊断为"强直性脊柱炎",通过微创、针灸、熏蒸、中药、西药、生物剂等多种治疗,效果不明显。现症见:腰背疼痛,足跟及膝关节疼痛并肿胀,小腿萎缩,不能行走,行则痛,口干,口苦,尿黄。舌淡红,苔薄黄腻,脉细数。

辨证: 肾虚兼湿热下注。

治法: 补肾益精,清利湿热。

选方: 加味二妙散合四斤丸加味。

处方: 苍术 6g,黄柏 10g,川牛膝 20g,萆薢 10g,秦艽 10g,当归 6g,汉防己 6g,炒鹿筋 10g,肉苁蓉 10g,锁阳 10g,杜仲 15g,木瓜 15g,菟丝子 15g,续断 20g,甘草 6g。30 剂,水煎服。

讲析: "强直性脊柱炎"是西医的病名,中医治疗仍需要辨证施治。患者以腰背、足跟疼痛,不能行走为主症,"腰者肾之府",足跟是肾经所循之处,脉细是肾虚;患者有足膝肿胀、口苦、尿黄、舌苔黄腻,脉数,是湿热下注导致的,所以这是一个肾虚兼有湿热的病证。肾虚用四斤丸,湿热下注用加味二妙散。

二诊: 2019 年 10 月 19 日

患者服药后疼痛减轻。现症见:腰背疼痛较前减轻,足跟及双膝疼痛明显,偶有肿胀,口干,小便黄。舌边紫,苔薄黄腻,脉细略数。

辨证：湿热夹瘀。

治法：清利湿热，化瘀止痛。

选方：加味二妙散加味。

处方：苍术 6g，黄柏 6g，川牛膝 20g，萆薢 15g，秦艽 10g，当归 5g，汉防己 6g，木瓜 20g，煅乳香 6g，煅没药 6g，赤小豆 15g，薏苡仁 15g。30 剂，水煎服。

讲析：此患者西医诊断为"强直性脊柱炎"，其主要表现就是腰背及足、膝疼痛，持久不愈，日久会导致脊柱变形，关节变形。中医治疗要分清虚实，此病实多而虚少，青壮年多见。虚证主要是与肝肾相关，因为肾藏精生髓，髓充于骨，而肝主筋。虚证常见于体质虚弱者，中老年偏多，还会兼有腰膝酸软，遗精，夜尿频多的症状。实证多见湿热或寒湿阻络，久而夹瘀。此患者即属湿热夹瘀，故治疗用加味二妙散，加木瓜舒筋而入下焦，煅乳香、煅没药化瘀止痛，赤小豆加强清利湿热。

三诊：2020 年 1 月 4 日

患者服药后疼痛减轻。现仍腰以下疼痛，足跟轻度浮肿，面部痤疮，小便黄，无手足心热。舌苔薄黄腻，脉细数。

辨证：湿热兼肾虚。

治法：清利湿热兼补肾。

选方：四妙散合鹿茸四斤丸加味。

处方：苍术 6g，黄柏 6g，川牛膝 20g，薏米 15g，炒鹿筋 15g，肉苁蓉 10g，熟地 10g，菟丝子 15g，杜仲 10g，木瓜 20g，续断 20g，汉防己 6g，五加皮 10g。30 剂，水煎服。

讲析："强直性脊柱炎"主症为腰背及足膝疼痛。腰者，肾之府；膝者，筋之府，故腰膝与肾相关，又因肾藏精生髓，髓充于骨，肝主筋，所以脊椎病是筋骨的病，与肝肾均相关。此患者的症状特点是腰以下都痛，且有轻度浮肿，因为脉象细数，舌苔薄黄腻，面部痤疮，性质属于湿热，治疗一定要清湿热，强筋骨，所以用四妙散合四斤丸。防己有两种，一种是汉防己，一种是木防己，《金匮要略》曾用木防己汤化饮，但木防己有小毒，所以不用，我们临床上尽量不用有毒的药品。

四诊：2020 年 6 月 20 日

患者服药后疼痛减轻。现有后背及足跟疼痛，但程度较前减轻。舌边紫,苔薄黄腻,脉细数。

辨证:湿热瘀阻。

治法:清热祛湿,祛瘀通络。

选方:葛根姜黄散合加味二妙散。

处方:葛根30g,片姜黄15g,威灵仙15g,苍术6g,黄柏6g,川牛膝20g,萆薢10g,秦艽10g,当归6g,防己6g,木瓜20g,续断20g,甘草6g。30剂,水煎服。

讲析:患者头颈部、背部、腰部、足跟部疼痛,这是足太阳膀胱经的病变。舌苔黄腻,舌边紫,为湿热夹瘀,所以用葛根姜黄散合加味二妙散清热祛湿,祛瘀通络止痛。

案例六 漏下案

喻某,女,21岁。湖南常德人。

患者因月经淋漓不尽1年就诊。

患者有"宫颈囊肿"病史,服用消宫颈囊肿药后出现月经血量增多,腹部疼痛,2019年4月停药后至今月经淋漓不尽,其间又给予"黄体酮"和中药治疗,疗效不佳。现症见:月经淋漓不尽,腰腹不疼,头晕,面色淡白。舌淡,苔薄白,脉细。

辅助检查:子宫B超(2020-06-05中南大学湘雅三医院)示,①宫内膜回声不均匀;②宫颈多发囊肿。

辨证:气血亏虚,冲任不固。

治法:补气养血,固摄冲任。

选方:加参胶艾汤合三甲散。

处方:白参10g,当归6g,白芍10g,川芎3g,熟地15g,阿胶珠15g,艾叶炭10g,蒲黄炭15g,煅龙骨30g,煅牡蛎30g,炒龟板30g,炙甘草10g。30剂,水煎服。

讲析:妇女月经漏下概属崩漏范畴,"淋沥不断名为漏,忽然大下谓之崩"。突然大量下血,严重者可导致昏厥,西医称之为"失血性休克"。漏下病表现为月经淋漓不尽,长达几个月,所以此患者为"漏下病"。崩漏病一般先为实证,大出血后表现为虚证;而漏下病以虚证居多,主要由于冲任不固,气血失和;实证者少,主要由于瘀血导致。患者可能是由于吃了大量破血的消囊肿的药,气血失和造成漏下,舌淡苔薄白,脉细均是气血不足之征,所以要补气养血,固摄冲任,用加参胶艾汤合三甲散。

案例七　汗证案

周某,男,2 岁 4 个月。湖南常德人。

患者因反复自汗、盗汗 2 年就诊。

患儿自出生后不久,就出现自汗、盗汗,以头项、背部为主,伴手足心热,纳差。舌苔薄白,纹淡紫。

辨证:心血不足,气虚夹热。

治法:补气养血敛汗。

选方:酸枣仁汤。

处方:党参 10g,黄芪 15g,五味子 3g,酸枣仁 15g,当归 5g,白芍 10g,生地 10g,茯苓 10g,黄柏 6g,知母 10g,煅龙骨 20g,煅牡蛎 20g,炒浮小麦 20g,甘草 6g。15 剂,水煎服。

讲析:这是一个汗证。汗证分为自汗和盗汗,自汗重者称为漏汗,仅头部出汗者称为齐颈而汗,半身出汗者称为汗出偏沮。自汗可分为阳热自汗、气虚自汗、阳虚自汗和脱汗。阳热(火热)自汗,是白虎汤证,症见大热、大渴,大汗,脉洪大;气虚自汗表现为一动就出汗,是玉屏风散证;阳虚自汗者由于卫阳不固,怕冷自汗,发汗太过造成阳虚出汗,是桂枝加附子汤证;脱汗为虚脱性出汗,多见于温病后期,气阴两虚,症见气短乏力,呼吸衰竭,是生脉散证。盗汗主要是阴虚火旺或心血不足导致。

小儿汗证与成人汗证有一点区别,那就是自汗、盗汗常兼见,主要由于气虚、阴虚火旺、心血不足导致,因为心主汗,汗为心之液。这个患儿自汗、盗汗,舌苔薄白,但纹淡紫,并不是单纯的气虚,虽手足心热也不是单纯的阴虚,因为纹淡紫,舌苔不黄,故不是当归六黄汤证,若用当归六黄汤必然败伤胃气。因此患儿为心血不足,气虚夹热,用《医宗金鉴·幼科杂病心法要诀》的酸枣仁汤。

案例八　卵巢癌案

李某,女,44岁。湖南长沙人。

患者因卵巢癌术后化疗后疲乏2月就诊。

患者有"卵巢癌"术后化疗病史,2020年4月24日因"腹膜后多发淋巴结肿大,白细胞、血小板减少,腰腿痛,多梦,舌紫,苔薄白,脉细"在熊老处就诊,予以香贝养荣汤合加味四妙散30剂治疗,服药后精神状态好转,腰痛缓解,血常规检查示:白细胞偏低。现症见:全身疲乏,偶腰痛,纳可。舌淡,苔薄白,脉细。

辨证:气血不足。

治法:补气养血。

选方:香贝养荣汤加味。

处方:白参10g,黄芪30g,炒白术10g,茯苓15g,陈皮10g,当归6g,白芍10g,川芎6g,熟地10g,香附10g,浙贝30g,杜仲15g,牛膝15g,白花蛇舌草15g,炙甘草6g。30剂,水煎服。

讲析:西医治疗肿瘤的方法有手术、放疗、化疗和靶向治疗,治疗后最易出现的情况是患者气血亏虚和阴虚。西医治疗的目的是要把局部的肿瘤消除,但有许多肿瘤放疗、化疗后也会复发。而中医治疗这类患者原则是顾护正气,"正气存内,邪不可干",在整体观的基础上整体调节脏腑气血功能,整体功能提升了,肿瘤就不容易复发和转移。

此患者舌淡,舌苔薄白,脉细,是典型的气血虚证,所以用香贝养荣汤益气养血,方中香附、浙贝有行气化痰散结作用,加白花蛇舌草清热解毒抗肿瘤,加杜仲、牛膝补肾壮腰治疗腰痛。

案例九　血证案

徐某,女,53岁。湖南娄底人。

患者因发现皮下出血、尿潜血1月就诊。

1月前患者吃基围虾后皮肤出现散在瘀点,瘀斑,无瘙痒,尿深黄如酱油色,尿常规检查提示:小便隐血(+++),尿蛋白(+),西医诊断为"过敏性

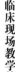

紫癜"。现症见：身上散在瘀点，瘀斑，伴腰痛，小便黄。舌红，苔薄黄，脉细数。

辨证：阴虚火旺。

治法：滋阴降火，凉血止血。

选方：大补阴丸合小蓟饮子加味。

处方：生地 20g，黄柏 10g，知母 10g，炒龟板 30g，小蓟 15g，藕节 15g，蒲黄炭 15g，灯心草 15g，滑石 15g，栀子炭 8g，白茅根 15g，紫草 10g，浮萍 10g。30 剂，水煎服。

讲析：患者以皮下出血、尿中潜血为主症，其舌红，苔薄黄，脉细数，这是个典型的阴虚有热。故用大补阴丸滋阴降火，小蓟饮子凉血止血，加紫草凉血活血消斑，浮萍可以抗过敏。

案例十　痤疮案

周某，女，18 岁。湖南常德人。

患者因反复面部痤疮 7 年就诊。

患者面部反复长痤疮，病已 7 年，月经周期紊乱，月经延迟，常常 3~5 个月行经一次，西医诊断考虑"多囊卵巢综合征"。另 B 超示：甲状腺有囊性结节，怀疑桥本甲状腺炎。现症见：面部遍生大量红色痤疮，月经延迟，伴见心烦易怒，常叹息，大便稀溏。舌红，舌下紫筋明显，苔薄黄腻，脉细数。

辨证：风热夹瘀。

治法：清热祛风，祛瘀散结。

选方：消风败毒散加夏枯草、浙贝、红花。

处方：银花 15g，连翘 15g，黄连 3g，黄芩 10g，黄柏 10g，荆芥 5g，防风 5g，赤芍 10g，花粉 5g，牛蒡子 10g，滑石 15g，蝉衣 10g，丹皮 10g，蒲公英 10g，车前子 15g，浙贝 30g，夏枯草 10g，红花 5g，甘草 6g。30 剂，水煎服。

讲析：消风败毒散是我治疗痤疮的经验方，加夏枯草清肝火、加浙贝化痰散结治疗甲状腺结节。

现场答疑

学员: 请问顽固性头汗如何遣方用药?

熊教授: 首先要了解头的经脉部位,我们所讲的十二经脉,其中"手之三阳从手走头,足之三阳从头走足",故头为"诸阳之会",是阳气汇聚的地方,阴虚阳亢或者阳热亢盛均会导致头部易出汗。所以治疗顽固性头汗仍然需要辨证,要辨清患者是阴虚、还是阳热亢盛,根据其虚实不同再处方治疗。

学员: 患儿言语不清,情绪急躁,智力差,反应慢,经常性感冒咳嗽,喉中有痰,微喘,纳食差,小便黄,怎么治疗?

熊教授: 要搞清楚这个小孩是否是难产,或者早产,或者是脑炎后遗症。言语不清,若是痰多则为痰蒙清窍证,一般用涤痰汤治疗。

学员: 小儿不会言语表达,小儿感冒如何判断是否有恶寒?

熊教授: 小儿科三岁以下称之为哑科,小儿不会自己说话,因此不能自己表达。所以我们的问诊都是问家长,主要由家长代诉其症状,但也有家长自己都搞不明白的,所以我们要察言观色,看小孩的形态举止,看小孩的指纹,望诊在儿科中尤为重要。恶寒多见皮肤起鸡皮疙瘩、汗毛竖立、面色发白,体位蜷缩,触诊身上冷。

记得 10 年前,我在深圳出差,回来时已经很晚,学校两个领导在我家里等我,等我去附属医院说去救某小儿。患儿体温40℃,高烧 5 天,一直没退烧,医院多次会诊后仍未查出原因。当时是夏天,我们都穿短袖,病房外开了空调,而房内没有开冷气,患者身上盖着厚毛毯。我看之前的处方,白虎汤开了多次,生石膏用到了 30g。这是什么病呢?我还没有诊脉就知道大概情况了,进而细问,患儿无身体疼痛,但恶寒,脉数。这是暑温新感,因为高热又恶寒,还是表证,《伤寒论》讲:"病有发热恶寒者,发于阳也。"《黄帝内经》讲:"因于露风,乃生寒热。"一看患儿这怕冷的表现,就说明他是外感,邪气还在表。这就是望诊的作用,在诊治小孩的时候,望诊尤其重要。

学员: 案例三舌謇语涩的患者,病程久,是否可以加党参、黄芪?

熊教授: 患者舌謇语涩为痰浊蒙蔽清窍所致,不是气虚,所以先要化痰浊,清神志,现在不是补正气的时候,等神志恢复,再用党参、黄芪补气固本,治病一定要有标本先后。

学员:消风败毒散治疗痤疮,患者舌底紫筋明显,大便1天3次,用黄连、黄柏苦寒伤胃,需要顾护正气吗?

熊教授:用药是针对病邪性质的,此患者面部痤疮为阳明火盛,阳明者,胃也,"阳明之为病,胃家实是也","胃家"就不单单指胃,《灵枢·本输》讲:"大肠小肠,皆属于胃,是足阳明也。"大肠与胃相互联系,此患者腹泻,舌苔黄腻,是由于湿热引起,所以我用黄连、黄柏不仅治火热痤疮更治疗湿热腹泻。我们用药处方必须针对疾病病位和病邪性质。

学员:请问临床上用栀子需要注意什么事项?

熊教授:栀子是泻火除烦的,炒成炭可以止血。生栀子容易造成腹泻,炒了以后泻下的作用就减弱了。《伤寒论》有个提示:"凡用栀子汤,病人旧微溏者,不可与服之。"体质虚寒又大便素来稀溏者,不可予栀子汤。所以我们在治疗虚寒、脾胃虚弱的患者一定要注意栀子的用法。

学员:案例五患者,足跟痛用二妙散,苍术只用6g,为什么?

熊教授:苍术燥湿,比白术更燥,苍术用量大的话,第一会出现胃中燥,第二会大汗。大家读陈修园的《时方妙用》时是否注意到这样一个故事,一个患者服用藿香正气散过多,出现大汗淋漓,险些亡阳。藿香正气散里还没有苍术,苍术的燥性比藿香正气散的哪一味药都厉害,所以用苍术不能过多。

临床现场教学第 65 讲

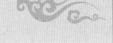

案例一　肺癌并肝癌案

龚某,男,68 岁。湖南株洲人。

患者因腹痛 1 月余就诊。

患者 6 月 18 日因"腹痛 1 周,加重 3 天"入住株洲市中心医院,入院后 CT 检查发现"左下肺占位伴肝内多发转移;右中肺、左舌段及双下肺炎性病变;双侧胸腔少量积液伴胸膜增厚;胆囊结石、胆囊炎"。因考虑癌症转移,未做手术及放疗、化疗。现症见:腹胀,腹痛,稍有咳嗽,口苦,时而呕逆,大便秘结,两日一次。舌边紫,舌苔黄白而滑,脉弦。

辨证: 痰火结聚。

治法: 泻胆火,清痰热。

选方: 大柴胡汤合小陷胸加茯苓汤。

处方: 柴胡 10g,黄芩 10g,法半夏 10g,枳实 10g,赤芍 15g,大黄 4g,黄连 3g,炒瓜壳 10g,茯苓 30g,浙贝母 30g,炒鳖甲 30g。20 剂,水煎服。

讲析: 现在的肿瘤患者很多,尤其是肺癌,发病率很高。不同癌症有不同的症状特点:肺癌主要表现为咳嗽、气喘、胸痛、咳血、胸腔积液;肝癌主要表现为腹胀、腹痛、齿衄、大便或溏或硬、呕吐;宫颈癌主要表现为五色带下,崩血、小腹痛。患者通过化疗、放疗、手术之后,往往元气大伤,纳食少、气短、乏力、自汗、形体消瘦、甚至呕吐,这几乎是一般规律,我们当中医应当掌握这个规律。在患者没有手术及放疗、化疗之前,往往是以祛邪为主,在手术及放疗、化疗之后,要以扶正为主。扶正需根据患者气虚、血虚、阴虚的不同,去扶助正气,从而防止肿瘤复发和转移。现在患者没有做手术及放疗、化疗,就要根据患者的主症和他的主要倾向来治疗。

该患者肝肺同病,咳嗽不是很明显,有腹胀、腹痛,还有一个典型的症状就是大便秘结、口苦、时而呕逆,再加上有胆结石,所以根据这些主症,确定了第一个方用大柴胡汤,肝胆同治。第二个方必须照顾肺,尽管只有一点点咳,但舌苔黄白而滑,要防止出现胸腔积液和腹水,所以选用小陷胸加茯苓汤。本来吴鞠通有个小陷胸加枳实汤,枳实在大柴胡汤中已有了。再加浙贝入肺化痰散结,加鳖甲入肝软坚散结。

案例二 泄泻案

廖某,男,45 岁。湖南娄底人。

患者因反复泄泻 6 年,加重 6 个月就诊。

患者 6 年来反复泄泻,饮食稍不慎即发泄泻,经肠镜检查诊断为"克罗恩病",多方治疗,疗效不显。现症见:大便溏泄,时夹血及黏液,每日少则 2 次,多则 6 次,脐下连及右胁下疼痛,畏冷,消瘦,晨起口苦,尿黄。舌淡红,苔白腻,脉细。

辨证:肠道湿热。

治法:利湿清热止泻。

选方:五苓散、香砂连朴饮合薏苡败酱散。

处方:炒白术 10g,茯苓 20g,猪苓 10g,泽泻 10g,桂枝 3g,黄连 5g,厚朴 20g,砂仁 10g,广木香 5g,薏苡仁 20g,败酱草 15g。20 剂,水煎服。嘱慎食生冷饮食。

讲析:该患者是个慢性泄泻,关于泄泻的治疗,总结得最好的是陈修园的《医学三字经》:"湿气胜,五泻成,胃苓散,厥功宏,湿而热,连苓程,湿而冷,萸附行,湿挟积,曲楂迎,虚兼湿,参附苓,脾肾泻,近天明,四神服,勿纷更,恒法外,内经精,肠脏说,得其情,泻心类,特叮咛。"治疗泄泻,要掌握这些基本的纲领。

泄泻以湿邪为主,病在肠胃,肠胃者,脾所主。脾主湿,外湿可以伤脾,脾虚可以生内湿，所以说湿气是主要的病因。陈修园还讲了兼冷（寒湿）、兼热（湿热）、兼虚（湿加脾虚）、兼食（湿加食积）四个病因，还有特殊的五更泻，是肾虚的泄泻。

《灵枢·师传》讲到"肠热胃寒，胃热肠寒"的情况，"胃中热则消谷，令人悬心善饥。脐以上皮热，肠中热，则出黄如糜。脐以下皮寒，胃中寒，则腹胀；肠中寒，则肠鸣飧泄。胃中寒，肠中热，则胀而且泄，胃中热，肠中寒，则疾饥，小腹痛胀"。于是就出现了一个肠热胃寒之证。所以张仲景在《伤寒论》里讲了五个泻心汤，其中生姜泻心汤、半夏泻心汤、甘草泻心汤全是肠胃同治，寒热并治的。当中医，读书要读得特别熟，第一要学，第二要用，学用结合，知行合一。《礼记》里面讲"博学而不穷，笃行而不倦"，必须扎扎实实学习。

该患者舌苔白腻，脉细，毫无疑问是湿邪阻滞，大便中有黏液，也是湿；口苦、尿黄，大便中偶尔有血，这是热。因此，针对舌苔、脉象、症状分析，患者是湿夹热的泄泻。选用五苓散、香砂连朴饮合薏苡败酱散治疗，连朴饮是王孟英的方，具有清热化湿，理气和中作用，加砂仁、广木香，就是香砂连朴饮。张仲景的薏苡附子败酱散，出自《金匮要略》，肠痈已成脓，下利有脓，用薏苡附子败酱散利湿排脓，逐瘀消肿。须注意的是，该方之所以用附子温阳散寒湿，是因为肠痈已久，阳气虚弱，而这个患者并不需要用附子，所以用薏苡败酱散去肠道的黏液。

案例三　五迟案

白某，男，12 岁。河南开封人。

一诊：2019 年 4 月 20 日

患儿因发育迟缓就诊。

患者足月出生，非难产患儿。自出生以来食欲不振，消瘦，发育迟缓，至今只换 4~5 颗乳牙，抵抗力差（易受寒感冒咳嗽），身高 132cm，体重 27kg，颅脑核磁共振未见明显异常，西医诊断为"发育不良，营养不良"。现症见：精神疲乏，食欲不振，形体消瘦，睡觉欠安，牙出迟缓，兼口干、便秘，大便 3 天 1 次。舌淡，苔薄白，脉细。

辨证：脾肾两虚。

治法:健脾益肾,补气养血。

选方:扶元散加味。

处方:西洋参 8g,漂白术 10g,黄芪 20g,茯苓 10g,当归 10g,白芍 10g,熟地黄 15g,川芎 3g,石菖蒲 15g,怀山药 15g,肉苁蓉 15g,火麻仁 20g,神曲 10g,炒麦芽 10g,甘草 6g。30 剂,水煎服。

讲析:患儿以发育迟缓,牙出迟缓为主症,身高体重不足,无尿床,为轻度的五迟证。其舌淡,舌苔薄白,脉细,为典型的肾虚加气虚。方选扶元散,该方为十全大补汤去肉桂,加菖蒲、怀山药。患儿食欲不振,加神曲、麦芽健脾消食;大便干,加肉苁蓉、火麻仁润肠通便,患儿病非实证,不能用大黄、芒硝等泻下之品,否则更伤脾胃。加肉苁蓉目的有二:一是补肾;二是润肠通便。加火麻仁进一步润肠、通大便。

二诊:2019 年 6 月 22 日

患儿服药 1 月后食欲增强,体力增加,特约复诊。现症见:发育迟缓,纳食较差,腹部微胀,面色淡黄,面部白斑,大便秘结。舌淡,苔薄白腻,脉细。

辨证:脾胃虚弱兼肾虚。

治法:健脾益胃兼补肾。

选方:归芍六君子汤加味。

处方:西洋参 10g,当归 10g,白芍 10g,漂白术 10g,茯苓 10g,陈皮 10g,法半夏 6g,神曲 10g,厚朴 15g,肉苁蓉 15g,火麻仁 30g,山楂 10g,炒麦芽 10g,甘草 6g。30 剂,水煎服。

讲析:元气不足有两方面,肾为先天之本,脾为后天之本。肾虚为主表现有遗尿,发育迟缓,齿迟;脾气虚为主表现有形体消瘦,纳食差,疲乏。患儿舌苔薄白腻,脉细,为气虚,腻苔提示消化功能差。现主要治疗中焦脾胃,选用六君子汤健脾胃,加用三仙,助消化。因脾胃虚弱,虽大便秘结,也不能用大黄,而用火麻仁和肉苁蓉润肠通便。腹胀,加用厚朴行气消胀。患儿面色淡黄、有白斑,加用当归、白芍养血。

白术因为炮制方法不同而有两种:一种是土炒白术,土炒是用灶心土(伏龙肝)炒白术,以增强健脾止泻的作用,治疗脾虚泄泻。灶心土本身有温脾涩肠止泻功效,用于脾虚久泻。另外,麸炒白术是将蜜炙麸皮撒入热锅内,待冒烟时加入白术片,炒至黄棕色、出焦香气,取出,筛去蜜炙麸皮,它也是治疗脾虚泄泻的,因为辅料少,所以现在一般都是麸炒白术,功效相差不大。另一种是漂白术,主要是健脾燥湿利水。

三诊:2019 年 8 月 3 日

患儿通过治疗后食欲增强,大便好转,但身高增长不明显。舌淡,舌苔薄白,脉细。

辨证:脾肾亏虚。

治法:健脾益肾,滋养气血。

选方:加味扶元散。

处方:西洋参 6g,炒白术 10g,茯苓 10g,茯神 10g,当归 10g,熟地 15g,怀山药 15g,石菖蒲 10g,肉苁蓉 15g,锁阳 15g,甘草 6g。30 剂,水煎服。

讲析:根据患儿诸症,加之舌淡,舌苔薄白,脉细,典型的脾肾亏虚,气血不足,继续选用扶元散治疗,加肉苁蓉、锁阳两味补肾的药,促进生长发育。

四诊:2019 年 8 月 31 日

患儿已服药 4 月,食欲增强,体力增加,特约复诊。现症见:牙齿长齐,头发长好,食欲增强,大便好转,但身高增长不明显,近日受凉感冒,有咳嗽、咽痒,大便偏干,精神可。舌淡红,苔黄白薄腻,脉细。

辨证:①咳嗽(风邪犯肺);②五迟(脾肾亏虚)。

治法:先疏风宣肺以治咳嗽,再健脾益肾,滋养气血治五迟。

选方:①贝夏止嗽散加味(此方先服)。

处方:浙贝母 15g,法半夏 8g,杏仁 8g,桔梗 10g,炙紫菀 10g,百部 10g,白前 10g,陈皮 10g,荆芥 10g,薄荷 8g,矮地茶 10g,甘草 6g。7 剂,水煎服。

选方:②加味扶元散(此方后服)。

处方:西洋参 6g,黄芪 15g,炒白术 10g,怀山药 15g,茯苓 10g,茯神 10g,石菖蒲 10g,当归 6g,熟地 10g,炙甘草 10g。30 剂,水煎服。

讲析:"间者并行,甚者独行",语出《素问·标本病传论》。原文为:"病发而不足,标而本之,先治其标,后治其本。谨察间甚,以意调之,间者并行,甚者独行。"间者并行指如果标本同等重要,则标本同治;甚者独行指标本哪方突出,则先治哪方。此患儿其本为元气不足,发育迟缓;其标为咳嗽,目前咳嗽症状突出,故先治其咳嗽,后培补元气。"间者并行,甚者独行",说明疾病在缓解期间和发作病重期间应采用不同的治疗原则和方法。

五诊:2019 年 10 月 19 日

患儿服中药后饮食较前明显改善,体重及身高亦较前有增加,大便较干。舌淡红,苔薄白,脉细。

辨证:脾肾亏虚。

治法:健脾益肾,滋养气血。

选方:加味扶元散。

处方:西洋参 6g,漂白术 10g,茯苓 10g,茯神 10g,怀山药 15g,当归 10g,熟地 10g,肉苁蓉 15g,火麻仁 15g,炙甘草 10g。30 剂,水煎服。

讲析:此病中医称为"五迟"证,所谓五迟即发迟、齿迟、语迟、立迟、行迟。其病机主要分为两种情况:一种是气血不足,以气虚为主,伴有食少纳呆、全身乏力、痿弱;一种是肾气不足,以肾精亏虚为主,伴有尿频尿多、甚则遗尿等,主要表现在齿、发、立这三迟。扶元散出自《医宗金鉴·幼科杂病心法要诀》,具有健脾益肾,滋养气血之功效。

六诊:2020 年 7 月 18 日

患儿行步正常、身高已增至 146cm,纳食可,言语正常。最近感冒后,出现咳嗽已经十余天。现症见:反复咳嗽,干咳,咽痒,便秘。舌红,苔薄黄,脉滑略数。

辨证:风邪犯肺。

治法:疏风宣肺,化痰止咳。

选方:玄贝止嗽散加味。

处方:玄参 10g,川贝 6g,杏仁 10g,桔梗 10g,炙紫菀 10g,百部 10g,白前 10g,陈皮 10g,荆芥 8g,炒瓜壳 10g,火麻仁 20g,矮地茶 10g,甘草 6g。20 剂,水煎服。

讲析:小儿科的医生,应当熟读两本书,《医宗金鉴·幼科杂病心法要诀》和《小儿药证直诀》。儿科常见病有五软和五迟。五软包括口软(口唇松软,口涎不止)、手软(手抬不起)、足软(腿提不起)、头项软、肌肉软(全身肌肉松弛);五迟包括语迟、发迟、齿迟、行迟、立迟;还有个囟门迟闭。

五迟、五软是元气不足的表现,诊断上常分为两种情况:①侧重于肺脾气虚的,表现为气短、乏力、自汗、食少、面色淡黄、便溏,用扶元散(八珍汤加黄芪、山药、石菖蒲、茯神)。②侧重于肾虚为主的,表现为齿迟、发迟、遗尿,腿软无力,用补肾地黄丸(六味地黄丸加鹿茸、牛膝)。

案例四 面肌痉挛案

唐某,男,52 岁。湖南常德人。

患者因面部肌肉痉挛抽掣 1 年就诊。

患者 1 年前开始出现面部肌肉痉挛,口角不自主抽掣,不自主咬牙,西医诊断为"肌张力障碍,特发性面肌痉挛",曾用西药治疗,疗效不显。现症见:面部肌肉痉挛,口角不自主抽掣,伴颈部僵硬,自汗,口中多涎,失眠。舌红,苔薄白,脉细。

辨证:肝阳化风。

治法:滋阴潜阳,息风止痉。

选方:镇肝熄风汤合天麻止痉散加味。

处方:代赭石 15g,炒龟板 30g,生龙骨 30g,生牡蛎 30g,白芍 10g,玄参 10g,天冬 10g,怀牛膝 15g,天麻 20g,僵蚕 30g,全蝎 5g,蜈蚣 1 条(去头足),钩耳 30g,茯苓 20g,甘草 6g。30 剂,水煎服。

讲析:患者面肌痉挛,抽动,是肝风内动。有的人兼有头晕,有的人无头晕,小儿多见此病。

肝主筋,肝主风,风气通于肝,肝病容易生内风,有几种情况:一是肝血不足,血虚生风;二是水不涵木,就是肝肾阴虚造成虚风内动,温热病的后期多有此证,比如《温病条辨》讲:"热邪久羁,吸烁真阴……神倦瘛疭,脉气虚弱,舌绛苔少,时时欲脱者,大定风珠主之。"这种肝肾阴虚证有一个特点,必然是舌红无苔,手足心热甚于手足背,而且是热病之后出现的;三是肝阳化风,肝为木脏、刚脏,木性易亢,肝阳容易上亢,如高血压患者常有眩晕,面色潮红,口苦,脉弦。

此患者既有肝阳化风,又有肝阴肝血不足,因为脉细,苔薄白,没有火象,是肝阴肝血不足不能涵养肝阳,引起肝阳化风。症状主要是上半身,不在下半身。为什么不在下半身呢? 因为肝阳往上亢。所以要养肝血,潜肝息风。选用镇肝熄风汤合天麻止痉散治疗。镇肝熄风汤出自张锡纯的

《医学衷中参西录》，止痉散是时方，有全蝎、蜈蚣，加天麻、僵蚕。口中多涎，故加茯苓化痰饮，还加一味钩耳（即钩藤钩、双钩，与藤相区别）加强息风作用。

案例五　肾病案

吴某，女，49岁。湖南岳阳人。

患者因全身乏力、腰痛多年，加重2年就诊。

患者全身乏力、腰痛，反复发作多年，近2年症状加重，在医院检查发现蛋白尿及血尿，诊断为"慢性肾炎"，近日检查：尿蛋白（+++），尿潜血（+++）。现症见：疲乏气短，胸闷，心慌，晨起面部浮肿，腰痛，自汗，齿衄，手足心热，尿黄，淋沥不尽。舌红，苔薄黄，脉细数。

辨证：气虚兼肾阴虚。

治法：益气滋肾，养阴清热。

选方：生脉散、知柏地黄丸合二至丸加味。

处方：西洋参6g，麦冬20g，五味子6g，知母10g，黄柏6g，熟地15g，山药15g，茯苓10g，泽泻10g，丹皮10g，枣皮10g，女贞子15g，旱莲草15g，杜仲15g，怀牛膝15g，菟丝子15g。30剂，水煎服。

讲析：患者明显疲乏、气短、胸闷、心慌，这是典型的心肺气虚。医院检查尿蛋白（+++），尿潜血（+++），进一步问诊，患者有腰痛、尿黄、齿衄。为什么要问尿黄不黄？有没有齿衄？这是切脉以后问的，脉细数，这是典型的阴虚，这里需分清是心阴虚还是肾阴虚。患者小便黄、齿衄，都是肾阴虚，还有小便淋沥不尽，也是肾阴虚。综合分析辨为气虚兼肾阴虚，选用生脉散、知柏地黄汤合二至丸。生脉散益气养阴，治疗其疲乏气短，知柏地黄汤是滋肾养阴清热的，二至丸是滋肾养阴治齿衄的。患者腰痛，再加杜仲、怀牛膝、菟丝子补肾壮腰。

案例六　鼻咽癌并痹证案

秦某，男，50岁。湖南娄底人。

患者因左肩及手臂疼痛3月复诊。

患者有"鼻咽癌"病史,曾做放疗、化疗,未做手术。2020年1月5日因"鼻塞、多脓涕、便秘、纳差,颈部淋巴结肿大"在熊老处就诊,予以"苍耳子散合消瘰丸"30剂治疗。服药后鼻塞、流脓涕症状改善,颈部淋巴结减小。现症见:左肩及手臂疼痛3月,口干,口苦,鼻流脓涕,便秘。舌边紫,苔黄腻,脉滑略数。

辨证:风湿瘀阻经络兼肺经风热。

治法:祛风除湿通络,兼清热散风通窍。

选方:加减蠲痹汤合栀芩苍耳子散加减。

处方:黄芩10g,栀子炭10g,苍耳子10g,辛夷10g,白芷30g,薄荷10g,花粉15g,当归6g,川芎6g,羌活10g,防风10g,秦艽10g,鸡血藤10g,海风藤10g,忍冬藤15g,桑枝10g,白花蛇舌草15g,煅乳香6g,煅没药6g,甘草6g。30剂,水煎服。

讲析:凡是占位性病变患者脉滑数,意味着邪气比较甚,邪热没有去。肿瘤患者,无非是瘀、痰相结聚,但是有偏寒、偏热之别,所以我们诊断的时候一定要把寒热分清楚。

患者主诉是左臂疼痛,中医认为是局部经脉不通,这个患者是鼻咽部癌导致左臂经脉不利,因此要防止骨转移,所以第一个方用蠲痹汤祛风除湿,蠲痹止痛。现在患者还有口干、口苦、流脓涕、苔黄腻,脉滑而数等症状,这是偏热的一面,故用栀芩苍耳子散散风热,通鼻窍。

案例七　厥证案

王某,女,45岁。湖南株洲人。

患者因时发昏倒多次而就诊。

患者平素经常头痛,曾经有数次一过性昏倒的病史,但病因不明确。此次6月16日凌晨三四点因腹痛上厕所而突发昏仆,时间短暂,自行苏醒,昏倒前有腹痛,痰不多,昏仆后无手足冷。西医诊断为"短暂性脑缺血发作"。现症见:头痛,伴呕逆,颈痛,手麻。舌淡,苔白腻,脉滑。

既往无癫痫病史。

辅助检查:头颅CTA检查示(6月24日):左侧大脑后动脉及右侧椎动脉、颅内段细小,考虑胚胎型动脉。

辨证:痰厥。

治法:化痰开窍。

选方:涤痰汤加味。

处方:党参15g,石菖蒲30g,炙远志10g,陈皮10g,法半夏10g,茯苓15g,枳实6g,竹茹10g,制胆南星5g,天麻20g,甘草6g。30剂,水煎服。

讲析:对于昏倒症首先要考虑突然昏倒是什么病? 第一种是癫痫,癫痫昏倒是经常反复发作,突然昏倒,伴口吐白沫,喉中有叫声,四肢抽搐,不一会儿苏醒,醒后无异常;第二种是厥证,突然昏倒,四肢厥冷,冷汗淋漓,移时苏醒,醒后无后遗症;第三种是中风,突然昏仆,牙关紧闭,痰涎上涌,昏倒后出现舌謇语涩,口眼歪斜,半身不遂。此常见的三种昏倒症需要鉴别清楚。

根据这个患者的症状特点当属于厥证。厥证是怎么产生的呢?《灵枢·五乱》云:"何谓逆而乱……清浊相干,乱于胸中,是谓大悗……乱于臂胫,则为四厥;乱于头,则为厥逆,头重眩仆。"说明其病机是清浊相干,气机逆乱。《伤寒论》讲:"凡厥者,阴阳气不相顺接,便为厥。"

临床上有五种厥证,分别是气厥、血厥、痰厥、食厥、暑厥。气厥有实证(常见腹胀,脘闷,呼吸气粗)和虚证(常见疲乏、气短、面色㿠白);血厥有血虚(常见面色淡黄,舌淡,脉细)和血瘀(常见头痛,唇舌色紫);痰厥有痰饮(常见胸闷、呕逆,痰多);食厥(常见腹胀,舌苔厚腻,脉滑有力);暑厥(暑天中暑突然昏倒)。此患者是痰厥,故选用涤痰汤化痰开窍,加天麻祛风。

案例八　头痛案

胡某,女,43岁。湖南长沙人。

患者因反复头痛15年就诊。

患者既往有"颈椎病"病史,反复头痛15年,多方求治,仍反复发作,每遇劳累、紧张、受凉等均可诱发,西医诊断为"血管紧张性头痛"。现症见:前额,两颞侧头痛,颈胀痛,伴呕逆。舌苔薄黄腻,脉弦。

辨证:风痰阻络。

治法:疏风祛痰,活血通络。

选方:葛根姜黄散合防风羌活汤。

处方:葛根30g,片姜黄15g,威灵仙15g,羌活10g,防风10g,川芎10g,细辛5g,黄芩10g,炒白术10g,法半夏10g,制南星5g,白芷30g,甘草6g。30剂,水煎服。

讲析:此患者的头痛有三个特点,①颈椎胀痛;②头痛部位以前额和两侧为主;③病程长达15年。因此,应该首先治颈椎病,用葛根姜黄散活血通络,并选用防风羌活汤以治头痛。防风羌活汤出自傅仁宇的《审视瑶函》,是治疗"风寒在脑,或感痰湿"眉棱骨痛的主方,朱丹溪用其治疗后脑枕部疼痛。

案例九　消渴案

周某,男,45岁。湖南常德人。

患者因发现血糖偏高,口臭5年就诊。

患者5年前因口中异味,检查发现血糖升高,西医诊断为"2型糖尿病",已用降糖药物治疗。现症见:口干,口臭,尿频,消瘦,乏力。舌红苔薄黄,脉细。

既往有"鼻息肉手术"病史。

辨证:气阴两虚。

治法:益气养阴清热。

选方:加参甘露饮。

处方:西洋参10g,麦冬20g,黄芩15g,天门冬15g,玄参10g,石斛10g,炙枇杷叶10g,藿香10g,甘草6g。20剂,水煎服。

讲析:口臭一般要考虑三方面问题,一是牙齿问题;二是鼻窦炎,常伴有脓涕;三是胃中湿热,常见胃中嘈杂、口苦、牙痛。

消渴的病机是阴虚加燥热,上消病在肺,是肺阴虚;中消病在胃,是胃阴虚;下消病在肾,是肾阴虚,后期阴阳两虚。此患者肺胃阴虚而有热,治疗宜养肺胃之阴控制血糖,兼以清肺胃之热。选用甘露饮治疗,患者消瘦、乏力,加西洋参益气养阴。

现场答疑

学员：请问茯苓在临床上如何运用？

熊教授：茯苓有白茯苓和赤茯苓，临床上写茯苓就是白茯苓。白茯苓有健脾和中、渗湿化饮、宁心安神的作用。赤茯苓作用主要是渗利湿热，多用于小便短赤或淋沥不畅。

大家看看张仲景所用的茯苓，就知道茯苓是干什么的了。如茯苓泽泻汤、茯苓甘草汤、苓桂术甘汤、苓桂甘枣汤、苓甘五味姜辛汤、苓甘五味姜辛半夏杏仁汤，这些方剂中茯苓是第一味药，所用茯苓全是化饮的。五苓散、真武汤，所用茯苓也是化饮的。

但有一个方特殊，就是七宝美髯丹，治白头发为什么用茯苓？六味地黄丸为什么用茯苓？因为茯苓渗湿，可以治油性脱发，现在叫脂溢性脱发。六味地黄丸用茯苓，说明茯苓不仅仅入脾，还入肾。这就是我们运用茯苓的范围，总而言之是健脾、化饮、除湿。而《药性赋》中讲："白茯苓补虚劳，多在心脾之有眚。"治心脾这里用的是茯神，是茯苓里面含的一块松木，是入心安神的，比如酸枣仁汤中应当用茯神，安神定志丸要用茯神。扶元散中又有茯神，就是养心神的。茯苓属淡渗之品，不寒不热，不温不燥，可以重用。

学员：糖尿病患者长期便秘如何治疗？

熊教授：首先患者有糖尿病病史，这是前提，糖尿病患者的便秘多是阴虚。当然，便秘有很多种，有实证，有虚证。例如《伤寒论》讲"少阴病，六七日，腹胀不大便者"，还有谵语，发热者，都是属于实证，《伤寒论》中的桃核承气汤证、大承气汤、小承气汤、调胃承气汤证都是实证。

但临床上便秘不一定都是实证，虚证也特别多。比如吴鞠通讲的"无水舟停"，就是比喻河里没水，船停而不动，意味着肠中干燥，用增液汤治疗。肠与胃、肺都相联系，《灵枢·经脉》讲："肺手太阴之脉，起于中焦，下络大肠，还循胃口，上膈属肺。"肺、胃、大肠三者是经脉相通的，那么大肠失去津液滋润，往往与肺胃相关。而糖尿病的津液不足，要么是肺阴不足，要么是胃阴不足，就影响到肠，出现便秘，这是常见现象，所以治疗需要滋阴增液，润肠通便。

另外，还有血虚便秘，就是大出血后出现便秘，肠中干燥的原因是什么呢？是血虚。《医宗金鉴·妇科心法要诀》治疗血虚便秘用的是玉烛散。前年我治了一个中年女性患者，怀孕期间大便秘结，只能用开塞露外用，还曾用肥皂水灌肠治疗。后来大便不通又出现小便不顺畅，医院没有办法，准备手术治疗，终止怀孕。患者快四十岁了，怀孕不容易，很痛苦，来我这里求治。问诊后处方玉烛散，治疗后症状解除了，胎儿也保住了，现在孩子已经有两岁了。这就是玉烛散的功效。

还有气滞便秘，就是张仲景称为的"脾约"证，用麻仁丸治疗，还有气阴两虚的便秘，用新加黄龙汤。吴鞠通有五个承气汤，包括了新加黄龙汤、宣白承气汤、导赤承气汤、牛黄承气汤、增液承气汤，都有治疗便秘的作用。新加黄龙汤就是典型的治疗气阴两虚便秘的。张景岳有个济川煎，治肾虚便秘，主药是肉苁蓉。可见便秘其实不是单一的病症，有实证，也有虚证，临床上要分清虚实才能正确施治，不能见便秘就用大黄、芒硝、番泻叶之类泻下通便，恐伤元气。

学员：小儿长期低热如何诊治？

熊教授：小儿长期低热的治疗要抓特点，常见以下几种情况。

第一种是夏季热，夏季发热3、4个月，常见两个证型：①气阴两虚证，症见自汗、消瘦、疲乏，用王孟英的清暑益气汤；②阴虚证，以夜热昼轻为特点，用清骨散。

第二种是脾胃虚弱的低热，我们称为气虚发热，李东垣讲"甘温除大热"，大热不是高热、实热，应该是"久热"。气虚高热只有在产后可见（体温可以达到40℃），其实病机是气血虚，所以要补气血。如果这时辨证错误，用白虎汤治疗，患者可能就越治越差了。典型的血虚会发高热，处方应该用当归补血汤或归脾汤。临床上有一种长期气虚低热的，小孩一般都是脾胃虚弱，用参苓白术散加地骨皮。

第三种就是食积发热，症见发热、腹胀、青筋暴露、四肢消瘦，我们在临床上称为"疳热"（疳积发热），要用银胡麦冬饮。

学员：患者脸上长痘痘用消风败毒散效果不好，怎么办？

熊教授：任何疾病的治疗我们都需要辨证施治。患者脸上长痘不一定都是消风败毒散那个证，有些女性患者长痘与月经有关系，有的人是实火，有的人是虚火，有的人是风热，病机不同，治疗就不同。消风败毒散治疗风热型痤疮。有的人是实火，面部属阳明，面部长痘，同时伴见大便秘结，口舌生疮,这是阳明实火,应该用凉膈散泻火解毒,清上泄下。还有郁火所致,一般女生平时不长痘,月经一来就长痘,此时应该用丹栀逍遥散疏肝清热解郁治疗。

学员:患者夏季两腋下出汗如何治疗?

熊教授:两腋下属于肝经循行部位,夏季时两腋下汗出多,首先应该考虑是否有肝火,这就是辨证思路,应该围绕这个方向问诊。

中医诊治疾病,要特别注意三点:

第一,诊断必须仔细,望闻问切,缺一不可,有了经验就有了敏感度,就像开车,时间久了就能熟练操作,运用自如。中医看病,首先是四诊,望、闻诊时眼睛、耳朵要敏锐,问诊时要有针对性,切诊时手指要非常敏感。在新型冠状病毒感染疫情暴发期间,很多医生是戴着手套诊脉的,这个能摸准吗?当时我去 ICU 病房会诊,护士长不让我脱掉手套诊脉,怕我感染,但是我戴着手套怎么能诊脉呢?然后我就把手套剪掉三个手指套,进行切脉。很多基本的脉象,如浮沉、迟数、虚实、大小、芤脉等需分辨清楚,切脉不可忽视,因为它往往能确定病变性质。

第二,四诊清楚以后,就是思维分析,必须弄清楚病变性质的寒、热、虚、实,病邪的部位在表、还是在里,是五脏中的哪一个脏?是哪一条经脉相关的病证?这就是我们分析的一个思路。

第三,把思路搞清楚以后,就针对主症、针对病机选定主方。看病是很完整的思维过程,就像一条流水线。我以前看病很快,现在看得慢些了,如果超过 4 分钟还没有看完,可能就是没有搞清楚病机,我们要短时间内抓住病机,病机一出,治法、主方不就随之而来了吗?怎么快速搞清楚呢?就是详细地诊断,抓住主要特点,然后分析病机,最后才是选方。抓住主症,辨清病机之后,关键在于选定准确的主方,方证必须相符,方证必须合拍,张仲景的《伤寒杂病论》均是某病证用某方,后世许多大医家的著作,如《丹溪心法》《医宗金鉴》《温病条辨》《医学心悟》《时方妙用》等等均是如此,足见主病、主证,必用主方的重要性。

临床现场教学第66讲

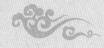

时间:2020年8月22日

案例一 痹证案

高某,女,44 岁。山东青岛人。

患者因左上肢冷而麻木 1 年余就诊。

患者有"颈椎病"病史,近 1 年左上肢疼痛,服药以及做理疗后疼痛已不明显,但感觉冷而麻木,故来求治。现症见:左上肢冷而麻木,颈部感觉僵硬,爪甲发白,下肢亦冷,月经量不多,口不干。舌下紫筋明显,舌苔薄白,脉细。

辨证:风寒阻络。

治法:祛风散寒,活血通络。

选方:补阳还五汤合羌防三藤饮、葛根姜黄散加减。

处方:黄芪 40g,归尾 6g,赤芍 10g,川芎 6g,桃仁 6g,红花 6g,地龙 6g,桂枝 10g,葛根 30g,片姜黄 15g,威灵仙 15g,羌活 10g,防风 10g,鸡血藤 15g,海风藤 15g,钩藤 20g,甘草 6g。30 剂,水煎服。

讲析:此患者的主症是上肢冷而麻,中医辨病仍然属"痹证"。他上肢冷而麻,甚则下肢也冷,颈部僵硬,口不干,舌苔薄白,辨证属寒证。患者舌下紫筋明显,说明有瘀血,经络不通。综合考虑,辨为风寒阻络,经络不通。

开什么方呢? 第一个方是补阳还五汤加桂枝;第二个方是羌防三藤饮;第三个方是葛根姜黄散。其中,补阳还五汤出自王清任的《医林改错》。羌防三藤饮是我的经验方,是在程钟龄的蠲痹汤中选出来的几味药组的方。葛根姜黄散由三味药组成：葛根、片姜黄、威灵仙。葛根是君药，为什么用葛根呢？《伤寒论》云："太阳病，项背强几几，无汗恶风，葛根汤主之。""太阳病，项背强几几，反汗出恶风者，桂枝加葛根汤主之。"两个项背强几几，不管是有汗无汗的，都是以葛根为主药，可见，葛根是治疗项背强几几的主药。其次，片姜黄活血通络止痛，威灵仙搜风通络止痛，这两味药在《医宗金鉴》都用来治疗肩颈背痛，所以用片姜黄作为臣药，威灵仙为使药，这个处方用治于颈椎病患者特别有效。

案例二　痴呆案

胡某，女，72 岁。湖南长沙人。

患者因认知障碍 3 年就诊。

患者近 3 年来逐渐出现认知障碍，记忆力、计算力进行性下降，西医诊断为"阿尔茨海默病"，服用过"美金刚、多奈哌齐"等药物，疗效不显。现症见：认知障碍，时清醒时蒙昧，记忆力下降，生活不能自理，沟通交流困难，伴心烦，易怒，鼻鼾，可自行进食，纳可，夜寐欠安，大便干结，4 天一行，时有遗尿。舌未见（患者不配合），脉细滑。

辨证：痰火扰心，蒙蔽心神。

治法：清心化痰，开窍醒神。

选方：大黄涤痰汤加味。

处方：党参 10g，丹参 20g，石菖蒲 30g，炙远志 10g，陈皮 10g，法半夏10g，茯苓 20g，枳壳 10g，竹茹 10g，胆南星 5g，大黄 3g，甘草 6g。30 剂，水煎服。

讲析：中医讲"心主神明"，而西医学认为大脑是主神志的，是思维的主体，患者认知障碍，同时伴有心烦，所以我们治疗这个病一定要开窍醒神。临床所见，老年痴呆症患者绝大多数都是有痰浊内阻的症状，所以在开窍醒神的同时还要考虑痰浊。痰浊蒙蔽心窍的蒙昧有一个最典型的特点，即神志不是持久性的蒙昧，它是时清时昧。温病学里有一个病证叫湿热夹痰，蒙蔽心包，我们也叫湿痰蒙蔽心包，它的特点就是时清时昧。所以老年痴呆症除了心窍不通，更重要的是有痰浊蒙蔽，故一要开心窍，二要化痰浊，这就是治疗老年痴呆症的基本原则。大便秘结，心烦，易怒，考虑有火。综合考虑,辨证属痰火扰心,蒙蔽心神,治疗需清心化痰,开窍醒神,故用大黄涤痰汤加味。

案例三　肾病水肿案

李某,男,30 岁。浙江杭州人。

患者因反复足肿 1 年余,再发加重 1 月就诊。

患者有"慢性肾小球肾炎,慢性肾功能不全"病史,诉去年和今年 7 月曾发生过两次足肿。近 1 个月来,足肿复发,查肾功能:血肌酐 455μmol/L,尿酸 533μmol/L;尿常规:尿蛋白(+++);潜血(++)。现症见:双足水肿,汗出,时有齿衄,小便黄,有泡沫。舌苔黄白而腻,脉细数。

辨证:湿热兼肾虚。

治法:清利湿热,滋肾养阴。

选方:防己黄芪汤合知柏地黄丸、二至丸加味。

处方:黄芪 30g,炒白术 10g,汉防己 8g,黄柏 10g,知母 10g,熟地 10g,怀山药 15g,茯苓 15g,泽泻 10g,丹皮 10g,枣皮 10g,女贞子 15g,旱莲草 15g,白茅根 10g,薏苡仁 20g,茯苓皮 10g。30 剂,水煎服。嘱忌吃羊肉。

讲析:慢性肾炎、慢性肾衰竭的严重病症,西医学常常靠血肌酐、尿素氮、尿酸、尿蛋白、尿潜血等指标来确定。中医认为其病机是肾虚受风,名为"肾风",肾风出现水肿,《黄帝内经》名为"风水"。此患者小便黄,足肿,舌苔黄白而腻,脉细数,辨证属湿热兼肾虚。治法宜清利湿热,滋肾养阴。此外,肾者水也,若水不涵木,则容易引起肝阳上亢,出现肾性高血压,这类患者容易出现眩晕。

案例四　胸痹案

殷某,男,20 岁。云南昆明人。

患者因胸闷胸痛,心悸气短 1 年就诊。

患者有"先天性心脏病"病史,于 1 岁半时行心脏手术(具体不详)治疗。近 1 年来出现胸闷,心悸,故来求治于中医。现症见:胸闷,时有胸痛,心悸,气短,喉中痰多,偶有恶心欲呕,神疲乏力,自汗,站起时头晕,偶有耳鸣,大便时干时稀。舌苔白腻,脉细而结。

辨证:心气不足,痰浊瘀阻。

治法:补益心气,化痰通脉。

选方:十味温胆汤合瓜蒌贝母散加味。

处方:西洋参10g,丹参20g,炒枣仁20g,炙远志10g,陈皮10g,法半夏10g,茯苓15g,枳实10g,竹茹10g,炒瓜壳8g,浙贝20g,天麻15g,炙甘草10g。30剂,水煎服。

讲析:患者先心病术后18年,症见胸闷胸痛,心悸气短,辨病属"胸痹"的范畴。患者有先心病病史,应该是心脏发育不全,常见的有室间隔缺损、心脏瓣膜病等等。西医予以手术治疗,解决了器官的残缺,解决了主要问题,但是中医更强调的是心脏的功能。中医认为,心气不足、痰浊闭阻、心血瘀阻等皆可导致胸痹,出现胸闷胸痛,心慌心悸,气短等症状。此患者喉中痰多,胸闷明显,舌苔白腻,脉细而结,辨证为心气不足,痰浊瘀阻。《伤寒论》云:"伤寒脉结代,心动悸,炙甘草汤主之。"炙甘草汤针对的应当是心阳与心阴两虚,而此患者喉中痰多,舌苔白腻,明显有痰,故治法当补益心气,化痰通脉,方选十味温胆汤。此外,患者胸闷不适,加瓜蒌贝母散,化痰宽胸。患者头晕,加一味天麻息风治头晕。自汗目前不是很严重,不需要另加止汗药。

案例五　乳腺癌案

常某,女,52岁。湖南汨罗人。

患者因乳腺癌术后右上肢肿胀3年,咽痛1日就诊。

患者7年前发现"右侧乳腺癌",并已经手术切除,现乳房部位已无疼痛,左乳亦无结节。近3年来右上肢胀痛逐渐加重,胀且肿,昨天受凉感冒,故来诊。现症见:咽痛,咽中红,鼻塞,无发热,右上肢肿胀疼痛,眼睛干涩,大便干结。舌红,苔黄腻,脉浮数。

辨证:①感冒(风热袭表);②痹证(气虚血瘀)。

治法:先疏风散热治感冒,再益气活血通络治痹证。

选方:①桑菊饮合银翘马勃饮加味(此方先服)。

处方：桑叶 10g,菊花 10g,杏仁 10g,薄荷 10g,连翘 15g,芦根 15g,桔梗 10g,银花 10g,牛蒡子 10g,射干 10g,马勃 6g,甘草 6g。7 剂,水煎服。另包：大黄 15g,分三次煎服,若腹泻则不再加。

选方：②补阳还五汤加味(此方后服)。

处方：黄芪 40g,当归尾 6g,赤芍 10g,桃仁 10g,红花 6g,地龙 6g,川芎 6g,鸡血藤 15g,海风藤 15g,忍冬藤 15g,水蛭 10g,茯苓皮 15g。30 剂,水煎服。

讲析：患者有两个病,第一个病是右乳占位术后 7 年,右手肿胀 3 年。目前乳腺癌的治疗,手术是首选,术后根据病理结果予以化疗药物治疗,很多患者常常能够治愈。但是手术后常见的一个症状就是手术那一侧容易出现肿胀,尤其是手肿,开始是手不能动,久而久之就是肿胀、疼痛、麻木。其实腹部手术,如子宫、卵巢手术的患者,术后就有可能出现腿肿,也就是手术侧的腿肿,而且越肿越粗,这几乎成了常见的并发症。西医认为是淋巴回流不畅所致,中医称为经络不通,血液循环障碍,即水与血结,瘀堵于经络,造成经络不通,出现单臂或单腿肿胀。患者第二个病是由感冒引起的咽痛、鼻塞,咽红,舌苔黄腻,脉浮数,这是风热所致。火重,故见咽痛,大便干结。

《金匮要略》明确指出："夫病痼疾,加以卒病,当先治其卒病,后乃治其痼疾也。"现在这个患者有感冒必须先治感冒,然后再治痼疾,如果置感冒于不顾,直接治痼疾,那感冒怎么办呢?势必会外邪入内,变生他病,这种情况下我们就要分清标本缓急。所以我开了两个处方,第一个方是桑菊饮合银翘马勃饮,加大黄清热通便,先服用以治其标病。第二个方是补阳还五汤加三藤、水蛭活血通络,茯苓皮利水消肿,后服用以治其本病。

案例六　右颌下癌案

谭某,男,55 岁。湖南湘乡人。

一诊：2020 年 7 月 18 日

患者因右颌下反复化脓溃烂 1 年就诊。

患者既往有"肺癌、口腔癌"病史,1 年前已做口腔癌切除术。此次发现右颌下癌并淋巴结肿大,病已1年余。现症见:右颌下肿块明显,局部化脓溃烂,喉中有痰,便秘。舌红,舌边紫,苔黄腻,脉细数。

辨证:气虚,痰瘀热互结。

治法:益气化痰祛瘀,清热托毒排脓。

选方:透脓散加味。

处方:黄芪30g,归尾10g,赤芍10g,银花20g,蒲公英20g,煅乳香6g,煅没药6g,皂刺10g,炮甲6g,白花蛇舌草15g,大黄5g,花粉15g,浙贝30g,甘草6g。20剂,水煎服。

讲析:患者现在的问题不是单纯的肿块,而是下巴局部溃烂、流脓血,当务之急就是治疗他的溃烂,此乃急则治其标。选用黄芪透脓散加味,因患者便秘故加大黄泻热通便,患者痰多故加浙贝化痰散结。

二诊:2020年8月22日

患者目前已化疗1次,服中药后右颌下溃烂减轻,口噤难开较前好转,仍有溃脓,大便干。舌苔薄白,脉滑。

辨证:气虚痰瘀互结。

治法:益气化痰活血,托毒排脓。

选方:透脓散加味。

处方:黄芪30g,皂角刺10g,炮甲6g,当归6g,川芎5g,金银花30g,煅乳香6g,煅没药6g,白花蛇舌草15g,蒲公英20g,天花粉15g,甘草6g。30剂,水煎服。嘱患者忌辛辣刺激食物,以免化脓溃烂加重。

讲析:针对这种溃疡已经化脓的情况,治疗需要往外透脓。《外科正宗》记载有托里消毒散、透脓散。因为病灶已化脓,不能让它进一步往里深入,所以要让它往外透,托毒外出,把脓排出来。西医治疗这个病是切开患处,把脓洗干净。为什么要把脓排干净呢?因为脓在里面,就会溃烂不止,而且会向内深入,那就更麻烦了,所以我们有一个基本法则,就是透脓。通过扶正气,把脓往外透。等身体功能增强了,它就会生肌,或者加一点生肌的药。因此,目前的关键就是不能让它化脓,化脓有几种情况:一是正气不足,二是痰瘀互结,三是火毒很盛。此患者没有火毒,那就是正气虚和痰瘀互结,因此要扶正、化痰、祛瘀,这样就能达到透脓、防止腐烂的目的。如果他舌苔黄腻,或者脉数,那就要再加上清火的药,比如三黄解毒汤等等。

针对患者的情况,可选用《外科正宗》的透脓散,它有托毒溃脓之功效,主治痈疽诸毒,或内脓已成而不穿破者。

案例七　消渴案

谢某,男,55 岁。湖南岳阳人。

患者因发现糖尿病 3 年就诊。

患者发现"2 型糖尿病"已 3 年,服用降糖药物治疗,血糖控制不佳。现症见:小便量多且黄,夜尿 2 次,体重减轻,略有头晕、腰痛,口中咸味,精神尚可。舌苔黄腻,脉细弱而数。

辨证:肾阴虚有湿热。

治法:滋阴固肾兼清湿热。

选方:玉液汤加减。

处方:黄芪 30g,怀山药 30g,葛根 20g,知母 10g,花粉 15g,五味子 6g,山茱萸 10g,黄柏 10g。30 剂,水煎服。

讲析:西医讲的糖尿病,中医称之为"消渴"。消渴病的主要病机是阴虚燥热,它是以阴虚为本,燥热为标。但是临床上也有一些复杂的情况,比如有湿热型的。《黄帝内经》所讲的"口甘者为脾瘅",就是中焦的湿热,可以用佩兰汤治疗。脾瘅有一个特殊的症状,口中甜,这个我们必须要掌握。有本书上说《黄帝内经》所说的"治之以兰"的兰草,有泽兰、有佩兰,二者皆可。我们学中医能这样学吗? 我之前讲了,我们学中医要"精",不能含糊其词。消渴病属下焦肾虚的有两种情况,一种是肾阴虚,而本例即是此证。第二种肾虚日久,由肾阴虚导致肾阳虚的,即《金匮要略》所云:"男子消渴,小便反多,以饮一斗,小便一斗,肾气丸主之。"而这种情况属于个体的特殊情况,它绝不是一般情况。所以我们不要因为张仲景讲过肾气丸治消渴病,看到消渴病就用肾气丸,那就大错特错了。如果因为消渴日久,阴损及阳,出现四肢厥冷,小便量多而清长,口干不渴,脉象沉细等典型的肾阳衰弱的表现,才能用肾气丸。

此患者口干不明显,肺阴虚的症状不典型。其次患者无消谷善饥,胃热阴虚的症状也不突出。他的特点是小便多而黄,并且口中有咸味,那就说明燥热阴虚的重点在肾,而且舌苔黄腻,说明下焦有湿热。

我们分析疾病必须根据患者不同的表现特点,而不能用一个方治疗所有的消渴。调胃承气汤、加减玉女煎都可以治消渴,此患者可不可以用啊?显然不合适。我刚才讲的金匮肾气丸就更不合适了。那给他用什么方呢?既要清热还要养阴,最合适的方就是张锡纯的玉液汤。玉液汤里面没有清热的药,而他舌苔黄腻,小便黄而浊,故加黄柏,玉液汤里面有一味鸡内金,用它不合适,把它改成山茱萸以补肾。

案例八　腰痛浮肿案

贺某,女,43 岁。湖南岳阳人。

患者因右肾上腺占位术后腰痛伴面肿 2 年就诊。

患者有"右肾上腺占位"病史,2 年前已行手术,其左肾有囊肿。现症见:腰痛,面部浮肿,左眼干涩,左耳中发热,记忆力下降。舌苔薄白,脉沉细而数。

辨证:肾阴虚兼有风邪。

治法:滋补肾阴,祛风消肿。

选方:知柏济生汤加味。

处方:黄柏 10g,知母 10g,熟地 10g,怀山药 10g,茯苓 30g,泽泻 10g,丹皮 10g,枣皮 10g,怀牛膝 15g,车前子 10g,苏叶 10g,防风 10g,生姜皮 6g。30 剂,水煎服。

讲析:《素问·平人气象论》言:"面肿曰风,足胫肿曰水。"《素问·太阴阳明论》说:"伤于风者,上先受之;伤于湿者,下先受之。"头面部肿,侧重于风邪;下肢肿,侧重于水湿之邪。《金匮要略·水气病脉证并治》云:"诸有水者,腰以下肿,当利小便;腰以上肿,当发汗乃愈。"若面肿宜祛风,发汗;若足肿,宜利水祛湿。陈修园《医学三字经》言"五皮饮,元化方",华佗的五皮饮是治疗水肿的通用方。"上肿,宜发汗,加苏叶、防风、杏仁……下肿,宜利水,加猪苓、防己、木通……"(出自《时方妙用》)。患者以腰痛为主症,眼干涩,脉沉细而数,为肾阴虚,故以知柏济生丸为主方;患者又有面肿,兼有风邪,故加陈修园所讲的苏叶、防风祛风,易杏仁为生姜皮利水消肿。

案例九　头痛案

何某,女,36岁。湖南湘乡人。

患者因反复头痛3年就诊。

患者有"血管紧张性头痛"病史3年,头痛反复发作不愈。现症见:右侧太阳穴及前额头痛,饮酒吹风后头痛明显,自觉痛处有搏动感,头痛时伴有恶心,兼畏风,自汗,口苦,耳鸣,眼花,便秘。舌苔薄黄腻,脉弦。

辨证:风袭少阳、阳明。

治法:祛风止痛。

选方:散偏汤合葛根选奇汤加味。

处方:柴胡10g,川芎10g,白芷30g,白芍10g,法半夏10g,香附10g,白芥子10g,葛根20g,黄芩10g,羌活10g,防风10g,天麻15g,僵蚕20g,郁李仁6g,细辛5g,甘草6g。30剂,水煎服。嘱患者头部避免吹风,少喝酒。

讲析:头痛是很复杂的疾病,头痛的原因有很多。首先我们仍然需要西医学的检查,如头颅CT、核磁共振等排除一些头部肿瘤、出血、梗死等等。中医诊治头痛,首先要辨外感与内伤。临床遇到头痛的患者,首先就要问头痛的时间,痛了多久? 有什么明显的诱因? 如果是突发的,时间不长的头痛,一般是外感头痛;如果是经常反复发作的头痛,一般是内伤头痛。当然内伤头痛可以夹外感,外感头痛可以与内伤头痛同时并见,但是必须分清楚主要是外感还是内伤。外感头痛就是外感风寒、风热、风湿所致的头痛。内伤头痛就很复杂了,要辨虚实,有气虚、血虚、肾虚的虚证导致的头痛,有痰浊、瘀血导致的头痛,属实证。

其次要询问头痛的部位,比如这个患者的偏侧头痛或左或右,是前额、两侧、头顶还是后头部,头痛的部位是固定还是游走的。头痛部位固定在一点的往往有瘀血之征,所以要询问患者有无外伤史。这些都不是随便乱问的,是有针对性的询问,这些都是临床诊断的诀窍,辨证的奥妙所在。

如果这个患者头痛局部发热,口苦,大便秘结,是很典型的肝火,此人并没有这些症状,所以不要当火证看。患者脉象是弦脉,应为风邪袭于少阳经,故用散偏汤疏少阳经风邪,合葛根选奇汤祛阳明经风邪而止痛,加天麻、僵蚕加强祛风通络止痛的作用。

案例十 癫证案

刘某,男,23 岁。湖南邵阳人。

患者因自言自语,行为异常 8 年余就诊。

患者自言自语,行为异常 8 年,西医诊断为"精神分裂症",予以抗精神病药物(具体不详)治疗,病情仍反复发作。现症见:心烦、恐惧、胆小、模仿他人动作,口干口苦,纳食差,睡眠可,大便 1~2 日一次。舌苔黄腻,脉沉滑而数。

辨证:心胆虚怯,兼有痰热。

治法:清热化痰开窍。

选方:黄芩涤痰汤合磁朱丸。

处方:丹参 15g,黄芩 15g,石菖蒲 30g,炙远志 10g,陈皮 10g,法半夏 10g,茯神 15g,枳实 10g,竹茹 10g,胆南星 5g,煅磁石 30g,神曲 10g,龙齿 30g。30 剂,水煎服。

讲析:精神分裂症如果表现为躁扰不宁,应该是痰热的实证,如果是躁扰不明显,一般是痰蒙心窍。痰蒙心窍有虚有实,但不是实火。此患者的症状特点是胆小,有恐惧感,也有烦躁,这是心胆虚怯的一面,他的舌苔黄腻,脉沉滑而数,这显然是痰热内扰。如果大便秘结,躁扰烦乱,就应该用礞石滚痰丸;如果以口干、躁扰不宁为主就用生铁落饮。这两个方对他来说都不合适,稳妥起见,应该化痰浊、清火热、开心窍,所以用黄芩涤痰汤合磁朱丸。

现场答疑

学员:患者舌麻来就诊,如果没有其他病症,应该如何辨证?

熊教授:舌麻有的是内风,有的是阴虚,有的是心火。虽然患者没有其他特别的不适,但医生应该围绕风、火及阴虚这三个因素仔细问诊,问兼症,同时结合舌苔、脉象辨证施治。

学员:肾病患者常有出汗,中医病机是如何解释的? 黄芪透脓散、仙方活命饮中白芷的作用是什么?

熊教授：肾病患者的异常出汗，可以从气虚和虚热两个方面考虑。

《外科正宗》的透脓散没有白芷，《医学心悟》的透脓散有白芷，它和仙方活命饮的白芷一样，具有消痈止痛的作用。《药性赋》讲："白芷止崩治肿，疗痔漏疮痈。"这就是白芷的作用，白芷有个主要作用就是止痛，尤其是止头痛，是治疗头痛的要药。

学员：小儿睡觉磨牙，有些成年人也有磨牙，怎么辨证？如何治疗？

熊教授：小孩子睡觉磨牙，偶尔发生，属于正常现象，主要是因为小孩子牙齿的发育不良，孩子乳牙和恒牙交替期间，咬合不齐所致。此外小儿夜间磨牙，还要考虑虫积，最常见的是蛔虫刺激肠道，导致孩子睡眠不宁、腹痛等，这个因素也可能导致孩子磨牙，需要驱虫治疗。

大家读叶天士的书就知道，叶天士认为胃热磨牙，胃虚失养也磨牙。中医认为磨牙有胃风、胃热、胃虚等不同原因。

学员：有个 60 岁女性患者，突然出现消瘦、胸闷、上肢不自主震颤，舌红无苔，怎么辨证？

熊教授：根据患者这些症状特点，年老、消瘦、上肢震颤，舌红无苔，考虑为阴虚风动，可以用大定风珠治疗。

学员：《黄帝内经》说"法于阴阳，和于术数"，请问熊老能否解释一下什么是"和于术数"？

熊教授：此语出自《素问·上古天真论》，"上古之人，其知道者，法于阴阳，和于术数，食饮有节，起居有常，不妄作劳，故能形与神俱，而尽终其天年，度百岁乃去。今时之人不然也，以酒为浆，以妄为常，醉以入房，以欲竭其精，以耗散其真，不知持满，不时御神，务快其心，逆于生乐，起居无节，故半百而衰也。"

刚才这位同志提的"法于阴阳，和于术数"就是出自《素问·上古天真论》的原文，这是讲养生的原则。法于阴阳就是效法自然界的阴阳规律，也可以讲自然界以阴阳为法则，法就是法则、效法。我们要顺应自然界的阴阳，春、夏、秋、冬的寒暑变化。如《素问·四气调神大论》讲"春夏养阳，秋冬养阴"，春养生、夏养长、秋养收、冬养藏，此四时养生之道也，这就是法于阴阳。"和于术数"，和就是调和，术数是什么呢？术数是一些运动的方法，比如按摩（古人叫按蹻）、导引、气功、太极拳、华佗的五禽戏，这些都是调养身体的一些养生方法。但要注意"术数"前面用的一个"和"字，要调和运用。我们现在有些人搞锻炼,不切实际,我曾听说肿瘤患者为了增强体质,刚刚化疗结束就锻炼,一天走一万步,走得人都快虚脱了。我说您那不叫锻炼,叫摧残,您那不是增强体质而是损伤体质,劳累过度是不可以的啊。《素问·经脉别论》讲"生病起于过用",我们人要保持体质的健旺,保持精神的饱满,保持气血的充足,就不能过度耗用。所以《素问·宣明五气》讲到了五劳所伤:"久视伤血,久卧伤气,久坐伤肉,久立伤骨,久行伤筋。"这就是提醒我们"生病起于过用",过者,太过也。张景岳做了一个很明确的注解,他说:"五脏受气,强弱各有常度,若勉强过用,必损其真,则病之所由起也。"这个话说到点子上了,五脏的功能,是有尺度的,它只有一定的耐受力,如果勉强过用,必损其真,一定会损伤人的真元之气,疾病就会发生。

我讲一个古代的故事,不知道大家有没有看过《说唐演义》。李世民打江山第一个元帅叫秦叔宝,他是个很有本事的人,"杀手锏"就是出自秦叔宝。他跟别人比赛举鼎,在中国历史上就是楚霸王项羽能举鼎,这个鼎有千斤重。秦叔宝的几个朋友喝酒后开玩笑让他举鼎,他举完鼎放下来的时候就面色惨白,回家后就吐血。这是野史记载,所以后面秦叔宝就得了虚劳病。这就是一个案例,说明生病起于过用。所以"和于术数"的养生方法是要调和运用,不能过度。

临床现场教学第67讲

时间:2020 年 9 月 19 日

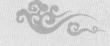

案例一 痿证案

李某,女,30 岁。河南郑州人。

一诊:2020 年 8 月 22 日

患者因四肢痿弱无力 3 年就诊。

患者 3 年前逐渐出现四肢痿弱无力,下肢尤甚,病情逐渐进展,行走不稳,如醉酒状,在外院做多项检查,并检测基因,诊断为"遗传性共济失调"。现症见:四肢痿弱无力,下肢尤甚,行走不稳,精神疲乏,少气懒言,食少,自汗,大便干结。舌苔薄黄,脉细略数。

辨证:气虚夹热。

治法:益气补肾兼清热。

选方:五痿汤合黄芪四斤丸。

处方:西洋参 10g,黄芪 20g,漂白术 10g,茯苓 10g,当归 10g,麦冬 15g,苡仁 15g,黄柏 6g,知母 6g,熟地 15g,肉苁蓉 15g,菟丝子 15g,杜仲 15g,怀牛膝 15g,木瓜 15g,锁阳 15g。30 剂,水煎服。

讲析:痿者,四肢痿弱不用也。痿证,症见四肢痿弱,甚则四肢不用,久而久之,肌肉萎缩,瘫痪,临床上常见的是下肢的痿弱。痿证需要与痹证相鉴别。痹证以四肢关节疼痛为主,虽然病情严重者久而久之可导致瘫痪,但其主要症状是疼痛;而痿证主要是痿弱不用,没有肢体关节的疼痛,故痛与不痛是痹证和痿证两者的主要鉴别点。

197

痿证多虚证,亦可见实证。《素问·痿论》认为五脏虚热导致痿证:肺热叶焦,则生痿躄;心气热,则生脉痿;肝气热,发为筋痿;脾气热,发为肉痿;肾气热,发为骨痿。《素问·痿论》又云:"故阳明虚则宗筋纵,带脉不引,故足痿不用也。"脾胃虚弱可致痿证。《灵枢·本神》云:"恐惧而不解则伤精,精伤则骨酸痿厥。"其所言为肾精亏损而致痿证。《素问·生气通天论》云:"湿热不攘,大筋软短,小筋弛长,软短为拘,弛长为痿。"此乃言湿热致痿。后世李中梓、朱丹溪、李东垣等医家都认为痿证既有虚证,也有实证,如《丹溪心法》提出痿证有湿热、湿痰、气虚、血虚、瘀血等诸多证型。

此患者有疲乏、食少,自汗,乃典型气虚之证,辨为肺脾气虚;患者又有所谓基因的问题,即中医讲的先天因素,即肾虚,所以是气虚,病位在脾、肺、肾。此外,患者舌苔薄黄,脉细略数,有虚热之象,综合而言,为气虚兼虚热痿。

二诊:2020 年 9 月 19 日

病史如前,双下肢痿软无力,走路要人搀扶,疲乏,自汗,口苦,纳差,夜间睡时小腹部发热,小便黄,大便干结,5~6 天一次。舌苔薄,舌根部腻苔,脉细而数。

辨证:气虚夹热。

治法:益气补肾兼清热。

选方:五痿汤合鹿茸四斤丸。

处方:西洋参 10g,漂白术 10g,茯苓 10g,当归 10g,麦冬 10g,薏米 15g,黄柏 10g,知母 10g,黄芪 30g,熟地 15g,肉苁蓉 20g,菟丝子 15g,杜仲 10g,川牛膝 20g,木瓜 15g,炒鹿筋 15g,火麻仁 30g,甘草 6g。30 剂,水煎服。

讲析:此患者的主症是四肢痿弱,行步不正,属于中医的痿证。痿证的病因病机复杂,而且临床上多表现为虚实夹杂,以虚为主。

此患者的痿证有两个特点:一是全身虚弱症状明显,全身乏力,纳食少,自汗;二是有热,表现为大便秘结,小便黄,舌苔黄,脉细而数。两者结合起来就是虚热证,用程钟龄的五痿汤治疗最合适。又由于患者下肢行步不正,要加强筋骨的滋养作用,故合用《太平惠民和剂局方》鹿茸四斤丸。由于气虚自汗,加黄芪益气固表止汗;因为是虚证,大便秘结不能用大黄泻热,要用润肠通便药,故加火麻仁。

中医治病第一步,望闻问切全面诊查;第二步,综合分析,抓住病因、病机、病性;第三步,选方;第四步,开药,药是根据方来开的,根据患者的个体差异和兼症情况适当加减,药物的加减是有针对性、有目的的,不能随便加减。如果我们看病首先望闻问切不到位,其次不能辨证分析,然后不能正确选方,这个病就绝对治不好。我们中医看病不是说头痛开点川芎、白芷止痛,腰痛开点杜仲、牛膝壮腰,无力就开点黄芪、人参补气。这是西医的模式,西医讲究单味药的作用,中医是讲究整体作用,需要组方配伍。这一点必须明确,背离了这个规律,你的临床水平就无法提升,只能当一名下工。

案例二　病证并咳嗽案

曾某,男,70 岁。湖南邵阳人。

患者因脑瘤术后阵发癫痫 9 月余,咳嗽 1 周就诊。

患者有"脑瘤"病史,颅脑 CT 示:右额、顶叶多发占位性病变。于 2019 年 11 月行"脑圆形细胞瘤"手术,术后出现继发性癫痫,近 1 个月癫痫发作 3 次,最近 1 周受凉后出现咳嗽。现症见:阵发性癫痫发作,发则突然昏倒,神志不清,伴抽搐,口吐白沫,每次发作约几分钟,醒后如常人,稍感头晕。近 1 周咳嗽剧烈,咽痒,大便一日数次。舌苔薄白,脉滑。

辨证:①咳嗽(风寒犯肺);②痫证(风痰阻窍)。

治法:先疏风散寒、宣肺止咳治咳嗽;后化痰息风,开窍定痫治痫证。

选方:①贝夏止嗽散加味(此方先服)。

处方:浙贝 30g,法半夏 10g,杏仁 10g,桔梗 10g,炙紫菀 10g,百部 10g,白前 10g,陈皮 10g,荆芥 10g,甘草 6g。7 剂,水煎服。

选方:②定痫丸加味(此方后服)。

处方:丹参 15g,麦冬 10g,陈皮 10g,法半夏 10g,茯苓 30g,天麻 15g,浙贝 30g,胆南星 5g,石菖蒲 30g,炙远志 10g,僵蚕 30g,全蝎 5g,琥珀 6g(另包),白芷 20g,甘草 6g,生姜 3 片。30 剂,水煎服。另:鲜竹沥 10 盒(每盒 6 支),每日 2 支,兑服。

讲析:此患者有两个病,第一个病是痫证(即癫痫),因头部肿瘤术后继发,近 1 月内发作 3 次,发则手足抽搐,口中多痰,神志不清,这是典型的痫证特点;第二个病是咳嗽。

《素问·阴阳应象大论》讲:"故善治者治皮毛,其次治肌肤,其次治筋脉,其次治六腑,其次治五脏。治五脏者,半死半生也。"疾病是从皮毛传至经脉、六腑、然后进入五脏。防止传变,也是治未病的思想。所以这个患者首先要治咳嗽,然后治癫痫。

癫痫是西医的病名,中医称为痫证,属于神志病,《黄帝内经》称其为"巅疾",巅为病在脑。痫证是发作性的病证,会影响神志,比如智力低下,记忆力衰退,其特点是突然发作、不省人事、口中吐涎沫、四肢抽搐、喉中有叫声、意识复苏后如常人。这种病可由多方面的因素诱发,如紧张、激动、劳累、饥饿等。临床上将白天发作的癫痫称为阳痫,晚上发作的癫痫称为阴痫,无论是哪种痫证,都是风痰交阻影响神明,神窍被蒙所致。

患者的癫痫是要慢慢治疗的,要化痰息风。我要给他开两个处方:第一个方治疗咳嗽,用止嗽散加法半夏和贝母,称为贝夏止嗽散,法半夏和贝母是专门化痰的;第二个方治疗癫痫,用定痫丸加味,因为是头部手术后引起,加浙贝、白芷。川贝和浙贝均能化痰止咳,但是浙贝有消肿块的作用,消瘰丸和仙方活命饮中用的均是浙贝。

案例三　虚劳案

张某,女,41 岁。福建厦门人。
患者因反复气短乏力、头背畏冷 3 年就诊。

近 3 年患者反复因劳累、情绪激动、受寒后出现全身乏力,畏冷,自汗,西医诊断为"低钾血症"。现症见:气短乏力,呼吸不畅,阵发心慌,自汗,胸闷,平时头背部畏冷,夏天需戴帽子,口淡,口不干,纳差,食后腹胀,腰酸,小便次数不多,大便软,排便无力。苔薄白,脉沉细。

辨证:心阳虚。

治法:补心气、温心阳。

选方:保元汤合桂枝加龙骨牡蛎汤加味。

处方:红参 6g,黄芪 10g,桂枝 10g,白芍 10g,煅龙骨 30g,煅牡蛎 30g,
　　　　大枣 6g,厚朴 20g,炙甘草 10g,生姜 2 片。30 剂,水煎服。

讲析:患者刚才用了四个形容词描述自己的病症很严重,她说"特别疲乏、非常怕冷、非常畏风、纳食非常差"。西医的诊断是低钾血症,是代谢性的疾病。低钾血症有阵发性和持续性发作的不同,阵发性者发作时突然就动弹不得,持续性者表现为长期痿弱无力,但这不是痿证,患者四肢肌肉没有萎缩。中医认为此病与心、肾、肝有关。

这位患者既有气虚,也有阳虚。我之所以问了两遍"有没有口干"以及其大小便情况,目的就是搞清楚她是否有阳虚。对于这种典型的恶寒、恶风的患者要搞清楚是否有假象,真热假寒证表面上是寒象,实际是真热郁于内,阳气不能外达。她无口干口苦、无小便黄、大便结、脉数等症,肯定不是热证,她是一个虚寒证。要搞清楚虚寒的部位,所以问她小便多不多。如果是肾虚必然出现夜尿频多,甚至面足浮肿;如果是肝有问题,会出现腹部胀大,她的腹胀是食后胀,还兼有胸闷心慌,所以应该是心脾气虚兼阳虚,所以用保元汤合桂枝加龙骨牡蛎汤,腹胀加厚朴除胀。保元汤可以温心阳,补心气。桂枝加龙骨牡蛎汤出自《金匮要略》:"夫失精家,少腹弦急,阴头寒,目眩发落,脉极虚芤迟,为清谷,亡血,失精。脉得诸芤动微紧,男子失精,女子梦交,桂枝加龙骨牡蛎汤主之。"这告诉我们只有在阴损及阳的情况下才能用桂枝加龙骨牡蛎汤。《素问·生气通天论》云:"凡阴阳之要,阳密乃固。"阴阳两者平调的关键是以阳气为主导,阳气致密,外邪就不能袭扰人体,阴津就能固摄。如果自汗不止,长期漏汗,还可以用桂枝加附子汤。所以用桂枝加龙骨牡蛎汤也是通过温阳敛汗的。我们运用经方一定要融会贯通,灵活应用。

案例四　肺癌案

徐某,男,53岁。湖南浏阳人。

患者因咳嗽,咳痰,痰中带血半年就诊。

患者半年前出现咳嗽,咳痰,痰中带血,2020年8月5日在中南大学湘雅二医院检查肺部CT示:左上肺尖后段结节,纵隔多发稍大淋巴结,肺气肿,左上肺肺大疱,考虑肺部占位可能性大。现症见:咳嗽、咳痰,痰中带血,胸闷,气短,气喘,偶胸背痛,纳可。舌苔薄黄,脉细滑数。

辨证:痰热阻肺。

治法:清肺化痰,止咳平喘。

选方：桑贝止嗽散、黛蛤散合颠倒木金散加味。

处方：桑白皮 15g，浙贝 30g，杏仁 10g，桔梗 10g，炙紫菀 10g，百部 10g，白前 10g，陈皮 10g，白花蛇舌草 15g，青黛粉 8g，海蛤粉 15g，郁金 15g，广木香 6g，田七粉 6g，甘草 6g。30 剂，水煎服。嘱患者不能抽烟。

讲析：这是一个肺部占位病变，肺部占位的主症是咳嗽、咳痰、胸背痛、咳血，兼症为胸腔积液。我诊治了数千例肺癌病人，发现其从热化者居多，表现为舌苔黄腻，咳痰黄稠，甚至痰中带血。此患者的主症完全符合肺癌痰热阻肺的表现，故其治疗第一要止咳平喘，第二要清痰热，第三要止胸痛。

我们首先要了解肺的生理功能，肺司呼吸，肺气主肃降，肺气通于鼻，肺主皮毛，皮毛先受邪气，必然内传伤肺，所以呼吸道传染病一下子就伤及肺。肺部占位病变一般是痰水瘀互结而成，壅遏肺气，造成肺气不能肃降，发生咳喘、胸痛，因此要清痰热，降肺气，化瘀阻。故用桑贝止嗽散止咳化痰，黛蛤散治咳血，《医宗金鉴》的颠倒木金散治疗胸背疼痛，方中郁金活血化瘀，木香调理气机，故能治疼痛。为了加强止痛止血的作用，再加田七粉化瘀止血。若舌苔黄腻，可以合用小陷胸汤加强清热化痰的作用。

案例五　肝癌案

李某，男，50 岁。广东广州人。

患者因反复右上腹胀满、疼痛 2 月就诊。

患者 2 月前逐渐出现右上腹胀满、疼痛不适，到医院检查腹部 CT 示：肝癌伴肝内多发转移，腹膜后淋巴结转移。甲胎蛋白（AFP）2 000ng/ml。诊断为"肝癌"。因考虑肝癌伴多发淋巴结转移，无手术指征，故寻求中医治疗。现症见：右上腹胀甚，疼痛，口苦，时欲呕，面部浮肿，小便黄，大便时干时稀，日 1 次。舌红，苔黄腻，脉弦细数。

辨证：湿热中阻。

治法：清热利湿，软坚散结。

选方：中满分消丸合二甲散加味。

处方：党参 10g，炒白术 10g，茯苓 30g，猪苓 10g，泽泻 10g，陈皮 10g，

法半夏 10g,砂仁 10g,黄连 5g,黄芩 6g,干姜 3g,片姜黄 15g,竹茹 10g,生牡蛎 20g,炒鳖甲 30g,厚朴 30g,枳壳 10g,甘草 6g。30剂,水煎服。

讲析:随着现代化技术的发展,我们中医也要学会应用现代检测手段来帮助辨证,为治疗做参考,了解疾病的预后。但是中医开处方不能单凭检验结果,必须按照中医的四诊辨证分析,一定要搞清楚阴阳、表里、寒热、虚实,搞清楚病变部位在哪一个脏腑、哪一条经脉。

这个患者与前面看过的那个肝癌的患者,二人均有腹胀,但这个患者面部浮肿,说明水饮比前者严重。其舌苔黄腻,脉弦细数,这是湿热重。所以给这个患者的处方是中满分消丸合二甲散,中满分消丸治湿热臌胀,合用二甲散软坚散结,治疗腹部肿块。

中满分消有丸剂和汤剂,均出自《兰室秘藏》,中满分消汤是由温热药组成,治疗寒湿腹胀的;中满分消丸清热利湿,消胀除满,它是治疗湿热腹胀的,两个方子名字相似,作用却完全不一样,大家需要区分清楚。

案例六　心悸案

吴某,女,60 岁。湖南长沙人。

患者因胸闷心悸、消瘦 3 月就诊。

患者有"甲亢,甲状腺结节"病史,近 3 月出现胸闷、心悸、气促,全身乏力,体重减轻约 20 斤,服用西药(具体不详)治疗,症状仍未消除。现症见:胸闷,心悸,消瘦,乏力,易出汗,口干,眼干,目眩,咽喉不适,痰中少量血丝,偶耳鸣,纳食可,大便干结,每日 1 次。舌红少苔,脉细而结。

辨证:心气阴两虚。

治法:益气养阴。

选方:天王补心丹合消瘰丸加减。

处方:西洋参 10g,丹参 15g,玄参 10g,麦冬 30g,天冬 10g,生地 10g,熟地 10g,炒枣仁 20g,柏子仁 10g,炙远志 10g,茯神 10g,五味子 6g,浙贝 30g,生牡蛎 30g,桔梗 10g,夏枯草 10g,甘草 6g。30 剂,水煎服。

讲析:患者的主症,一是胸闷心悸,二是消瘦,三是口干。有"甲亢、甲状腺结节"病史,咽喉不利,时而痰中带血。舌红少苔,这是典型的阴虚征象,阴虚内热消灼津液,所以就会消瘦、口干、大便干;脉细而结这是心气虚而血液循环不畅的问题,所以她是心气虚加心阴虚。《伤寒论》云:"伤寒脉结代,心动悸,炙甘草汤主之。"这个患者用炙甘草汤合不合适呢?炙甘草汤是治疗阴阳两虚的,这位患者无一点阳虚,所以绝不能用炙甘草汤。她是典型的心阴虚,所以用天王补心丹滋补心阴,咽喉不利要合用玄贝甘桔汤及消瘰丸利咽,消结节。

案例七 痿证案

郑某,男,40 岁。湖南长沙人。

一诊:2019 年 6 月 22 日

患者因行走不稳,口齿不清 5 年,舌痛 1 年就诊。

患者 5 年前起病,全身乏力,右边肢体尤甚,兼麻木,行走不稳,多方医治无效,病情逐渐加重,西医诊断考虑为"多系统萎缩可能性大"。1 年前患者开始出现舌痛,进食加重,伴有饮水呛咳及吞咽困难,伸舌右偏,舌肌无萎缩,未见肌束震颤。现症见:疲乏,自汗,行走不利,行步时双腿摇摆不定,口齿不清,舌痛,喉中多痰,小便时黄。舌红,苔薄白腻,脉细。

既往有"颈椎病"病史。

辨证:气虚痰阻。

治法:益气化痰。

选方:导痰汤合参芪龙牡散加味。

处方:白参 10g,黄芪 40g,煅龙骨 30g,煅牡蛎 30g,陈皮 10g,法半夏 10g,茯苓 30g,枳实 10g,竹茹 10g,胆南星 5g,灯心草 6g,甘草 6g。30 剂,水煎服。

讲析:患者主症为行走不稳,口齿不清,喉中痰多,舌苔薄白腻,辨证为痰浊阻滞经络;其疲乏,自汗,脉细,为气虚之象。故先用导痰汤化痰通络,合参芪龙牡散益气敛汗。

二诊:2020 年 9 月 19 日

患者病情复杂,最近在西医院住院检查,明确诊断为"神经棘红细胞增多症、舞蹈症"。现症见:头部僵硬好转,无头晕,但头向右侧歪斜,口角抽动,口中涎多,口齿不清,四肢时有僵直麻木,大便正常,舌苔薄白而滑,脉细而滑。

辨证:风痰伤筋。

治法:疏风通络,化痰开窍。

选方:黄芪虫藤饮合解语丹。

处方:黄芪 40g,鸡血藤 10g,海风藤 10g,钩藤 30g,地龙 10g,僵蚕 30g,全蝎 5g,蜈蚣 1 条(去头足),石菖蒲 20g,炙远志 10g,天麻 20g,胆南星 5g,法半夏 10g,制白附子 5g,羌活 10g,广木香 6g,甘草 6g,生姜 3 片。30 剂,水煎服。

讲析:"神经棘红细胞增多症"是神经系统的一种罕见遗传病,一般是以口面部不自主地运动、肢体舞蹈、行走或步态不稳等症状为主。这种疾病西医没有特效治疗方法,所以寻求中医药治疗。中医治疗仍然是辨证施治,没有秘方或便捷之路,治疗难度很大。这个患者目前表现为僵直、麻木、头歪斜,这是筋的病变。"肝其充在筋",肝主筋、肝主风,肝与风气相通,此病为风伤筋;舌謇语涩,口中痰涎多,舌苔薄白滑,脉细而滑,这是痰的征象,二者联系起来就是风痰伤筋,治疗以黄芪虫藤饮疏风通络,以解语丹化痰开窍。疑难杂病治疗难度大,中医治疗也是改善患者症状,减轻患者痛苦,延缓病情进展,并需要与患者及家属沟通。

案例八 心悸案

罗某,男,34 岁。湖南娄底人。

患者因心悸心慌 1 月余就诊。

患者 1 月前突然起病,心慌、心悸不适,心脏彩超检查发现"二尖瓣脱垂,窦性心动过速",遂行"心脏瓣膜置换术",术后出现"心动过速",服用"美托洛尔"减慢心率。现症见:仍觉心悸、心慌,阵发胸部刺痛,烦躁不安,易发口疮,偶有失眠,口干,小便黄。舌红,舌边紫,舌下紫筋明显,苔黄腻,脉细而涩。

辨证:心气不足,痰热瘀阻。

治法:补益心气,清热化痰,活血通脉。

选方:十味温胆汤、小陷胸汤合颠倒木金散加减。

处方：西洋参 10g，丹参 30g，炒枣仁 30g，炙远志 10g，陈皮 10g，法半夏 10g，茯苓 15g，竹茹 10g，枳实 6g，黄连 3g，炒瓜壳 6g，郁金 15g，广木香 6g，炙甘草 10g。30 剂，水煎服。嘱咐患者不能劳累，不能生气。

讲析：此患者的主症为胸闷、心悸、阵发性胸部刺痛，因此，病位定在心脏。舌红，苔黄腻为痰热内扰；脉细涩一方面是虚证，一方面是瘀证，尤其是这个患者的舌边紫，舌下紫筋非常明显，这就意味着有瘀。综合分析，这个患者既有心气虚，又有痰热内阻，更有瘀阻心脉。所以治疗要既要补心气，又要化痰热，通心脉，故用十味温胆汤补心气，化痰浊，小陷胸汤清热化痰，合颠倒木金散行气止痛。

案例九　漏下并带下案

刘某，女，49 岁。湖南长沙人。

患者因黄带 5 年，阴道不规则流血 3 月就诊。

患者近 5 年来白带量多，色黄，西医诊断为"阴道息肉，阴道炎"。近 3 个月，每次月经均淋漓不尽，阴道少量流血，腹部用力时阴道流血增加，西医诊断为"功能失调性子宫出血"。现症见：阴道不规则流血，伴黄带，疲倦乏力，晨起口苦，前额头痛，大便时干时稀。舌淡红，舌根部苔薄黄腻，脉细。

辨证：冲任损伤，湿热下注。

治法：补气养血止血，清利湿热。

选方：胶艾汤合加参易黄汤加减。

处方：白参 10g，黄柏 10g，芡实 15g，怀山药 15g，白果 10g，车前子 10g，当归 5g，白芍 10g，川芎 6g，熟地 15g，阿胶珠 15g，蒲黄炭 15g，艾叶炭 10g，荆芥炭 10g，葛根 20g，白芷 20g，炙甘草 6g。30 剂，水煎服。嘱不喝酒，不劳累。

讲析：此患者有两个疾病，一是带下病 5 年，二是漏下病 3 个月。带下病有脾虚夹湿的白带、湿热下注的黄带，还有少见的五色带。这个患者是黄带，舌苔薄黄腻，所以是湿热下注所致。漏下病属于月经病范畴。这个患者的漏血属于虚证，一是年龄已经 49 岁了，二是因为体质较弱，脉细，中医称之为冲任损伤。《金匮要略》云："妇人有漏下者,有半产后因续下血都不绝者,有妊娠下血者。假令妊娠腹中痛,为胞阻,胶艾汤主之。"这个患者的阴道出血就是胶艾汤的主症。《傅青主女科》治疗湿热带下的主方是易黄汤,因为患者有气虚,所以要加人参补气,称之为加参易黄汤。患者额头痛加葛根、白芷、荆芥炭祛风止痛,同时荆芥炭还可以止血。

现场答疑

学员:肝积、肝癌患者用片姜黄的目的是活血吗? 药物是否会影响肝功能?

熊教授:肝积、肝癌患者如果有臌胀,用中满分消丸治疗,原方中有片姜黄,是活血祛瘀的药,并不影响肝功能。

学员:曾经读熊老书籍中的病案,有使用益胃汤的,为何加阿胶、白芍?

熊教授:益胃汤出自吴鞠通的《温病条辨》,由沙参、麦冬、玉竹、生地、冰糖组成,加白芍是养肝阴,没有肝阴虚不会加白芍,比如用一贯煎时加白芍就是这个道理。张仲景治疗脚挛急用芍药甘草汤,芍药配甘草酸甘化阴,酸以入肝,养肝阴,这就是白芍的作用。阿胶是滋阴养血的,非阴虚、血虚不会加阿胶。加药是针对具体情况而加的,不是说非加不可。

学员:临床诊治崩漏,如患者出现滑脉,则判断出血难止,如何辨治?

熊教授:滑者热也,是热证,崩漏往往是热证,不一定是要数脉,才是热证。患者出现滑脉,说明是实证,不是虚证。如果出血多,要用荆芩四物汤或者是芩连四物汤;如果是虚而兼热,要用胶艾汤加黄芩、荆芥炭。

学员:病案七患者是否可用桂枝加龙骨牡蛎汤?

熊教授:桂枝加龙骨牡蛎汤出自《金匮要略》,"夫失精家少腹弦急,阴头寒,目眩,发落,脉极虚芤迟,为清谷,亡血,失精。脉得诸芤动微紧,男子失精,女子梦交,桂枝加龙骨牡蛎汤主之。"这是治疗男子阳虚失精的,临床上也可治阳虚自汗。但病案七患者最大的特点是口涎不止,痰浊多,舌謇语涩,不是以自汗为主症,所以用桂枝加龙骨牡蛎汤不妥。

选方有两条原则:一要针对主症主病,必须与主症紧扣。这个患者的主病主症是什么,就治什么病。二要针对病机,要与病机相符合。如果病机是虚寒证,就要温阳补虚;是肾虚就补肾,肾阳虚补肾阳,肾阴虚滋肾阴;

血虚必须判断是哪个脏的血虚,如肝血虚、心血虚、心脾血虚;气虚也要根据不同的情况来选方,比如是典型的气虚自汗,没有火热证的,用补中益气汤;气虚下陷,有火,伴耳鸣,颈胀,用益气聪明汤;气虚,口渴,小便黄,用清暑益气汤;气虚,纳差,一身疼,用升阳益胃汤;气虚,月经漏下,用举元煎;气虚头痛,用顺气和中汤;气虚,腹中胀满的,用调中益气汤。

临床现场教学第68讲

时间：2020年10月17日

案例一 痹证案

高某，女，71岁。河南郑州人。

患者因左腿疼痛，不能站立行走1月就诊。

患者发现"肺癌"6月余，正在进行靶向药物治疗，近1月来出现左腿疼痛，不能站立行走，检查发现"肺癌骨转移"。现症见：左腿疼痛，站立行走困难，喉中有白痰，但仅轻微咳嗽，无咳血及胸痛。舌紫，苔黄白相兼，脉滑数。

辨证：湿热瘀阻。

治法：活血通络兼祛湿热。

选方：身痛逐瘀汤加味。

处方：黄芪15g，苍术6g，黄柏10g，川牛膝20g，地龙6g，独活10g，秦艽10g，五灵脂10g，香附10g，当归5g，川芎6g，煅乳香6g，桃仁10g，红花6g，浙贝30g，煅没药6g，甘草6g。30剂，水煎服。

讲析：患者虽有肺癌病史，但目前无咳血，轻微咳嗽、不喘、无胸部不适，可见肺部本身症状不明显。现主症是左腿疼痛不能行走，这是肺癌影响到骨，西医称"肺癌骨转移"，因此治疗的重点在腿痛。患者主症是左腿疼痛不能行走，疼痛剧烈，稍有咳嗽，有白痰，舌质紫，舌苔黄白相间，脉滑数，这是痰热、湿热兼瘀。既有湿热瘀阻经络，导致左腿疼痛，又有痰热在肺。因此既要通瘀阻，又要祛湿热，化痰热。选用身痛逐瘀汤活血通络兼祛湿热,加浙贝母化痰。

关于上面的处方用药:第一,身痛逐瘀汤中无乳香,此患者加乳香活血止痛;第二,治疗上肢疼痛用羌活,治疗下肢疼痛用独活,故身痛逐瘀汤中羌活改独活;第三,因为乳香、没药的气味很大,量大的话患者很难喝药,所以乳香、没药只开6g。

案例二　内伤发热案

尹某,男,13岁。河南人。

患儿因间断性发热5月,加重2月就诊。

患儿5月前起病,不明原因出现发热,中等程度发热为主,在某三甲医院发热门诊全面检查未见异常,西医未明确诊断。最近2月发热加重,体温逐渐升高,甚则高达40℃,每日发作,发作次数时多时少。现症见:夜间发热较日间轻,只有腋下发热,发热时无汗,随后大汗热退,伴心烦焦虑,手颤抖,无恶寒,无口干、口苦及呕吐等症,二便正常。舌苔薄黄,脉细。

辨证:肝经虚热。

治法:清肝经虚热。

选方:清骨散加羚羊角。

处方:银柴胡15g,地骨皮15g,秦艽10g,知母15g,炒鳖甲30g,胡黄连5g,丹皮10g,生地15g,青蒿10g,甘草6g,羚羊角2g。15剂,水煎服。

讲析:这是一个特殊病例,原因不明的内伤发热,其特点,第一,患儿局部发热,重点在腋下。第二,热势很高,甚则高达40℃。我们可以用排除法辨证。发热但不恶寒,且病程长达5个月,首先排除外感;发热无身痛、头痛,排除痹证;发热,无扁桃体肿大、咳嗽、咽喉痛,排除扁桃体炎;发热,无大便秘结,无腹胀,排除阳明腑实证。对于阵发性的发热,如果说是疟疾,必有先恶寒,后发热,后面有头痛症状;如果是邪伏膜原,它会有两腋下发热,但邪伏膜原必定有胸闷、泛恶欲呕,并且舌苔厚腻。

患者的特点就是腋下发热,肝胆经脉走腋下,病在肝胆,但他又没有口苦,亦无其他兼症,所以这个病比较蹊跷,只能试探性地用方。用个什么方呢?用清骨散加羚羊角清肝热。清骨散的基本方是青蒿鳖甲汤,是清虚热的。这并不是一个实热病，没有大渴大汗，并且脉细，所以要用清骨散，为什么要加羚羊角呢？考虑到他是腋下突出的发热，而且热势很高。这里当然要考虑几个方，比如说腋下发热，可以用龙胆泻肝汤，为什么不用呢？用龙胆泻肝汤患者必须要有三个特点：口苦、小便黄、脉象弦数。所以，当前只能用清骨散加羚羊角。希望用药后发热的程度和发作的次数能减轻。

案例三　痉证案

汪某,男,60 岁。湖南株洲人。

患者因双侧眼睑痉挛，口唇不自主活动 3 年，加重 1 年就诊。

患者有"梅杰综合征"病史 3 年，多方治疗，疗效不显。现症见：双侧眼睑痉挛，眨眼频繁，面颊有紧缩感，不能自如地咀嚼食物，口干口苦，痰不多。舌苔黄腻，脉弦细数。

辨证：湿热夹风。

治法：清热祛湿，祛风止痉。

选方：甘露消毒丹合天麻止痉散。

处方：茵陈 10g，通草 6g，滑石 15g，白蔻仁 6g，黄芩 10g，川贝 5g，藿香 10g，石菖蒲 10g，射干 10g，薄荷 10g，连翘 10g，天麻 20g，僵蚕 30g，全蝎 5g，蜈蚣 1 条（去头足），甘草 6g。30 剂，水煎服。

讲析：患者舌苔黄腻是湿热之象，脉弦者风也，数者热也，因此是湿热夹风。风主痉，面部肌肉痉挛就是风。风是怎么引起的呢？是湿热引起的。患者初看是阴虚动风，要用镇肝熄风汤，但是舌苔黄腻是湿热，非阴虚。因此用甘露消毒丹清热利湿合天麻止痉散祛风止痉。

案例四　胃癌案

龙某，男，58 岁。湖南长沙人。

患者因胃癌术后胃痛、呕逆 2 月余就诊。

患者既往有"心律失常、心房纤颤"病史，2 月前发现"胃癌"，遂行胃癌根治手术，术后已化疗 3 次。现症见：手术伤口部位在进食、活动后略有疼痛，食欲较差，略有恶心，面色黑，大便正常。舌淡红，苔薄黄腻，脉细滑而结。

辨证：脾胃虚弱兼瘀滞。

治法：健脾和胃兼祛瘀。

选方：香砂六君子汤加味。

处方：白参10g，炒白术10g，茯苓20g，法半夏10g，广木香6g，陈皮10g，砂仁10g，白花蛇舌草15g，田七粉6g，丹参20g，郁金10g，神曲10g，山楂10g，竹茹10g，甘草6g。30剂，水煎服。

讲析：患者患胃部恶性肿瘤，已经手术并化疗，所以现在第一要恢复肠胃功能，第二恢复体质，第三防止胃癌复发、转移。防止复发、防止转移，我们中医有一个思想，叫治未病。就是已经得了这个病，不能让它传变、发展，尤其是这种恶性病变，治未病是中医的一种思维方法和治疗手段。

第一要尽快恢复肠胃功能，恢复肠胃功能就能迅速恢复体质，复发的概率就低。第二减轻化疗药物的副作用，比如说疲倦、口干、呕吐、食欲不振，以及自汗、掉头发等等。

现在关键是要恢复肠胃功能，用香砂六君子汤；因为患者面色发黑，脉象结，舌头有点紫，提示有瘀，要加丹参、三七、郁金三味药；再加神曲、山楂促进消化，加竹茹止呕逆，加白花蛇舌草抗肿瘤。

案例五　崩漏案

段某，女，41岁。湖南岳阳人。

患者因月经量多、疲倦乏力半年就诊。

患者半年前开始月经量增多，淋漓不尽，且经期紊乱，曾经有3个月每月行经3次。因阴道不规则流血，曾在东莞某医院住院治疗，西医诊断为"骨髓增生异常综合征，血小板减少，巨幼细胞贫血"。2020年7月、10月曾输血2次，为提高疗效，寻求中医治疗。现症见：末次月经为9月30日，量多，行经7天。未见斑疹，但碰撞后皮下易青紫，口腔侧壁溃疡，伴腰痛，精神欠佳，纳食较差。舌边齿痕明显，舌苔薄，黄白相间稍腻，脉细。

辨证：气虚为主，兼有血热。

治法：补气清热，固崩止血。

选方：归脾汤合二至丸。

处方:党参 15g,黄芪 20g,熟地 10g,续断 20g,炙远志 10g,炒枣仁 15g,
　　桂圆肉 10g,茯苓 10g,杜仲 10g,广木香 10g,阿胶珠(蒲黄炒)
　　15g,当归 5g,蒲黄炭 15g,女贞子 15g,墨旱莲 15g,炙甘草 10g。
　　20 剂,水煎服。

讲析:患者精神疲乏,舌边齿痕明显,脉细,这是典型的虚证。贫血和
患者血崩直接相关,月经量多,曾经一个月行经 3 次,月经先期量多,就是
标准的崩漏,所以导致她贫血。西医讲血小板减少,中医诊断往往是血热,
患者症状可有齿衄,斑疹等。血小板减少有两种情况,一种是常见的血热,
另外一种是气虚不固。这个患者脉细,舌边齿痕明显,而且精神疲乏,是典
型的气虚。但是舌苔薄黄腻,有齿衄,因此兼有血热。此患者以气虚为主,
兼有血热。因此主方要用归脾汤加地黄、阿胶珠,再合二至丸。归脾汤加
地黄,后世称黑归脾汤,这个患者就要加地黄,为什么呢? 因为她贫血。患
者腰痛,再加续断、杜仲补肾壮腰。

案例六　舌癌术后案

李某,男,52 岁。湖南常德人。

患者因舌癌术后 2 月就诊。

患者 2 月前因发现"舌癌"并行手术治疗。现症见:舌形歪斜,咽红,
鼻塞,流涕,2 日前有较少鼻衄,左颈淋巴结略肿大。舌苔黄腻,脉弦而数。

辨证:痰热壅滞。

治法:清热化痰。

选方:甘露消毒丹合苍耳子散加减。

处方:土茯苓 20g,通草 6g,滑石 20g,连翘 15g,石菖蒲 10g,黄芩 15g,
　　藿香 10g,射干 10g,浙贝母 30g,白芷 30g,苍耳子 10g,辛夷 10g,
　　薄荷 15g,白蔻仁 6g,白茅根 15g,白花蛇舌草 15g,夏枯草 10g。
　　30 剂,水煎服。

讲析:舌癌是五官科常见的肿瘤,常见舌体肿胀、疼痛、膨大,手术以后
往往出现口噤、舌难以伸出口外,常常并发鼻咽炎,或喉咙痛,或鼻塞流涕,
常可见颈部耳下淋巴结肿大。

患者已经做了手术切除肿块,现在的症状表现为舌形歪斜,有咽炎、鼻

炎症状,颈部肿大的淋巴结一侧已经摘除,但左耳下仍有肿胀。舌苔黄腻,意味着痰热未尽,脉细而数,脉细提示体质比较弱,数脉意味着有热。因此,治疗要有针对性,首先清痰热,尤其是口咽部位的痰热,用甘露消毒丹;其次,散风邪,通鼻窍,用苍耳子散。甘露消毒丹里的茵陈改用土茯苓,重在清湿热解毒,加白花蛇舌草抗恶性肿瘤,加夏枯草治淋巴结肿大,川贝改成浙贝,因为浙贝可以化痰散结。苍耳子散《医学入门》又称为芷夷散,方中的主药不是苍耳子,是白芷,白芷的用量非常大,要超过其他三味药的总量,这是苍耳子散的药量特点。

案例七　痹证案

刘某,男,38 岁。湖南长沙人。

患者因颈、背疼痛反复发作 1 年,加重伴头晕 3 个月就诊。

患者一直从事网络写作工作,伏案工作时间较长,有"颈椎病;高血压 2 级,高血压心脏病"病史,B 超示:左心室扩大,脂肪肝。现症见:久站后颈部、后背、肩部酸胀疼痛,血压高时有头晕,后脑偶有疼痛,未见手麻、耳鸣,夜尿 1~2 次,大便可。舌边紫,舌苔薄黄,脉细稍弦。

辨证:瘀阻经络兼肝阳上亢。

治法:活血通络,平肝潜阳。

选方:葛根姜黄散合天麻钩藤饮加减。

处方:葛根 30g,片姜黄 15g,威灵仙 15g,天麻 20g,钩藤 20g,石决明 20g,益母草 10g,黄芩 10g,茯苓 10g,桑寄生 10g,怀牛膝 20g,桃仁 8g,杜仲 15g,夜交藤 10g,甘草 6g。30 剂,水煎服。

讲析:患者主要问题一是颈椎病,二是血压稍高。长期伏案学习工作影响了颈椎,因此,我建议患者每一小时要起身活动一下。患者颈椎有问题,颈部血脉瘀阻,经络不通,解决这个问题后血压也容易控制。患者目前高血压症状不严重,又与颈椎病有直接关系,因此现在主要解决颈椎病,用葛根姜黄散合天麻钩藤饮。

葛根姜黄散是我专治颈椎病的一个验方。如果是瘀重的,要加炮山甲通瘀,但这个患者瘀阻不严重,疼痛不严重,所以加桃仁活血化瘀就可以了。

临床现场教学第68讲

天麻钩藤饮可以用于治疗肝阳上亢的高血压头晕、头痛。原方中有黄芩、栀子清热，因为热不重，因此只用黄芩，去栀子。临床处方时用栀子这味药要注意，《伤寒论》讲"凡用栀子汤，病人旧微溏者，不可与服之"，因为服用栀子后易致大便溏泄，现在药店的炮制方法都不是那么到位，我们必须考虑这一点，因此用栀子要慎重。

案例八　肠癌案

贺某，女，55 岁。湖南娄底人。

患者因直肠癌术后肛门疼痛 2 月就诊。

患者去年 11 月底发现"直肠癌"，后行手术切除肿瘤。今年 8 月初出现肛门部位疼痛，遂来诊。现症见：直肠有占位感，肛门部位疼痛有重坠感，大便次数多，干稀不定，难解出，无黏冻，无便血，口苦，小便黄。舌苔黄白相兼而不腻，左脉细，右脉细滑数。

辨证：气虚兼肠道湿热。

治法：补中益气，清泻湿热。

选方：补中益气汤加味。

处方：白参 10g，黄芪 20g，陈皮 10g，当归 6g，炒白术 10g，升麻 8g，柴胡 10g，黄芩 10g，赤小豆 15g，黄柏 10g，槟榔 10g，白花蛇舌草 15g，炙甘草 15g。20 剂，水煎服。

讲析：切脉是四诊中必不可少的一种诊断方法，但是这个脉诊是很难学好的，为什么呢？因为它不仅仅要读书，更重要的是要临床实践。很多医生往往把切脉流于形式，有些人切脉，脉诊的地方都不对，连寸关尺的部位都分不清；有些人切脉，一边切脉一边东张西望，不认真。切脉是否准确，医家一定要全神贯注，要找准部位，要对脉象形态熟悉，更重要的是指下要敏感、精神要高度专注。脉诊的实践性很强，它不是小功夫，特别是生死攸关的危急重症、疑难患者，要格外注意切脉，这点很重要。

比如这个患者，左脉很细、很弱，右脉细而数，考虑气虚夹热。舌苔黄白相兼而薄腻，所以辨证为气虚夹湿热。病位在直肠，已经做过手术，现在肛门坠胀、大便难出，其原因一是气虚下坠，二是肠中湿热阻滞。

临床现场教学第 68 讲

215

案例九　肝硬化并皮肤瘙痒案

肖某,女,50 岁。湖南娄底人。

一诊:2020 年 6 月 20 日

患者因全身皮肤瘙痒、面黄、目黄 2 月余就诊。

患者有"肝硬化,肝源性黄疸,脾功能亢进"病史多年,去年做了"脾脏切除"手术,近 2 月来病情加重,出现全身皮肤瘙痒,面黄,目黄,检查发现"总胆红素 115.3μmol/L,谷草转氨酶 156.3U/L"。现症见:全身皮肤瘙痒,面部、目睛轻度黄染,皮肤干燥发黑,腰痛,大便稀溏,小便黄。舌淡,苔薄白,脉细。

辨证:血虚生风。

治法:养血祛风。

选方:当归饮子加味。

处方:黄芪 30g,当归 6g,白芍 10g,川芎 3g,生地 10g,首乌片 10g,刺蒺藜 15g,荆芥 6g,防风 6g,白鲜皮 10g,苦参 10g,茵陈 30g,甘草 6g。30 剂,水煎服。

讲析:患者有"肝硬化"病史多年,肝藏血,肝脏受损导致血液循环不好,所以肝病容易有血虚、出血或血瘀的症状,表现为面色无华,月经量少,或便血、齿衄、鼻衄,或黑疸、面部发黑等。又因肝主疏泄,影响气机,气机不畅,水液停滞则出现腹水,所以肝硬化患者要么有瘀证,要么有腹水,治疗时应该注意这两种情况,要问清楚患者腹部是否胀大,若为臌胀者,常见有青筋暴露,腹部胀大等。

此患者的主症为全身皮肤瘙痒,且皮肤干燥,脉细,舌淡,此乃血虚,肌肤失荣。皮肤失去滋养会出现瘙痒,多见于老年人,冬天更甚。其舌苔不黄,没有火热;黄疸不甚,不按黄疸治疗;腹部不胀,没有瘀血和腹水;皮肤干燥发黑,是血液不荣于皮肤引起的。古人说"治风先治血,血行风自灭",所以用当归饮子养血活血,祛风止痒,加茵陈利湿退黄。

二诊:2020 年 8 月 22 日

患者服药后,全身皮肤瘙痒已止,黄疸已退。现症见:齿衄,口干口苦。舌苔薄白,脉弦细而数。

辨证:胃热阴虚。

治法:清胃热,滋肾阴。

选方:茜根散加减。

处方:茜草炭15g,生地15g,丹皮15g,黄芩10g,侧柏炭10g,阿胶珠(烊化)10g,白茅根15g,茵陈30g,栀子炭10g,蒲黄炭10g。20剂,水煎服。嘱患者忌饮酒。

讲析:"肝硬化、脾功能亢进"患者,尤其是脾亢导致血小板减少的患者,西医治疗一般需要切除脾脏,以防有出血倾向,出现消化道出血。肝硬化患者的症状主要有两个方面:一方面是腹腔积液;另一方面是出血,如齿衄,鼻衄,呕血,便血。上次患者来就诊时诉全身痒,那是由于血虚兼黄疸所致,必须养血兼消除黄疸才能止痒。此次患者主要问题是牙龈出血,脉数,小便黄,必有热。叶天士在《温热论》中指出:"齿为肾之余,龈为胃之络。"齿衄主要考虑胃火和肾阴不足的虚火这两方面。此位乃为肝硬化患者,肝与胃是相克的关系,肝与肾是母子关系,治疗宜清胃热,滋肾阴,方选茜根散,加栀子炭、茵陈、白茅根、蒲黄炭清热凉血止血。

三诊:2020年10月17日

患者经上两次治疗后,身痒、腹胀好转,无腹痛,但眼圈发黑,黑里透黄,黄里透黑,时有齿衄,口干。近日大便溏,小便黄。舌苔转薄白,脉细数。

辨证:肝郁脾虚兼瘀。

治法:疏肝、健脾、祛瘀。

选方:丹栀逍遥散加减。

处方:茵陈30g,当归5g,赤芍15g,炒白术10g,茯苓20g,杜仲15g,柴胡10g,川牛膝15g,黄芩10g,丹皮15g,炒鳖甲30g,甘草6g。30剂,水煎服。

讲析:患者脉数,小便黄,辨证有热,但是患者口不苦、舌苔不黄,说明热较前减轻。现在黄疸基本消退,关键是眼圈发黑,这就是黑疸,黑里透黄,黄里透黑。患者是肝硬化,腹胀减轻,但是仍有气滞。因此要疏肝、健脾、祛瘀,用丹栀逍遥丸加减。现患者大便溏,因此去栀子改成黄芩,加茵陈退黄,加鳖甲入肝软坚散结,并加杜仲、牛膝治腰痛。

现场答疑

学员：舌癌术后的那位患者，辨证是痰热证，为何不用小陷胸汤、清气化痰丸，而用甘露消毒丹呢？

熊教授：小陷胸汤是治疗痰热阻塞胸肺的，张仲景讲："小结胸病，正在心下，按之则痛，脉浮滑者，小陷胸汤主之。"明确指出痰热阻滞在胸膈和肺就用小陷胸汤。清气化痰丸可以治疗痰热阻于胸肺的咳嗽气喘。这个患者不是这个情况，而是痰热阻在上焦咽喉部位，病位有区别，所以不用小陷胸汤和清气化痰丸。

学员：请问在临床中，如果出现了脉象和症状不符甚至相反的情况，我们应该如何处理？

熊教授：中医治病讲究标本缓急，《素问·标本病传论》就明确地阐述了什么情况下治标，什么情况下治本。一般原则，我们治病是要治本的，但是，当患者出现急症的时候，必须先治标。所以，"小大不利，治其标"，凡是大小便不通的急症，必须先治其标，我们后世总结为"急则治其标，缓则治其本"。还有一点，"谨察间甚，以意调之；间者并行，甚者独行"，这是《素问·标本病传论》的原文，什么叫"谨察间甚"呢，就是要严格审查标本之间的关系，有的是标本同病，有的是本病为主，或者是标病为主。我们在治疗的时候，凡是标本同病、慢性病和急性病同时重要的，要并重治疗，这叫做"间者并行"。如果哪一个方面是严重的、哪一个方面是次要的，那我们就要抓住主要矛盾，"甚者独行"，独行就是要先治主要的，这就是基本的原则。

临床上，还有一种脉象与症状不一致的，有些甚至是矛盾的，可能是虚实夹杂、寒热错杂，或者虚实真假、寒热真假。对于这样的患者，我们必须搞清楚他的寒热虚实的夹杂情况，弄清楚寒热虚实的真假情况。这是临床具体问题，要仔细认真地辨清其病变本质。

学员：选择的主方，君药需要舍弃，会改变此方的效用并产生影响吗？

熊教授：选择了主方，君药一般不会舍弃。我们用方是有加减的，某一个方针对某一个主症，针对某一个病机，无论是针对主症或病机，它都有它主要的作用，这是我们必须掌握的。在这个主要作用的前提下，针对患者的病机以及主症选方，这才是方证合拍，也可以叫做方证相符。如果患者

临床现场教学第68讲

因为其他的因素,比如说体质、气候、特殊兼症或痼疾等因素,需要酌情加减,那我们加减的时候,一定是有针对性的。主方不能变,变了就不是所谓主方了,这一点是不能含糊的。

学员:为什么案例九肝硬化患者皮肤瘙痒却不用止痒的药?

熊教授:请注意,凡是黄疸患者的皮肤瘙痒一般都是因黄疸引起的,不要以为它是风热,更不要作为湿疹治疗,黄疸消退就可以止痒。该例患者皮肤瘙痒不仅有黄疸,而且有血虚,养血祛风、除黄疸,所以瘙痒止了。

学员:请问肺部肿瘤引起的胸背疼痛用什么方治疗?

熊教授:肺部肿瘤现在几乎已经成为一个常见病,发病率相当高,我的门诊上看了好几千例患者了,几乎每天门诊都有,对这个病也积累了很多诊治经验。肺部肿瘤的主症有咳嗽、气喘、胸痛、背痛、咳嗽带血等。胸痛的病机主要有两种:第一种是痰热结聚在胸,造成胸肺的气机不利,治疗以小陷胸汤为主方;第二种是由于病久造成胸膈和肺络瘀阻,这种情况要祛瘀,主方是颠倒散,又叫木金颠倒散(广木香、郁金)。如果背痛可以加片姜黄通络止痛,胸痛明显加田七祛瘀止痛,疼痛严重还可以加玄胡活血行气止痛。也就是说,肺部肿瘤引起的胸痛要分两类,一类是痰热阻滞,另一类是血络瘀阻,要辨清楚这两种情况分别用药。

临床现场教学第69讲

案例一 痹证案

刘某,男,68岁。湖南衡阳人。

患者因左上肢及胸部以下烧灼感1年余就诊。

患者于2019年5月份开始出现左上肢及胸部以下有烧灼感,如开水烫的感觉,西医诊断为"颈椎病(脊髓型)",考虑颈髓受压,压迫神经所致,于2020年3月行颈椎手术,术后上述症状无缓解,且病情加重,故来求治。现症见:左上肢及胸部以下烦热不休,尤以下肢为甚,兼麻木不仁,酸疼,双脚微肿,但测体温不高,口苦,小便微黄。舌边紫,舌苔黄腻,脉沉细。

辨证:湿热瘀阻。

治法:清热除湿,化瘀通络。

选方:加味二妙散合补阳还五汤加味。

处方:黄芪30g,归尾5g,赤芍10g,桃仁10g,红花6g,川芎5g,地龙6g,苍术5g,黄柏10g,川牛膝20g,草薢10g,秦艽10g,汉防己2g,炒龟板20g,知母15g,龙胆草6g,木瓜15g,甘草6g。30剂,水煎服。

讲析:患者舌边紫,苔黄腻,是一个典型的湿热痹阻经络,导致脉络瘀阻不通的病证。因此,治疗第一要清湿热,第二要通经络。由于患者自己感觉烦热严重,所以再加两味药,知母和龙胆草。为什么加龙胆草?因为其烧灼感主要在下肢。

案例二 喘证兼脑膜瘤案

黄某,女,57 岁。湖南临澧人。

患者因反复气喘 5 年就诊。

患者气喘反复发作 5 年,西医诊断为"肺气肿",住院期间检查颅脑 CT 发现:蝶骨脑膜瘤。现症见:气喘,痰不多,稍感疲倦,纳食较差,头部时作痉挛,头晕。舌苔薄白,脉细而滑。

辨证:气虚夹痰浊。

治法:益气化痰,培土生金。

选方:金水六君煎合天麻止痉散加味。

处方:党参 10g,炒白术 10g,茯苓 30g,陈皮 10g,法半夏 10g,当归 5g,熟地 10g,天麻 15g,僵蚕 20g,全蝎 5g,浙贝 30g,夏枯草 10g,白花蛇舌草 15g,甘草 6g。30 剂,水煎服。

讲析:这个患者有两个问题,一是有多年的气喘病,二是发现脑膜有个小瘤子,但是没有典型的头痛症状。颅内肿瘤一般有几个典型症状:一是头痛头晕,有严重的头晕,睁不开眼,起不了床;二是视力模糊;三是呕吐,严重的还会造成半身不遂,肢体僵硬。但这个患者没有这些典型的症状,所以仍应治其气喘病,兼治脑膜瘤。

气喘病有发作期,有休止期,跟哮病是一样的。不感冒都不发作,一感冒就发病。这是一个慢性病,目前处于休止期。

治气喘休止期,用培土生金法补肺气,用的方是《景岳全书》的金水六君煎,原方是二陈汤加当归、熟地,我改为六君子汤加当归、熟地,效果更好。其次,要防止他的脑膜瘤长大或者出现症状,用天麻止痉散加夏枯草、白花蛇舌草、浙贝母。这里要重用茯苓、浙贝两味药,均用 30g。因为脑肿瘤最容易脑积水,气喘最容易出现饮邪,所以重用茯苓化饮。《金匮要略》里治水气病,治气喘重用茯苓,就是这个意思。浙贝不仅化痰浊还有消肿块的作用,香贝养荣汤、仙方活命饮这些消肿的方都用浙贝,就是这个道理。

案例三 乳蛾案

徐某,女,4 岁 10 个月。湖南邵阳人。

患者因反复咽痛 2 年,加重 3 天就诊。

患儿每逢天气变冷则易患病,反复患"肺炎",发则咳嗽、高热,甚则抽搐,咳嗽一般持续半个月,平素易发口腔溃疡,西医诊断为"慢性扁桃体炎"。现症见:咽痛,喉中扁桃体略大,不咳,大便秘结。舌红,苔薄黄,纹紫。

辨证: 肺气郁闭,胃火上冲。

治法: 宣散肺热,清泻胃火。

选方: 玄贝升降散合银翘马勃散加减。

处方: 玄参 10g,浙贝母 15g,桔梗 10g,僵蚕 10g,蝉衣 6g,片姜黄 6g,酒大黄 3g,金银花 10g,连翘 15g,射干 6g,牛蒡子 8g,马勃 5g,蚤休 6g,板蓝根 10g,甘草 6g。15 剂,水煎服。

讲析: 首先我们要了解何为咽? 何为喉? 咽和喉各有什么功能?《素问·太阴阳明论》讲"喉主天气,咽主地气",天气者,空气也;地气者,水谷之气也。"喉主天气"就是喉司呼吸,"咽主地气"就是咽纳水谷。

《难经》讲了"七冲门","唇为飞门,齿为户门,会厌为吸门"。会厌在咽喉这个部位,就像个活塞,吞水、吞谷的时候这个活塞会把气管关闭。平时它是张开的,空气就从那里经过,这是一个关隘,所以严格地讲,咽与喉是有区别的。由于咽是纳水谷的,由胃所主,喉是司呼吸的,由肺所主,因此,咽喉这个部位是肺胃两个脏腑所主。

肺主呼吸,肺主皮毛,外邪伤人,首先犯皮毛。《素问·阴阳应象大论》讲:"邪风之至,疾如风雨,故善治者治皮毛。"《灵枢·百病始生》讲:"是故虚邪之中人也,始于皮肤,皮肤缓则腠理开,开则邪从毛发入……"《素问·咳论》讲:"皮毛者,肺之合也,皮毛先受邪气,邪气以从其合也。"外邪伤人,首先伤的是皮毛,实际上是伤肺。

胃者,主燥也,胃肠是相互关联的。患儿胃火比较重,胃燥就重,外邪入里,胃火上升,这时候一个寒包火的症状就出现了:发热,恶寒,咽喉肿痛,咳嗽,呕吐,口渴,大便秘结。

所以治疗第一要宣散肺之风热,第二泻阳明胃肠实火,而对此小儿的选方要注意兼顾抽搐和口腔溃疡的病。第一个方要用玄贝升降散,就是升降散与玄贝甘桔汤的合方,玄贝甘桔汤是治咽喉炎的,升降散是治急性喉痹的,出自清代医家杨栗山。第二个方用银翘马勃散,这个方出自吴鞠通的《温病条辨》。

案例四　头痛案

郭某,女,49 岁。湖南常德人。

一诊:2020 年 7 月 18 日

患者因反复头痛 20 年就诊。

患者有"血管神经性头痛"病史 20 年,头痛反复发作。现症见:反复头痛,劳累后加剧,右侧偏头痛连及左右眉棱骨、鼻翼,前额疼痛,伴头晕,畏风,口苦。舌红,苔薄黄,脉细。

辨证:气虚兼风客少阳、阳明经头痛。

治法:益气升清,祛风通络止痛。

选方:顺气和中汤合散偏汤、选奇汤。

处方:白参 10g,黄芪 30g,炒白术 10g,当归 6g,陈皮 10g,升麻 6g,柴胡 10g,白芍 10g,细辛 5g,蔓荆子 10g,川芎 10g,白芷 30g,香附 10g,法半夏 10g,白芥子 10g,羌活 10g,防风 10g,黄芩 10g,天麻 15g,藁本 15g,炙甘草 10g。30 剂,水煎服。

讲析:头痛的辨证纲领就是辨外感、内伤。此患者头痛 20 年,说明是内伤头痛;其头痛有个明显的特点就是遇劳则发,因此是气虚头痛,其头痛而畏风,遇风加重,说明有风邪;其次,头痛部位是右侧偏头痛连及眉棱骨,说明是阳明经、少阳经头痛。因此,这个患者就是气虚头痛,兼风袭阳明、少阳经。所以第一个方用顺气和中汤,这是治疗气虚头痛的主方,第二个方选散偏汤治疗偏头痛,第三个方合用选奇汤治疗阳明头痛。

二诊:2020 年 11 月 21 日

患者服药后症状稍微减轻,仍有右侧偏头痛,肩颈部胀,胃中胀,食后腹胀,大便稀。舌边齿痕,苔薄白腻,脉细而弦。

辨证:脾胃气虚,痰阻瘀停。

治法:补脾益气,化痰通络止痛。

选方:顺气和中汤合散偏汤、天麻止痉散加味。

处方:党参 15g,黄芪 15g,炒白术 10g,当归 5g,陈皮 10g,升麻 6g,柴胡 10g,白芍 10g,川芎 10g,细辛 5g,蔓荆子 10g,法半夏 10g,香附 10g,白芷 30g,白芥子 15g,天麻 20g,僵蚕 30g,全蝎 5g,蜈蚣 1 条(去头足),葛根 30g,厚朴 20g,甘草 6g。30 剂,水煎服。

讲析:患者的主症一是偏头痛,二是颈椎痛,三是脾胃气虚症状。由于患者舌苔薄白腻,舌边有齿痕,辨证属气虚脾虚;脉细而弦,弦为风,细为虚也。上次使用顺气和中汤合散偏汤,这是对的,这次依然使用。但是这次要加天麻止痉散祛风,还要加葛根治疗颈部胀痛,再加厚朴治疗腹胀。

案例五　斑疹案

万某,女,45 岁。湖南岳阳人。

患者因反复颜面及上肢红斑伴乏力 13 年,加重半年就诊。

患者 13 年前开始出现颜面及上肢末端红斑皮疹,反复发作,伴肢体乏力,西医诊断为"系统性红斑狼疮;皮肌炎",多方治疗,疗效不显,最近半年病情加重,遂来求治。现症见:颜面及上肢皮疹密布,痒甚,颈背部皮疹色黑,肢体乏力。舌红,苔黄白而腻,脉细数。

辨证:风热瘀阻于肌肤。

治法:疏风清热化瘀。

选方:紫红消风散加味。

处方:紫草 10g,红花 6g,苦参 10g,知母 10g,生石膏 15g,苍术 6g,黄柏 10g,荆芥 6g,防风 10g,生地 10g,当归尾 5g,牛蒡子 10g,蝉衣 10g,金银花 10g,连翘 10g,甘草 6g。20 剂,水煎服。

讲析:皮肤病有很多种,就斑疹而言,皮下出现瘀点,成片成块者为斑,成点状者为疹。斑是斑,疹是疹,此与疱疹要明确区别,疱疹里面有风疹、火疹、湿疹,严重的有癣,还有一些其他疾病,比如带状疱疹、剥脱性疱疹等等,凡此诸疹,均突出于皮肤。而不透出皮肤之上的斑疹则属于血证。《医宗金鉴·伤寒心法要诀》记载:"痧白疹红如肤粟,斑红如豆片连连。红轻赤重黑多死,淡红稀暗是阴寒。"

此患者皮肤其实是长疹子,疹子抓破后局部瘀阻形成黑色,不是真正的黑疹。这是个风热之证,因为脉细而数,舌上有黄腻苔,风热日久,形成表皮局部瘀阻,因此使用紫红消风散,即消风散中加紫草、红花活血化瘀。

案例六 肠癌术后案

李某,女,52 岁。河南南阳人。

患者因直肠癌术后、化疗后半年就诊。

患者半年前被诊断为"直肠癌",即行手术并化疗,术后身体虚弱,全身乏力。现症见:疲乏,食少,腹中胀气,矢气频作,口苦,偶有齿衄,大便时溏时干。舌苔薄黄稍腻,脉细滑略数。

辨证:脾气虚夹湿热。

治法:补脾益气,清热除湿。

选方:香砂六君子汤合连朴饮加味。

处方:白参片 8g,炒白术 10g,茯苓 20g,陈皮 10g,法半夏 10g,砂仁 10g,广木香 6g,黄连 3g,厚朴 30g,川牛膝 15g,木瓜 15g,炙甘草 10g。30 剂,水煎服。

讲析:此案是一个肿瘤手术、化疗后的患者,肿瘤发病后的特点及传变规律我们都要掌握,肿瘤辨证是要辨部位,辨痰瘀,辨寒热,辨虚实,我把它概括为"肿瘤四辨"。

现在西医对于肿瘤的治疗方法主要有三种:第一种是手术,第二种是放疗和化疗,第三种是靶向药物治疗。如果患者病前体质好,后遗症不明显,体质弱的则痛苦很明显。而这种后遗症常常表现为以下两种情况:一种是以气虚、血虚为主,一种是以阴虚为主,这是基本的规律。

此患者就是典型的脾胃气虚,疲乏,食少,腹胀,甚至于大便溏,说明还夹有湿热的病变,所以有口苦,舌苔黄而稍腻,综合考虑,辨为脾胃气虚夹湿热,治疗要健脾胃,清湿热。

案例七　痹证并目蒙案

褚某,女,43岁。湖北武汉人。

患者因反复左侧肢体乏力麻木、目蒙2年就诊。

患者既往有"高血压"病史,发现"视神经脊髓炎"2年,目前激素治疗中。现症见:左侧半身麻、胀,紧束感,左手无力,眼花,视物模糊,眼眵多,发病时伴口苦,偏头痛,大便正常。舌紫,苔薄黄,脉细。

辨证:气虚血瘀,肝经风火。

治法:补气活血,搜风通络,兼清肝火。

选方:补阳还五汤合天麻虫藤饮加味。

处方:黄芪40g,归尾5g,赤芍10g,川芎5g,桃仁10g,红花6g,地龙5g,僵蚕20g,全蝎5g,蜈蚣1条(去头足),鸡血藤10g,海风藤10g,钩藤30g,天麻20g,草决明20g,菊花10g,羚羊角(另包,先煎)1g,甘草6g。30剂,水煎服。

讲析:西医检查所得出的结果,中医在诊断治疗疾病的时候,必须将其作为参考。古书中有治疗"视神经脊髓炎"的方吗?没有。我们中医治病,必须根据四诊所得资料辨清寒热、虚实。

西医治病,根据临床症状、结合视触叩听、依据理化检验结果,明确疾病诊断,按照诊疗方案或指南,决定下一步治疗方法,治疗的方案基本上是统一的,没有太多的异议。中医治病就比较复杂了,通过中医诊断,然后辨证,诊断水平不一致,辨证的思维水平不一致,选方要依靠对方药熟稔的程度,照样不一致,这是中、西医治疗疾病的不同点。为什么中医不好学?又要读书,又要临床,又要分析,逻辑思维要非常清晰,诊断分析要非常敏捷,方药知识要非常熟练。

此患者的主症是左半身麻木,视力明显下降,眼眵多,舌紫苔薄黄,脉细。其中,舌紫,脉细,是气虚加血络不通;左半身麻木不仁甚至有痉挛之感,是风;眼中多眼眵,苔薄黄,是肝经之火。所以要补气、通络、搜风,兼以清肝火。用补阳还五汤益气活血通络,合天麻虫藤饮搜风通络,再加菊花、草决明、羚羊角清肝火。

案例八　胃痛案

刘某,男,49 岁。湖南娄底人。

患者因上腹部疼痛 6 年就诊。

患者有"慢性胃炎,十二指肠球部溃疡,慢性肠炎"病史 6 年,碳 14 呼气试验:阴性。现症见:胃部有烧灼感,时有隐痛,腹胀,矢气,大便稀溏,每日 3 次。舌苔薄黄,脉细而弦。

辨证:肝胃气滞兼郁热。

治法:疏肝泄热,行气和胃。

选方:柴胡疏肝散合金铃子散、香砂连朴饮加味。

处方:柴胡 10g,白芍 10g,香附 10g,陈皮 10g,玄胡 10g,川楝子 10g,广木香 6g,黄连 5g,厚朴 20g,砂仁 10g,枳实 10g,甘草 6g。20 剂,水煎服。

讲析:此患者的病变部位主要在胃肠。胃腑以通为顺,以降为和,若不通不降则见胃痛、胃胀。若外寒直中则胃中冷痛;气滞郁而化火则有胃脘嘈杂,胃中有烧灼感等症状;若影响到大肠传导功能,则有便溏。故临床诊断必须辨明气血、寒热、虚实,才能选方用药。

此患者舌苔薄黄,脉弦细,为肝气郁而化火影响到胃,即肝胃郁热,用柴胡疏肝散合金铃子散疏肝泄热、行气和胃止痛,有很好的效果。柴胡疏肝散出自《景岳全书》,是在四逆散的基础上加香附、陈皮、川芎而成,金铃子散出自《太平惠民和剂局方》。因为这个患者还有腹胀,大便稀溏且一天 3 次的情况,所以还要选用香砂连朴饮,连朴饮又称王氏连朴饮,出自王孟英的《温热经纬》。此处减去了原方中的菖蒲、半夏、栀子、芦根、淡豆豉等味,再加木香、砂仁行气消胀。

案例九　咳嗽并干燥综合征案

丁某,女,46 岁。湖南永州人。

患者因反复咽干 3 年,咳嗽 3 天就诊。

患者有"干燥综合征"病史 3 年,口、鼻、咽、眼干燥,咽干尤甚,自诉服用中药大补阴丸效果不佳,近日受凉感冒咳嗽。现症见:口干咽干,鼻干眼干,以中午和半夜尤甚,手足心热,腰酸疲乏,失眠多梦,大便干燥,每日多次。舌苔薄白而滑,脉细。

辨证:①咳嗽(凉燥);②燥证(肺胃气阴两虚)。

治法:先宣肺润燥止咳,后甘寒养阴,兼以益气治燥证。

选方:①杏苏散加味(此方先服)。

处方:杏仁10g,苏叶10g,法半夏6g,陈皮10g,前胡10g,桔梗10g,茯苓10g,麦冬15g,花粉15g,甘草6g。5剂,水煎服。

选方:②加参甘露饮去黄芩加花粉(此方后服)。

处方:西洋参片10g,玄参30g,生地20g,麦冬30g,天冬15g,石斛15g,花粉15g,炙枇杷叶10g,枳壳6g,炒枣仁30g,合欢皮20g,甘草6g。30剂,水煎服。嘱患者戒辛辣烧烤。

讲析:这个患者有两个问题,一个是多处干燥的症状,另一个是新感咳嗽。为什么有干燥的症状呢?是因为阴液亏虚,主要是肺、胃的阴液不足,不能濡养皮肤毛窍。其次这个患者有新感,是先有气阴两虚,近有外感。《金匮要略》曰:"夫病痼疾,加以卒病,当先治其卒病,后乃治其痼疾也。"因此,要先治感冒咳嗽,选用杏苏散,此方出自《温病条辨》。温病论燥有温燥、凉燥,初秋为温,晚秋为凉。温燥用桑杏汤,凉燥用杏苏散。现在时节已经入冬,且这个患者舌苔薄白而滑,所以这个患者要用杏苏散。

然后对于这些干燥的病症,选用甘露饮。因为有气阴两虚,所以加了西洋参和花粉。原方有黄芩,这里要去掉,因为苦从燥化能伤阴,这个患者口不苦,说明没有热象,如果用了苦药,就会有伤阴的情况,所以只能用甘寒养阴。

案例十　月经量少兼夜尿多案

曾某,女,34岁。湖南常德人。

患者因月经量少、夜尿多、脱发2年就诊。

患者既往有多次流产病史。现症见:月经量少,经期2~3天,点滴即净,伴有小血块,全身疲乏,夜尿多,白带多,脱发较甚,腰酸腿软,失眠,小便黄。苔薄白,脉细略数。

辨证：肾阴虚，兼血虚。

治法：补肾缩尿，养血行经。

选方：左归饮、加味缩泉丸合柏子仁丸加减。

处方：怀山药 15g，枣皮 15g，杜仲 10g，当归 6g，枸杞 15g，怀牛膝 15g，覆盆子 20g，桑螵蛸 20g，益智仁 10g，黄柏 6g，柏子仁 10g，泽兰 10g，生卷柏 15g。30 剂，水煎服。

讲析：患者的病症主要有两个，一个是月经量少，另一个是夜尿多和脱发。仔细想想，它们之间是有联系的。肾主骨，其华在发，主水而司膀胱开合，肾主冲任而灌注气血于胞宫。因此，肾阴虚不能濡养冲任，冲任血虚，则月经量少；精血不足，头发失养则脱发；肾虚不固，则夜尿频多。针对夜尿频，用加味缩泉丸，其实补肾缩泉就可以治疗脱发，原方有乌药，因为患者脉细数，有热象，乌药性温，所以将乌药换成黄柏。针对月经量少，用左归饮合柏子仁丸。加味缩泉丸出自《太平惠民和剂局方》，左归饮出自《景岳全书》，柏子仁丸出自《医宗金鉴·妇科心法要诀》。

现场答疑

学员：请问熊老，您曾经写过有一个发热而扁桃体肿大的病案，处方中加蚤休的目的是什么？

熊教授：蚤休，俗名叫七叶一枝花，它是治疗咽部和颈部肿块的，它有清热、解毒、息风、消结节的作用。以前蚤休没有炮制，服用后反而引起喉咙不舒服，所以以前不敢用。现在中药房的蚤休已经炮制过了，我就敢用了。扁桃体肿大加一点蚤休，无非就是加强清热、消结节这个作用。

学员：请问四妙散和加味二妙散在辨证治疗上有什么区别？

熊教授：四妙散就是朱丹溪的二妙散加牛膝、薏米，它的作用是清下焦湿热的。加味二妙散出自《医宗金鉴·杂病心法要诀》，是用来治痿证的，不是治疗痹证的，所以有龟板，用来治湿热痿。"加味二妙湿热痿，两足痿软热难当"这是它的原文，两者是有区别的。

我在临床上经常把加味二妙散去掉龟板用来治疗痹证，它清热利湿的作用比四妙散更全面，所以我不用四妙散，而用加味二妙散就是这个道理。

学员：患者有"多囊卵巢综合征"病史，一直服用西药维持月经，此次停药后 3 月未来月经，经前小腹胀，食量增加，请问中医该如何治疗？

熊教授：育龄期妇女月经 3 个月未至，首先考虑是否怀有身孕。停经的原因有很多，有怀孕，也有闭经，或者月经后期即月经推迟。闭经的病证有实证，也有虚证。

闭经必须以虚实为纲来辨证，实证的有瘀血，有水饮，有寒湿，有气郁；虚证的有气血不足如气虚、血虚，有肾精亏虚、肝肾亏损，需要辨证施治。还应注意肺痨病患者也会出现闭经的症状，过去在农村多见，为精血亏损，伴见干咳，咳血，月经不至，中医称之为血枯经闭，需用特殊方药"劫劳散"治疗，"劫劳散用参苓芍，归地甘芪半味胶"。

停经还需要注意其生理的特殊情况，有季经之人，三月一至；甚则有暗经之人，一生不来月经仍可怀孕生子，这种情况无需治疗。

临床现场教学第70讲

时间：2020年12月19日

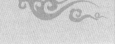

案例一　肝癌案

王某，女，76岁。山东青岛人。

一诊：2020年7月18日

患者因上腹部疼痛反复发作5年，伴腰及右臀部疼痛1月就诊。

患者有"慢性乙型肝炎、肝硬化"病史，近5年来反复右上腹连及胃脘部疼痛，此次1月前又出现腰及右臀部疼痛，CT检查发现"肝部占位病变、胆囊结石、腰椎间盘突出"，肝功能检查示谷草转氨酶70.16U/L，甲胎蛋白（AFP）>30.40ng/ml。现症见：右上腹胀痛，连及胃脘部，腰部及右臀部疼痛，双足微肿，口苦不显，小便黄。舌边略紫，舌底紫筋明显，舌苔薄黄，脉弦数。

辨证：瘀阻夹湿热。

治法：活血散瘀止痛，清热利湿消肿。

选方：三甲散、金铃子散合身痛逐瘀汤加味。

处方：炒鳖甲30g，生牡蛎20g，炮甲6g，川楝子10g，玄胡10g，苍术6g，黄柏10g，川牛膝20g，独活10g，秦艽10g，当归6g，川芎6g，五灵脂10g，煅乳香6g，煅没药6g，桃仁8g，红花5g，香附10g，茯苓30g，大腹皮10g，甘草6g。30剂，水煎服。嘱勿饮酒，勿弯腰负重。

讲析：此患者有肝病和腰椎间盘突出两个病，这两个病可以相互影响。

首先患者有肝硬化和肝癌，并且出现了足肿，主要是瘀阻和水湿内停，瘀和水可以互结。要防止肝腹水和水肿，要防止瘀阻后出现严重的疼痛，所以治疗要祛瘀、利水湿。

腰椎间盘突出，西医认为是腰椎间盘突出压迫了坐骨神经，其实就是瘀阻导致了经络不通，所以说两者在治疗上可以有联系。但这个患者有个复杂的因素，他舌苔薄黄，脉象弦数，小便黄。脉象弦数意味着从热化，故原有水湿变成湿热，所以是瘀阻夹有湿热。

既要治肝，又要治腰。选用三甲散、金铃子散、身痛逐瘀汤加减治疗。"三甲散"即牡蛎、炮甲和鳖甲，这是直入肝脏，散瘀、止痛、消肿块的。金铃子散出自《太平惠民和剂局方》，是入肝、理气止痛的。身痛逐瘀汤是王清任《医林改错》的方，治疗瘀血身痛，可以用来治疗坐骨神经痛。

二诊：2020 年 9 月 19 日

病史如前，现症见：胃脘部胀、硬满，伴腰痛。舌苔薄黄，舌边紫，舌下紫筋明显，脉弦。

辨证：气滞血瘀。

治法：行气活血，软坚散结。

选方：二金汤合三甲散加味。

处方：鸡内金 20g，海金沙 15g，厚朴 20g，猪苓 10g，大腹皮 10g，通草 6g，茯苓 30g，生牡蛎 30g，炒鳖甲 30g，炮甲 6g。30 剂，水煎服。嘱勿饮酒。

讲析：大家知道肝硬化、肝癌其实是两种疾病，相对来说肝硬化好治，肝癌难治，预后差。这位患者的肝癌是由肝硬化发展而来的，她的主症是胃胀硬满，但无胃痛，兼有腰痛，其他的兼症不多，如黄疸、齿衄、鼻衄、大便稀或大便秘结、小便黄等症状都没有。为什么要问她有无齿衄、鼻衄呢？因为肝藏血，肝为血脏，肝脏有病导致气机不畅，气郁容易化火，迫血妄行，所以肝硬化和肝癌患者百分之几十都出现齿衄、鼻衄。

她现在的症状第一是肝脾肿大，胃部胀满，第二才是腰痛，所以治疗就是要解决肝脾的肿大，缓解胃脘部胀满和疼痛。治疗肝病首先要了解肝脏的生理功能，肝藏血，肝主气机疏泄，肝与胆相表里，肝与胃是木和土的关系。这些基本知识掌握后，我们就会知道肝脏有病，还应该考虑其他什么情况，肝气是否乘脾胃？肝胆相火是否上炎？肝是否有瘀血？是否有气滞？这就是我们考虑的重点。

患者舌边紫，舌下紫筋明显，脉弦，弦为肝病，舌有瘀象。她现在的症状主要是气血瘀滞引起的，火象不明显。要解决气血瘀滞，就用两个方，一个是二金汤，出自吴鞠通《温病条辨》，主治"黄疸而肿胀者"，这个黄疸讲的是湿热黄疸，现在患者无黄疸症状，二金汤就是治疗腹胀。由于二金汤只能清湿热理气机，无祛瘀作用，因此合用三甲散。三甲散中的炮甲消瘀去肿块，仙方活命饮的主药就是炮甲，治疗瘀血腰痛的主方通气散，主药是炮甲。鳖甲是消肝脏肿块的，《金匮要略》用鳖甲煎丸治疗疟母。生牡蛎也可以软坚散结，小柴胡汤的加减应用中，胁下痞硬者去大枣加生牡蛎，消瘰丸治疗瘰疬的主药为浙贝、生牡蛎以软坚化肿块。所以三甲散的作用是软坚、破积、化肿块。加茯苓帮助猪苓利水，防止肝腹水，这也是中医治未病思想的体现。

三诊：2020 年 12 月 19 日

患者服药后胃脘胀满明显减轻，无口干，无口苦，无齿衄、鼻衄，手上青筋暴露，嘴唇发黯，纳寐可，小便黄，大便可。舌边紫，苔薄黄腻，脉弦略数。

辨证：肝胆湿热，气滞血瘀。

治法：疏肝活血，清热利湿，软坚散结。

选方：四逆散、二金汤合三甲散加味。

处方：柴胡 10g，赤芍 15g，枳实 10g，鸡内金 15g，海金沙 15g，厚朴 15g，猪苓 10g，大腹皮 10g，通草 6g，生牡蛎 20g，炒鳖甲 30g，炮甲 5g，丹皮 10g，山栀子 6g，甘草 6g。30 剂，水煎服。

讲析：患者是肝癌，主症为胃部硬满且胀痛，通过前两次的治疗，胃脘胀满疼痛明显减轻，自觉无明显不适，但是察看患者舌苔黄腻，脉弦略数，这是肝胆有湿热的表现。此外，患者脉弦，主肝气滞涩；舌底紫筋明显，手上青筋暴露，嘴唇发黯，此为瘀象，故有气滞血瘀证候。综上，此患者辨证为气滞血瘀，兼湿热，病位在肝。所以治疗第一个方要选用二金汤，尽管患者现在腹部不胀，但要防止她腹胀，防止她出现腹水。第二个方是三甲散，直接入肝脏，软坚散结消瘀。第三个方合用四逆散，疏理肝气。因为这三个方中都没有清火热的药，所以再加丹皮、栀子这两味药清泻肝热。

案例二　肺癌案

莫某,男,57 岁。湖南衡阳人。

患者因肺癌放疗、化疗后 1 年就诊。

患者 2019 年体检发现"肺癌",在当地医院做了放疗和化疗,此次复查胸部 CT 发现"胸腔积液"。现症见:时有咳嗽,咳吐白痰,轻度胃脘胀满,纳食较差。舌苔黄腻,脉细滑数。

辨证:痰热阻滞兼肺脾气虚。

治法:清热化痰兼健脾益气。

选方:桑贝小陷胸汤合六君子汤加味。

处方:党参 10g,白术 10g,茯苓 40g,陈皮 10g,法半夏 10g,厚朴 20g,桑白皮 15g,浙贝母 30g,黄连 5g,炒瓜壳 6g,白花蛇舌草 15g,甘草 6g。30 剂,水煎服。

讲析:患者检查发现肺癌、胸腔积液,通过化疗后咳嗽、胸脘痞闷减轻了,但是有轻度的胃脘胀满,舌苔黄腻,脉细滑数。他有三个主要问题,第一是痰热未尽,因为舌苔黄腻,脉象滑数,这意味着胸肺痰热未尽。第二是化疗后有虚弱现象,表现为面色有点黯黄,食后脘胀,还有疲乏感。第三是肺部 CT 检查发现胸腔积液,这与痰热阻塞有关系,可以进一步确定除了痰热外还有轻度的胸水,这是要解决的问题。这个患者是虚实夹杂之证。实,为痰热阻塞胸肺,兼有胸水;虚,乃脾肺气虚。所以我们治疗的时候一要清痰热,化水饮;二要治脾虚。大家知道,脾者,土也,肺者,金也。补肺必先补脾,培土生金,这是我们中医的理论。因此,要给他开两个方,第一个方是桑贝小陷胸汤,就是桑贝散合《伤寒论》的小陷胸汤,这是清肺热、化痰浊的。第二个方是六君子汤,补脾气的。因为食后脘胀,加厚朴消胀。茯苓为什么用 40g? 因为茯苓可以健脾化饮,无论是《伤寒论》,还是《金匮要略》,张仲景用茯苓就是化饮的。如果肺部水饮多,表现为胸闷腹胀、面部浮肿、严重足肿,特别是气喘,那就要改方了,他现在水饮不多,所以只用一味茯苓足矣。炒瓜壳为什么只用 6g 呢? 因为瓜壳含油,炮制时如果炒得不好,服用后就容易导致腹泻,所以瓜壳不能重用。

案例三　风疹并面油风案

周某,女,26 岁。上海人。

患者因反复面部瘙痒伴全身风团 5 年就诊。

患者颜面生疮,全身皮肤瘙痒,瘙痒时起风团,有皮肤划痕症,面部红疹瘙痒时抓破流血,无渗水。夏天发病次数多,白天和晚上发病无区别。平时易过敏,西医诊断为"慢性荨麻疹",病史已 5 年,每次发作均服用西药(氯雷他定等)治疗,病情反复不愈。现症见:颜面生疮,全身皮肤瘙痒,瘙痒时起风团,月经后期,经量少,大便偏干。舌苔薄白,脉细数。

辨证:风热夹瘀。

治法:清热祛风,活血除疹。

选方:紫萍消风散加味。

处方:紫草 10g,浮萍 10g,苦参 10g,知母 10g,生石膏 15g,苍术 5g,黄柏 10g,生地黄 10g,当归尾 5g,牛蒡子 10g,蝉衣 10g,白鲜皮 10g,金银花 15g,连翘 15g,甘草 6g。30 剂,水煎服。

讲析:患者的病是风疹块加面疮,她在描述的过程中还讲了皮肤划痕症,病史已 5 年。临床上单独的面疮,在中医外科书上称为"面油风"。我们知道,面部属阳明,《伤寒论》讲"阳明病,面合色赤",说明面部属阳明。单独的面疮是中焦的火热加风邪佛郁在面部,这是单独的病症。初见患者以为她是单独的面疮,但后面发现她不仅仅有面疮而且全身发风疹块,并且是过敏性的皮肤病,有皮肤划痕症。所以她是以风疹块为主兼有面疮,两者要结合治疗。为什么要问两遍其大便怎么样? 月经怎么样? 大便如果秘结,必然是阳明的火盛。月经量少,这是有瘀。两者合起来就是血热夹瘀,是瘀热,治疗需清热凉血,化瘀祛风。注意我们治疗风疹的时候,往往要用活血、凉血的药物,因为它是风热之毒渗入血脉之中。

下面我来讲一讲风疹、湿疹、火疹以及麻疹等病的特点:风疹游走不定,全身遍发,以痒为主。湿疹以下肢为主,但全身也发,《医宗金鉴》记载有"四弯风",即专门发在四肢弯曲的部位,比如手肘弯、膝盖弯,甚至腋下、腹股沟,这是湿疹。湿疹还有一个更重要的特点,那就是抓破后必先渗水,后流血。火疹,会脱皮,西医讲的"剥脱性皮炎"属火疹。麻疹现在少有，麻疹是传染病，必兼见发热、咳嗽等症。清代《麻科活人全书》是专讲治麻疹的，麻疹要按照初热期、透疹期、收没期来分期治疗。

案例四　呕吐案

康某，男，54 岁。湖南娄底人。

患者因呕吐 2 天就诊。

患者既往有"胆总管、十二指肠占位"病史，已经手术并放疗、化疗治疗，近 2 日出现呕吐。现症见：呕吐，吐出物有酸味和苦味，呃逆，不欲饮食，全身疲倦乏力，口干，大便 2 天未解。舌淡红，舌苔黄腻，脉细弱。

辨证：脾胃气虚，痰热中阻。

治法：清化痰热，降逆止呕，兼顾胃气。

选方：黄芩温胆汤合人参大黄汤。

处方：西洋参 8g，黄芩 10g，陈皮 10g，法半夏 10g，枳实 10g，竹茹 20g，茯苓 15g，甘草 6g。15 剂，水煎服。另包：大黄 15g，分 3 包，每日 5g 煎服，后下。

讲析：肿瘤要辨清虚实、寒热和部位。肿瘤初起、形体壮实者多实证，病久体虚、年老、手术及放疗、化疗后者多虚证。此患者手术并放疗、化疗后，腹部不疼不胀，现在主症是疲乏、不欲食、呕吐，三大主症。如果患者舌上无苔或少苔，则是胃阴虚所致。但该患者舌苔黄腻，呕吐有苦味和酸味，这是痰热堵塞胃脘，胃气上逆造成的；疲乏不欲食、脉细弱为脾胃气虚。因此，治疗一要顾胃气，二要化痰热。"呕吐者，胃气上逆也"，他刚才还补充说他时有打嗝，打嗝就是呃逆，也属于胃气上逆所致。另外他大便干结，两天未解。所以用人参大黄汤合黄芩温胆汤。大黄只能暂用，急则治标，把热往下降一下就可以止呕了，绝不能久用，久用会伤胃气。所以大黄要另包，只开三天的量，不能天天服用。

案例五　下肢畏冷案

张某，女，45 岁。湖南岳阳人。

患者因反复下肢畏冷 6 年就诊。

患者腰以下怕冷,尤其是下肢冷,夏天不敢穿裙子,尤觉下肢冷甚,多方就医无效,西医检查无异常。现症见:下肢畏冷,手冷不甚,月经正常,颜面生斑,大便不干。舌底紫筋明显,舌苔薄黄腻,右脉偏大,左脉细。

辨证:气虚血瘀,湿热阻络。

治法:益气活血,清热利湿通络。

选方:补阳还五汤合四妙散加减。

处方:黄芪 30g,归尾 5g,赤芍 10g,川芎 5g,桃仁 10g,红花 6g,地龙 8g,苍术 8g,黄柏 6g,薏米 20g,川牛膝 20g。20 剂,水煎服。

讲析:这个患者病证比较复杂,中年女性,唯独下肢冷,而且热天冷得厉害些,下肢不疼、不酸、不胀、不麻、不肿,又没有其他的症状,那是不是属于肾虚呢? 年轻人也有肾虚的,但患者夜尿不多,所以不是肾虚。或者是否是上热下寒呢? 但患者口不苦,没有口腔溃疡,所以也不是上热下寒。再看舌象,她舌苔薄黄腻,舌底紫筋明显,所以这个病是经络不通加下焦湿热,治疗要祛瘀活络、通血脉、清湿热,用补阳还五汤活血通络,合四妙散清热利湿。该患者特点在于舌下紫筋明显和舌苔薄黄腻,不是舌淡。不能一听说畏冷就认为是阳虚,滥用附子、干姜一派温阳之品。

案例六　下肢麻木案

罗某,男,45 岁。湖南岳阳人。

患者因双下肢麻木、乏力 4 年余就诊。

患者双下肢麻木、乏力,病已 4 年,血压正常,西医诊断考虑"周围神经病",用甲钴胺等药物疗效不显,遂求治于中医。现症见:双下肢麻木,乏力,走路有脚踩棉花感,行走不稳,双下肢时有痉挛,时有手麻木,时有头晕,感觉天旋地转,偶有巅顶头痛,口黏,小便黄。舌边紫,苔黄腻,脉细而弦数。

辨证:湿热瘀阻兼气虚。

治法:益气活血,搜风通络,清热利湿。

选方:黄芪虫藤饮合四妙散加味。

处方:黄芪 30g,鸡血藤 10g,海风藤 10g,钩藤 30g,地龙 6g,僵蚕 30g,全蝎 5g,蜈蚣 1 条(去头足),苍术 6g,黄柏 10g,川牛膝 15g,薏

临床现场教学第 70 讲

苡仁 15g，木瓜 15g，天麻 30g，藁本 15g，红花 6g，甘草 6g。30剂，水煎服。

讲析：本病的特点和主症是四肢麻木，行走不稳，如踩棉花，兼有头晕，脉弦细，首先应考虑是否有高血压，但患者自述血压正常。故本病的焦点在于肝风。因风气通于肝，肝主筋，风伤筋，可出现麻木、震颤、抽掣。该患者现在有麻木，下肢痉挛，并且有头晕，这便是风；结合患者脉象数，舌苔黄，口黏，小便黄，提示兼有湿热；舌边紫，经络不通，是有瘀象，故治疗要搜风、清湿热、化瘀通络。大家注意患者有巅顶头痛这一兼症，巅顶头痛属于厥阴肝风，但本患者并不是吴茱萸汤证，是由于肝风引起的。故处方用黄芪虫藤饮加天麻、藁本搜风通络；用四妙散加木瓜清湿热治脚挛急，并加一味红花活血化瘀。

案例七　梅核气案

成某，女，40 岁。湖南娄底人。

患者因咽喉部梗阻感 1 年就诊。

患者有"慢性食管炎、慢性胃炎"病史多年。自诉生气后咽喉部窒息梗阻感明显，似有人掐脖子一般。现症见：咽喉部梗阻感，咽部不干不痛，喉间痰不多，时有呃逆，胃中烧灼感或胀气，口苦，反酸，阵发心慌，全身乏力，夜寐不安。舌苔薄白，脉弦滑而细数。

辨证：痰气互结，肝火犯胃。

治法：理气化痰，清肝和胃。

选方：半夏厚朴汤合姜黄颠倒散、栀子厚朴汤加味。

处方：法半夏 10g，厚朴 20g，紫苏梗 10g，茯苓 15g，片姜黄 15g，郁金 15g，广木香 6g，栀子 8g，枳实 10g，浙贝母 30g，瓦楞子 15g，甘草 6g。30 剂，水煎服。嘱调情志，少生气。

讲析：此病因为情志不畅，痰气互结，聚于咽喉，导致咽喉部梗阻感；气郁化火，肝火犯胃，导致胃中烧灼感、胀气、呃逆、口苦、反酸。西医诊断为"慢性食管炎或慢性胃炎"，其实为功能性疾病，心情平和、高兴则症状消失，情绪不好则病情加重。半夏厚朴汤出自《金匮要略》，颠倒散原方为木金颠倒散，加片姜黄，则为姜黄颠倒散，栀子厚朴汤出自《伤寒论》，三方合用能理气化痰,疏肝和胃,清热消满。加瓦楞子、浙贝母制酸,为了降气将原方中的苏叶改为苏梗。

案例八　痛风案

李某,男,36 岁。湖南娄底人。

患者因膝关节以下胀痛 8 年,加重 2 年就诊。

患者有"高血压、2 型糖尿病、痛风"病史 10 余年,平素嗜食肥甘厚腻及饮酒,形体肥胖,血尿酸增高,近日检查血尿酸 480mmol/L。现症见:膝关节以下胀痛,以右足大趾及脚踝明显,右脚趾关节处可见明显红肿,伴腰痛,影响下蹲动作,口苦口干,失眠多梦。舌紫,苔黄腻,脉弦数。

辨证:湿热夹瘀。

治法:清热利湿,祛瘀止痛。

选方:加味二妙散合活络效灵丹加减。

处方:苍术 8g,黄柏 10g,川牛膝 20g,萆薢 10g,秦艽 10g,当归 6g,防己 8g,薏苡仁 20g,煅乳香 6g,煅没药 6g,天麻 15g。30 剂,水煎服。
　　　嘱患者忌饮酒,忌食海鲜、动物内脏及豆制品。

讲析:脉象弦数常见于高血压患者,患者已告知有高血压。舌紫,瘀也;黄腻苔,湿热也,这个病便是湿热夹瘀。古人已经认识到痛风病就是湿热夹瘀所致。但这其中还有痰浊,痛风病日久形成痛风石,便是痰浊夹瘀。朱丹溪有一个上中下通用痛风丸,"黄柏苍术天南星,桂枝防己及威灵,桃仁红花龙胆草,羌芷川芎神曲停",本方集清湿热,化痰浊,以及大量去瘀血药物为一体,可是他并未说本方所治主症,但我们根据本方方名不难得知,朱丹溪早已认识到湿热,痰浊,瘀血这三种致病因素导致痛风。如果已经形成痛风石,痰瘀阻滞局部,一定要化痰祛瘀血,在未形成痛风石之前,则重在清利湿热。如果有肾脏损伤,血肌酐指数增高,并有蛋白尿、尿潜血,则需照顾肾脏。若痛风兼有高血压,要注意控制好血压。要根据不同情况随机应变,但重点是清利湿热。

本例患者正因为湿热重,所以选用加味二妙散,加味二妙散本是治疗湿热痿证的,该患者非痿病,故去龟板。湿热重,血尿酸高则加薏苡仁祛湿。合用张锡纯的活络效灵丹,因丹参入心脏,该患者不需要,故去丹参。

加天麻祛风,防止头晕,这也正是中医治未病的基本思想——未病先防,既病防变。

案例九　咳嗽案

雷某,女,21 岁。湖南郴州人。

患者因反复咳嗽 8 年,复发 1 周就诊。

患者有"慢性支气管炎"病史 8 年,反复咳嗽,最近 1 周受凉后咳嗽复发,服用中、西药未愈。另患者 4 个月前诊断有"甲亢",现服用"甲巯咪唑"治疗。现症见:咳嗽,早晨及进食后、受凉后咳嗽明显加重,咽痒,咳吐少量白色黏液痰,容易汗出,平时伴有心慌,恶热,口咽干等症。舌苔白腻,脉滑略数。

辨证:风寒外感,痰湿蕴肺。

治法:疏风散寒,化痰止咳。

选方:止嗽散合杏苏散加味。

处方:杏仁 10g,苏子 10g,前胡 10g,桔梗 10g,陈皮 10g,法半夏 10g,茯苓 20g,枳壳 10g,炙紫菀 10g,炙百部 10g,白前 10g,桑叶 10g,炙款冬花 15g,浙贝母 30g,甘草 6g,生姜 3 片。15 剂,水煎服。

讲析:患者现患咳嗽,另有甲亢病史,两个病需要分开用药治疗,不可同时处方,故先治咳嗽,后治甲亢。今发现患者舌苔白腻和脉象滑数,两个证候是相反的,遇到这种情况,我们必须找到症结所在。舌苔白腻是什么原因? 脉滑数意味着什么? 舌苔白腻辨证属痰湿,脉滑数则符合甲亢病,患者常有潮热,自汗出,心跳快,所以患者虽脉滑数,但舌苔白腻,不要当作热证去对待。

中医治病有强烈的原则性和高度的灵活性,灵活性高,随机应变,但不可脱离原则,应根据当时、当地、当事人的具体情况具体分析对待,不可呆板。比如此患者不仅咳嗽,而且还有甲亢病,治疗甲亢应养阴潜阳,止汗止悸,那就必然要用补阴的方药,养心气敛汗,如果目前先去治甲亢,则患者咳嗽症状必然加重,为何? 因为患者有痰湿蕴肺,故应先清痰湿治咳嗽,再去养阴治甲亢,这就是标本缓急。

止嗽散出自程钟龄的《医学心悟》，杏苏散出自《太平惠民和剂局方》。患者有甲亢，自汗明显，所以用药时发表药要慎用，故改苏叶为苏子，荆芥不用，改为桑叶，再加浙贝母、炙款冬花化痰止咳。

案例十　月经过多案

许某，女，41 岁。湖南衡阳人。

患者因月经过多，全身乏力 3 年就诊。

患者生育小孩后，出现月经过多，乏力，胸闷，病已 3 年，曾自服"逍遥散、十全大补汤、四君子汤"等方剂，症状未见改善，西医检查提示"缺铁性贫血"。现症见：月经量非常多，有血块，月经周期尚正常，全身乏力，胸闷，腹胀，轻微腰痛。舌淡红，苔薄白，脉细。

辨证：气血亏虚。

治法：益气养血止血。

选方：加参胶艾汤加减。

处方：党参 15g，当归 6g，白芍 10g，熟地黄 10g，川芎 6g，阿胶珠 15g，蒲黄炭 15g，艾叶炭 10g，续断 15g，甘草 6g。30 剂，水煎服。

讲析：患者诊断有"缺铁性贫血"，自服多方未效，问题在哪儿？血的根本在于中焦。《灵枢·决气》曰："中焦受气取汁，变化而赤，是谓血。"《灵枢·营卫生会》曰："中焦亦并胃中，出上焦之后，此所受气者，泌糟粕，蒸津液，化其精微，上注于肺脉，乃化而为血，以奉生身，莫贵于此，故独得行于经隧，命曰营气。"陈修园在《医学三字经》中说："血之道，化中焦。"因此，无论是缺铁性贫血也好还是其他更为严重的贫血也罢，都应当补益脾胃中焦，比如归脾汤治疗心脾血虚证，归脾汤的基本方是黄芪四君子汤，是补中焦以化生气血。但患者并非血液化生不足，她面色尚红润，无明显贫血面容。患者主要是因为月经量过多，慢性失血造成了贫血，因此，归脾汤并不合适。治疗的关键是不让其月经过多，结合其舌苔薄白，脉细，皆是虚证，故选加参胶艾汤，方中阿胶珠必须是蒲黄炒，担心药房的阿胶珠未炒，再加蒲黄炭止血。

现场答疑

学员：案例五患者下肢冷数年，请问是否考虑肝气郁结，用四逆散或当归四逆汤？

熊教授：当归四逆汤所治四肢厥冷是由血虚引起的，张仲景说："手足厥寒，脉细欲绝者，当归四逆汤主之。"指的是典型的阳虚、血虚导致的厥证。而今天这个下肢冷的患者显然不合适。

本例患者是否属于肝气郁滞、是否可用四逆散？请注意四逆散是治疗气郁于内导致的厥证。原文中还有几个或然证："少阴病，四逆，其人或咳，或悸，或小便不利，或腹中痛，或泄利下重者，四逆散主之。"或咳嗽、或下利，或者胸胁疼痛并出现肢厥，这都不是本例患者所具有的症状特点，刚才那例患者舌紫，苔薄黄腻，便是血脉瘀阻加上湿热所致的特征，这就是辨证的诀窍，因此不用四逆散或当归四逆汤。

学员：为何案例五患者怕冷还用四妙散？

熊教授：因为她是湿热瘀阻，血脉不通造成下肢厥冷，治疗仍需要清湿热，不要因为下肢厥冷就不敢用苦寒的黄柏。中医临床一定要辨证，根据病机用药，如果不辨证，不根据病机用药，那就用附子呗，但患者恰恰不是用附子的证。如果是辨证属肾阳虚，那可以用附子，对不对？

学员：我在临床治疗一个胃脘痛的患者，他有明显的瘀血证，B超显示有食管静脉瘤、肝血管瘤，又有出血的风险，请问这类患者治疗中如何避免风险，活血化瘀药能不能用，怎么用？

熊教授：注意患者的主症是胃脘疼痛，有瘀血证，这是B超已经发现的，治疗要止痛。祛瘀止痛主要有两个方剂，一个方是失笑散，一个方是金铃子散，还可以加上田七。这里要注意患者是否有黑便，也就是便血，如果有黑便，需要加上三七、白及片，这个方叫做"三七白及散"；如果无黑便，属于肿块明显的，方可以祛瘀，要慎重。如果是以腹痛为主症的，那就用失笑散合金铃子散，若是肿块明显又当别论。只要辨证属血瘀证，是可以用活血化瘀药的。

学员：请熊老介绍一下治疗蛋白尿的经验。

熊教授：蛋白尿一般是慢性肾病可见，应注意辨别患者是肾虚还是脾虚所致，总而言之它属于气虚。当然湿重也可以导致蛋白尿，湿重也可以伤害脾胃,但最终要搞清楚是以脾虚为主,还是以肾虚为主,以哪个脏病为主就治疗哪一个脏。

学员:请问寒热错杂病证的辨证思路是什么?

熊教授:针对恶寒发热这个病症,我们中医学上有几个术语,第一个术语是发热恶寒,第二个术语是寒热往来,第三个术语是寒热如疟,第四个术语是寒热错杂,还有其他的术语如热多寒少,寒多热少等等,这些是字面上的表达,临床上怎么认识它的本质才是关键。

发热恶寒就是一边发热一边恶寒,患者体温高达39℃以上,或者大热天盖着被子,身上起鸡皮疙瘩,这就是发热恶寒,一般是表证,"有一分恶寒,便有一分表证",就是针对这种情况而言。张仲景讲:"病有发热恶寒者,发于阳也。"也是因此而言。《黄帝内经》讲:"因于露风,乃生寒热。"便给恶寒发热定了调子。

寒热往来就是一会热一会冷,小柴胡汤证"往来寒热,胸胁苦满,默默不欲饮食","往来寒热"是排在最前面的,往来就是又去又来,去了一会就来,这便是少阳证的特点。

寒热如疟,指的是定时发热、寒战。明显特点就是定时定点发作,如疟疾病的定时恶寒发热一样。

寒热错杂便是既不定时,也不是往来,一会热一会冷,交替发作,毫无规律的便是寒热错杂。

学员:请问海藻玉壶汤、海藻消瘰丸、疏肝消瘰丸这三个方的辨证要点是什么?

熊教授:海藻玉壶汤是专治肿瘤、肿块的,本方来自《外科正宗》和《医宗金鉴·外科心法要诀》,海藻玉壶汤可治疗瘿瘤、肿块。《医宗金鉴·外科心法要诀》中讲了很多瘤子,分为气瘤、血瘤、筋瘤、肉瘤、骨瘤、脂瘤,其中很多瘤子都是用海藻玉壶汤来治疗的。

海藻消瘰丸,原方是海甘消瘰丸,我把方中的甘草去掉了,其实古人的用意,海藻甘草是并用的,但是"十八反"中说:"本草明言十八反,半蒌贝蔹及攻乌。藻戟遂芫俱战草,诸参辛芍叛藜芦。"海藻、甘草是相反的,尽管临床也同时用过,但是最好不要同时用,为什么? 我曾经说过当医生是有风险的,我们要遵循几个原则:第一,保证疗效;第二,不出差错;第三,防止风险。所以我在开海藻时特别强调不要用甘草。这两个方子有近似之处,但是海藻玉壶汤的重点在化痰理气,两者的区别在于一个是重剂,一个是轻剂。

疏肝消瘰丸是一个验方,是疏肝汤与消瘰丸的合方,既治疗乳房小叶增生,乳房结节,又治疗甲状腺结节。我们临床上看到很多患者往往是既有甲状腺结节,颈部淋巴结肿大,又有乳房结节,怎么办?那就用疏肝消瘰丸疏肝理气,化痰散结,两者兼治。

学员:请问痛风患者有肾功能损害,血肌酐升高,可不可以用龟板和其他补肾的药物?

熊教授:如果有肾功能损害的话必须要治肾,但是痛风患者最基本的病机是湿热,千万不要忘了祛湿热。在痛风患者疼痛严重的时候,不仅要清湿热,还要祛瘀活络止痛。在肾功能损伤严重的时候,要以补肾为主,然后清湿热。

学员:请问椒目是不是有别名?

熊教授:椒目就是花椒的籽,花椒我们用的时候有两种,一种是川椒,一种是椒目。川椒是杀虫的,是温小腹、温下焦的;而椒目是利水消肿平喘的,两者作用截然不同。就好比莲子和莲子心作用不同,麻黄和麻黄根作用也不同,尽管它是长在一个地方,但作用不一样,不可混为一谈。椒目没有别名。

学员:请问中医如何治疗痹证?川乌、草乌剂量多少为宜?

熊教授:川乌、草乌如果是生的,不能用。为了安全,为去其毒性,川乌、草乌必须经过炮制后才能运用,开处方时应该写制川乌片,制草乌片。

生川乌、生草乌是有毒的,还有生半夏也是。过去有人提到的三生饮,治疗中风的闭证,痰浊闭阻,人昏迷了,用三生饮。可以告诉大家,我从来没有用过三生饮,我个人认为用三生饮后会导致死亡更快,因为我在农村抢救生半夏中毒的患者,看到患者吃了生半夏哑喉了,整个口腔黏膜脱落,口噤难开。我们用制川乌、制草乌以及法半夏都离不开甘草和生姜,这两味药都是解这三味药的毒的。张仲景用川乌、草乌一定要用蜂蜜。川乌、草乌用量多了,会导致舌头麻木、嘴唇麻木,所以不能多用,必须是大寒证,而且是以疼痛为主的痹证,才能用川乌、草乌,不到万不得已不能用。即使用,要慎用,一定要没有火热证候,一定要是大寒证才能用,否则不要乱用。

学员:请问您的处方中苍术用量一般为6g,量偏小,为什么?

熊教授：苍术是祛湿的，有燥湿的作用，它是一味辛香的药。苍术不仅燥湿，而且芳香辟秽。正因为有一个燥字，燥多了就会冒汗。苍术用量过度会引起胃中燥，饿得慌，就会产生善饥，另外，还会产生自汗、口干。所以用量小就是这个道理。如果患者确实湿浊很重，当然可以用10g，比如平胃散，主药就是苍术。

临床现场教学第71讲

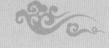

案例一 痹证案

陶某,男,39岁。安徽安庆人。

患者因反复脊背部及腰腿疼痛20年复诊。

患者有"强直性脊柱炎"病史20年,原颈部及腰腿疼痛,行动不便。经过前诊服药后腰痛明显减轻,但脊背部痛,右侧髋关节酸痛,疼痛夜甚,面色发黯,手指关节皮肤发黯。舌边紫,舌下紫筋明显,舌苔薄黄,脉细数。

辨证:湿热瘀阻。

治法:活血祛瘀,兼清湿热。

选方:身痛逐瘀汤加减。

处方:黄芪20g,苍术8g,黄柏8g,川牛膝20g,地龙10g,香附10g,秦艽10g,独活10g,当归5g,川芎6g,五灵脂10g,桃仁10g,煅乳香6g,煅没药6g,红花6g,片姜黄15g,木瓜15g,甘草6g。30剂,水煎服。

讲析:中医治病有两大要点,一是辨证,二是选方。要治好病,辨证是前提,辨证准确占50%,选方准确与否、用药准确与否,是另一个50%,二者缺一不可,这才是辨证施治。

辨证要通过四诊。首先是望诊,望形态,此患者虽然年轻,但走路不稳,而且通过问诊,我们知道他患强直性脊柱炎20年,这个病主要是脊柱受损,脊椎和周围的肌肉组织都会疼痛,活动受限,久之可引起瘫痪。他的主症原来是腰脊、腿以及颈椎疼痛,已经减轻,现在主要是右侧髋关节疼痛,具有夜甚昼轻的特点。再切脉,其脉细数。顺便讲一点切脉的规矩,因为我看到有些人切脉的部位不对。大家读一读李时珍的《濒湖脉学》,读一读《难经》的脉学和王叔和的《脉经》就知道了,掌后高骨为关部,中指摸关部,关部以前为寸部,关部以后是尺部。如果把食指按到了尺部,会有脉吗?有的人把食指按到鱼际来了,会按到脉吗?还有个别的人寸口脉不在寸口内侧,而在背后,那是反关脉,如果还摸不到,可能是斜飞脉,这些都是非常重要的知识。切脉必须全神贯注,特别是诊治危重病、疑难病,如果切脉不准,往往搞不清寒热虚实。

强直性脊柱炎是一个很顽固的慢性病,在中医学里属于痹证。我们结合患者的主症、舌象和脉象首先进行辨证分析:第一,病位在腰腿、筋骨;第二,舌紫,苔薄黄,舌下有紫筋,脉象细数,这是湿热夹瘀;第三,疼痛部位固定,而且夜甚昼轻,这是典型的血络瘀阻。因此,患者病变部位在筋骨,病邪性质是湿热夹瘀。

接下来第二个环节就是选方。我们开处方,必须有汤方,如果当中医的人,开不出汤方来,只晓得开药,那读一本《药性赋》就可以当医生了,那你还读五年大学、三年研究生干什么呢?所以不要简单地认为看病就是开几味药,七拼八凑开药,绝对治不好病。要当一个好中医,必须练好基本功,不光是要背方剂,更重要的是弄清楚方剂的主治功用是什么。比如桂枝汤、麻黄汤、小青龙汤、小柴胡汤各有什么作用?它们所对应的主症是什么?它们的方义是什么?而且我们读方,不仅仅是读几个经方。《黄帝内经》13个方,张仲景的《伤寒论》113个方,《金匮要略》265个方,这些方我们称为经方。《黄帝内经》13个方能够治百病吗?不能。难道我们几千年就只能用张仲景的方吗?不是这样的。经方是古人给我们立的一个法则,树的一个样板,立的一个规矩,方剂讲究配伍,药物配伍以后作用会不一样。古人的方绝大多数是经验的总结,为什么有人用不好呢?就是因为没掌握到方剂的精髓。学了方剂以后关键在于用,长期反复地使用这个方,用过以后才知道这个方的效果怎么样?否则你还是对它不认识、不了解。根据辨证的结果,给这个患者主方用王清任的身痛逐瘀汤,活血祛瘀止痛,再加片姜黄破血行气、通络止痛,木瓜舒筋活络。

案例二　痹证案

范某,男,48 岁。湖南湘阴人。

患者因颈胀、腰背疼痛半年复诊。

患者曾因腰背疼痛半年就诊,兼颈痛,手麻,耳鸣,服药后腰背痛已明显减轻,此次特来复诊。现症见:颈部胀痛,右侧肩胛骨后疼痛,腰微痛。舌质紫,舌苔黄,脉弦略数。

既往史:有"高血压"病史。

辨证:瘀热阻络。

治法:化瘀清热,通络止痛。

选方:葛根姜黄散合蠲痹汤加味。

处方:葛根 30g,片姜黄 15g,威灵仙 15g,当归 5g,川芎 6g,羌活 10g,防风 10g,秦艽 10g,桑枝 10g,鸡血藤 15g,海风藤 15g,络石藤 10g,煅乳香 6g,煅没药 6g,广木香 6g,黄芩 10g,甘草 6g。30 剂,水煎服。

讲析:患者第一次就诊主要是腰背痛,服药后明显好转。现在主要是颈部及右肩胛骨后这两个部位疼痛。不知大家是否注意到了我今天的问诊,中医的问诊是有针对性的。我们读书的时候学过《十问歌》:一问寒热二问汗,三问头身四问便,五问饮食六胸腹,七聋八渴俱当辨……。当然你初当医生的时候问诊要仔细,但是熟练了以后,问诊就要有针对性了,因为没有必要去问那些无关紧要的事情,我们主要是问病史、问病症。比如这个患者的主症是疼痛,病位在颈椎和右肩背部,那么接下来就要搞清楚疾病的虚实、寒热。那就要有针对性地问,因为患者的脉弦略数,因为脉弦,所以我才问患者血压高不高,果然血压偏高;脉有五至,略数,说明是热证不是寒证,因此我问患者痛的地方冷不冷,并且我还问有没有口腔溃疡,上不上火,要把寒热搞清楚。通过问诊我们知道了患者固定在颈肩部疼痛,且舌紫苔黄,是瘀热证,不是虚证,而是实证。

同时,我们治疗痹证,应注意疼痛的部位,病有病位,药有药位,我讲的位是位置的位,不是味道的味。中药讲究归经,不仅要了解它的性和味,还要了解它归哪条经脉,哪个脏腑。方剂也是这样,我们要用可以到达这个部位的方药,可不可以用身痛逐瘀汤呢? 不可以,应该用葛根姜黄散合蠲痹汤。葛根姜黄散是我的验方,蠲痹汤是程钟龄《医学心悟》的方。其实我在蠲痹汤原方上进行了加减,比如加了鸡血藤、络石藤、防风、没药,但是加的药符合它本来的章法,就是通经活络治疗上臂,治疗肩痹。蠲痹汤原方中是有桂枝的,桂枝本来是通上肢,祛风寒的,是可以用的,但是他体内有热,而且长沙这个地区天气特别热,我们用药与地域是有关系的,所以我去掉桂枝,还加了黄芩。

我们学中医是要读医书的,要读大量的医书,不仅要读而且要熟,不仅要熟,而且要会用。《素问·著至教论》提出知医之道"诵而未能解,解而未能别,别而未能明,明而未能彰",杨上善做了归纳:"习道有五,一诵、二解、三别、四明、五彰。"第一要读,要读熟;第二要理解,不理解还是白读了;第三要辨别;第四要明确;第五要运用。我们学方剂也是这样,第一要熟,第二要理解,第三要运用,不运用不行。中医是必须读书的,我们不管是写文章也好,讲课也好,看病也好,都要有知识来源,都是以知识为基础的。因为在座听课的都是我的学生,所以我才这么讲,就是提醒大家,要多读书,扎扎实实地读书。

案例三　痿证案

邝某,女,66 岁。湖南衡阳人。

患者因进行性双腿无力、肌肉萎缩 2 年余就诊。

患者进行性双腿无力 2 年余,伴大小腿肌肉挛缩,中南大学湘雅医院诊断为"脊髓病变可能;神经系统脱髓鞘病变可能;副肿瘤综合征待排",多次住院治疗效果不佳。现症见:双腿无力麻木,双下肢肌肉挛缩,但不疼痛,双腿不能站立,行动不便,近半年完全不能行走,大便秘结,甚则 7 天一次,小便困难。舌苔黄,舌边有紫筋,脉沉细。

既往史: 有"糖尿病;高血压 3 级,极高危;冠心病;腰椎间盘突出;颈椎病"病史。

辨证: 血虚生风。

治法: 养肝血,息肝风,通经脉。

选方: 补肝汤合黄芪虫藤饮加味。

处方:黄芪 30g,鸡血藤 10g,海风藤 10g,钩藤 30g,地龙 10g,僵蚕 30g,
全蝎 5g,蜈蚣 1 条(去头足),天麻 20g,当归 10g,白芍 15g,川芎
6g,熟地 15g,炒枣仁 20g,木瓜 30g,怀牛膝 15g,麦冬 20g,火麻
仁 30g,甘草 6g。30 剂,水煎服。

讲析:患者由于双下肢麻木,双腿向上、向内挛缩,坐轮椅踩不到踏板,
她只好在两腿之间放了一个玻璃壶,撑开双腿,病情是很严重的。患者的
主症是双腿麻木,挛缩,肌肉萎缩,完全不能活动,但疼痛不明显,而且局限
于下肢,上肢正常,这是什么病呢? 中医称为痿证,是筋痿。《素问·痿论》
认为肝气热,发为筋痿。筋痿则筋挛而不能立,即抽筋而不能站立。筋痿
是哪里的病呢? 是肝的病,因为肝主筋。《素问·平人气象论》讲:"肝藏筋
膜之气也。"因此,筋的病,必须治肝。而且,她的血压是波动的,偶尔有头
晕,这都是肝风的表现。患者脉象沉细,意味着肝血不足,血不养筋,因此,
要养肝血,柔肝筋,息肝风,用补肝汤合黄芪虫藤饮。

另外,患者原有糖尿病病史,大便秘结,但口干不明显,这是阴虚的体
质。糖尿病,中医称之为消渴,消渴的病机是阴虚燥热,所以她舌苔薄黄,
故加火麻仁润肠通便,加麦冬滋阴润燥,加天麻平肝息风,因为病在下肢,
还要加一味引经药怀牛膝以滋补肝肾。

案例四 痹证案

曾某,男,58 岁。湖南双峰人。
患者因左侧腰腿疼痛 10 余年复诊。
患者有"腰椎间盘突出症"病史,左侧腰腿疼痛 10 多年,甚则屈伸不
利,无法行走,前诊服药后明显好转。现症见:左侧腰微痛,左腿痛而麻木,
夜间痛甚。舌苔薄黄,舌边紫,脉弦。

辨证:湿热瘀阻。
治法:清热祛湿,化瘀通络。
选方:身痛逐瘀汤加减。
处方:黄芪 20g,苍术 6g,黄柏 6g,川牛膝 20g,地龙 10g,独活 10g,秦艽
10g,香附 10g,当归 6g,川芎 6g,五灵脂 10g,煅乳香 6g,煅没药
6g,桃仁 10g,红花 6g,蜈蚣 1 条(去头足),甘草 6g。30 剂,水煎

服。嘱患者不能负重,小心弯腰。

　　讲析:这个患者是腰椎间盘突出引起的坐骨神经痛,与第一个强直性脊柱炎患者的症状有相似之处,中医称此病为筋痹,是痹证的一种。痹证就是肢体关节疼痛,甚至麻木、屈伸不利的病证,但它有不同的病位。此患者疼痛的特点是从左侧腰部、环跳穴,沿大腿小腿的外侧,一直到踝关节,又疼又胀,又抽筋。西医认为是腰椎间盘突出压迫了坐骨神经所致,中医认为是局部瘀阻造成经络不通,中医与西医的说法不同,但病理机制是一样的。如何治疗呢?虽然它的基本病机是局部瘀阻,但要分清是寒证还是热证。临床常见农村的患者,由于寒冬腊月在水里干活,或春寒料峭的时候犁田而造成的瘀阻,往往都是以寒为主。而在湿热地带、温热地带生活的人,往往是以湿热瘀阻为主。因此,我们要根据患者的舌象、脉象,以及他的兼症特点辨清寒热,才能够准确施治。此患者舌苔薄黄,舌边紫,脉弦,属湿热瘀阻,仍然用身痛逐瘀汤,因其下肢麻木,甚至抽筋,所以加一味蜈蚣息风通络。

　　这里要说明一点,王清任的身痛逐瘀汤用的是羌活,而我把它改成了独活,大家想一想是为什么?因为风寒在上肢,用羌活;风寒在下肢,用独活,所以我们要懂药理。开处方的时候,针对患者的具体情况来加减,比如前面案例的蠲痹汤不用桂枝,这里的羌活改成独活,都是有道理的。

案例五　痹证案

胡某,女,63岁。湖南益阳人。

患者因右侧腰腿痛5年就诊。

患者有"腰椎间盘突出症、腰椎骨质增生"病史,右侧腰臀部及右腿、右足后跟疼痛5年,天气变化时疼痛加重,兼颈痛,但无头晕、耳鸣及手麻,大小便正常。舌紫,苔薄黄,脉弦细数。

辨证:瘀热阻络。

治法:清热祛瘀通络。

选方:身痛逐瘀汤合葛根姜黄散加减。

处方:葛根30g,片姜黄15g,威灵仙15g,黄芪15g,苍术6g,黄柏6g,
　　　　川牛膝20g,地龙10g,羌活10g,独活10g,秦艽10g,香附10g,当归 5g,川芎 6g,五灵脂 10g,煅乳香 6g,煅没药 6g,桃仁 10g,红花 6g,甘草 6g。30 剂,水煎服。

讲析: 现在颈椎病患者越来越多,为什么呢?我们当医生要了解社会现象,比如你在车站、机场用眼光一扫,发现几乎人人都在看手机,个个都是埋头弯颈的姿势。又比如很多人都喜欢打麻将,一打一整天,总是低着头。通俗地讲颈椎病就是"手机病",就是"麻将病"。

此患者有颈椎病和腰椎间盘突出,因此出现颈痛及右侧坐骨神经痛。患者舌紫为瘀,苔薄黄,脉弦细数为热,又是一个瘀热证。所以仍然用身痛逐瘀汤治坐骨神经痛,再合葛根姜黄散治颈椎病。

案例六　痹证案

谢某,女,34 岁。江西赣州人。

患者因右手指及左踝关节肿痛 3 年就诊。

患者 3 年前开始出现右手指、左膝关节及踝关节肿痛,右手指变形,查血尿酸正常,类风湿因子增高,在外院诊断为"类风湿性关节炎",曾住院治疗,使用过阿达木单抗、注射用重组人 II 型肿瘤坏死因子受体-抗体融合蛋白(益赛普)等生物制剂,并服激素治疗 3 年,但病情仍然没有控制。现症见:右手指及左踝关节肿痛,足底痛,痛处有发热感,右手指指关节变形,精神疲倦,月经周期紊乱,此次已停经 3 月。舌苔薄黄腻,脉细而数。

辨证: 气血不足,湿热阻络。

治法: 补气血,祛湿热,通经络。

选方: 三痹汤合二妙散加味。

处方: 党参 10g,黄芪 20g,当归 6g,川芎 6g,白芍 10g,生地 10g,独活 10g,防风 10g,秦艽 10g,细辛 5g,杜仲 10g,川牛膝 20g,续断 15g,茯苓 10g,苍术 6g,黄柏 8g,汉防己 8g,甘草 6g。30 剂,水煎服。

讲析: 西医所讲的风湿性关节炎,类风湿性关节炎及痛风性关节炎等病都属于中医痹证的范畴。痹证既是一个常见病,又是一个顽固且复杂的病证。我们临床常见有五种痹证:有风痹、寒痹、湿痹、湿热痹,还有热痹。《黄帝内经》讲:"风寒湿三气杂至,合而为痹也。"意思是痹证的病因不是单独的风邪、单独的寒邪、单独的湿邪,而是三气杂至,"其风气胜者为行痹,寒气胜者为痛痹,湿气胜者为着痹也",这是痹证最早的分类。可是《素问·痹论》又讲:"其热者,阳气多,阴气少,病气胜,阳遭阴,故为痹热。"什么叫病气胜呢?患者阳热之气偏胜,那就发为热痹。所以《黄帝内经》指出了痹证的病邪性质有风、寒、湿以及热。而我们长江以南这个地域,到我们湖南、广东,以及海南,是典型的湿热地带,临床可见到大量的湿热痹。所以从金元时期开始,后世医家就认识到湿热痹是痹证中的一大主流,我们现在临床上常见的也是湿热痹比较多,当然也有不少的是风寒湿痹。

由于痹证是一个很顽固的病证,病程日久就会有变化,怎么变呢?有虚实两种截然不同的变化。一种是造成人体的正气虚,正气虚往往偏于两个方面,一是气血虚,二是肝肾亏损,因为痹证的疼痛主要是在肢体、关节、筋骨等部位,病在筋骨,所以肝肾亏损。另一种就是痹证日久造成瘀阻。痹证的痹字怎么解释呢?清代的高士宗是这么解释的:"痹,闭也,血气凝涩不行也。"也就是说,痹证是由于邪气伤了人体以后,造成人体的血气凝涩不行,经脉闭阻不通,引起肢体关节疼痛、麻木。所以,痹证日久就会造成局部瘀阻,我们临床上看到很多的痹证,有关节肿大变形,甚至瘫痪不能活动,就是这个道理。

痹证日久,正气大虚,痹邪未去,致人形体羸瘦,还有脚肿如脱,头眩短气,肢体疼痛等症,此称之为尪痹。痹证久留而不去,《黄帝内经》称为留痹,所以痹证是很复杂的。

此患者年纪尚轻,不存在久痹,不存在大虚,更不存在肝肾不足,但是其脉细而数,舌苔薄黄,口苦,足踝肿,说明有湿热。患者因长期吃激素,脉细,因此要用三痹汤养气血,祛风寒,治痹痛,又因为她有湿热,所以要加二妙散。三痹汤里原本有桂枝,因其有热,故去而不用,因其足踝浮肿,故加汉防己利水消肿,祛风止痛。

案例七　痹证案

易某,女,73 岁。湖南常德人。
患者因四肢关节游走性疼痛 3 月就诊。
患者 2021 年 2 月开始出现四肢关节游走性疼痛,晨僵,在当地医院给予中药治疗,症状时轻时重。4月病情加重,四肢关节疼痛剧烈,生活不能自理,在当地医院诊断为"风湿性关节炎",住院治疗10余天,服用糖皮质激素后疼痛缓解,生活基本能够自理。现症见:颈部、左肩臂部、腰部及双膝关节疼痛,双膝疼痛尤甚,行走不利,口不苦,痛处无明显冷或热感,小便略黄。舌紫,苔薄黄腻,脉弦细数。

辨证:湿热瘀阻。

治法:祛湿清热,化瘀通络。

选方:加味二妙散合羌防三藤饮加味。

处方:苍术6g,黄柏6g,川牛膝20g,秦艽10g,当归5g,汉防己8g,萆薢10g,羌活10g,防风10g,鸡血藤15g,海风藤15g,络石藤10g,木瓜20g,甘草6g。20剂,水煎服。

讲析:患者舌紫,提示有瘀,舌苔薄黄腻,脉细而数,提示有湿热,是一个湿热夹瘀的痹证,疼痛部位以下肢为重点,因此用加味二妙散合羌防三藤饮。羌防三藤饮是一个验方,加味二妙散里原有龟板,是治痿证的,所以这里不用,加木瓜化湿舒筋治疗下肢疼痛。

现场答疑

学员:请问临床上如何辨治痹证?

熊教授:简而言之,痹证的辨证有三个关键。第一,要辨清病邪的寒热性质,即病邪性质是以风寒湿为主,还是以湿热为主,这个非常重要;第二,要辨清虚实,痹证初病多实证,久病多虚证,而临床上往往见到虚实夹杂证;第三,要辨清部位,因为痹证的选方用药,往往因部位不同而有所差异。

我记得程钟龄的《医学心悟》中有一段话是论述痹证治法的,当然它仅仅局限于风寒湿痹,也就是行痹、痛痹、着痹。他说:"治行痹者,散风为主,而以除寒祛湿佐之,大抵参以补血之剂,所谓治风先治血,血行风自灭也。治痛痹者,散寒为主,而以疏风燥湿佐之,大抵参以补火之剂,所谓热则流通,寒则凝塞,通则不痛,痛则不通也。治着痹者,燥湿为主,而以祛风散寒佐之,大抵参以补脾之剂,盖土旺则能胜湿,而气足自无顽麻也。"这段话意思是,治疗风、寒、湿三气杂合而为痹,要辨别它是以风为主,以寒为主,还是以湿为主,《中医内科学》就是以此将痹证分为行痹、痛痹和着痹。风、寒、湿三气杂至合而为痹,这是痹证的病因,其病机是营卫失调。《素问·痹论》云："荣卫之气,亦令人痹乎……不与风寒湿气合,故不为痹。"那就是说,风、寒、湿邪伤人以后,必须造成人体营卫之气失调才能发生痹证。大家想想看,人们在日常的生活工作中,特别是农民,长期经受风吹雨淋,受风受湿受寒是常事,为什么没有人人得痹证呢? 就是因为没有损伤他的营卫之气,没有造成营卫之气逆乱。另外,痹证的病因与地域环境是密切相关的,比如我们江南多湿热,所以不可忽视有湿热痹。痹证的治疗既要根据病因,又要结合病位,因此,今天几个痹证的患者用方不完全相同。第一个患者是典型的瘀阻加湿热,疼痛的部位在髋关节、腰腿部位,所以用身痛逐瘀汤。第七个患者也是湿热,瘀阻不严重,疼痛部位在腿和肩部,所以用加味二妙散合羌防三藤饮。

学员:有个患者怕风很厉害,病已 10 余年,一吹风就关节痛,但不是怕冷,穿着衣服又觉得很热,夏天特别难受,舌苔薄白,脉浮弦有力,易上火。请问这是什么病机?

熊教授:怕风很厉害,这显然是风邪所致,畏风严重应该有自汗,如果是自汗、畏风为表虚证。畏风不是畏寒,不是寒气重,但一定是表虚。他同时又特别热,口里又苦,容易上火,显然是属热,因此,这是一个风热型的病证。

学员:您在处方中当归、川芎为什么只用 5g 和 6g,苍术、黄柏为什么只用 6g?

熊教授:当归、川芎这两味药,古人称为佛手散,这个方名出自《医宗金鉴》,是一个养血活血的方。当归本来可以用 10g,我为什么不用 10g 呢? 因为我在 5 年前发现,有些患者一吃中药就拉肚子,但处方里并没有润肠的药,更没有泻下药,怎么会造成腹泻呢? 这种情况多了以后,我就把这些处方进行比较,发现它们相同之处是用了当归,原来是当归的问题。当归炮制是要用酒洗的,谁知道现在的当归有没有用酒洗呢? 所以患者吃了腹泻。还有熟地,过去要用砂仁同蒸,晒干之后再蒸,要九蒸九晒,现在的熟地有几蒸几晒呢? 加了砂仁吗? 因为砂仁比较贵。所以我用当归特别慎重,就是这个原因。

说到制药的这些方法和技巧,我非常熟悉,因为我在药房学习过一年,切药、制药、炒药、做丸药,还有捡药,这些工作我都很熟练。当年师傅教我们学药的时候,要求特别严格。比如切药,今天切当归,必须把 20 斤切完,明天切川芎,也要切完 20 斤,后天可能切槟榔,切龙胆草,切苦参,切细辛。并且,每切一味药,都要尝味道,尝到什么程度呢? 晚上黑灯瞎火看不见,师傅拿一味药放到你嘴里,问你是什么药? 你一尝就能答出来,才算过关。这个本事现在的年轻人都没有了,我当时学的时候觉得没有用处,后来发现这个功夫的用处大得很。我给患者开药,知道哪味药味道不好就不会多开。比如龙胆草开 10g,患者受得了吗? 青黛粉开 10g,患者受得了吗? 北细辛开 10g 也绝对不行,五味子开 10g 酸得不得了,患者喝了药之后嘴巴闭不拢,舌头转不动。所以我们学中医的人,各方面的知识都要懂。

苍术、黄柏在二妙散中的用量是根据疾病的程度来定的,如果湿热很重,舌苔黄厚腻,苍术、黄柏可以重用,但是要注意。蒲辅周老师曾经讲过:"药必适量,不宜过大。"药用多了加重胃肠负担,反而影响胃气,容易损伤正气,我们中医治病要注意顾护正气,保护胃气,这点是非常重要的。尤其是温热病,还要注重顾护津液。

学员:案例六类风湿性关节炎的患者,用三痹汤合二妙散,患者脉细数,因此您询问她是否有疲倦,汗出,为什么其他的患者脉细就不询问是否有虚象呢?

熊教授:我们先讲讲细脉。细脉,一主气血不足,二主有湿。我们读吴鞠通的《温病条辨》,书中讲湿温病脉弦细而濡,细脉是反映湿象的,不仅仅是气血不足。因此,要根据患者的症状表现、舌苔来分析他到底是以虚为主,还是有湿之象,所以问诊就不相同。

学员:我在临床时,见到有些疼痛性质的病症,第一次开方效果好,不更换方药,第二次复诊效果反而没有了,这样的患者该怎么办?

熊教授:对于疼痛病症,西医用镇痛药,中医有没有专门的镇痛药? 我们治疼痛必须弄清病变性质,根据它不同的病性病位来治痛。如果是瘀血引起的疼痛就祛瘀活血止痛;如果是寒气引起的疼痛就散寒止痛;如果是湿热引起的疼痛就清湿热止痛;还有阴虚引起的疼痛要补虚。我举个例子,比如肝胃阴虚可以出现右胁下痛,可以出现胃痛,我们用一贯煎,这个处方里没有止痛药,全是养肝阴的,这不就是补虚止痛吗? 比如治痹证的独活寄生汤、三痹汤,虽然里面有祛风湿药,但是加了大量的补虚药,如人参、黄芪、四物汤等,这也是补虚止痛。《素问·举痛论》讲:"寒气入经而稽迟,泣而不行,客于脉外则血少,客于脉中则气不通,故卒然而痛。"寒气入经，造成经脉的迟滞，如果这寒气是客于脉外，由于寒性收引，经脉收缩变细，会造成局部的血液循环不好，局部就产生虚痛；如果滞涩在血脉之内就会使气血瘀阻不通，也会出现疼痛。所以临床辨证要搞清虚实，就是这个道理。而且有一些痹证受气候环境的影响，你第一次吃药有效而第二次为什么没效呢？往往因为天气的变化，会引起病情的反复。因为关节炎这个病，它与气候是直接相关的，这些复杂的因素都是要考虑的。

学员：我从 2005 年开始看您的书，比如《内经理论精要》《中医创造奇迹》等。我想请教三个问题：①中风后遗症病在右侧用黄芪虫藤饮，病在左侧用什么方？②伤寒少阳病口苦、咽干、目眩是经腑同病，我读叶天士医案时里面有一句："伤寒中少阳病也，彼则和解表里之半，此则分消上下之势。"在临床治少阳温热病用什么方？③《黄帝内经》讲"出入废则神机化灭，升降息则气立孤危"是什么意思？

熊教授：第一个问题，关于中风，金元时期的医家认为"左为血，右为气"，我们不可拘于这个说法。我们学中医，古人的理论要灵活运用，不要呆板。中风患者有的是右侧半身不遂，有的是左侧半身不遂，不能说左边就一定属血，用补阳还五汤，右边就一定属气，用黄芪虫藤饮，不是这样的。我们仍然要辨证，有瘀血者祛瘀，有风者息风，有痰者化痰。中风病无非是三个因子，第一是风，第二是痰，第三是瘀。必须根据患者的症状体征来决定是什么证，用什么方。

第二个问题，《伤寒论》讲少阳病，口苦、咽干、目眩，还有往来寒热、胸胁苦满、默默不欲饮食、心烦喜呕，或胸中烦而不呕等等，还有很多或然证。而叶天士讲的少阳证，不是小柴胡汤的少阳证。他讲的少阳证，是蒿芩清胆汤的证，还有一个邪伏膜原，是达原饮的证，他最主要讲的是蒿芩清胆汤的证。小柴胡汤是和解少阳，治枢机不利；而蒿芩清胆汤是分消上下，这就很清楚了。

第三个问题，《素问·六微旨大论》讲："出入废则神机化灭，升降息则气立孤危。"这是讲气的升降出入运动，既是人的生理现象，也是大自然的现象。比如《素问·阴阳应象大论》讲："清阳出上窍，浊阴出下窍；清阳发腠理，浊阴走五脏；清阳实四肢，浊阴归六腑。"这六句你分析一下，清阳出上窍，浊阴出下窍，一上一下；清阳发腠理，浊阴走五脏，一外一内；清阳实四肢，浊阴归六腑，一外一内。这不就是气的升降出入吗？阳气主上主升主外，阴气主下主降主内，这就是人体之气的升降出入规律。自然界也是如此，比如天气和地气，"地气上为云，天气下为雨，雨出地气，云出天气"，这不是气的升降出入吗？所以无论是自然界也好，人体也好，升降出入是任何事物都具有的内在运动规律。因此讲"出入废则神机化灭，升降息则气立孤危"。没有升降出入运动则阴阳变化的神机就毁灭了，一切生气也就消亡了。

学员：切脉到底是脉收缩时还是脉舒张时，才能用手指感觉到脉的大小形状？

熊教授：脉的跳动是搏动，所谓搏动就是搏指，脉象就是手指感觉脉搏跳动的形象。当然我们把脉有指法叫举按寻，即轻取、中取、重取，这是有目的的，因为有些脉浮，有些脉沉。比如沉脉、伏脉，这些脉象很沉，牢脉更沉。但是浮脉、芤脉就比较浮浅。这里要特别注意芤脉，你一搭指，浮而数，甚至有力，稍微一按空洞无力，这就是芤脉，是严重的、典型的血虚、贫血，这种脉象不仔细体会就看不准。

古人看脉讲究分为寸关尺三部，甚至讲这个人的寸脉是滑脉，尺脉是缓脉，或者说这个人尺脉是细脉，关脉是弦脉，这种说法与临床实践是有出入的。我们临床上有没有这样的情况呢？有。比如《温病条辨》讲："形似伤寒，但右脉洪大而数，左脉反小于右，口渴甚，面赤，汗大出者，名曰暑温。"这里特别讲了两个脉象，右脉洪大而数，左脉反小于右。右脉指哪儿呢？是肺和脾胃，那不就是肺胃热甚吗？这就意味着是暑温，就说明有比较独特的单独的脉象。比如吴鞠通讲宣白承气汤："喘促不宁，痰涎壅滞，右寸实大，肺气不降者，宣白承气汤主之。"这里专门讲右寸脉很大。比如张仲景《金匮要略》讲："病人脉浮者在前，其病在表；浮者在后，其病在里，腰痛背强不能行，必短气而极也。"这也是某一部脉搏的不同。这种情况虽然有，但是就普遍现象而言，一般寸脉大于尺脉。如果患者脉数，他就不可能某个部位的脉是迟脉。如果患者是大脉，不可能哪一指脉是很小的脉。

20年前我看了一个从广东来的患者，当时是大热天，我们穿的是短袖衣，还开着空调。患者还没进来就要求关空调，空调关了，患者穿着军大衣进来了。她里面穿羽绒衣，外面穿军大衣，棉帽棉衣棉袜，围巾围得紧紧的，她老公还带着一袋子毛巾。我问她是什么病，她说她骨头都是冷的，心脏都是冷的。又说她的汗孔都是张开的,一直在流汗,所以她老公带着一袋子毛巾,不停地换,病已整整8年。我一看脉,滑而有力,沉取更有力,这哪里是个虚寒证啊!再看舌苔,白厚而腻,根本看不到舌质,舌上白苔把整个舌体都罩着了,这是湿浊郁遏清阳。我一下子就把这个病拿准了,用吴鞠通的三石汤解决了她8年的痼疾。她这8年,肉桂、附子、干姜不知道吃了多少,你看她那个症状,谁还不用附子、干姜呢? 如果我不会切脉,不会看舌,不会辨证,又怎能治好她的这个病呢? 这就是切脉的重要作用。

临床现场教学第72讲

时间：2021 年 6 月 19 日

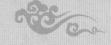

案例一　神志蒙昧、失语案

周某,男,50 岁。湖南长沙人。

患者因发作性神志模糊、失语一年就诊。

患者从一年前开始出现间断性、发作性神志模糊、失语,常伴有疲倦,头晕,健忘,休息后可缓解,1 年发作了 10 余次,曾 2 次到省级大医院住院治疗,颅脑核磁共振检查未见明显异常,西医诊断为"短暂性脑缺血发作;自身免疫性脑炎可能性大,结核性脑膜炎待查"。现症见:间断性神志模糊,失语,健忘,疲乏,偶有手麻。舌苔薄白,脉细滑。

既往有"甲状腺肿大"病史,甲状腺功能正常。

辨证: 气虚夹痰浊。

治法: 益气化痰、开窍醒神。

选方: 涤痰汤加味。

处方: 党参 15g,石菖蒲 30g,炙远志 10g,陈皮 10g,法半夏 10g,茯苓 15g,枳实 10g,竹茹 10g,胆南星 5g,天麻 20g,僵蚕 20g,炙甘草 10g。30 剂,水煎服。

讲析: 患者主症是神志时而迷糊,语言时有障碍,兼症是发作时常伴头晕和疲倦,发作呈阵发性。疲倦乏力伴头晕、脉细,为气虚症状,气虚则脾胃运化失司,痰浊内生,风痰上扰引起头晕,风夹痰浊、易蒙蔽神窍而出现失语、神志迷糊,故该证为痰浊蒙窍。西医考虑短暂性脑缺血发作,如果不能及时控制,最后可能导致脑血管病发作,进一步出现舌謇语涩、半身不遂等中风症状。

中医讲究治未病。中医治未病最主要包括三个方面:一、未病先防。指在病未发生之前,采取各种预防措施,增强机体的正气,消除有害因素的侵袭,以防止疾病的发生。二、既病防变。指在疾病发生之后,早期诊断,早期治疗,见微知著,防微杜渐,以防止疾病进一步发展和变化。三、愈后防复。就是防止病情反复。这个患者的病症苗头已经很明显了,阵发性的头脑迷糊、神志模糊,阵发性头晕、舌謇语涩,这是中风先兆。所以,我们要防止疾病进一步进展,患者舌苔薄白、脉细而滑,属于气虚夹痰浊,用涤痰汤加天麻、僵蚕。涤痰汤具有补气、清心、化痰开窍的作用,再加天麻、僵蚕息风,远志开窍。

案例二　水肿案

孙某,女,33 岁。河南郑州人。

患者反复下肢水肿 7 年就诊。

患者 2015 年因双下肢水肿在当地就诊,发现尿蛋白(++),隐血(+),西医诊断为"肾病综合征",反复治疗多年,蛋白尿、隐血仍然未消除。现症见:面足浮肿,腰痛,精神疲乏,易出汗,小便黄。舌淡红,舌苔薄黄,脉细而数。

辨证:肾气虚水肿,兼阴虚有热。

治法:益气利水,滋阴补肾。

选方:防己黄芪汤合知柏地黄汤加味。

处方:黄芪 30g,炒白术 10g,汉防己 8g,玉米须 10g,茯苓皮 15g,黄柏 10g,知母 10g,熟地 10g,怀山药 10g,茯苓 15g,泽泻 10g,丹皮 10g,枣皮 10g,川牛膝 20g,车前子 10g。30 剂,水煎服。

讲析:肾病综合征是肾病的一种,是以高度水肿、大量蛋白尿、低蛋白血症、高脂血症为特点的一组临床症候群,这是西医根据实验室的检查确诊的。

此患者的主症是浮肿,中医称之为水肿,《金匮要略》讲水肿有风水、皮水、正水、石水、黄汗、五脏水(心水、肝水、肺水、脾水、肾水),并提出了

"诸有水者,腰以下肿,当利小便;腰以上肿,当发汗乃愈"的治疗原则。《素问·经脉别论》云:"饮入于胃,游溢精气,上输于脾,脾气散精,上归于肺,通调水道,下输膀胱,水精四布,五经并行。"概而言之,中医辨治水肿病要抓住两脏,在五脏里面首先是脾,而后是肺,在六腑里面有胃、三焦和膀胱。这就是说这五个脏腑对于水气输布是直接相关的。还有一个更重要的脏,在本条经文里面没有讲,《素问·逆调论》说:"肾者水脏,主津液。"人体水液输布是要依靠肾脏气化功能的。《景岳全书·肿胀》提出:"凡水肿等证,乃脾肺肾三脏相干之病。盖水为至阴,故其本在肾;水化于气,故其标在肺;水惟畏土,故其制在脾。今肺虚则气不化精而化水,脾虚则土不制水而反克,肾虚则水无所主而妄行。"张景岳做了精辟的归纳,水气病其本在肾,其标在肺,其制在脾,就是与脾、肺、肾三脏相关。此外,《素问·水热穴论》明确指出:"肺为喘呼,肾为水肿。"肺被水气侵犯,主症表现为呼呼而喘,胸腔积液患者首先是气喘,其次是胸痛胸闷。"肾为水肿",是说水肿病首先要考虑的是肾,这与西医讲的肾病水肿正好吻合,也说明我们的祖先在大约两千多年前就发现了"肺为喘呼,肾为水肿"。

这个患者的水肿肯定要治肾,肾既具肾阴,又具肾阳,所以肾病有阳虚还有阴虚,属于阳虚的有寒,属于阴虚的有热。患者舌苔薄黄,脉细而数,考虑阴虚有热。用两个方,第一个方是防己黄芪汤,第二个方是知柏地黄汤,加牛膝、车前子,我把它取名为知柏济生丸,这跟济生肾气丸一个意思,济生肾气丸是用桂附地黄汤加牛膝、车前子,把桂附去掉,加黄柏、知母,就是知柏济生丸。再加玉米须、茯苓皮利水消肿。

案例三　尿频伴泄泻案

卢某,男,59 岁。湖南岳阳人。

患者因尿频 7 年、泄泻 1 月就诊。

患者自诉近 7 年持续尿频,疲乏,严重的时候半小时有 2~3 次小便,一般半天有 5~6 次小便,夜尿每晚 2~3 次,冬天较夏天更严重。1 月前因"肠息肉"复发而手术治疗,术后一直有大便溏泄,一天两次左右。现症见:日夜尿频,大便稀溏,疲倦乏力,腰胀。舌苔黄白而薄腻,脉细略数。

辨证:肾气虚兼湿热蕴肠。

治法:补肾益气缩尿,兼清利湿热。

选方:桑螵蛸散合连朴饮加减。

处方:西洋参 8g,桑螵蛸 15g,炙远志 10g,石菖蒲 10g,煅龙骨 20g,炒龟板 20g,黄连 5g,厚朴 20g,砂仁 10g,菟丝子 20g,覆盆子 15g。20 剂,水煎服。

讲析:患者以小便频数为主症,且尿频不论昼夜。哪些病可以出现小便频数呢? 第一种病是五淋病,有膏淋、石淋、劳淋、气淋、血淋,称为五淋病,五淋病的主要病机是湿热下注,当然石淋是有结石,气淋是有气虚或气滞,但是它仍然是以湿热为主。五淋病共同的特点是小便不仅频数,而且有热、涩、痛的症状,就是西医所称的尿频、尿急、尿痛。此患者没有这些特点,所以不能称为淋证。他的症状与气淋有点相似,遇劳则甚,他又有点像劳淋,遇劳则发,而且严重疲乏。尿频的第二种情况就是消渴病,消渴病也是小便多,上消饮一溲一,下消饮一甚至溲二,也就是说上消既有口渴,又有小便多;下消口渴,尿比口渴喝的水还要多。这两种病,都是小便频数为主,除此以外还有遗尿,遗尿就是漏尿,不在此列。

小便频数,精神疲乏是这位患者症状表现的两大特点,另外有一个兼症,就是大便溏泄。现在要解决的主要问题是尿频、疲乏,同时兼顾大便溏泄这个兼症。这里要注意,舌象脉象与他的病症特点有点矛盾,他这个病越到天气冷的时候越厉害,越到天气热会有所减轻,而他的舌苔薄黄腻,脉细略数,所以这是一个矛盾,怎么取舍呢? 因为他气虚,往往天气冷的时候要加重,所以用两个方,第一个方是桑螵蛸散,第二个方是加减连朴饮。桑螵蛸散重点是治疗气虚尿频,为什么没有用补中益气汤呢? 补中益气汤明明是治气虚的主方啊,这是因为这个病治疗重点是要固涩小便,所以没用补中益气汤,而用桑螵蛸散。连朴饮是针对肠道湿热,患者的舌苔薄黄腻,脉细数,其湿热在肠,所以用加减连朴饮。因为患者腰酸胀,故加菟丝子 20g、覆盆子 15g 补肾治腰。

案例四 痰饮案

左某,男,31 岁。湖南长沙人。
患者因口中痰涎多 3 年就诊。

现症见：口中痰涎较多，痰稀白，睡眠差，易疲乏，疲乏后易出现手抖、胸闷、头晕。舌苔薄黄腻，脉细滑。

辨证：痰浊兼气虚。

治法：化痰益气。

选方：十味温胆汤合瓜蒌贝母散加减。

处方：白参 6g，丹参 10g，炒枣仁 15g，炙远志 10g，陈皮 10g，法半夏 10g，茯苓 30g，枳实 10g，竹茹 10g，炒瓜壳 5g，浙贝母 30g，炙甘草 10g，20 剂，水煎服。

讲析：痰涎本来属于饮，张仲景讲"病痰饮者，当以温药和之"。但是临床上痰饮虽然是饮为阴邪，却有很多从热化，变成痰热证，尤其是在我们江南地区痰热证比较多见。所以我们不要以为只要是痰饮就用热药。现在痰热扰心失眠的患者很多，不寐虽然有肝火，心脾气血亏虚，心肾不交，心胆气虚等等情况，但是痰热证特别多，这与我们现在的饮食习惯、气候环境、地理条件有极大的关系。所以看病必须根据患者的临床表现来辨证，患者客观实际的症状就是我们判断的依据。诊病的原则一是辨证，分析绝不能唯心，你不能自己编，必须以患者的实际表现为依据。二是必须以中医的理论为依据。患者一有痰浊，二有气虚，所以拟十味温胆汤合瓜蒌贝母散。十味温胆汤是治疗气虚痰浊的，当然它里面有养心安神的药，正好还可以治失眠。

案例五　痹证案

李某，女，43 岁。湖南湘阴人。

患者因右手麻木伴颈胀 8 年就诊。

患者因在单位负责刷卡缴费工作，长期右手频繁刷卡，2013 年开始出现右手麻木，逐渐进展，随后出现右侧上肢及腰部、肩部、颈部麻木，胀痛，西医诊断为"颈椎病"。现症见：右侧手、肩及颈部、腰部麻木及胀痛，怕冷，月经量少。舌紫，苔薄黄，脉细而弦。

辨证：气虚血瘀，风邪阻络。

治法：补气活血，搜风通络。

选方：补阳还五汤、葛根姜黄散合虫藤饮加减。

处方：黄芪 40g，归尾 5g，赤芍 10g，川芎 6g，桃仁 8g，红花 6g，地龙 10g，僵蚕 20g，全蝎 5g，鸡血藤 15g，海风藤 15g，钩藤 15g，葛根 30g，片姜黄 15g，威灵仙 15g，桂枝 6g，甘草 6g。30 剂，水煎服。

讲析：患者因从事刷卡工作，重复劳动，可谓积劳成疾。她的右侧上肢及腰部、肩部、颈部麻木，胀痛，舌紫苔薄黄，脉细而弦。辨证为气虚血瘀之经络不通，虽然是痹证，但并不以疼痛为主，其症状集中在颈部、肩部和上肢，重点在上肢，很像臂痹证，但是臂痹证是以疼痛为主，用蠲痹汤。而此患者是以麻木不仁并且胀为主，因此不能用蠲痹汤。用补阳还五汤合葛根姜黄散加虫藤饮，全方补气活血、通络搜风，其中尤其是地龙、僵蚕、全蝎等药，加强搜风通络止痛。

案例六　胸痹心痛案

王某，女，47 岁。湖南长沙人。

患者因反复胸闷、胸痛 3 年就诊。

患者 3 年前因胸闷、胸痛去省人民医院就诊，心血管造影检查发现有冠脉分支狭窄达 90%，诊断为"冠心病"，即行"冠状动脉支架植入术"，植入 5 个支架，症状稍有缓解。2020 年 11 月复查又有血管狭窄，胸闷、胸痛反复发作，医院建议再植入支架，患者拒绝，求治于中医。现症见：胸闷、胸痛，背痛，劳累后气喘，心情不舒或心情激动时症状明显，口中涩。舌下脉络紫，舌苔薄黄腻，脉细涩。

辨证：气虚血瘀，兼痰热阻塞心脉。

治法：益气活血，清热化痰。

选方：丹参饮、颠倒散合小陷胸汤加减。

处方：西洋参 8g，丹参 30g，檀香 10g，砂仁 10g，郁金 15g，广木香 6g，黄连 3g，炒瓜壳 5g，法半夏 10g，片姜黄 15g，炙甘草 10g。30 剂，水煎服。

讲析：临床上涩脉是难以鉴别的，古人描述涩脉是"往来艰涩"，又称为"涩如轻刀刮竹"。古人写脉诀，都是用形容词来描述的，所以古人讲"只可以意会，不可以言传"，说明中医看脉需要长时间的训练，要认真去摸索，提高手指的敏感度和对于脉象特点的认识。对脉象的学习不能仅限于某一本书的某一个形容词。二十七脉也好,二十八脉也好,脉象都是复杂的,但至少几个主要的脉象我们需要掌握。如浮、沉、迟、数、滑、涩、弦、促、结、代、细脉。茋脉、牢脉、散脉是比较少见的,要通过长时间磨炼,要认真摸索才能摸得出来。切脉的功夫是个很不简单的功夫,我们中医在学脉学的知识和诊断疾病时万万不可马虎。切脉不是儿戏,因为切脉往往可以辨清疾病的本质,可以辨别它的寒、热、虚、实,尤其是那些症状复杂、寒热错杂、虚实皆有的情况,对于那些生死攸关的病人,摸脉尤为重要。

此患者舌底紫筋明显,脉涩,这是血脉不通;脉细,主心气不足。细涩的脉说明气血滞涩,心脉不通,就是心脏血液循环不好。舌苔薄黄腻,平素容易上火,这是痰热内阻,痰热堵塞胸膈。一个心气虚、血脉瘀堵,一个痰热堵塞胸膈,都容易出现胸痛、胸闷、心悸,方用丹参饮、木金颠倒散合小陷胸汤。因为患者的心气不足,故加人参补心气。

案例七 脑瘤术后案

孙某,男,4 岁。湖南常德人。
患儿因脑瘤术后放疗、化疗,轻度舌謇语涩 1 月就诊。

患儿因为 1 次癫痫发作,于 2020 年 9 月在中南大学湘雅医院检查发现"脑部胶质母细胞瘤",9 月 24 日行手术,术后做 6 次化疗,30 次放疗。现症见:轻度舌謇语涩,易自汗、盗汗,躁动,口角流涎。舌苔薄黄腻,纹紫。

辨证:气虚夹痰热。

治法:益气固表,清热化痰。

选方:黄芪龙牡散合黄芩涤痰汤加减。

处方:黄芪 15g,煅龙骨 15g,煅牡蛎 15g,丹参 15g,黄芩 6g,石菖蒲 10g,炙远志 8g,陈皮 6g,法半夏 6g,茯苓 20g,枳实 5g,竹茹 10g,浙贝 20g,甘草 6g。20 剂,水煎服。

讲析:脑胶质瘤的症状特点是头疼、头晕,面口歪斜,呕吐,严重者神志昏迷。脑部胶质瘤手术之后容易出现以下几个病:一是容易出现半身不遂,二是容易出现舌謇语涩,三是容易出现癫痫,这是常见的并发症。胶质瘤往往是痰涎引起的,至于好动甚至偏躁动是火热,如果晚上不睡觉,那就要治躁动。现在这个患儿主要是有两个问题,一是自汗、盗汗,二是口中有痰涩,所以要益气固表,化痰清热。第一个方是黄芪龙牡散,第二个方是黄芩涤痰汤。因为胆南星气味难闻,小孩慎用,改成浙贝化痰止咳,消结块。

案例八 肾病案

李某,男,36 岁。湖南长沙人。

患者因肾病,发现血肌酐升高 2 年就诊。

患者有"慢性肾炎"病史,时有腰痛,下肢水肿,2 年前发现血肌酐升高至 120μmol/L,蛋白尿(+++),曾在熊老处门诊治疗,病情有好转。近日复查肌酐 91μmol/L,蛋白尿(-),症状较前已明显好转。现症见:自汗,腰痛,小便黄,大便稀。舌苔薄黄,脉细数。

辨证:气阴两虚,肾虚火旺。

治法:滋阴益气清热。

选方:黄芪龙牡散合知柏地黄丸加减。

处方:黄芪 30g,煅龙骨 30g,煅牡蛎 30g,黄柏 10g,知母 10g,熟地 10g,怀山药 20g,茯苓 15g,泽泻 10g,丹皮 10g,枣皮 10g,杜仲 15g,怀牛膝 15g,菟丝子 15g。30 剂,水煎服。

讲析:肾病患者自汗多,应是气虚;脉细数、舌苔薄黄,是虚火证,因此,他是气虚加肾脏的虚热,用黄芪龙牡散合知柏地黄丸。关于枣皮我要说明一下,在我们南方称为枣皮,在北方称为山萸肉,方剂书上基本都称为山茱萸,所以我开枣皮是一个俗名,其实就是山茱萸。加怀牛膝、杜仲、菟丝子滋补肝肾,并降蛋白尿。

现场答疑

学员:我们在临床上见到的肾病,为什么遇寒,或者是冬天会复发?口味过咸或者是熬夜的人容易复发?

熊教授:寒邪最容易伤肾,肾主水火,既主肾阴,又主肾阳,所以临床上的肾病有的属于肾阳虚,也有的属于肾阴虚。如这位同志提的,遇寒则甚,冬天加重,口味过咸,这个病以寒饮为主,一个寒、一个饮,侧重于肾阳虚,治疗的时候要侧重于温补肾阳和化寒饮。

学员:今天第六位女患者,心脏支架术后出现胸痛、背痛、脉细涩,属气

临床现场教学第72讲

虚加痰浊瘀阻,可否用十味温胆汤?

熊教授: 十味温胆汤重点是治疗气虚夹痰的胸闷、心悸,主症是胸闷心悸。今天所看到的这位患者是以胸痛、背痛为主,所以不用十味温胆汤,给她用的是丹参饮、颠倒散合小陷胸汤。而且这位患者有火热的现象,舌苔薄黄腻,有痰热堵塞胸膈这么一个病机,所以用小陷胸汤。

学员: 病案一患者用涤痰汤,为什么不用半夏白术天麻汤,用白术健脾不是可以化痰之源吗? 为什么说他是痰浊扰心,不说是痰浊扰脑?

熊教授: 痰生于湿,湿源于脾,脾主运化,不仅运化水谷,而且运化水湿,理论上讲,化痰之源必须健脾,防止生痰涎,积聚水饮,但是临床上必须根据患者的具体情况去治疗。案例一患者不是典型的痰饮眩晕,所以不用半夏白术天麻汤。半夏白术天麻汤纯粹是治疗风痰上扰,痰饮眩晕的,案例一患者的主症是阵发性的神志不清楚,迷迷糊糊,不是以眩晕为主。老年人比较容易痰浊蒙蔽心神,我们讲心神,不讲脑,西医是讲脑。为什么只讲心神? 因为中医的脏象是以五脏系统为核心,"心者,君主之官,神明出焉",心主神明,所以神明的病归属于心,不能归属于脑。也有按局部讲头的,《素问·脉要精微论》讲"头者,精明之府",李时珍曾经讲过"脑为元神之府"。吴鞠通创清宫汤、安宫牛黄丸都是治心神蒙蔽的昏迷不醒,有一个"宫"字,哪个宫呢? 心宫。因此,不是清脑汤,也不是安脑牛黄丸,按照中医脏象学的理论去认识,我们只能讲心。案例一患者他是痰浊蒙蔽心神,所以只能用涤痰汤化痰开窍醒神,而不是用半夏白术天麻汤。

学员: 案例二患者水肿辨为肾阴虚,为什么肾阴虚会有水湿呢?

熊教授: 水肿病不仅有水饮,有寒湿,还有湿热水肿,还有肾虚气化不利所致水肿。患者肾阴虚有热,其水肿不是因为热引起的,而是肾脏气化功能减弱引起的,这是两码事。治水肿,用的是防己黄芪汤,这点要注意。

学员: 治疗腰痛,四妙通气散中的丑牛是否可以用防己代替?

熊教授: 不可以。朱丹溪讲过黑丑治腰疼,原文出自《丹溪心法·腰痛七十三》。要注意丑牛治腰痛,有黑丑和白丑,混起来没有分开,但是作用差不多。现在有时候开药是二丑,就是牵牛子,是除水的。有一个处方是禹功散(黑牵牛、茴香),大禹就是治水的,是中国历史上治水最突出的君王。想象一下,中原地区大水泛滥,大禹开出江河渠道之后才可以把水治理得好好的。所以禹功散名字取得特别好。牵牛和小茴香,这两味药既治肾脏积水,又治水饮腰痛,还治少腹积水和水疝,疗效突出。在通气散中加丑牛,就是治腰痛和利水的。

学员: 临床上遇到服中药不耐受,出现腹泻,怎么添加药物调整?

熊教授: 这个情况比较复杂,我近几年来经常碰到,有时就是药品质量问题,不是药物自身的作用引起的。现在很多中药炮制不到位,来源渠道不清楚。过去当归是要酒洗的,现在有没有洗不知道,过去的熟地要九蒸九晒的,而且要兑上砂仁一起制,现在有没有砂仁不知道。过去何首乌也是九蒸九晒的,现在有没有九蒸也都不知道。过去的瓜蒌霜是摊在牛皮纸上在室外露晒一个星期,现在也不知道有没有这么做。所以药品的炮制不到位,往往产生副作用,这不是药品本身的作用,也不是因为患者脾胃虚弱。所以先要仔细找出腹泻的原因,才能做针对性的处理。

学员: 请问肾病综合征患者治疗四肢浮肿相对容易,那大量腹水如何解决?

熊教授: 腹水要按照腹水去辨证施治,严重的腹水我们称之为臌胀。臌胀指肝病日久,肝脾肾功能失调,气滞、血瘀、水停于腹中所导致的腹部胀大如鼓的一类病证,临床以腹大胀满,绷急如鼓,皮色苍黄,脉络显露为特征。无论是肝硬化还是肾病,都可能会有腹水,肿瘤患者也有可能出现腹水。比如卵巢癌容易出现腹水,肝癌容易出现腹水,肠癌往往也出现腹水,胃癌也见有腹水,肿瘤患者出现腹水的比较多。

我们治疗腹水的时候,必须要清楚腹水是以水湿为主,但其中有偏于寒的,偏于气滞的,也有偏于湿热的。比如腹水,伴见口苦、尿黄、舌苔黄腻,腹胀如鼓,这是腹水兼湿热,要用中满分消丸治疗;比如黄疸并发腹水,肚子里面鼓鼓的,甚至还有气滞,要用二金汤治疗;比如腹水兼浮肿,舌苔白腻,大便溏泄,肚子不仅有水,而且特别胀,食后益甚,这是中焦的水湿,要用胃苓汤;比如腹水臌胀,特别畏冷,这是寒湿,要用实脾饮;比如腹水、大便秘结、气喘,这是肠中有水,要用己椒苈黄丸。我们治疗腹水,也就是水臌证,必须辨证施治,不是一个方可以解决的,一定要根据患者的症状表现、兼症特点、舌象、脉象,辨清寒湿、湿热,或是有夹瘀的表现,病证是比较复杂的。

学员: 今天治痰饮用了涤痰汤、十味温胆汤、瓜蒌贝母散、小陷胸汤这些方剂,请问临床上如何鉴别使用?

临床现场教学第72讲

269

熊教授：这位同志是有心人，把今天几个治痰的方剂联系起来了。涤痰汤除了化痰之外，还有一个特殊的作用——开窍醒神，可以治痰浊引起的神志病。十味温胆汤是治心气虚、痰浊引起的胸闷、心悸。瓜蒌贝母散是治疗胸痹的，张仲景不是有瓜蒌薤白半夏汤吗？还有瓜蒌薤白白酒汤，枳实薤白桂枝汤，这一系列方都是治疗胸痹的，都是化痰浊的。张仲景把胸痹的病机归纳为阳微阴弦，阳微就是胸阳比较弱，阴弦就是浊阴上泛，影响胸阳。而瓜蒌贝母散只是开胸痹化痰浊的，针对胸部痞闷，痰浊比较多。小陷胸汤是张仲景治疗小结胸的方，《伤寒论》讲："小结胸病，正在心下，按之则痛，脉浮滑者，小陷胸汤主之。"黄连、半夏、栝楼实这三味药的组合就是化胸膈的痰浊夹热，其实就是痰热阻塞胸膈。如果不是痰热就不会用小陷胸汤，痰热没有阻塞胸膈照样不能用小陷胸。因此，痰热阻塞胸膈出现的胸痛、胸闷，才是小陷胸汤所治的主证。

《通俗伤寒论》还有一个柴胡陷胸汤，用小柴胡汤合小陷胸汤，不仅治疗痰热堵塞胸膈，而且治疗胆火上泛，不仅治疗寒热往来，还有口苦咽干。吴鞠通又创立了一个小陷胸加枳实汤，后人有说胸痛停饮就用小陷胸加枳实汤，其实不然，它是治痰热堵塞胸膈的胸痛、胸闷兼有痞闷，因为枳实降气，所以用小陷胸加枳实汤。

学员：感谢熊老，我读了您写的书，我治好了自己2个月的咳嗽，本人32岁，咳嗽2月，西医治不好，中医也没有效，无奈挂不到熊老的号，买了一本熊老写的书，照同病症抓药，5天治愈。本人零基础想学中医，应该从哪个学科开始学？

熊教授：中医要读书，听了我讲课你就知道不读书是不行的。书要读得好，书要读得熟，把书读好以后可以灵活应用，这就达到一定境界了。读书建议你买中医的2版教材，如果买不到，买4版教材也可以。现在的教材不是不好，我觉得太多，太复杂，把中医的理论人为复杂化，其实没那么复杂。你先把书读好，再去搞临床。中医的学问和知识有三大块。第一大块是基础理论知识，包括中医基础理论、中医诊断学、中药学、方剂学，这是基础知识，必须要读熟，尤其是读方剂学和诊断学要注意花点功夫。第二大块是中医临床知识，包括中医内科学、中医妇科学、中医儿科学，此外，还有中医五官科学、中医外科学、中医骨伤科学。学内科的一定要把内科学好，学妇科的不仅要学好妇科学，而且还要读好内科学，学儿科的不仅要读好儿科学,而且要读好内科学。历史上临床学的书籍也很多,可以多读一些原著,比如内科方面一定要读一读《医学心悟》《医宗金鉴·杂病心法要诀》、李中梓的《医学必读》,因为内科比较复杂,比如唐容川的《血证论》,王清任的《医林改错》都应该读一读,读的程度如何?读的多当然更好。当然,还有专科的书,学妇科必须读《医宗金鉴·妇科心法要诀》《傅青主女科》,学儿科的首先要把《医宗金鉴·幼科杂病心法要诀》读熟,还有《幼幼集成》,这些书如果你都不读,要当医生很难。要当就要当好医生,不要以为自己读了几天书就不错了。孙思邈的《大医精诚》讲:"世有愚者,读方三年,便谓天下无病可治;及治病三年,乃知天下无方可用。故学者必须博极医源,精勤不倦,不得道听途说,而言医道已了,深自误哉!"第三大块知识就是经典的理论知识,中医经典是中医学的高深课程,我从低往高讲,温病学的《温病条辨》,以及《外感温热篇》,我讲的《外感温热篇》是叶天士的,《伤寒论》《金匮要略》是张仲景的,最后才是《黄帝内经》。《黄帝内经》是中医学所有课程当中最难、最深奥、最复杂的课程,要学好不容易,必须要有老师教导,自己读很难读懂。

我讲过学中医有三个基本条件:第一不蠢,所谓不蠢,既要聪明,更要有悟性;第二不懒,所谓不懒,就是勤奋读书、刻苦实践;第三老师不糊涂,要拜明白老师,名师没有那么多,至少老师要明白清楚。师者所以传道授业解惑也,要能传道,要能授业,要能解惑,没有这个标准是不能当老师的。最后是临床,扎扎实实去看病,千万不要孜孜汲汲,只求名利。

临床现场教学第 73 讲

时间:2021 年 7 月 24 日

案例一　泄泻案

王某,女,73 岁。湖南长沙人。

患者因反复腹痛、腹泻 25 年,加重半年就诊。

患者有"慢性胃炎、慢性肠炎"病史 25 年,反复腹痛、腹泻,食生冷寒凉食物或腹部受凉后加重,甚至走在池塘边也会腹痛腹泻,大便稀,偶尔水样便,每日 1~3 次,近半年来病情逐渐加重。平素畏冷,夏天不能吹空调及电风扇,需穿长袖上衣和两条裤子,多方求治,无明显疗效。现症见:腹泻、腹痛,肠鸣,口不干不苦,但舌头上有轻微热痛感。舌淡红,苔薄黄,脉细。

辨证:寒湿内盛兼脾虚。

治法:温阳健脾,除湿止泻。

选方:香砂五苓散加味。

处方:桂枝 6g,炒白术 10g,茯苓 20g,猪苓 10g,泽泻 10g,砂仁 10g,广木香 6g,吴茱萸 3g,车前子 15g,灯心草 6g。20 剂,水煎服。

讲析:泄泻病首先应分清虚实和病位。暴泻多实,久泻多虚。泄泻的病位在脾胃。《素问·脏气法时论》云:"脾病者……虚则腹满肠鸣,飧泄食不化。"《素问·脉要精微论》云:"胃脉实则胀,虚则泄。"《素问·宣明五气》云:"大肠小肠为泄。"这三条原文告诉我们,泄泻的病位在于脾、胃、肠这三个部位,故病位属脾胃。

泄泻是一个常见病,也是一个复杂病,历代医家将泄泻分为很多类。

有以脏腑病位来分类的,比如脾泻、大肠泻、肾泻。有以病因来分类的,比如暑泻、食泻,其中最重要的是湿邪与热邪,暑泻就属于热邪,湿邪为泄泻最主要的病因,《素问·阴阳应象大论》曰:"湿胜则濡泻。"陈修园《医学三字经》谓:"湿气胜,五泻成。"泄泻还有以症状特点来分类的,比如完谷不化、水谷夹杂的称为飧泄;大便稀溏而垢浊的称为溏泄;以水泄为主的称为濡泻;大便很稀、肛门不干净、如水样喷射而出称为鹜泻,鹜指鸭子;还有一种长期大便失禁的称为滑泻。

以上举的例子就是古人关于泄泻按病位、病因、症状特点来进行分类的,说明泄泻是一个比较复杂的疾病,临床治疗泄泻一定要认真分析泄泻属于哪种类型。

此患者的特点:一是病程长达 25 年;二是平素畏冷,穿衣服较多,遇冷病情加重;三是走在池塘边也会腹泻伴腹痛。此例患者怕冷、怕湿,不能吃水果,靠近池塘也会泄泻,查脉细,脉不数不大,这正是寒湿泄泻的表现。久泻必然会损及脏腑,脾虚生湿,反过来湿盛伤脾,患者脾胃虚弱是存在的。但患者形体并不消瘦,肌肉还有弹性,如果脾胃严重虚弱,必然是精神萎靡、形体消瘦、皮肤干燥、面色萎黄。而此患者一眼看过去好像只有 60 岁,不像是个久泻的患者,所以脾胃虚弱并不显著,以寒湿为主。病久湿可以从热化,故舌苔薄黄、舌头烧灼样疼痛。

综上所述,治疗当温阳健脾胃,除湿止泻为主。方用五苓散温阳除湿,治疗肠鸣泄泻;患者胃痛、腹痛,故加入砂仁、广木香;加吴茱萸加强助阳止泻的作用;患者舌苔薄黄、舌头烧灼样疼痛,有一点热象,故加入灯心草、车前子清热利湿。

案例二 便秘案

刘某,女,57 岁。湖南湘阴人。

患者因肠癌术后便秘 3 月就诊。

患者 1 年前因"直肠癌"行手术治疗,近 3 月来便秘严重,需要服用"麻仁丸"才能解大便,20 天前因"直肠癌卵巢转移"再次手术。现症见:便秘,疲倦乏力,右胁下疼痛,口微干。舌边紫,苔薄黄,脉细。

辨证:气血亏虚兼瘀热。

治法:补益气血,润肠通便兼祛瘀清热。

选方:加参玉烛散合金铃子散加味。

处方:西洋参 10g,当归 10g,赤芍 10g,熟地 10g,川芎 5g,大黄 3g,桃仁 10g,火麻仁 30g,川楝子 10g,玄胡 10g。15 剂,水煎服。

讲析:便秘须分虚实。实证往往源于火热、食积、虫积。大承气汤,小承气汤,调胃承气汤,都是用来治疗火热便秘的,称之为阳明腑实证。实证还有临床常见的肠梗阻,食积梗阻,虫梗阻,以及外伤瘀血造成的大便秘结,还有以胀痛为主的气滞便秘。而虚证便秘,如温病后期热伤津液的阴虚便秘,吴鞠通用增液承气汤治疗;如阴虚有热的也是用增液承气汤治疗,称之为"增水行舟法"。还有气阴两虚的便秘,血虚型便秘等等,如产后大便秘结,就是血虚引起的。

此患者属于虚证便秘。我问诊时特意问了患者肚子胀不胀,是略胀,舌苔不厚,根部腻,脉象不滑不数,是细脉,因此是典型的虚证。如果舌上少苔或者无苔,就是以津伤为主。现面色淡黄,舌苔薄黄,舌边略紫,是气血不足夹瘀热。以虚为主,用加参玉烛散。玉烛散出自《医宗金鉴》,治疗血虚便秘。因为患者气血虚,所以精神疲乏,脉细,故加参。因为患者舌边紫,有瘀,加桃仁活血,桃仁不仅有祛瘀作用还能润肠。因有右胁下疼痛,合金铃子散疏肝理气,活血止痛。

案例三　呃逆呕逆案

蒋某,女,59 岁。湖南耒阳人。

患者因反复呃逆、呕逆 20 余年就诊。

患者反复呃逆 20 余年,呃逆时伴胃痛,时有干呕,胃镜检查有"慢性非萎缩性胃炎并胃窦糜烂"。现症见:呃逆,时有胃痛,干呕,胃不胀,胃中饥饿但不欲饮食,口干甚,口不苦,胸部怕冷,背部有烧灼感,大便每日 2~3 次,不稀。舌苔薄黄腻,脉细滑数。

辨证:气逆夹热。

治法:和胃降逆,清热止呕。

选方:橘皮竹茹汤加味。

处方:西洋参 8g,麦冬 30g,炙枇杷叶 10g,陈皮 10g,法半夏 10g,茯苓

15g,竹茹 20g,黄芩 10g,甘草 6g,生姜 3 片。30 剂,水煎服。

讲析:患者主要有两个症状,一个是呃逆,一个是呕逆。呃逆在中医学的术语里称为"哕"(yuě),这个"哕"字过去也有人念 huì。比如陈修园就讲:"呕吐哕,皆属胃,二陈加,时医贵。"他这里就不是念 yuě,而是念 huì,他的三字经文字是有韵的,"呕吐哕,皆属胃,二陈加,时医贵。玉函经,难仿佛,小柴胡,少阳谓"。这里就是念 huì 的。"哕"是哪里的病呢?《素问·宣明五气》曾经讲过:"胃为气逆为哕。"哕是胃气上逆所致。胃气上逆是需要分寒热的,《素问·至真要大论》讲:"诸逆冲上,皆属于火。"这是属于热的。还有属于胃寒的,《伤寒论》讲:"若胃中虚冷,不能食者,饮水则哕。"这是虚寒证。寒证有哕,热证也有哕,所以要分清寒热。

此患者的哕是以热为主,因为她舌苔薄黄腻,脉滑数,不是寒证。尽管她胸部有点冷,但这不是寒证,如果是寒证绝对不会有舌苔黄腻,更不会脉滑数,如果是寒证用丁香柿蒂汤一下子就能搞定,但这个患者不是寒证。橘皮竹茹汤是治疗气逆夹热的呃逆并呕吐的,方和证是必须相符的,如果方证不符,治病是没有疗效的。另外还要加两味药,一味黄芩,一味生姜。

案例四　吐酸案

丁某,女,34 岁。湖南长沙人。

患者因反酸伴胃脘部烧灼感 1 年半就诊。

患者从 1 年半前妊娠期间出现反酸,每次吃甜食或粥则反酸,胃脘部出现烧灼感,食辣则加重,胃脘部无胀满、疼痛,无呃逆、嗳气。胃镜提示:胃食管反流病。自诉产褥期时因额头吹热空调,出现额头恶风、头昏胀,持续至今,手腕发凉,夜寐不安,晨起口干口苦,大小便调。舌黯红,苔薄黄腻,脉细滑数。

辨证:肝热犯胃。

治法:清肝泄热,和胃降逆。

选方:左金丸加味。

处方:黄连 5g,吴茱萸 3g,浙贝母 30g,瓦楞子 15g,防风 10g,羌活 10g,甘草 6g。15 剂,水煎服。

讲析:反酸一症,往往与胃痛、嘈杂等症状密切相关,中医内科学将之附在胃痛或嘈杂章节后。《素问·至真要大论》言："诸呕吐酸,暴注下迫,皆属于热。"可知《黄帝内经》认为诸吐酸、反酸、呕酸大都属于热证,刘河间云："酸者,肝木之味也,由火盛制金,不能平木,则肝木自甚,故为酸也……皆热证也。"但临证不可拘泥,吐酸亦可见于寒证,如李东垣所言："吐酸者……令上下牙酸涩,不能相对,以辛热疗之必减。"高鼓峰《四明心法·吞酸》云："凡为吞酸,尽属肝木,曲直作酸也……然总是木气所致。"临床常认为吐酸为肝热犯胃是有道理的,若胃脘部胀满、烧灼、嗳气、反酸,一般以化肝煎疏肝清热为主治疗;若反酸而无胃胀、嗳气则用左金丸。此患者属于后者,故用左金丸加浙贝母、瓦楞子清肝和胃制酸,以防风、羌活散风邪以治额头昏胀,甘草调和诸药。

案例五　眩晕案

周某,男,37 岁。湖南长沙人。

一诊:2021 年 6 月 19 日

患者因发作性头晕、神志模糊、言语表达不清 1 年就诊。

患者既往有"前庭神经炎""甲状腺肿大"病史 5 年,甲状腺功能正常。1 年前开始出现阵发头晕,发作时神志模糊、言语表达不清,走路不稳,平时神志清楚,语言流利。近 1 年发病 10 余次,遇天气闷热则发作甚,两次在某医院住院治疗,诊断考虑"自身免疫性脑炎可能性大"。现症见:阵发性头晕,发时神志模糊,言语表达不清,走路不稳,疲倦乏力,并兼手麻,四肢略颤抖。舌淡红,舌苔薄白,脉细滑。

辨证:风痰兼气虚。

治法:涤痰开窍、息风兼补气。

选方:涤痰汤加味。

处方:党参 15g,石菖蒲 30g,炙远志 10g,陈皮 10g,法半夏 10g,茯苓 15g,枳实 10g,竹茹 10g,胆南星 5g,天麻 20g,僵蚕 20g,炙甘草 10g。30 剂,水煎服。

讲析:患者主症为发作性头晕、四肢颤抖,主风;脉滑,主痰浊;疲倦乏力,脉细,主气虚,因此,辨证属风痰兼气虚。风痰蒙蔽清窍,导致短暂性神志迷糊,语言障碍。这种病要严防中风,中医讲要治未病,包括已病防变,在疾病初期的时候就要给予治疗,防止其传变发展。这个病的苗头已经很明显了,阵发性头晕、神志模糊,舌謇语涩并且伴有手麻,这是中风先兆。用涤痰汤化痰、醒脑,再加天麻、僵蚕息风。

另外我要顺便讲一讲药物学的知识。我们当中医必须了解药,不了解药就很容易犯错误。这个汤方里面本来是没有远志的,现在加的是炙远志,为什么要炮制呢?远志有涩口、麻舌的味道,如果不炮制,服用后就会舌头发麻。现在药房的生远志是用水泡过的,相对来讲麻口的作用小一点,还是不够,必须用炙远志。比如用枇杷叶,吴鞠通治喉间呃逆的宣痹汤用枇杷叶,枇杷叶的反面全是很厚的毛,煎药后毛会浮在水上面,所以枇杷叶是需要用很粗的纸把毛擦干净,然后用蜂蜜炙。枇杷叶本来是止呕、治咽喉的,如果不炙,服用后会刺激咽喉反而会加重咳嗽,适得其反。所以学中医的人一定要懂得药物学的知识。

二诊:2021 年 7 月 24 日

患者服药后 1 月内未发病。现症见:四肢阵发颤抖、麻木,精神疲乏。舌淡红,苔白腻,脉细滑。

辨证:风痰兼气虚。

治法:涤痰开窍,息风止痉兼补气。

选方:涤痰汤合天麻止痉散加味。

处方:党参 15g,石菖蒲 30g,炙远志 10g,陈皮 10g,法半夏 10g,茯苓 15g,枳实 6g,胆南星 5g,竹茹 10g,天麻 20g,僵蚕 30g,全蝎 5g,炙甘草 10g。30 剂,水煎服。

讲析:患者近 1 月头晕未发作,仅四肢阵发颤抖、麻木,此为风;苔白腻,脉细滑,为痰;精神疲倦为气虚,因此,辨证仍为风痰兼气虚,主方仍用涤痰汤。由于他的主症是四肢颤抖、手麻、头晕,因此要加天麻止痉散加强息风止痉的效果。

案例六 气短肢麻案

彭某,女,57 岁。湖南长沙人。

患者因气短、四肢麻木 3 年,加重伴颈胀 1 月就诊。

患者气短、四肢麻木 3 年余,加重伴颈胀 1 月,测血压正常。西医诊断为"躯体形式障碍;冠心病;颈椎病"。现症见:气短,四肢麻木,运动后加重,颈胀,畏风恶冷,多梦,晨起口苦,略口干,但无胸闷胸痛。舌边紫,苔薄少而黄,脉细略弦。

辨证:气阴两虚,经络瘀阻。

治法:补气养阴,疏通经络。

选方:生脉散、葛根姜黄散合三藤饮加味。

处方:参须 10g,麦冬 20g,五味子 6g,丹参 20g,葛根 40g,片姜黄 15g,威灵仙 15g,鸡血藤 10g,海风藤 10g,钩藤 30g,羌活 10g,甘草 6g。20 剂,水煎服。

讲析:患者主症是气短、四肢麻木、颈胀。其动则气短,口干,舌苔薄少而黄,提示心脏气阴两虚。舌边紫,但胸不痛,不是以瘀血为主;口中无痰,胸部不闷,不是以痰浊为主。颈部胀痛,是由于局部的经络不通所致,治疗颈椎病,药需要直达颈部病所而去,选方很重要。第一个方生脉散,治疗心脏气阴两虚的气短,加丹参活血。第二个方是葛根姜黄散加羌活治疗颈椎病。患者有肢体麻木,经络不通,所以加三藤饮加强活血通络作用。患者有畏风恶冷,故加羌活入太阳经祛风。

案例七 不寐案

吴某,男,39 岁。湖南长沙人。

患者因失眠、心悸、自汗半年就诊。

患者半年前因"肺癌"做手术,术后出现失眠,胸闷气短,心悸,自汗。现症见:失眠、心悸、动则自汗,无明显盗汗,偶咳,喉中有痰,口微苦,稍口干,胸口隐痛,精神疲乏。舌苔薄黄腻,脉沉滑而数。

辨证:痰热扰心兼气虚。

治法:清热化痰,养血安神,益气敛汗。

选方:黄连温胆汤、酸枣仁汤合黄芪龙牡散加味。

处方:黄连 5g,陈皮 10g,法半夏 10g,茯神 15g,枳实 6g,竹茹 10g,炒枣仁 30g,知母 10g,黄芪 30g,煅龙骨 30g,煅牡蛎 30g,龙齿 30g,灯心草 6g,浙贝 30g,白花蛇舌草 15g,甘草 6g。30 剂,水煎服。

讲析:此患者现在需要重点解决三个问题,一是失眠,二是自汗,三是喉中多痰。他有肺癌手术病史,对于这样的病症,要抓住三点。第一,尽快恢复患者体质;第二,着手解决术后、化疗之后出现的症状,也可以说是后遗症;第三,防止复发,防止转移,这个是最要紧的。我们治疗任何肿瘤病变,都要注意这三条。很多这样的患者在手术、放疗、化疗后,会出现体质虚弱,要尽快恢复正气。"正气存内,邪不可干"。如果体质不好,正气没有恢复,往往就出现变化,这个变化要么就是转移,要么就是复发。这是我们治疗肿瘤必须把握的原则。

这位患者还好,他没有复发的迹象,但是喉中有痰,这是一个痰热内扰、心神不宁的失眠,加上气虚,所以自汗。治疗要用三个方:第一个方,酸枣仁汤加味养心安神,第二个方,黄连温胆汤清热化痰,第三个方,黄芪龙牡散益气敛汗。

案例八　泄泻案

颜某,男,54 岁。湖南常德人。

患者因反复泄泻 20 余年就诊。

患者泄泻反复发作 20 余年,胃肠镜检查确诊有"慢性结肠炎,慢性萎缩性胃炎"。其间服用过西药治疗,同时服中药汤方如升阳益胃汤、七味白术散、香砂六君子汤等方加减,疗效不佳。现症见:每日腹泻 2~3 次,每食冷或食辣后腹泻尤甚,无腹胀、呃逆、矢气,自觉秋冬季胃部偏左处有压迫感,头部易汗出,每天上午精神差。舌淡红,苔薄黄,脉细数。

辨证:寒热夹杂泄泻。

治法:寒热平调,理气健胃。

选方:香砂连理汤加减。

处方:党参 15g,炒白术 10g,干姜 6g,黄连 5g,砂仁 10g,厚朴 20g,广木香 6g,车前子 15g,甘草 6g。15 剂,水煎服。

讲析:此病属寒热夹杂,《灵枢·师传》云:"胃中寒,则腹胀,肠中寒,则肠鸣飧泄。胃中寒,肠中热,则胀而且泄。"张仲景治"下利、呕吐"用泻心汤类方及黄连汤等,这些都是寒热错杂下利的代表方。该患者虽有寒热错杂但痞证不明显,故不用泻心汤类。患者先前自服的汤方虽治疗病位定于脾胃,但未考虑到总体属于寒热夹杂证,因此取效不佳。

现场答疑

学员：请教熊老临床上用灯心草的经验。

熊教授：我们用药，第一要清楚药物的药性，属于寒、热、温、凉哪一性，第二要知道药物的主治功能，第三要知道药物的主要归经。灯心草属于寒性，归心、肺、小肠经，作用是清心火，利小便。所以灯心草可以用于治疗心火旺盛引起的口舌生疮、舌上热痛、失眠、小便热涩等症。

学员：第八个病案寒热错杂证为什么不用泻心汤，处方中为什么要加车前子？

熊教授：寒热错杂证要看属于哪个病的寒热错杂，这个病是泄泻。如果有胸闷脘痞、呕吐，那么就要考虑用泻心汤。要知道半夏泻心汤、生姜泻心汤、甘草泻心汤这几个方，张仲景是用来治疗痞证的，胸闷脘痞兼上吐下泄才用泻心汤。当然几个泻心汤各有区别，各有偏颇。为何这个患者不用泻心汤？因为他没有胸闷脘痞，没有呕吐，患者只是左胁下痛，故不用泻心汤。

处方中为什么要加车前子？车前子有两个作用，第一利小便，第二治泄泻。"利小便所以实大便"，就是利水止泻法，有一个方叫分水丹，出自《石室秘录》，治疗水泻，只有两味药，一味炒白术，一味车前子。八正散、龙胆泻肝汤里都有车前子，就是利小便的作用。

学员：《伤寒论》云"自利不渴者，属太阴，以其脏有寒故也。当温之，宜服四逆辈"，请熊老传授一下用四逆辈治疗久泻的经验。

熊教授：《伤寒论》中"自利不渴者，属太阴"，这是笼统的话，大便下利，口不渴这是脾经的虚寒，不是肠胃湿热，张仲景告诉我们这不是热证，这是一个寒证。哪里的寒呢？中焦的虚寒，重点是治脾经的虚寒。四逆辈就是四逆汤这一类的方药，是四逆汤，注意不是四逆散，就是温补中焦的药，理中汤、四逆汤温补中焦均属于四逆辈，主要治疗脾胃虚寒的久泻。

学员：请问一下脾虚证与湿证的鉴别。

熊教授：严格地讲，湿证可见舌苔白腻，腹中胀，疲乏，大便溏，胸闷泛恶等表现；而脾虚往往是以疲倦为主，尤其是四肢倦怠，面色萎黄，食欲不振。这两者很相近，因为脾和湿是有联系的，《黄帝内经》讲湿气通于脾，"脾恶湿"，脾虚可以生内湿，湿邪最容易伤脾。因为脾气运化功能减弱可以生内湿,往往脾病久而久之也会生湿;而湿邪往往影响中焦,影响脾的运化功能,两者相互影响。那么我们在临床上如何来考虑呢? 我们要考虑是脾虚为主还是湿盛为主。比如吴鞠通《温病条辨》讲湿温病,出现胸闷不饥、脘痞、舌苔白,这是三仁汤证,它就没有脾虚,这就是纯粹的湿。如果疲乏、食少倦怠,再加浮肿腹胀、大便溏,这就是脾虚夹湿。

今年是辛丑年,丑为太阴湿土司天,丙辛化水,岁运是水运,当然是水运不及之年。辛为双数,奇数为阳,偶数为阴,今年是水运不及之年,"岁水不及,湿乃大行",湿病生焉。这个岁运告诉我们今年湿气偏盛,容易生脾病,因为湿气容易伤脾,容易得中焦的病。辛丑,这个"丑"字就意味着今年是太阴湿土司天,今年客气干扰,整个上半年是以湿气为主,所以上半年的气候雨水偏多,与今年客运相关。我们当中医的知道运气大变化以后,我们要估计今年什么病多,湿病多,湿病多必然脾病多,湿气伤脾,因此我们今年要注意肠胃病、水肿病、疲倦病,会不会造成流行呢? 不会。今年不是传染病发生的年份。这个传染病的发生要看客主顺逆,今年不逆,只有顺。

学员:请问颈部胀痛导致的四肢麻木可以用黄芪虫藤饮吗?

熊教授:治病要抓住主症。颈椎病是由于局部经络不通导致的,因此,治疗颈椎病,搜风活络是不行的,这不是中风的四肢麻木,所以不用黄芪虫藤饮。

学员:如果患者上火,出现口腔溃疡,方中是否加清热药,去掉温热药,如桂枝、附子?

熊教授:桂枝、附子不是随便加的,如果这个患者是以上肢疼痛为主,如果用了蠲痹汤,方中有桂枝。如果患者颈背冷痛,项强,用桂枝加葛根汤,这可以用桂枝甚至用麻黄。在无热证表现的时候,我们不需要加清热药。如果患者有火,当然要清火,如果有口腔溃疡,要分清是脾胃的火,还是心火。针对发病的脏腑去加药。

学员:请问升阳散火汤怎么用?

熊教授:升阳散火汤出自李东垣的《内外伤辨惑论》,《医宗金鉴》也有记载。《内外伤辨惑论》中记载了升阳散火汤的功效主治:"治男子妇人四肢发困热,肌热,筋骨间热,表热如火燎于肌肤,扪之烙手。夫四肢属脾,脾者土也,热伏地中,此病多因血虚而得之也。又有胃虚过食冷物,郁遏阳气于脾土之中,并宜服之。"升阳散火汤由哪些药物组成呢?据《内外伤辨惑论》记载,升阳散火汤由升麻、葛根、独活、羌活、白芍药、人参、炙甘草、柴胡、防风、生甘草组成。

升阳散火汤里面没有泻火的药物,只有升阳的药物。这个方子的原理,来源于《黄帝内经》"火郁发之"的理论。用这个方要慎重,因为它没有苦寒和辛寒的药,升清阳不一定能散很多火,如果真有火,那还会惹出麻烦来,所以用的时候要注意。

学员:请问麦冬用30g会不会滋腻碍胃气?

熊教授:张仲景有一个麦门冬汤是用来治疗肺痿的,《金匮要略》将肺痿分为肺热痿和肺寒痿,肺热痿用麦门冬汤,肺寒痿用甘草干姜汤。麦门冬汤益气养阴,养肺胃之阴,其中麦冬与半夏药量比为7:1,为什么呢? 因为半夏是燥药,麦冬有滋肺、清心两大作用,也就是说麦冬滋养肺胃之阴,还可以清心。吴鞠通的清宫汤里面有一味连心麦冬,一般麦冬是要去心才用,唯独这里不去心,是因为它入心经。麦冬因为滋阴使半夏不燥,它不会滋腻碍胃。正宗的胃阴虚,那是舌红无苔,我们用叶天士的沙参麦冬汤也好,吴鞠通的益胃汤也好,都要大量使用麦冬,就是滋养肺胃阴虚的。

学员:第八个病案泄泻患者用香砂连理汤,但患者无明显腹胀,厚朴用量却较大,用了20g,请问为什么?

熊教授:厚朴是宽中理气除胀的,张仲景的厚朴生姜半夏甘草人参汤是除胀的,我们后世的平胃散,方中的厚朴也是除胀的。无论是吴鞠通的二金汤治疗黄疸腹胀,中满分消丸治疗湿热腹胀,都离不开厚朴。厚朴不仅除胀,还理气。黄连配厚朴,王孟英称为连朴饮,它不是为了除胀的,它有清湿热的作用。所以厚朴不仅除胀、理气,它还有一个燥湿的作用。

学员:请问外科手术能否改变患者的中医辨证证型? 术后如何辨证?

熊教授:外科手术不可能改变中医辨证的证型。中医的证型是依据患者具体的表现综合分析的,我们是以患者客观表现的实际情况作为辨证的依据,而不是凭空乱想的。对于患者而言,有肝气郁滞的症状才叫肝气郁滞,有脾虚的表现才能称之为脾虚,有肾虚的表现才叫肾虚。不是病位在肾,是肾炎就叫肾虚,它还可能是热证、寒证。因此,辨证的前提必须是以患者实际的临床表现为依据,不能脱离实践凭空乱想。无论是否做过手术,都要针对患者的实际表现辨清楚寒热虚实、病变部位来确定证型。

学员:第五个病案眩晕案,用的是化痰方药治疗眩晕。请问您对于"眩运一证,虚者居其八九,而兼火兼痰者,不过十中一二耳"如何理解?

熊教授:"眩运一证,虚者居其八九,而兼火兼痰者,不过十中一二耳",此话为张景岳所言。张景岳治眩晕侧重于虚证,朱丹溪治眩晕侧重于痰热,临床实际究竟如何呢?

我看眩晕病应该不下几千例,我认为实证要比虚证多。产后、老年患者、大病初愈后出现的眩晕往往虚证较多。年轻人、体质壮实的人出现眩晕往往实证较多。当今社会资源丰富,营养有余而非不足,跟过去不一样。

髓海不足的情况《灵枢·海论》有记载:"髓海不足,则脑转耳鸣,胫酸眩冒,目无所见,懈怠安卧。"治疗主方应该为左归丸或杞菊地黄丸。《灵枢·卫气》记载:"上虚则眩。"是指清气不升出现眩晕,应当用益气聪明汤治疗。临床所见,此二种虚证眩晕较之实证要少一些。

学员:病案三呃逆呕逆案,为什么不用旋覆代赭汤、黄芩温胆汤,而用橘皮竹茹汤?

熊教授:患者既往曾经用过旋覆代赭汤、温胆汤治疗,效果不好,我们就要考虑两个方面。第一,药力不够,但前提是这个证和方是相符的;第二,可能这个方并没有完整对应上证型,还不准确,要调整,因此,只能重新辨证用药。

学员:请问化肝煎与左金丸如何区别运用?

熊教授:化肝煎与左金丸都可以用于肝热犯胃。

左金丸的主症是脘胁疼痛,口苦嘈杂,呕吐酸水。左金丸组成中,吴茱萸比黄连是1:6。黄连苦寒泻火为君,佐以辛热之吴茱萸,既能降逆止呕,制酸止痛,又能制约黄连的寒凉。临床用的时候,一般黄连多于吴茱萸一倍,这样能清肝火。在药房工作过的药师都知道吴茱萸这个药有气味,很臭的,如果医生给患者开10g吴茱萸,就说明这个医生不懂药。

化肝煎也是治疗肝热犯胃的,其主症是胃中气胀,气胀指的嗳气、矢气,胃部胀痛,有烧灼、嘈杂感。药物组成有青皮、陈皮、丹皮、栀子、白芍、泽泻、贝母。它可以和胃,理气,清胃热。栀子厚朴汤与之很相似,由栀子,厚朴,枳实组成。所有的内科学,方剂学,所有的讲义,治疗肝热犯胃都是用化肝煎,古人创方就是这个意思。

学员:临床上有很多像案例六患者一样的"躯体形式障碍"疾病,各种症状检查无明显异常,而以焦虑、抑郁为主要症状,我用丹栀逍遥散调节情绪效果不好,临床遇到躯体形式障碍患者要调情绪吗? 还是只对症治疗,或者配合心理治疗?

熊教授:这个要根据具体情况而定。躯体化障碍有因为心理作用的,也有不是因为心理作用的,你要搞清楚它是属于哪一种。近几年我发现有一些十五六岁这个年龄段的青少年,尤其是在国外读书的青少年,他既不跟别人说话,也不和家人讲话,又不睡觉。低着个脑袋,直着个眼睛,问他什么都不说。父母一开口,他就凶得要死,在家里摔东西。西医诊断他是"抑郁症",严重的就是"精神分裂症",这种患者现在越来越多。

还有一种病就是,患者来了跟你讲了十几个症状,重复五六遍、七八遍,他还在讲。我说我听到了,我知道了,他还要讲。你给他开药,他说这个药我也吃不得,那个药我也吃不得,中药也吃不得,西药也吃不得。那你找我干嘛? 开的药才吃一次,电话来了,说他还没好,你拿他一点办法都没有。这是个什么病呢? 就是"焦虑症",西医也诊断为"躯体形式障碍"。焦虑症当然有虚证,有实证,有属于热的,有属于痰的,有属于肝的,有属于心的,要根据具体情况,具体辨证。

学员:请问案例二患者术后便秘、纳少、神疲,气虚之象明显,血虚之象不显,为何不辨证为气虚便秘,用黄芪汤为主方呢?

熊教授:要注意患者面色淡黄、脉细,这个患者应该是血虚为主,有没有气虚呢? 患者有气虚症状。其实我用的是圣愈汤去黄芪。不就是四物汤加西洋参吗? 我是加了西洋参的,用的是加参玉烛散。她是以血虚为主,不是气虚为主,所以不是用黄芪汤,我当时没这么讲,我讲的是玉烛散加人参。

学员:案例五患者阵发性头晕,神志模糊,语言表达不清,为风痰证,可用解语丹吗?

熊教授:也可以,但是解语丹没这么恰当。我用的是涤痰汤合天麻止痉散。解语丹又叫神仙解语丹,它的药物组成是石菖蒲、炙远志、天麻、僵蚕、全蝎、再加白附子、胆南星、羌活、广木香、甘草这么几味药,没有涤痰汤合天麻止痉散这么恰当,所以没有用神仙解语丹。

学员:前额头痛可不可以加用白芷?

熊教授:前额属阳明,但是也属太阳,足太阳膀胱经起于睛明穴,所以后世创立选奇汤治额头疼是有道理的。《审视瑶函》的作者傅仁宇是一个眼科专家,《审视瑶函》里描述了两个证,一个是阳邪风证,一个是阴邪风证。头痛从清早出太阳起到太阳下山天黑前止,前额头痛,这叫阳邪风证。头痛从天黑开始到天亮为止,这叫阴邪风证。阳邪风证用什么方呢? 防风羌活汤。防风羌活汤不仅治前额头痛,还可以治后头痛,我还给它取了个名字叫做枕痛方。其主药是防风、羌活、川芎。那用白芷可不可以? 可以的。白芷治什么头痛呢? 我们看看鼻炎,鼻塞、鼻流清涕、打喷嚏,用的是苍耳子散(苍耳子、辛夷、薄荷、白芷),注意苍耳子散的主药是白芷。白芷的用量相当于苍耳子、辛夷、薄荷的总量,你读这个方剂学的时候你就知道了。那么鼻炎引起的前额头痛毫无疑问用白芷。还有一个偏头痛,我们用散偏汤,其主药是川芎、白芷、柴胡、白芍、香附、白芥子、郁李仁、甘草。散偏汤也用白芷,那就可以治偏头痛。这就是我们治头痛的药,应该心中有数,什么情况下用什么药。

学员:请问并方合方的原则,合方并方会不会发生新的变化?

熊教授:并方合方是根据患者的病情来使用的。并方合方以后,作用当然会有变化。什么变化呢? 效果更好啊。但你不能乱用,我给你开个银翘散再加个六味地黄丸行不行? 这就行不通啊,这就没有一点作用了。方与方组合的前提是加强作用。

我举个简单的例子,柴胡桂枝汤。一个小柴胡汤,一个桂枝汤,两者合方。小柴胡汤治什么呢? 小柴胡汤治少阳证,口苦,咽干,目眩,往来寒热,胸胁苦满,嘿嘿不欲饮食,心烦喜呕,或胸中烦而不呕,或渴,或腹中痛,或胁下痞硬,或心下悸,小便不利,或不渴,身有微热,或咳者,小柴胡汤主之。桂枝汤治什么呢? 太阳中风,阳浮而阴弱,阳浮者,热自发;阴弱者,汗自出。啬啬恶寒,淅淅恶风,翕翕发热,鼻鸣干呕者,桂枝汤主之。这两个症状同时具备,既有寒热往来、口苦呕逆,又有恶风恶寒、自汗,就可以用柴胡桂枝汤。张仲景给我们举了很多这样的例子。

方剂必须烂熟于心,中医治病又难又不难,难就难在我们必须全方位掌握中医学知识,必须有足够的临床经验,必须有敏捷的思维反应。如果会诊断、会辨证、会选方、掌握了药物的性质功能就不难。总而言之,一要读书,二要临床,这才是提高临床水平的真途径。

临床现场教学第74讲

时间:2021年9月25日

案例一 持续发热案

罗某,男,3岁半。河南人。

一诊: 2021年7月23日

患儿因反复发热伴红疹3年就诊。

患儿形瘦,头大,发育与年龄不称,从出生5月起发病,每天阵发性发热,下午及夜间热甚,常于凌晨1点到3点发热,体温最高可达39℃以上,发热时身出红色皮疹,呈斑片状,严重时突出皮肤。西医诊断为"神经皮肤综合征",伴目赤,大便偏干。舌淡,苔薄黄,纹淡红。予化斑汤加羚羊角,20剂,水煎服。

二诊: 2021年8月27日

病史同前,服药后,皮疹较前减退,但夜间仍有低热,甚则达39℃,口渴引饮。舌淡苔薄黄,纹淡红。予竹叶石膏汤合清骨散加味,20剂,水煎服。

三诊: 2021年9月25日

患者服药后皮疹明显减轻。现症见:间断低热,发热夜甚昼轻,口渴喜饮,时发斑疹,无肢体活动障碍,头大肢小,前囟未闭合,时有鼻衄,纳可,二便正常。舌红,苔薄黄,纹紫色淡。

辨证: 热炽气营。

治法: 气营两清。

选方：化斑汤合清骨散加味。

处方：参须 5g，生石膏 12g，知母 10g，玄参 8g，水牛角片 20g，青蒿 8g，
炒鳖甲 15g，生地 8g，银柴胡 10g，地骨皮 10g，胡黄连 2g，丹皮
8g，甘草 6g，羚羊角 1g。20 剂，水煎服。

讲析：我们讲一下儿科的知识，第一个知识是诊断知识。古人把儿科
称为哑科，是因为小儿不能说话，在面对 3 岁、4 岁以下的小孩时，问诊都
只能问家长，所以这就要求医生望诊、闻诊和切诊等知识要特别熟练。儿
科望诊主要是看神色形态、二便、指纹等。察指纹主要用于观察 3 岁以下
小儿食指桡侧的浅表静脉，察指纹也称看虎口三关，是古代医家诊断小儿
疾病的手段之一。指纹怎么看？用右手拿着患儿左手，首先把腕部拿住，
因为小孩会动，防止手滑动造成骨折，然后用大拇指一推，指纹就出来了，
指纹清楚的不用推，指纹不清楚的用大拇指边缘稍推一下就可以了。指纹
分为风、气、命三关。我们推的时候不能从风关推到命关，要从命关倒推到
风关，倒推是为了让他的血管暴露，颜色浮现。当你看 2 岁以下的小孩，拿
着小孩的手除了看指纹，眼睛还要盯着孩子的嘴巴，因为小孩会哭，一张嘴
就可以看见他的咽喉和舌，包括扁桃体是否肿大都可以看出来。你如果没
有提前注意查看咽喉、舌象，按照流程一项项检查，等你要看口咽的时候，
越是要他张嘴，他就越是紧闭嘴巴，有的甚至咬出血来，所以临床上医生要
眼疾手快。

第二个知识是用药知识，小孩开药要注意两点：一是小儿用药剂量要
小，当取其轻不要取其重；二是有毒的药不能用，味道不好的药尽量不要
用，因为小孩喝药要考虑味道，比如乳香、没药、苦参、黄连、黄柏、细辛、胆
南星，诸如此类的药，尽量避免使用。稍微药力猛一点的药也要慎用，比如
蜈蚣、全蝎都要极其慎重，还有作用猛烈的药比如麻黄、附子、细辛也要特
别注意。其实小儿病很简单，小儿病除了独有的四大证，麻疹，痘（天花，
现已绝迹），惊风，疳积（现在很少），其余就是小儿的内科病，常见病两种，
一是外感，二是伤食，其余病少见，还有一些特殊的病，比如五软症，五迟
症等。

此患儿的疾病完全属于内科病范畴，他头大肢小，肚子并不大，囟门
未合，不考虑疳积，考虑先天不足。而现在不是治他先天不足，而是治疗
反复发热 3 年。这个发热有特点，第一是夜甚昼轻，第二口渴喜饮，第三

是时发斑疹并且时有鼻衄,指纹色淡略紫,舌苔薄黄。这是气分和营分的热,也叫阴虚发热。口渴、发热、自汗是气分的病,夜热昼轻是阴虚的病,并且时有斑疹,鼻衄,这是热入营血。因此,治疗此病要气营两清,用化斑汤合清骨散,加补气药人参,小孩用参须,再加羚羊角,用羚羊角加强退热作用。

诊病有一条最基本的规矩,必须依据患者之实际情况具体分析。《素问·汤液醪醴论》云:"病为本,工为标,标本不得,邪气不服。"患者是本,医生是标,医生的判断要和患者的实际情况相符合,这叫标本相得。医生和患者之间要融洽,患者不接受医生治疗,不与医生配合,也是标本不相得,标本不相得则邪气不服;标本相得,邪气乃服。

案例二　眩晕案

单某,女,67 岁。湖南衡阳人。

患者因颅脑交通动脉瘤术后头晕 6 年,再发加重 4 月就诊。

患者于 2015 年行颅脑交通动脉瘤手术,术后出现头晕、手麻、颈胀、嗳气、时而头痛、面肌痉挛等症状,2016 年起多次在熊老处就诊,先后予以"旋覆代赭汤合天麻虫藤饮、黄芩温胆汤合天钩止痉散、葛根姜黄散合天麻止痉散、半夏白术天麻汤、葛麻黄芩温胆汤"等方治疗,头晕头痛及面肌痉挛缓解,4 月前头晕再发。现症见:头晕、行步不稳,时欲呕逆,口微苦,颈胀痛。舌红,舌苔薄黄腻,脉弦滑数。

辨证:痰热夹风。

治法:化痰清热息风。

选方:天麻黄芩温胆汤合葛根姜黄散。

处方:天麻 30g,钩耳 30g,黄芩 10g,陈皮 10g,法半夏 10g,茯苓 15g,枳实 6g,竹茹 10g,葛根 30g,片姜黄 15g,威灵仙 10g,甘草 6g。30剂,水煎服。

讲析:患者眩晕伴呕吐,脉象弦滑而数,舌苔薄黄腻,辨证属痰热夹风证。因此,治疗此病要化痰、清热、息风,用天麻黄芩温胆汤。因为患者还有颈部胀痛,这是颈椎病的症状,要合葛根姜黄散。钩耳又叫钩藤,严格地讲钩藤有两种,一种是它的藤,一种是它的钩。钩藤是通络的,当然也息风,钩耳是以息风为主的,它并不通络。天麻钩藤饮里面的钩藤不是藤,它是钩耳。羚角钩藤汤里面的钩藤也不是藤,是用的钩耳。钩耳又叫钩藤钩,一定还要有个钩字,钩耳的息风药效更强。

案例三　郁证案

刘某,女,40 岁。湖北人。

患者因心烦易怒,失眠 4 年就诊。

患者近 4 年来心烦易怒,悲伤易哭,失眠,月经量明显减少,经期缩短,仅 2 天结束,月经色黑,伴有经前乳房胀痛,阴部干燥。西医诊断为"卵巢功能减退"。现症见:心烦易怒、易悲哭,月经量少色黯,经前乳房胀痛,胁肋时有疼痛,失眠,纳食一般,精神疲乏,口不苦,大便正常。舌红,舌苔薄黄,脉弦细数。

辨证:肝郁化火,心神不宁。

治法:疏肝解郁,清热安神,兼祛瘀活血。

选方:丹栀逍遥散、颠倒木金散合酸枣仁汤加味。

处方:丹皮 10g,当归尾 5g,栀子 6g,赤芍 10g,炒白术 10g,茯神 15g,柴胡 6g,郁金 10g,广木香 6g,炒枣仁 30g,知母 10g,灯心草 6g,龙齿 30g,桃仁 10g,红花 6g,甘草 6g。30 剂,水煎服。

讲析:患者主症为心烦易怒,易悲伤哭泣,失眠,乳房胀痛,月经量减少,此病属"郁证"范畴。郁,既有广义的郁,也有狭义的郁。《黄帝内经》里有一个五郁:木郁、火郁、土郁、金郁、水郁,五郁实际上是五脏郁,这是广义的郁。无论是外感或者内伤,无论什么病因,导致脏腑功能失调,气机郁滞,就称为郁。朱丹溪讲过六郁,即气、血、湿、痰、食、火六郁,用越鞠丸治疗六郁。狭义的郁就是气郁不畅,肝气不疏,这位患者就是典型的肝郁不疏。肝郁日久,有化火之象,肝火扰心神,则失眠;肝之经脉走两胁,从少腹上行两胁入胸、乳,所以肝经气郁有胸乳部胀痛;肝藏血,有调节血量的功能,肝郁使血液循环不畅,因此影响月经;肝藏魂,气郁伤肝,魂不守舍,患者也不能很好地入寐。因此,失眠、心烦易怒、胸乳胀痛、月经量少等诸多症状都是肝气郁滞所致。处方选用丹栀逍遥散和颠倒木金散,再合酸枣仁汤。因为患者月经量少色黯,再加桃仁、红花活血,川芎改成灯心草清热,加用龙齿安神助眠。

这里需注意的是,柴胡只用了 6g,一般我们开丹栀逍遥散柴胡都会用 10g,因为柴胡疏肝,小柴胡汤、柴胡桂枝汤治疗感冒时,柴胡也往往重用。《药性赋》中讲:"疗肌解表,干葛先而柴胡次之。"柴胡有解表的作用。补中益气汤中用柴胡配升麻是利用了柴胡升阳举陷的作用,因为肝喜条达,所以我们需要疏肝,但是在这里不能重用,因为患者有失眠的症状,过度升提则不能助眠,所以这里只用 6g。我们临床用药是要很仔细、很细致的,既要熟练,又要准确地运用所学知识。

案例四　乳痈案

郑某,女,41 岁。湖南怀化人。

患者因左乳房肿块溃烂 9 月,排脓术后 2 月就诊。

患者 9 个月前左乳房出现皮肤红肿疼痛,局部有烧灼感,伴畏寒,在当地县人民医院做彩超,提示"左侧乳腺外侧象限区混合回声团块,性质待定",后肿块溃烂不愈。6 个月前在市人民医院做彩超,提示"左乳低回声区,BI-RADS 3 类,考虑乳腺炎可能",7 月 24 日行左乳腺肿块穿刺活检,病理诊断倾向肉芽肿性小叶性乳腺炎。因左乳房肿块做了切开排脓手术。现症见:左乳房肿胀,伤口仍然溃烂渗脓血。舌苔薄白,脉细。

辨证:气虚夹瘀。

治法:补气活血,透脓生肌。

选方:程氏透脓散加减。

处方:黄芪 40g,当归尾 5g,川芎 5g,皂刺 10g,银花 15g,白芷 15g,牛蒡子 10g,煅乳香 6g,煅没药 6g,蒲公英 15g,甘草 6g。15 剂,水煎服。

讲析:乳房疾病有很多类别,中医常见的有乳痈、乳癖、乳疬、乳岩等。西医关于乳房的病名就更多了,如乳腺炎、乳房纤维腺瘤,乳腺癌等。如果患者乳房长肿块但并不化脓的多属于乳癖;如果急性发病,乳房有红肿热痛、化脓的称为乳痈。乳痈是发生在乳房部最常见的急性化脓性疾病,其临床特点是乳房结块,红肿热痛,溃后脓出稠厚,伴恶寒发热等全身症状。多发于产后 1 个月以内的哺乳妇女,尤以初产妇为多见,常因为婴幼儿哺乳时,吸奶不得当,乳汁不畅,就会乳胀,胀了以后局部堵塞往往变成乳痈,这种情况比较常见。

这个患者是乳痈后期生脓血，局部溃烂，但是乳房不痛。为什么局部溃烂不收口呢？因为这个患者有气虚，所以现在的治疗措施主要分三个方面：一是尽快让溃烂面收口；二是不让患者继续长肿块；三是阻止肿块继续化脓，瘀堵化脓要尽快清除。这个患者舌苔不黄，脉也不数，热象不明显，但虚象明显。所以处方用补气透脓散，又称为黄芪透脓散，如果患者有热象还可以加用清热药物。

透脓散有两个，最早的透脓散出自陈实功的《外科正宗》，后面程钟龄的《医学心悟》加了三味药，也称为透脓散，程钟龄的透脓散我们称为程氏透脓散。我这里用的就是程氏透脓散，方由黄芪、当归、川芎、皂刺、银花、白芷、牛蒡子组成，它是在《外科正宗》透脓散的基础上加了银花、白芷、牛蒡子三味药物。透脓散的作用是补气，活血，透脓。我运用此方时常在这个透脓散的基础上还要加上煅乳香、煅没药、蒲公英、甘草这几味药。乳香、没药是仙方活命饮中消瘀散痈止痛的要药。蒲公英消肿排脓解毒，是五味消毒饮中的要药。

我们加药是有目的、有针对性的，不是随便乱加的。处方开出来要有章法，古人讲君臣佐使。《素问·至真要大论》里面讲："岐伯曰君一臣二，制之小也；君一臣三佐五，制之中也；君一臣三佐九，制之大也。"现在有些医师一开方就 30 味药，甚至开 40 味药，每一味药都开 30g，处方乱七八糟，没有主药，那是治不好病的。就跟池塘打鱼撒网一样，一网打下去螃蟹、虾、螺蛳都网上来，那不是治病的。治病不像撒网，必须针对性强，非常准确，用方要对证，加减药物要有目的。

案例五　泄泻案

龙某，男，37 岁。湖南茶陵人。

患者因腹泻 2 月就诊。

患者有"乙肝、肝纤维化"病史多年，在熊老处就诊，服药后谷丙转氨酶显著下降，腹胀、肝区隐痛较前明显好转。此次于 2 月前出现腹泻，故再次来门诊。现症见：腹泻，略有腹胀，伴耳鸣，失眠，每晚仅睡 3~4 小时。舌苔薄黄腻，脉细。

辨证:气虚夹湿热。

治法:益气健脾,清热祛湿止泻。

选方:七味白术散合连朴饮加味。

处方:党参 15g,炒白术 10g,茯苓 15g,藿香 10g,葛根 40g,广木香 5g,黄连 5g,厚朴 20g,砂仁 10g,炒枣仁 30g,龙齿 30g,灯心草 6g,甘草 6g。30 剂,水煎服。

讲析:此患者有慢性乙型肝炎和肝硬化的病史,原来是腹胀,肝区隐痛,治疗后谷丙转氨酶显著下降,肝区隐痛较前明显好转。肝硬化最容易出现两种情况:第一种是肝腹水,中医常称为"臌胀";第二种是瘀血,瘀血的表现除了胁下痛以外还有黑疸,又黑又黄的黑疸,以及血小板减少、齿衄等,更严重的还有胃底静脉曲张后出现呕血、便血等。乙肝往往表现为疲倦,病机以气虚湿热为主。

患者目前的症状,一是疲乏,二是泄泻,三是失眠,四是耳鸣,舌苔薄黄,脉细。辨证属于气虚夹湿热,方用七味白术散合连朴饮。七味白术散出自《医宗金鉴》,主要治泄泻、口渴,方中有一味特殊药葛根,可以升引水气,正如《伤寒论》中治疗泄泻的葛根黄芩黄连汤中的葛根一样也是用来升引水气的,而黄连、黄芩是清热的。葛根还有一个更特殊的作用,例如益气聪明汤,为什么用葛根不用柴胡呢?柴胡也是升的,因为葛根它不仅升清,它还可以治疗耳鸣。我们再看张仲景的葛根汤,葛根汤用来干什么呢?是治疗"项背强几几"。对药物的作用,我们要通过古人用方法分析,你就知道它究竟有几个特殊作用了。这几个方中葛根都是主药,但在不同的地方作用是不一样的。七味白术散中的葛根不仅止泻,升引水气,并且能治耳鸣。

王孟英的王氏连朴饮是清湿热的,不需要用栀子,所以可以去掉几味药。因为患者是教师,脑力劳动者,有失眠,故加酸枣仁、龙齿安神,再加灯心草清心火,还有治失眠的作用。

案例六　血证案

梁某,女,30 岁。湖南娄底人。

患者因发现蛋白尿 1 年,血尿半年就诊。

患者 2020 年 8 月份体检发现尿蛋白(+),2021 年 4 月因"发现下肢紫斑、尿隐血(+++)2 月"在中南大学湘雅二医院就诊,经肾穿刺活检诊断为"紫癜性肾炎"。现症见:腰酸胀,疲乏、自汗、易感冒,尿频,尿黄,偶见皮肤散在出血点,月经色黑,有血块。舌苔薄黄,脉细数。

辨证:气阴两虚夹热。

治法:补气滋阴清热。

选方:黄芪龙牡散、知柏地黄汤合二至丸加味。

处方:黄芪 30g,煅龙骨 30g,煅牡蛎 30g,黄柏 10g,知母 10g,熟地 10g,怀山药 10g,泽泻 10g,茯苓 10g,丹皮 10g,枣皮 10g,女贞子 15g,旱莲草 15g,白茅根 15g,小蓟 15g,蒲炒阿胶珠 10g。30 剂,水煎服。

讲析:肾病是临床上的常见病,西医的检测手段多样,也很先进,可以通过尿常规、肾功能,甚至肾活检来确诊,但是中医以前是没有这些检查手段的,全靠自己判断。我们现在还是要按照以前的老法则进行辨证施治,如果尿中有血,不伴尿痛就是血证、血尿,有水肿就是水肿病。属于水肿的按照水肿辨证,属于斑疹的按照斑疹辨证,头晕的按照眩晕辨证,腰痛的按照腰痛辨证。

患者有紫斑症状,所以我讲讲关于斑疹的中医知识。斑疹辨证的时候要抓住两个关键:第一个关键要辨轻重。斑疹色红,发作面积较小,成点而不成片,全身没有出血症状,这是轻症;斑疹色紫黑,成片成块,全身的出血症状明显,比如伴鼻衄、齿衄,这是重症。《医宗金鉴》曾经讲过:"红轻赤重黑多死,淡红稀暗是阴寒。"第二个关键是辨虚实。斑疹的虚证有气虚,有阴虚;实证主要病机是血热,但也有极个别是血瘀。这就是我们临床辨斑疹的关键。

另外肾病最常见的是蛋白尿和血尿。蛋白尿往往虚证多,实证少。虚证主要病位在肾和脾,要治脾肾,也就是说,患者多以气虚为主,或是中焦的脾气虚,或是肾气虚。而血尿也要分清是实证还是虚证,有的是以血热为主,有的是以阴虚为主,这就是临床辨证的纲领。

此案患者尿隐血(+++),脉细数,舌苔薄黄,这是一个典型的阴虚夹热证;患者自汗、疲乏,还有气虚的一面。因此用三个方,用黄芪龙牡散治气虚自汗,知柏地黄汤治阴虚有热,二至丸滋阴,加白茅根、小蓟加强凉血止血作用。

处方中的阿胶我用的蒲炒,蒲炒就是蒲黄炒。在什么时候用生阿胶呢?黄连阿胶汤、炙甘草汤、加减复脉汤、二甲复脉汤、三甲复脉汤、大定风珠,这些方中的阿胶都是用生阿胶。治疗肺痨病,比如清燥救肺汤、补肺阿胶汤,这些方中的阿胶要用蛤粉炒,要用阿胶珠。张仲景的胶艾汤以及温经汤,治月经量多,出血多,这个时候阿胶要用蒲黄炒。阿胶的炮制方法不一样,作用就不一样,这既是方剂学的知识,也是中药学的知识,是我们每个中医必须掌握的知识。如果运用得不对,疗效就会大打折扣。现在中药炮制也是一个值得重视的环节,如果中药质量糟糕,就会严重影响我们治病的临床疗效。中医本来掌握好就有难度,等你学好了,针对病情开好了方剂,结果药物炮制不行,这对患者和医生都是一种不尊重、不负责任的表现。

案例七　胁痛案

黄某,女,43 岁。湖南长沙人。

患者因反复右胁疼痛 3 年就诊。

患者有"慢性乙型肝炎、胆结石"病史 20 余年。近 3 年右胁阵发性隐痛。现症见:发作性右胁痛,早上 5—6 点尤甚,口苦,大便不成形,平素月经量不多。舌苔薄黄,脉弦。

辨证:肝胆气郁,瘀热阻络。

治法:疏肝利胆、活血清热通络。

选方:柴胡疏肝散、金铃子散、左金丸合四金散。

处方:柴胡 10g,赤芍 10g,枳实 10g,陈皮 10g,香附 10g,青皮 10g,川楝子 10g,玄胡 10g,黄连 4g,吴茱萸 2g,金钱草 20g,海金沙 20g,鸡内金 20g,郁金 15g,广木香 6g,甘草 6g。30 剂,水煎服。

讲析:患者疼痛的部位主要在右胁下。腋、胁,《黄帝内经》中统称胠(qū),胠下包括胁下、腋下。分开来讲,腋窝叫腋下,胁肋叫胁下。胁下痛有身体两侧同时疼痛的、有单独一侧痛的、有胁下连及胃脘痛的,临床上是不一样的。如果两侧胁下痛,甚至连及胃脘,又痛又胀又嗳气,病机多为气滞;固定在一个地方痛的往往为瘀阻。西医检查为胆结石,结石为有形之邪瘀阻,无论是哪一侧胁下痛,病位都在肝、胆两个脏腑。《黄帝内经》云:"邪客于足少阳之络,令人胁痛不得息,"足少阳是胆,"邪在肝,则两胁中痛",一个肝、一个胆,这是最常见的。西医讲肝是说解剖部位的肝脏这个脏器本身,而中医讲肝不仅仅是肝脏,更重要的是肝的功能。肝主气机疏泄的功能,气机疏泄不利,则两胁下胀痛,而且肝的经脉是环阴器,抵少腹,布胁肋,然后经乳房,上贯巅顶。肝有病,肝气不疏,这些部位都可以疼痛,故少腹痛、男子疝气、女子阴部疼痛、男女的胁下痛、男女的乳房胀痛、巅顶痛,都与肝经相关。我们必须根据经脉循行路线及脏腑的功能去思考,要根据这些去辨证。

该患者的特点,第一疼痛部位在右胁下,第二疼痛部位固定不移,第三结合西医检查有胆结石病史。那么辨证就要分清寒热虚实,虚证有肝阴不足,血不养肝。脉弦主肝胆病、主疼痛;舌苔薄黄、口苦为有热象;疼痛固定不移为有瘀,故辨证属实证。六腑以通为用,治疗胆结石,胆腑病变宜以通为主,但患者大便溏,所以没用大柴胡汤,改为疏肝汤,张景岳称之为"柴胡疏肝散",是由张仲景的四逆散变化而来,现将方中的川芎改成青皮,加强理气作用。局部瘀阻,故用金铃子散通络;另患者有口苦、苔黄等热象,加左金丸清热;有结石用三金散化石,再加郁金名四金散。柴胡疏肝散、金铃子散、四金散都是专门针对肝胆疾病的。

案例八　全身麻木案

陈某,女,43 岁。湖南长沙人。

患者因全身麻木 3 年就诊。

患者 3 年前起病,病初上肢关节疼痛,然后出现颈项胀、后背疼痛,外喷"云南白药"后背痛好转,后逐步进展变为后背发麻,继而出现全身麻木。兼怕冷恶风,下肢怕冷,上半身不冷,自诉冬天烤火后觉得更冷,自觉全身乏力,劳累则头晕,久坐则腰痛,在医院做各项检查均未发现异常,西医诊断不明确。现症见:全身麻木,以四肢麻木最甚,甚则牙齿麻木,颈项胀、怕冷恶风,全身乏力,劳累则头晕。舌苔薄白,脉细略弦。

辨证:营卫不调,经络不通。

治法:调和营卫,祛风通络。

选方：黄芪虫藤饮合葛根姜黄散加味。

处方：黄芪 40g，鸡血藤 15g，海风藤 15g，钩藤 30g，地龙 10g，僵蚕 30g，
全蝎 5g，蜈蚣 1 条（去头足），葛根 30g，片姜黄 15g，威灵仙 15g，
羌活 10g，防风 10g，天麻 15g，炙甘草 6g。30 剂，水煎服。

讲析：此患者四肢麻木的病机应该属于营卫不调，经络不通，准确来
说是属于风证。《素问·逆调论》："荣气虚则不仁，卫气虚则不用，荣卫俱
虚，则不仁且不用。"《素问·痹论》："卫者，水谷之悍气也，其气慓疾滑利，
不能入于脉也，故循皮肤之中，分肉之间，熏于肓膜，散于胸腹。"卫气循行
在表，此病与风伤卫气有关系。这个病不仅要分清寒热，还要分清是风、
瘀、痰哪一个为主。因为舌不紫，脉不涩，舌苔薄白，脉细，怕冷，所以这个
患者是以风为主，侧重于寒。牙齿麻木这个症状比较复杂，《温热论》曰：
"齿为肾之余，龈为胃之络。"肾主骨，牙齿肯定跟肾有关系，所以要问患者
有没有肾虚的症状，如是否夜尿多，是否腰痛等等，要有目的地询问病史和
症状。

根据患者这个特点，用方侧重调营卫，祛风邪，通经络，用黄芪虫藤饮
合葛根姜黄散加羌活、防风。先用黄芪虫藤饮，用方平和一点，暂时不用乌
头，如果不用乌头，本也可以用附子，附子温阳入肾，考虑天气温热，也暂时
不用。患者劳累则头晕，因此加天麻定眩。

现场答疑

学员：案例八的患者全身麻木，发病之初微恶寒，烤火越烤越冷，是否
考虑表证未解？此患者是否为"血虚寒厥"？

熊教授：表证恶寒不会是长时间的，不能讲表证，只能说有风寒，这个
患者肯定有风寒但不是表证。风寒客于经络，不能讲它是表证，我加羌活、
防风正好是入背部太阳经脉。例如九味羌活汤、羌活胜湿汤中的主药都有
羌活、防风，因为它们可以入足太阳膀胱经祛风湿、散风寒。另外患者不是
血虚寒厥，张仲景的《伤寒论》中讲"手足厥寒，脉细欲绝者，当归四逆汤
主之"，脉细欲绝，阳虚加血虚，可用当归四逆汤。此患者无血虚，面色不淡
黄，舌不淡，故不考虑。

学员：最后一位患者可否用黄芪桂枝五物汤合金匮肾气丸？

熊教授：此思路或者说大方向是正确的，因为金匮肾气丸治肾，黄芪桂

枝五物汤通营卫,《金匮要略》中的血痹就是用黄芪桂枝五物汤,但是不要忘记患者的主症是麻木,我们治病选方,要针对两个东西,一个是病机,一个是主症,这个非常重要。金匮肾气丸是治肾阳虚,水气上泛的。此患者没有任何肾阳虚和水气上泛的表现,所以不考虑。

学员:临床中高血糖患者并发蛋白尿、血尿、肌酐升高,请熊老讲一讲这个病的病因病机。

熊教授:高血糖就是血糖升高,西医称之为糖尿病,属于中医的消渴病。蛋白尿、血尿、血肌酐是西医检查的指标,可以帮助我们了解肾病的严重程度,可以作为我们治疗疾病的重要参考。但是中医治病不光是要看这个指标,更重要的是患者的主症、舌象和脉象。糖尿病的患者,不一定都有症状。消渴病的患者后期变证多端,这点我深有体会,有的发疮疡,有的发痿证,有的发目盲,这都是消渴病常见的变证。

学员:有一个女性患者患乙型肝炎,肝硬化,辨为肝郁化火,用丹栀逍遥散、颠倒散、酸枣仁汤后症状缓解,但是用药时间久了,服药后更加烦躁,是因为"柴胡劫肝阴"吗?

熊教授:"柴胡劫肝阴"是根据情况而定的,并不是说"柴胡劫肝阴",而是因为它是疏肝理气的药。肝阴虚不用柴胡,肝阴虚一定有阴虚的症状,如心烦,少寐,口干,手足心热,舌红少苔。肝阴虚我们用两个方,一个是补肝汤,偏重于血虚;一个是一贯煎,偏重于津亏。患者服药后更加烦躁,不一定是肝阴虚,阴虚一定要有舌红少苔的特征。

学员:请问月经病如何辨证?

熊教授:月经病为女子独有的疾病,女科也叫妇科,有四个常见的病类是内科所没有的,即经、带、胎、产。其余的所有病证,都可以归属于内科范畴。经,就是月经相关的病症;带,就是带下病症;胎,就是妊娠的病症;产,即产后的病症。月经病就周期而言,有月经先期、月经后期、月经先后无定期;就经量而言,有月经量少、量多、月经漏下、月经崩血,通常把崩和漏合并讲为崩漏,月经忽然大下为崩,淋漓不断为漏。月经期间还有很多兼症,最常见的比如痛经、经期乳房疼痛、经期头痛、经期泄泻、经期呕吐、经期鼻衄、经期发口疮等,这些也是临床比较常见的病症。

这些病怎么辨治呢?一定要分清其虚实寒热。就崩漏而言,崩有虚有实,漏也有虚有实,不一定崩就是实证,漏就是虚证。忽然大下崩血,有因为血热,也有因为气虚血脱引起的。《傅青主女科》治疗女子血崩昏厥,用固本止崩汤治大虚证,这就是气虚血脱;《医宗金鉴》讲,女子大崩血,用地榆苦酒煎、芩连四物汤,这是治疗实热的;《金匮要略》言:"妇人有漏下者,有半产后因续下血都不绝者,有妊娠下血者,假令妊娠腹中痛,为胞阻,胶艾汤主之。"胶艾汤是治疗虚证的;有瘀血漏血的,比如产后漏血,漏血一个月甚至时间更长,用生化汤治疗;虚实夹杂者,用加参生化汤治疗。所以无论崩与漏都要分清虚实,为什么中医强调辨证施治,辨证施治这四个字谁都知道,就是临床不善用。辨证施治是中医治病的基本方略,也是中医治病最高的水平,又是中医治病最难掌握的技巧。

月经先期可以因为脾气虚、肾气虚、阴虚血热等。傅青主讲,月经先期量少是阴虚,用两地汤,《医宗金鉴》也讲两地汤,但是临床上很多不是阴虚是气虚,就不能用两地汤,所以要根据具体情况来辨证施治。痛经有虚证也有实证,月经量少的痛经往往是实证,月经量特别多的痛经往往是虚寒证。月经来前大便泄泻,傅青主创立健固汤;月经来时发口疮、口腔溃疡,是肝火上亢、郁火;月经来时伴发头痛、呕吐等多种情况的治疗,建议大家读一读《医宗金鉴·妇科心法要诀》,它对这一类的经前经后诸症,都有论述。月经病是颇为复杂的,需要认真去读书。

学员:临床上如何治疗卵巢囊肿?它主要是痰湿阻滞吗?《黄帝内经》中是否归属于肠覃?

熊教授:我们要搞清楚肠覃、石瘕这两个病,这两个病出于《灵枢·水胀》。肠覃,是寒气客于肠外,因为在肠外,女子得了这个病,月经照样会来;石瘕,是寒气客于胞中,这是男子没有的病,所以单指女子而言,两者都会造成气血瘀滞。《灵枢·百病始生》讲:"肠外有寒,汁沫与血相抟,则并合凝聚不得散,而积成矣。"这就是肠子积块,由寒气、痰饮、瘀血共同凝聚而成。石瘕积于胞中,阻碍了月事,故月事不以时下,或者不来,或者不按规律而下,临床所见往往多有积液,卵巢囊肿就属于这个范围。从《灵枢·百病始生》的论述可以看出,卵巢囊肿由寒气、痰饮、瘀血这三个因素凝聚而成,因此,我们辨证时就要搞清以谁为主,有的是痰饮为主,有的是瘀血为主,有的起因是寒气,当然久而久之可能从热化,出现热象,仍然需要辨证。

学员:请问熊老消风败毒散、五味消毒饮、仙方活命饮治疗痤疮的区别是什么?

熊教授: 仙方活命饮是治痈疽的,特别是痈,仙方活命饮以活血、祛瘀、消肿块为主,重点是消肿块。五味消毒饮是一般清热解毒的方,是治疗全身疮疹的。消风败毒散是疏风、清热、散瘀的一个常用以治面疮的方。

学员: 请熊老谈谈对李东垣"阴火论"的理解。

熊教授: 东垣的"阴火论",这个"阴"字是指什么? 千万不要认为是阴虚。这个"阴"是指太阴,不是阴虚。在《黄帝内经》里面已经有明确规定,厥阴为一阴,少阴为二阴,太阴为三阴;少阳称为一阳,阳明称为二阳,太阳称为三阳。《素问·阴阳别论》有一句话,"二阳之病发心脾",这里提出了二阳。运气学里面总是讲一阴、二阴、三阴、一阳、二阳、三阳。

这个"阴火论"指的是气虚夹火。所以它有甘温清热之说,甚至还加个"大"字,甘温除大热。这是一个虚火,并且创了一个升阳散火汤,没有一味清火的药,全是升阳散风的。这是什么理论呢? 这是《黄帝内经》"火郁发之""补气散风"的理论。补中益气汤可以治气虚发热,我们现在临床比较少用,因为它不是很稳当。如果患者发热不是因为气虚所致,你给他用补中益气汤,热势会猛长,所以很少用它。其实气虚发热临床上是有的,比如暑天有一个疰夏病,也就是我们现在说的夏季热,大人小孩都可能患。往往都是气阴两虚,用李氏清暑益气汤或者王孟英的王氏清暑益气汤,跟补中益气汤是相似的,就是治疗气虚发热的。

学员: 请问枕中丹、安肾丸、大七气汤怎么用?

熊教授: 枕中丹的原名叫孔圣枕中丹,由远志、石菖蒲、龙齿、龟板组成,有醒脑安神的作用,所以孔圣枕中丹可以治疗心神不安的失眠。安肾丸出自《三因极一病证方论》,叫三因安肾丸,用于治疗肾虚的腰痛、阳事不举,侧重的是肾阳虚,不是肾阴虚。大七气汤是治疗腹中有气游走性疼痛的。《医宗金鉴》讲"上下攻疼七气汤",就是肚子有一股气,上下左右到处流窜引起疼痛,这个时候才用大七气汤。《医宗金鉴》讲大七气汤"藿香益智棱莪术,甘桔青陈肉桂香"。这些药全是理气的,里面还加了三棱、莪术祛瘀,以免造成气滞血瘀。理气的方很多,比如五磨饮子、柴胡疏肝散,但是各有侧重。有的是以降气为主,有的是以调气为主,有的是以疏理为主。有降肺气的,有降胃气的,有疏理肝气的,有理大小肠之气的,有治疝气的,要根据部位的不同合理选用。比如降肺气的苏子降气汤;降胃肠之气的沉香降气散、五磨饮子、四磨饮子;疏理肝气、治胃气不和的柴胡疏肝散、四逆散;治疝气的橘核散、天台乌药散。同样是理气的药,要根据不同的病变部位选用不同的方。

临床现场教学第 75 讲

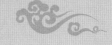

案例一 乳癌术后臂肿案

欧阳某,女,69 岁。湖南湘乡人。

患者因乳腺癌切除术后右臂肿胀 3 年就诊。

患者于 2018 年行右乳腺癌切除术,术后即出现右臂肿胀不适。现症见:右臂肿胀,活动受限,时而头晕,夜尿 2 次,小便黄。舌苔薄黄,舌底紫筋明显,脉弦细数。

患者既往有"慢性肾炎"病史多年,已透析治疗 2 月,现每周透析 2 次。近日复查血肌酐 677μmol/L,尿素氮 28mmol/L,尿蛋白(++)。

辨证:气滞血瘀,兼阴虚有热。

治法:补气行气,活血通络,兼滋阴降火。

选方:补阳还五汤、三藤饮、大补阴丸加味。

处方:黄芪 40g,当归尾 5g,地龙 10g,赤芍 10g,川芎 5g,桃仁 10g,红花 6g,鸡血藤 10g,海风藤 10g,忍冬藤 15g,熟地 10g,黄柏 10g,知母 10g,炒龟板 15g,天麻 15g,怀牛膝 15g。30 剂,水煎服。

讲析:此患者有两个主要问题。一个是右侧乳房占位术后出现右臂肿胀 3 年,一个是肾衰竭,肌酐有 677μmol/L,现正在做血液透析,透析以后肾病已经控制,所以现在症状不明显。但是她的脉弦细数,从这个弦脉可以判断出她的血压是高的,应该是肾性高血压。这两个病都需要治。乳腺癌手术后因为局部淋巴的回流不畅,容易出现手术部位同侧上肢肿胀,中医认为此病的发生是由于气血瘀滞,经络不通所致,治疗必须通经络,祛瘀阻。

针对手臂肿胀,经络不通,用补阳还五汤、三藤饮益气活血通络。患者舌苔黄,脉弦细数,辨证为阴虚有热,用大补阴丸滋阴清热。针对肾性高血压,加天麻祛风、牛膝引药下行。

案例二 肺癌案

夏某,男,68岁。湖南长沙人。

一诊:2021年9月3日

患者因咳嗽、双下肢疼痛1月就诊。

患者1月前因为咳嗽、双下肢浮肿疼痛去医院就诊,CT检查发现肺部肿瘤。现症见:咳嗽,气促,胸闷,疲倦,双下肢浮肿疼痛。舌紫,苔薄黄,脉细滑略数。

辨证:痰热壅肺,兼湿热痹阻经络。

治法:化痰清肺,止咳平喘,兼清利湿热。

选方:桑贝止嗽散、四妙散加味。

处方:桑白皮15g,浙贝20g,杏仁10g,桔梗10g,炙紫菀10g,百部10g,白前10g,陈皮10g,白花蛇舌草15g,茯苓皮15g,茯苓30g,苍术6g,黄柏8g,川牛膝15g,汉防己8g,甘草6g。30剂,水煎服。

二诊:2021年10月16日

服药后上症较前缓解,已完成第2次化疗,未行外科手术。近4日化疗后持续夜间发热(最高达39.2℃)、伴畏冷、寒战。现症见:发热畏寒,仍有咳嗽、气喘、胸闷微痛、下肢浮肿并疼痛,疲倦,大便2日未解,面部黑斑,双手杵状指。舌苔黄腻,脉滑数。

辨证:①咳喘(痰热蕴肺);②肺癌(痰热壅肺兼湿热痹阻经络)。

治法:①解表清肺,化痰通便;②化痰清肺,止咳平喘,兼清利湿热。

选方:①宣白承气汤加味(此方先服)。

处方:杏仁10g,炒瓜壳6g,生石膏15g,生大黄3g,香薷4g。5剂,水煎服。

选方:②泻白止嗽散合四妙散加味(此方后服)。

处方：桑白皮 15g，地骨皮 15g，杏仁 10g，桔梗 10g，炙紫菀 10g，百部 10g，白前 10g，陈皮 10g，白花蛇舌草 15g，浙贝 30g，苍术 6g，黄柏 10g，川牛膝 20g，薏米 15g，茯苓皮 15g，五加皮 10g，甘草 6g。15 剂，水煎服。

讲析：中医诊病，望诊是非常重要的。这个患者杵状指很明显，杵状指多见于发绀型先天性心脏病、呼吸系统疾病，如果是肿瘤患者，常见肺部肿瘤、头部肿瘤。作为中医，观察能力要强，有些患者在诊断不明确的时候，我们往往一下子就可以抓住疾病的本质。我记得在我们湖南中医药大学第一附属医院有一个职工的妈妈，咳嗽半年，在当地检查没发现问题，来到我的门诊一看脉，我就发现她的杵状指，然后结合她的症状，我说必须马上去做 CT。当时学生们就讲，熊老从来不动员患者做检查，怎么今天要做检查？等患者一走，我说这个患者 95% 是肺癌，等 CT 结果出来果然是肺癌。

我顺便讲一些望诊的经验给大家听。比如女孩子两颧长斑，有的是点状的、有的是片状的，紫色或者黑色，很大概率有乳腺小叶增生。比如肝硬化患者的面容，嘴唇发紫，面色紫黯，目睛发黄，一望就知道是肝病病容。还有冠心病的脸色也很明显，两颧紫红，跟高原红有点相同但又不是高原红，一看心中就有数了，很可能就是心脏的问题。比如脸色淡白，眼睑内色淡，一般是贫血，这就是虚证。比如还有硬皮病，不仅是肿，而且皮肤是硬的，颜色发黯。又如运动神经元病，如果四肢痿弱，在合谷这个部位肌肉陷下，就要开始怀疑了，再看手掌大小鱼际肌肉萎缩了，常常就是运动神经元病。所以中医看病的洞察力非常重要，这些都是我的一些小经验。

当然望诊有很多方面，还要会看舌，看舌的知识和学问渊博得很，看舌不是那么简单的。中医还要会问、闻、切，我经常讲中医的四诊是缺一不可的，只知道问诊或者望诊那是不行的。而且中医光凭看医院的检验单是不够的，比如这个肺癌医院已经诊断明确，但是肺癌有寒证、有热证、有饮证、有瘀证、有实证、有虚证，这是要辨证的，如果不搞清楚，笼统地治疗，整个肺癌就用一个方，那是治不好病的。

这个患者舌苔黄腻，脉滑数，而且发热，医院检查没有胸腔积液，我为什么看脉的时候突然问他胸腔有没有水？你们知道诀窍在哪里吗？因为我已经瞄到他的足肿了，尽管他穿着长裤子，但是我看出他的足踝两侧已经肿胀起来了，应该是下肢肿起来了。看病时的观察能力，是练就的功夫，时间久了自然就熟练了。拉起患者裤腿给大家看一下，果然是下肢浮肿。

这个患者还有发热、膝盖以下疼痛，但上肢不痛。所以一要退热，二要消肿。他这个病有复杂的因素在里面，本来肺癌主症是咳嗽、气喘、胸闷痛、有的还吐血。患者主要是咳嗽、气喘，这两者具备，现在有发热恶寒、夜甚昼轻、下肢疼痛，这是兼症，急则治其标，这两个病要先控制。给他开两个方，第一个方是宣白承气汤加香薷，这个处方吃5付，争取退热；第二个处方开泻白散、止嗽散、四妙散加味。要开两个处方，因为我的门诊号不好挂，如果患者吃完5剂药又来，必然很麻烦。

宣白承气汤是治疗表里同病的，这个表里同病叫做表里俱实证，就是肺与大肠的痰热结聚。吴鞠通在《温病条辨》里讲："喘促不宁，痰涎壅滞，右寸实大，肺气不降者，宣白承气汤主之。"它主要是用来治喘促的，这个患者在发热以后大便秘结，辨证是痰热壅结在肺与大肠，因此用宣白承气汤退热。为什么加一味香薷？因为前段时间天气很热，近几天温度又突然降到20℃，今天只有13℃，起伏太大，本来是患者体质弱，受了点风寒，所以每到发热之前必然恶寒。因此加一点香薷，其实也是一个表里同治法，跟刘河间的防风通圣散是有点相同的意思。比如张仲景的大柴胡汤，不也是表里同治吗？所以用这么一个方退热。第二个处方，一要治疗肺部喘咳，二要治下肢疼痛、肿胀，所以第二个方改成泻白散、止嗽散、四妙散加味。

案例三　痹证案

唐某，女，47岁。湖南郴州人。

患者因右膝关节肿大疼痛3月就诊。

患者诉3月前出现右膝关节疼痛，肿大，行走则疼痛加重，伴有右臂连及肩颈部疼痛。现症见：右膝关节肿痛，行走加重，伴有右臂、肩颈部疼痛，大便稀。舌淡红，舌根部薄黄腻苔，脉细。

辨证：湿热痹阻。

治法：清热利湿通络。

选方：加味二妙散、蠲痹汤合活络效灵丹加减。

处方：黄芪 20g，当归 5g，川芎 6g，羌活 10g，独活 10g，防风 10g，秦艽 10g，桑枝 10g，桂枝 6g，鸡血藤 10g，海风藤 10g，络石藤 10g，煅乳香 6g，煅没药 6g，广木香 6g，苍术 6g，黄柏 6g，川牛膝 20g，草薢 10g，汉防己 8g，木瓜 20g，片姜黄 15g，制土鳖虫 5g，甘草 6g。15 剂，水煎服。

讲析：患者的症状主要有两个，第一个是右膝肿痛，第二个是右臂连及肩颈部疼痛，都属于痹证范畴。《素问直解》说："痹，闭也，血气凝涩不行也。"无论是风、寒、湿或者是湿热痹，它们都有一个共同的特点就是气血滞涩，经络不通，甚至局部瘀阻，只是孰轻孰重而已。患者脉细乃气血不足，然而湿邪、寒邪阻滞也会出现脉细。患者舌根部苔黄腻，辨证属湿热。

双侧的膝盖肿痛，中医称之为"鹤膝风"，而且越疼越肿，越肿越大。鹤膝风在临床上常分为两种，一种以湿热为主，一种是以风寒为主。此患者既有风寒，又有湿热，既要治右膝的肿痛，又要治右肩臂的疼痛，所以要用合方。第一个方为加味二妙散，第二个方为蠲痹汤，再加张锡纯的活络效灵丹去丹参。

案例四　中风案

陈某，女，57 岁。湖南岳阳人。

初诊：2021 年 7 月 19 日

患者因右半身不遂、舌謇语涩 1 年余就诊。

患者蛛网膜下腔出血术后 1 年余。现症见：右半身不遂，行动困难，头痛、头晕时作，轻度舌謇语涩，口中多痰，少寐，大便干，夜尿 4~5 次。舌边紫，舌苔薄白，脉细。

辨证：风痰阻络。

治法：补气化痰，搜风通络。

选方：黄芪虫藤饮合解语丹加味。

处方：黄芪 40g，全蝎 5g，地龙 10g，僵蚕 30g，蜈蚣 1 条（去头足），鸡血藤 10g，海风藤 10g，钩藤 20g，天麻 15g，石菖蒲 15g，炙远志 10g，羌活 10g,胆南星 5g,广木香 6g,甘草 6g。30 剂,水煎服。

二诊:2021 年 8 月 22 日

病史同前,服药后上述症状好转,现仍有右半身不遂、舌謇语涩,夜尿多。舌苔薄白,脉细滑。予补阳还五汤、黄芪虫藤饮合解语丹加味。30剂,水煎服。

三诊:2021 年 10 月 16 日

患者服药后诸症悉减,行动较前明显好转,言语较前顺畅,手臂现在可抬至肩,可稍握捏,手臂稍痛,但右手脚痒甚,兼有枕部头痛,口苦,口中稍有痰,夜尿由每晚 3~4 次减为每晚 1 次,不遗尿,大便正常。舌边紫,舌苔薄黄腻,脉细而滑。

辨证:气虚,风痰瘀阻。

治法:补气,活血化痰,搜风通络。

选方:补阳还五汤、天麻虫藤饮合解语丹加味。

处方:黄芪 40g,当归尾 5g,赤芍 10g,川芎 6g,桃仁 10g,红花 6g,地龙
10g,蝉衣 10g,僵蚕 30g,蜈蚣 1 条(去头足),鸡血藤 10g,海风藤
10g,钩藤 20g,天麻 15g,石菖蒲 15g,炙远志 10g,羌活 10g,防风
10g,法半夏 10g,胆南星 5g,黄柏 10g,苦参 10g,白鲜皮 10g,菟
丝子 20g,覆盆子 20g,甘草 6g。30 剂,水煎服。

讲析:这是一个中风病,西医学需要根据颅脑 CT 或者核磁共振明确是脑出血还是脑梗死。古时候的中医只能完全依靠患者的症状来辨证治疗。古人总结临床经验,将中风病分两类:一类是中经络,症见半身不遂,口眼歪斜,舌謇语涩,但是意识是清醒的;一类是中脏腑,有神志昏蒙,甚至昏迷不醒。中脏腑又分闭证与脱证,闭证乃邪气闭于内,表现为突然昏仆,不省人事,牙关紧闭,肢体强直等;脱证乃阳气外脱,可表现为目合口开,面色苍白,气息低微,手撒肢软,大小便自遗,汗出肢冷,脉细微欲绝等。中风病因常见有三:风、痰、瘀。临床上大多数中风患者以风、痰为主,不可一见半身不遂就套用补阳还五汤治疗,补阳还五汤只能补气行血,通过补气行血达到通经活络的作用,适用于气虚血瘀的中风患者。

该患者主症为右半身不遂,舌謇语涩,枕部头痛,夜尿频多,病机属于气虚,风痰瘀阻、兼有肾气不固。故用补阳还五汤益气化瘀通络,天麻虫藤饮增强祛风通络之功,神仙解语丹增强祛风化痰之力。因有手脚瘙痒,加

苦参、黄柏、白鲜皮燥湿止痒;夜尿频多,加菟丝子、覆盆子补肾缩尿。

案例五 尿频案

蒋某,女,31 岁。江西南昌人。

患者因反复尿频 4 年,加重 2 年就诊。

患者从 20 岁左右开始节食减肥,大约有七八年未吃米饭等主食,之后又时有暴饮暴食。2017 年开始出现轻微尿频,无其他不适,未予重视,在当地医院检查血糖正常。此后一直饮食不规律,经常熬夜,常常凌晨 3—4点睡。2019 年开始尿频加重,每日 20 余次,饥饿、熬夜、生气时尿频加重,伴口苦、手心潮热,2021 年出现耳鸣。西医诊断为"膀胱过度活动症、焦虑状态、垂体微腺瘤(无功能性)"。现症见:尿频,饮水即有尿意,但每次尿量不多,100ml 左右,白天小便次数多达 30 余次,无尿痛,无尿道灼热感,无淋沥不尽感,夜尿不多,偶发心悸,有口苦、手足心发热,夜寐欠安,易腹泻。舌苔薄白,脉细略数。

辨证:肾虚不固。

治法:补肾缩尿。

选方:缩泉丸加味。

处方:益智仁 15g,怀山药 30g,乌药 15g,桑螵蛸 20g,菟丝子 20g,覆盆子 20g。15 剂,水煎服。

讲析:中医讲的淋证不是西医讲的淋病,这是两码事。"五淋病,皆热结",这是陈修园说的。朱丹溪说:"淋有五,皆属热。"但是严格地讲,淋证有膏淋、石淋、劳淋、气淋和血淋五种。膏淋是小便淋沥涩痛有膏脂;石淋就是我们现在讲的结石,肾与膀胱的结石或者是尿路结石;劳淋必然是遇劳而发;气淋有虚、实两种,虚证是气虚,清气下陷,实证是气滞、气化不利;血淋是小便有血。而此患者不是膏淋,不是石淋,不是血淋,劳淋也称不上,应该与气淋有关系。患者口苦,脉细数,应该是热象,但是舌苔薄白,不黄,综合这两点,应该是寒热错杂证。膀胱者,肾所主也,肾与膀胱的气化功能失职,所以尿频。同时,患者易腹泻,与肝脾也是相关的,因为肝主疏泄,脾主中焦运化。这是个怪病,先稳当一点,摸索一下,尝试用加味缩泉丸。缩泉丸本来是治遗尿的,我用它来治尿频。缩泉丸只有三味药,益智仁、怀山药、乌药,再加桑螵蛸、菟丝子、覆盆子补肾缩尿。

案例六 臌胀案

陈某,男,61 岁。湖南株洲人。

患者因腹痛、腹胀 3 年就诊。

患者 3 年前无明显诱因出现腹部疼痛,疼痛部位以胃脘部及右胁下为主,全腹胀大,腹中有积液,西医诊断为"肝硬化腹水",一直服用西药治疗(具体用药不详),停药后症状反复。2021 年 9 月 24 日在当地医院检查腹部彩超示:肝囊肿,胆囊息肉,脾大,左肾囊肿,腹腔积液。肝功能示:丙氨酸转氨酶(ALT)94.97U/L,天冬氨酸转氨酶(AST)89.25U/L,总胆红素25.39μmol/L,直接胆红素 10.15μmol/L。现症见:胃脘引右胁下胀痛,腹部胀大,眼睑微黄,口苦,小便黄,大便溏泄,每日 3~4 次。舌苔薄黄腻,脉弦细数。

辨证: 肝气犯胃,湿热蕴肠。

治法: 疏肝和胃,清利湿热。

选方: 柴胡疏肝散合金铃子散、香砂连朴饮加味。

处方: 柴胡 10g,赤芍 10g,枳实 10g,陈皮 10g,香附 10g,川楝子 10g,玄胡 10g,黄连 5g,厚朴 30g,砂仁 10g,广木香 5g,车前子 15g,茵陈20g,甘草 6g。30 剂,水煎服。

讲析: 这是一个肝病,有转氨酶升高,但肝硬化不是很严重,无肝掌,无蜘蛛痣,眼睛微黄。现在主要症状为胃脘引右胁下疼痛和大便溏泄,兼有矢气,舌苔薄黄腻,脉弦细数。肝病影响到胃肠,我们称之为肝气犯胃,湿热在肠。治疗用柴胡疏肝汤、金铃子散合香砂连朴饮加茵陈。香砂连朴饮是王孟英的连朴饮加减而成。

案例七 虚劳案

肖某,男,50 岁。湖南常德人。

患者因多发性骨髓瘤化疗后疲倦、气短、自汗 8 月就诊。

患者今年 2 月因"多发性骨髓瘤"在医院做了"干细胞移植",术后化疗后出现气短,气促。现症见:疲乏,气短,自汗,夜寐不安,夜尿2~3次。舌淡红,苔薄白,脉细数而芤。

辨证:气虚。

治法:益气固摄。

选方:生脉散、黄芪龙牡散加味。

处方:西洋参10g,麦冬20g,五味子6g,黄芪30g,煅龙骨30g,煅牡蛎30g,炒枣仁20g,炒浮小麦30g。30剂,水煎服。

讲析:此案为化疗之后损伤正气,耗伤气阴。现在肿瘤患者大多数都做化疗,化疗后的效果是肯定的,但是化疗之后,很多患者有不同的副作用,如心悸、无力、纳差、呕吐、口干等症,尤其是素体虚弱的患者更加明显。化疗之后患者多见虚证,有气虚、血虚、津亏等情况。该患者主症为动则气短、自汗,属于典型的气虚证,因为气虚进一步导致血虚,现在重点是气虚。

患者有典型的气虚症状,如气短,不相接续,动则明显。患者又见自汗频发,但未见纳差。若纳差或者大便溏,则要虚则补其母,培土生金。现在他没有这个症状,就直接补肺。用什么方呢? 第一个方是生脉散,第二个方是黄芪龙牡散。生脉散益气养阴、生津止汗,黄芪龙牡散固表收敛,加酸枣仁、浮小麦养血安神,针对其睡眠不安稳。

顺带讲讲龙骨、牡蛎这两味药。龙骨、牡蛎有生、煅之别,张锡纯的镇肝熄风汤,用生龙骨、生牡蛎,取其潜阳且息风之功;而黄芪龙牡散应该用煅龙骨、煅牡蛎,取其敛汗涩精之用。药物炮制后,可改变性质功用,细节之处是学问。

现场答疑

学员:案例五蒋某,有饮多则溲多的症状,为什么不用肾气丸? 肾气丸是桂附地黄丸,为什么不能用桂附? 其尿频而无尿有余沥、点滴而难尽的情况,且随生气等情况加重,需不需要疏理肝气?

熊教授:这个患者讲了三次口苦,她曾经用过很多中药治疗,吃桂枝、柴胡不行,吃黄柏、知母也不行,不是典型的阳虚寒象,所以不用肾气丸。要不要疏理肝气呢? 因为患者主要是小便频数,不需要专门疏理肝气,但是缩泉丸里面的乌药就有行气的作用,而且用了15g。这个患者寒热不是很典型,又有夹杂的情况,所以只开15剂中药,需要一个观察的过程。像这种疑难病，很多症状是稀奇古怪的，在临床上你不可能一下子就解决，不可能百分之百都解决。治好疑难病是必须动脑筋的，这个动脑筋的过程就是今天和大家展示的过程。要据理分析，要唯物辩证。据理，必须根据中医的基本理论原则去分析；唯物，一定要以患者客观的实际情况，包括症状、舌象、脉象特点去分析。

中医治病也不可能百分之百一次性解决所有问题，但是你要达到一个很高的疗效，要尽量做到。《黄帝内经》讲："上工十全九……中工十全七……下工十全六。"古人要求也是上工十全九，能够达到90%的疗效就非常不错了，所以治疗疑难病，我们是要动脑筋的。有人说疑难病是专科，这纯粹是外行话，说熊某是疑难病专家更是外行话。中医有过疑难病的专科吗？没有。但是怎么才能够会治疑难病，这个境界不是一下子可以达到的。我曾讲过三点：第一，扎实的理论功底，中医基本理论要相当熟练；第二，丰富的临床经验，临床绝不是想做就做得好的，临床看病要看得特别多，你自然会慢慢积累经验；第三，敏捷的辨析思维，上了临床之后要精神高度集中，思维非常敏捷，这三点缺一不可。

学员：这一次这么近距离见到熊教授，没想到您如此幽默，国医大师都是智慧大师吗？请问您在诊病当中所表现出来的亲和力、关心、淡定等这些人文情怀是您行医成功的秘密武器吗？

熊教授：这位同志，我们是第一次见面，告诉你，我没有任何秘密武器，我把我的秘诀都告诉你。第一，我不蠢。我的不蠢有几个方面，我的学生们都知道，我的记忆力比较好，像在座的二三十岁这个年龄的时候，两三千字的文章我可以一遍记下来，但是再长一点就不行。第二，我非常勤奋刻苦。可以肯定地说，我吃的苦比在座的任何一位都要多，讲出来大家可能不相信。我读书是在煤油灯下读的，没有煤油的时候在月亮底下读书，我还喜欢看小说，我的古文基础来源于小说。中国古典小说我读得多，读得熟，如果我不当医生，我可以去说书。《三国演义》《水浒传》《东周列国志》《聊斋志异》《今古奇观》《说岳全传》《说唐传》等小说我都很熟，哪一个跟哪一个打仗、打了几十个回合、哪个用什么武器、怎么把他打死的，我都讲得出来，这比医书好读得多。第三，我的理解能力比较强。《黄帝内经》我能讲得很好，这是需要理解力的。《黄帝内经》是西汉时期的书，很多《内经》老师都怕讲《黄帝内经》。然而听过我讲课的学生都知道《黄帝内经》

我讲得很活,为什么呢?因为理解能力强。第四,我没有老年痴呆症,至少目前没有,今年开始退化了。我觉得今年开始反应变慢了,年轻的时候我反应很快,跟我上门诊的学生都知道,我的思维、反应很快,所以中国中医药出版社的一位领导同志说我是"闪电思维"。我看病的疗效比较好,讲课大家愿意听,你讲秘密武器我没有,这就是我的特点。

中医的书这么多,我们是读不完的,不可能读完。我读书是非常勤奋的,中医四大经典的大部分内容我背过,现在不一定能背。很多后世的中医书籍,比如张景岳的《景岳全书》,包括他解释《黄帝内经》的《类经》,我都是比较熟悉的。程钟龄的书、陈修园的书、喻嘉言的书,《医宗金鉴》中的4种心法要诀:《伤寒心法要诀》《杂病心法要诀》《妇科心法要诀》《幼科杂病心法要诀》,以及《傅青主女科》、王清任的《医林改错》,这些书我都读得比较熟。当然还有一些,比如李中梓的书《内经知要》《医宗必读》,比如傅仁宇的《审视瑶函》,这些我都读过。我有一个特点,我读书很认真、很细致,而且只要是重点的东西,我会记得很准,引经据典的时候原文不会错一个字,这就是我的特点。比如我们读《伤寒论》,《伤寒论》有些小细节不知你们是否注意到,麻黄汤、小青龙汤、大青龙汤、麻黄附子细辛汤、麻杏石甘汤等等这些使用麻黄的方中,《伤寒论》都有这样一句话,"先煮麻黄……去上沫",但是很少有人注意过这个事,为什么呢?要想一想为什么我们现在不这么干。我们现在开炙麻黄,不就是为了"去沫",缓解麻黄的辛燥之性吗?比如五苓散是散剂,可是五苓散方剂后面有四个字"白饮和服",我读书的时候这些小地方绝对记得清清楚楚。

学员:中医有那么多辨证方法,临床上如何选择?以哪个为准?它们各自的优劣和相互关系如何?

熊教授:关于这个问题我曾经多次讲过,中医辨证法则很多,有八纲辨证、脏腑辨证、经脉辨证、伤寒论的六经辨证、吴鞠通的三焦辨证、叶天士的卫气营血辨证等等。我们学了这么多,临床上怎么用?这个患者搞八纲辨证,那个患者搞脏腑辨证?或者今天辨八纲,明天就辨脏腑,后天就辨经脉,那你看一个病不要一个星期?不是这样的。各种不同的辨证,是根据不同的情况而用的。比如,脏腑经脉辨证是针对内科杂病而言的,针对脏腑杂病而言;六经辨证是以六经为纲,是外感病的传变规律;卫气营血和三焦辨证是温热病的传变规律。而我们临床无论是外感,还是内伤,要根据不同的辨证法则去运用。比如，现在疫病流行了，各种传染病、各种急性热病等，必须按照卫气营血和三焦的法则去辨证。那么临床的杂病呢？临床杂病有这么多辨证法则你怎么辨？我们推敲一下。八纲辨证，阴阳只是一个纲，落脚点是六个字：表里、寒热、虚实。再把它们分开讲，就是两个东西，一个是病变性质，一个是病变部位。虚实、寒热是性质，表里是部位。我们的脏腑辨证、经脉辨证不都是部位吗？我们再看看《伤寒论》的六经辨证，太阳、阳明、少阳、太阴、少阴、厥阴，表面上是讲经脉，实际上是讲脏腑病位。太阳病经证，病在太阳经脉；太阳病腑证，病在膀胱；少阳经，讲经脉，又讲胆；阳明经，既讲经脉，又讲部位，在胃与肠。《伤寒论》不仅讲脏腑经脉部位，而且讲性质。太阳是表寒证，阳明是里热证，少阳是半表半里的热证、寒热夹杂证，太阴病、少阴病乃至厥阴病，都是寒证，并且是虚寒证。这不是性质吗？

我们临床辨证关键要搞清楚的有两点：第一，病变部位。我们讲的部位不是解剖部位，讲的是脏腑、经脉、表里、上下，而且中医认识人的生理、病理是以五脏为核心，我们讲五脏系统，因为六腑与五脏相表里，十二经脉、五官九窍是属五脏所主的，五脏的功能系统就是人的整个生理系统，哪个地方出毛病就要找哪个脏腑。所以，我们讲五脏系统是部位，大部位搞清楚了，大方向就明确了。第二，病变性质。性质有虚证，有实证，有寒证，有热证。是外感的，风、寒、燥、湿，你要搞清楚；是内伤的，是瘀血、宿食还是痰饮要搞清楚，这就是我们临床辨证的基本纲领。《素问·至真要大论》里有病机十九条，属于五脏的有五条，属于上下的有两条，属于六气的有十二条，总共十九条。"诸风掉眩，皆属于肝。诸寒收引，皆属于肾。诸气膹郁，皆属于肺。诸湿肿满，皆属于脾……诸痛痒疮，皆属于心。诸厥固泄，皆属于下。诸痿喘呕，皆属于上"。这七条，是讲部位的。其余十二条，全是讲性质的。这就告诉我们，我们临床分析病机，辨证的关键、要领，一个是部位，一个是性质，这就清楚了。

学员：同样治虚烦不得眠，栀子豉汤和酸枣仁汤的区别是什么？川芎在酸枣仁汤中的用意是什么？

熊教授：虚烦不得眠，这个原话出自《金匮要略》，"虚劳虚烦不得眠，酸枣仁汤主之"，还有一条原文是"心中懊憹，栀子豉汤主之"。栀子豉汤是治胸中闷、烦，火郁胸中。浅表性胃炎、萎缩性胃炎、糜烂性胃炎往往胃中烧灼、心下痞闷发胀,往往是栀子豉汤或者栀子厚朴汤。而虚烦不得眠,前面两个字是虚劳,因此,这是一个虚证,是心肝阴虚出现的不得眠,用酸枣仁汤,这就是两者的虚实区别。

酸枣仁汤里川芎起的作用,按照方剂学讲,川芎辛散,能调肝血而疏肝气,与酸枣仁相伍,辛散与酸收并用,补血与行血结合,具有养血调肝的作用。另外,川芎还有活瘀、清头的作用,可以治头痛。

学员:藤类药用 15~30g,熊老用三藤一般用 10g,请问如何解释?

熊教授:这个用药的量,是根据几种情况来定的。第一,药物本身有没有烈性,有没有毒性,有没有特殊的气味。比如细辛你能用 30g 吗?细辛麻口,比如青黛粉那东西吃进去口感极差,黄连、苦参、龙胆草你能给人家开 30g 吗?那苦味受不了。麻黄你不可能开很多,发汗作用强,严重者会出现虚脱。第二,要根据这个患者的主症和兼症的程度来选择。第三,要根据这个患者的体质、年龄大小而定,这不是绝对的。当然我们在用药的时候有一些特定的量,比如当归补血汤、补阳还五汤、六一散、左金丸、滋肾通关丸,这个药物用量都是特殊的。张仲景还有三个方,厚朴三物汤、厚朴大黄汤和小承气汤,药物是相同的,就是因为药物用量不同,名字都改了。所以古人对于药量也是很讲究的,我们临床要根据患者不同的体质、年龄、不同的证候,还要考虑气候,灵活应用。比如今天发热的患者,为什么要加香薷,不加麻黄?香薷也是发汗的,麻黄也是发汗的,为什么不用麻黄?大家想一想就知道了,这个香薷是怎么来的。所以药物用量没有固定的,说三藤就一定要用多少克,不是这样的。

学员:外伤骨折用夹板之后引起局部的肿胀,可以像案例一那么治疗吗?今天几个病例中补阳还五汤中川芎用量都少,请问这是为什么?

熊教授:我的爷爷是骨伤科的名医,但是我本人不会接骨。骨伤科我会两样东西,一个就是在山上割杉木皮来做夹板固定,我跟我爷爷学过。但是我爷爷用手一摸是否粉碎性骨折,骨头断在哪个地方,他都清楚,我从来就没有跟他上过临床,我是专学内科了。还有一个就是外伤以后的肿胀,外伤好多瘀肿,尤其是骨折用手法把骨头接好以后,外面必须敷药活血化瘀止痛,这个敷药的处方我清楚。至于骨折以后的瘀肿,今天用的这个方也是可以用的,当然光这个还不行,还要用治伤的药,所谓治伤的药,就是消瘀、散肿、止痛的药。

川芎是有祛瘀治头痛的作用,是一味辛燥药,同时川芎也有疏肝行气的作用,张景岳的柴胡疏肝散就用川芎,但川芎是辛燥药,它的性质是辛温的,所以在治疗失眠的时候要小心。如果患者是阴虚火旺就不用了,就是这个道理。

临床现场教学第76讲

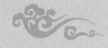

时间：2021年12月11日

案例一　痴呆案

刁某，女，72 岁。山东菏泽人。

患者因患痴呆 10 年，加重 2 年就诊。

患者 10 年前开始出现记忆力、计算力、理解力下降，但生活尚能自理，近 2 年病情逐年加重，生活渐渐不能自理，吃饭不知道夹菜，方向不清，经常迷路、走失，沟通交流困难，遇到不开心的事就哭闹，医院诊断为"阿尔茨海默病"。现症见：健忘，易悲伤，喜哭，恐惧害怕，偶头晕，伴胃脘痞闷，恶心欲呕，口干不苦，四肢软弱，行步不正，夜寐不安，夜尿频数。舌苔薄白腻，脉细。

辨证：痰蒙心神。

治法：祛痰化浊，醒神开窍。

选方：涤痰汤合甘麦大枣汤加味。

处方：白参 8g，石菖蒲 30g，炙远志 10g，陈皮 10g，法半夏 10g，茯神 15g，枳实 6g，竹茹 10g，花粉 15g，菟丝子 15g，覆盆子 15g，益智仁 10g，大枣 6g，炒浮小麦 30g，炙甘草 10g。30 剂，水煎服。

讲析：患者主要有两大症状，一个症状是神志时而蒙昧，健忘，痴呆，并且四肢软弱，行步不正，偶有头晕；另一个症状是胃脘痞闷，恶心欲呕。实际上就是两个病，一个病是老年痴呆症，一个病是胃病。我们应该综合分析患者的情况，其舌苔薄白，脉细，此乃虚证，但患者胃脘痞闷，恶心呕逆，这是痰浊的表现，虽不流口水，但却有痰浊。一般来讲老年痴呆症病在心肾两脏，一是肾精亏损，髓海不足，脑失所养；二是心血不足，心神失养；还有就是痰浊蒙蔽心神。实际上最常见的病理因素是痰浊，此患者痰浊蒙蔽心神，表现为痴呆，悲伤易哭；痰浊阻碍脾胃气机，表现为胃脘痞闷。所以治疗需要化痰和胃，清心醒神。选方用涤痰汤，因其夜尿频多，再加菟丝子、覆盆子、益智仁补肾；口干，加花粉。考虑到患者悲伤喜哭，合用甘麦大枣汤。

案例二　闭经案

吴某，女，38 岁。广东深圳人。

患者因闭经 2 年就诊。

患者 5 年前二胎剖宫产 7 个月后月经复潮，仅行经 2 次后就出现闭经，当时服用黄体酮后月经来潮，不服药就无月经，后闭经再服黄体酮无效，已经完全闭经 2 年，曾在深圳某医院检查，诊断为"卵巢早衰"。现症见：闭经，疲乏，气短，自汗，自觉腹部和臀部凉，腰痛，心烦。舌淡红，苔薄白，脉沉细。

辨证：冲任虚寒。

治法：温经散寒，养血活血。

选方：陈氏温经汤加减。

处方：红参 8g，官桂 10g，当归 5g，赤芍 10g，川芎 6g，丹皮 10g，莪术 10g，川牛膝 20g，桃仁 10g，甘草 6g。30 剂，水煎服。

讲析：妇科病有经、带、胎、产四大类，中医把闭经又称为经闭，闭经属于月经病里面的一种。古人对闭经有专门论述，如《素问·阴阳别论》讲："二阳之病发心脾，有不得隐曲，女子不月。"二阳者，阳明也，阳明指脾胃，主要为胃，"女子不月"就是女子不来月经，而男子"不得隐曲"则暗指性功能方面异常。这就告诉我们闭经与阳明经脉有关系，与心、脾两脏有关系。为什么与阳明经脉有关系？"阳明者，胃脉也"，阳明为多气多血之经，胃者属中焦也，"中焦受气取汁，变化而赤，是谓血"，人的血液来源于中焦，此其一也。《素问·评热病论》又言："月事不来者，胞脉闭也。"女子经水不行是胞脉闭阻，胞者子宫也，胞脉由肾所主，肾主冲任，冲任损伤与肾有关,此其二也。再看《金匮要略·妇人杂病脉证并治》:"妇人之病,因虚、积冷、结气,为诸经水断绝……"即示经水断绝为虚、积冷、结气所致,此其三也。虚就是虚弱;积冷就是寒气或寒湿之邪,因饮食不慎而致寒自外感及寒由内生,久成沉寒积冷;结气就是气滞、郁结,女子心思甚多且易抑郁。

临床上,凡是闭经不外乎虚实两端,虚证古人一贯称为"血虚经闭",甚者血枯经闭,包括气血不足、脾虚、肾虚、气虚、血虚,以及血风劳(亦称痨嗽闭经,多发于 20 世纪 60—80 年代女性肺结核患者),这是虚损、劳损,都属于虚证。实证主要是气滞、血瘀、寒气阻滞所致。

此患者闭经,其中气不足表现为疲乏、气短,还有畏冷,小肚子冷,腰冷而且腰疼,脉象沉细,舌苔薄白,是典型的虚寒证。用什么方治疗呢?陈自明的《妇人大全良方》的温经汤温经散寒,养血活血。

案例三　崩漏案

杨某,女,37 岁。湖南常德人。

患者因反复月经淋漓不尽 5 年就诊。

患者有"乳腺结节、抑郁症"病史,曾因"子宫多发肌瘤"手术 2 次。从 5 年前开始出现月经淋漓不尽,每次行经长达半月,经期前两天量多,夹有大量血块,伴有痛经。现症见:月经淋漓不尽,兼有胸胁乳房胀痛,心烦失眠,精神疲乏,大便较秘结。舌苔薄黄,脉细。

辨证:冲任虚损兼气郁。

治法:益气养血固冲,兼解郁。

选方:加参胶艾汤加味。

处方:白参片 8g,当归 10g,白芍 10g,熟地 10g,川芎 3g,蒲炒阿胶珠 10g,艾叶炭 10g,地榆炭 20g,香附炭 10g,蒲黄炭 10g,青皮 10g,炒枣仁 20g,炙甘草 10g。30 剂,水煎服。

讲析:患者主要有两组症状。一是月经漏下,月经量多;二是抑郁,胸乳胀痛,心烦失眠。但是她特别强调月经量特别多,有时成块,这是重点。对于崩漏,《医宗金鉴》讲:"淋沥不断名为漏,忽然大下谓之崩。"其实两者只是程度上的区别和病程上的区别,一个是突然急性发作,一个是慢性发作;一个是大出血,一个是漏血。严格地讲崩是崩,漏是漏,但我们习惯将其统称为崩漏。

崩漏有虚证、有实证,虚证主要是气虚和冲任亏损,实证有血热、血瘀之别,这是最主要的四个方面。气虚崩漏有典型的气虚症状,如疲乏,自汗,食少,面色淡黄,舌淡,脉细,我们称之为气不摄血。突然大崩的还可以造成血脱,血脱按理论上讲要补血,西医就是直接输血,那中医是怎么补血呢?补血先补气,这是中医的原则,因为气能生血。中医虽然有补血的药,如当归、熟地、阿胶等等,但是此种病的治疗必须要先补气。临床上还有因为大崩血造成虚脱、昏厥,甚至死亡的,就是失血性休克,能输血的直接输血抢救,没有输血条件的,可以用《傅青主女科》的固本止崩汤。我在农村曾经治疗此类患者,用过多次,特别有效。一般的气虚只要补气就行,比如圣愈汤、归脾汤之类。也有极个别是属于肾虚的。

实证最多见的是血热证,我们称之为血热妄行,热邪伤血以后血不归经,就造成血液妄行。还有血瘀崩漏,症状就是血崩同时伴小腹痛,当然还要有血瘀的表现,运用活血化瘀法的时候要特别慎重。

这位患者可以称为气郁崩漏,但出血很多,应该先治崩漏,再稍加解郁药。如果是典型的气郁崩漏,可以用加味逍遥散,《妇人大全良方》还有一个乌药散也是治气郁崩漏的。但是这个患者月经量多,行经 10 天左右,先要治崩,再兼以解郁。用张仲景的胶艾汤加参先治崩。再加香附炭、青皮疏肝解郁;加地榆炭、蒲黄炭止血;夜寐不安则加炒枣仁养心安神。

案例四　闭经案

李某,女,23 岁。广东深圳人。

患者因月经经期推后 8 年,闭经 6 月就诊。

患者诉从高中时期开始月经紊乱,经期推后,开始每 3 个月来 1 次月经,且行经期间大便稀溏。后发展到服激素类药物才行经,不用药则不来月经,现闭经已 6 月,西医诊断为"多囊卵巢综合征"。现症见:闭经,心烦,失眠,大便溏。舌红苔薄白,脉弦细而略数。

既往有"肠易激综合征、桥本甲状腺炎、霉菌性阴道炎"病史。

辨证:阴血不足兼血瘀。

治法:养血益阴、活血通经。

临床现场教学第76讲

选方：柏子仁丸合泽兰汤加减。

处方：白参 8g，柏子仁 10g，泽兰 15g，生卷柏 15g，川牛膝 20g，当归 5g，赤芍 10g，莪术 10g，桃仁 10g，黄柏 6g，甘草 6g。30 剂，水煎服。

讲析：患者的病症有点特殊，以前来月经的时候必然有大便溏，这叫"经行泄泻"，《医宗金鉴》里有句话："经行泄泻是脾虚。"《傅青主女科》治经前泄泻如水，用健固汤。现在患者虽然仍有大便溏，但目前主症是闭经已经半年，为阴血不足兼瘀。因此，她是一个虚实夹杂的病证，可以用《医宗金鉴》的柏子仁丸加减，合泽兰汤。以其有阴痒及少量黄带，故加一味黄柏。

案例五　黄带兼咽痛案

戴某，女，30 岁。湖南邵阳人。

患者因带下异常，伴阴痒反复发作 6 年就诊。

患者有"盆腔积液，霉菌性阴道炎，鼻炎"病史。现症见：白带量多，色黄，伴小腹部胀痛，阴部瘙痒，月经有血块，有时颜色黯红，易发口疮，咽中红，咽痛，鼻炎，多涕，左脚足癣数年。舌红，苔薄黄，脉滑数。

辨证：湿热下注。

治法：清热利湿。

选方：易黄汤合当归芍药散、玄贝甘桔汤加味。

处方：黄柏 10g，芡实 15g，怀山药 15g，白果 10g，车前子 10g，苦参 10g，当归 5g，白芍 10g，川芎 6g，炒白术 10g，茯苓 30g，泽泻 10g，玄参 10g，浙贝 30g，桔梗 10g，射干 10g，甘草 6g。30 剂，水煎服。

讲析：此患者有两个病。一个是黄带、阴痒，笼统地讲，就是妇科炎症，在妇科学称为带下病；第二个病是咽喉炎和鼻炎，西医讲鼻咽炎，鼻炎不严重，但是她有鼻涕往口腔上腭内流，这是两个病。

中医治病是整体思维，必须要全面考虑标本关系，先后次序。此患者的两个病，一上一下，上面的病，鼻炎、咽喉炎，和肺胃直接相关；下面的病白带、阴痒，B 超发现盆腔积液，这是妇科病，是下焦的病，这就是属于兼者，治病可以兼顾，但是重点是在下面。因此，先治妇科病，用易黄汤和当归芍药散这两个方，易黄汤是《傅青主女科》治黄带的主方，当归芍药散是

《金匮要略》治妇人血虚气郁的,也可以讲是治疗肝脾失调导致的腹中绞痛。再加一个方就是玄贝甘桔汤缓解一下咽喉炎症。

案例六 月经量少案

唐某,女,38 岁。湖南长沙人。

患者因月经量少 5 年余就诊。

患者有"乳腺结节、乳腺炎"病史,20 岁时曾因"右侧乳腺囊肿"做手术治疗。现症见:月经量少、色黑、夹血块,乳房右侧按压痛,平时烦躁易怒,抑郁焦躁,健忘,睡觉多梦,口干舌燥,易感冒咳嗽。舌边紫,舌苔薄黄,脉右细数,左弦数。

辨证:肝郁化火兼血瘀。

治法:疏肝清火兼活血。

选方:丹栀逍遥散加味。

处方:丹皮 10g,栀子 6g,当归 5g,赤芍 10g,炒白术 10g,茯苓 10g,柴胡 10g,香附 15g,郁金 15g,浙贝 30g,桃仁 10g,红花 6g,黄芩 10g,甘草 6g。30 剂,水煎服。

讲析:此案属肝郁化火证,肝气郁结可致血瘀而致月经量少而色黑、夹血块;气郁化火致心烦,煎熬经血而使经水色黑而少,与《傅青主女科》黑带所成之理类似,皆是火郁煎熬,"此胃火太旺,与命门、膀胱、三焦之火合而煎熬,所以熬干而变为炭色"。其自汗、易外感为气虚体质,应后续再改善体质,先解决月经问题。故先予丹栀逍遥散为主方,加桃仁、红花增其活血祛瘀之力,加郁金、香附入气血而行气活血解郁,加以大剂量浙贝化痰散结。

案例七 眩晕案

黎某,男,70 岁。湖南宁乡人。

患者因眩晕 3 年余就诊。

患者有"高血压 2 级,极高危;颈动脉硬化斑块形成"病史,眩晕反复发作 3 年余,发作时天旋地转,伴呕吐,经休息或治疗后可以缓解,但仍反复发作。现症见:阵发眩晕,发作时天旋地转,伴呕吐,平素口干口苦,夜寐不安,大便干,夜尿频多。舌苔薄黄腻,脉弦数。

辨证:肝阳上亢,痰浊夹风。

治法:息肝风,降肝火,化痰浊。

选方:天麻钩藤饮加味。

处方:天麻30g,钩耳30g,石决明20g,黄芩10g,栀子6g,桑寄生15g,益母草10g,夜交藤10g,怀牛膝20g,杜仲15g,茯苓10g,法半夏10g,竹茹10g,酒大黄3g,菟丝子15g,覆盆子15g,甘草6g。30剂,水煎服。

讲析:眩晕病有实证,有虚证。眩晕的实证,有肝阳上亢,我们称为风眩;有痰饮阻滞,即痰浊上泛。虚证也有两种,一种是气虚上气不足,头顶供血不足,《黄帝内经》称为"上虚则眩"。第二种是肾虚,就是肾精亏损,"髓海不足,则脑转耳鸣,胫酸眩冒,目无所见,懈怠安卧",这是肾精亏虚。最常见的就是这么四种。

此患者脉弦,属典型的肝阳上亢;舌苔薄黄腻,有腻苔,因此夹痰浊。该患者已经肝阳上亢,现在应防止中风。因此,第一要息肝风,第二要降肝火,第三要化痰浊。用天麻钩藤饮加法半夏、竹茹息风定眩止呕吐;再加酒大黄直降肝火。夜尿频多加菟丝子、覆盆子以补肾缩泉。

现场答疑

学员:请问治疗崩漏如何做到止血不留瘀?

熊教授:治崩漏的大法,特别是治崩,第一,急则治标,要止血。因为大崩血如果不及时止血,会造成血脱,血脱会有生命危险。现在可以输血抢救生命,而过去在农村输血是很难的,所以治崩漏尤其是治崩血,一定要先止血,就是"塞流"。第二,要澄源,就是要澄清它的原因,把病因要搞清楚。第三,就是治本,也可以叫固本,恢复体质。这是治崩的三部曲。

漏血一般以虚损为多,所以以治虚损为主。张仲景《金匮要略》讲:"妇人有漏下者,有半产后因续下血都不绝者,有妊娠下血者,假令妊娠腹中痛,为胞阻,胶艾汤主之。"这是治漏下、固冲任的典型代表方。至于瘀血崩漏,产后漏血,要注意化瘀,妇人产后前半个月如果漏血、腹痛一定要注意祛瘀。产后漏血腹痛第一方是《傅青主女科》的生化汤,方中有桃仁、当归、川芎,合用养血活血,就是为了祛瘀止血。

学员:请问肾囊肿、卵巢囊肿患者,如果无症状,中医如何辨证和处方?

熊教授:不论哪个部位的囊肿,它的病理因素都是"水"。无论是治疗肝囊肿、肾囊肿、还是卵巢囊肿,首先要祛水。所以我借用张仲景的当归芍药散来治卵巢囊肿,就是因为白术、茯苓、泽泻是祛湿利水的,而且临床上用当归芍药散治疗卵巢囊肿特别有效。

学员:案例二闭经患者,辨证为虚寒证,为何不用《金匮要略》的温经汤?《金匮要略》的温经汤和陈自明的温经汤区别在哪?

熊教授:张仲景的温经汤,由人参、桂枝、当归、白芍、川芎、吴茱萸、丹皮、阿胶、生姜、法半夏、麦冬、甘草组成。陈自明的温经汤,由人参、桂枝、当归、白芍、川芎、丹皮、甘草、牛膝、莪术组成,没有用阿胶、吴茱萸、生姜、法半夏和麦冬,用的是牛膝和莪术。阿胶养血止血;牛膝、莪术活血祛瘀。同样是温经,《金匮要略》的温经汤是以止血为目的,陈自明的温经汤是以活血为目的。把两个方剂一比较,不同的作用就清楚了。

学员:案例六患者月经量少,辨证为肝郁化火。但患者又有腰凉、四肢不温症状,为什么不加温阳药?

熊教授:因为辨证为肝郁化火,所以不用温阳药。临床上用温阳药要特别慎重,对于温热疾病,尤其是湿热证用温热药要特别小心,用得不好就上火,表现为口舌生疮、便血、尿血。

学员:案例四多囊卵巢综合征患者胃肠不好,为什么去熟地、续断?

熊教授:患者月经量少,所以不用续断,熟地滋腻,所以不用。我们加药、减药要根据患者的具体情况来定。

学员:有些月经量少的患者,其他症状不多或没有,如何辨证?从月经血的颜色上怎么辨证?比如很多患者月经颜色黑。

熊教授:关于月经量少的论述,《医宗金鉴·妇科心法要诀》里专门讲了"先期血少浅淡,乃气虚不能摄血也"。月经量少,颜色浅淡,不是深红色,这是虚证,是气虚不能摄血。如果是经血多,色黯,要么是热,要么是瘀,要根据它颜色的黯、淡,根据其他的症状,以及舌象、脉象,来判断它的虚实。

学员:舌衄与舌上瘀点、瘀斑如何鉴别?皮肤瘀点、瘀斑(紫癜)是皮下出血,舌上瘀点瘀斑却又是血瘀? 有一个患者有舌衄,治疗后舌不流血,但舌上有红紫点,这是出血还是瘀?

熊教授:舌衄是舌头上出血,瘀点是瘀点,这是两码事,舌衄和瘀点不能混为一谈。衄血是一大类别,衄血门这个病种里面,最常见的是鼻衄,其次是齿衄,然后才是舌衄、目衄、肌衄、乳衄,但是这一类都少见。我当了60多年医生只看过两三个目衄患者,最典型的一个是麻疹后目衄,那眼里滴出来的都是血。我曾见过一个乳衄严重的患者,那是一个70多岁的老太太,双乳头流血,每天要换好多次纱布。《医宗金鉴》把严重的肌衄称为血箭,未曾见过。舌衄患者也很少,不能跟舌紫混为一谈,舌紫是舌色紫,舌紫一般是瘀,当然也有热盛,热邪深入营血,也有舌紫而干的。

学员:阳明经为多气多血的经脉,治疗过程是不是在病得到控制后加用补气血之药,重用益气之药?

熊教授:你对这句话的理解有误。为什么说阳明经是多气多血之经呢?《黄帝内经》云,"阳明者,五脏六腑之海","胃者水谷之海,六腑之大源也","中焦受气取汁,变化而赤,是谓血","中焦亦并胃中,出上焦之后,此所受气者,泌糟粕,蒸津液,化其精微,上注于肺脉,乃化而为血,以奉生身,莫贵于此。故独得行于经隧,命曰营气"。这几条原文都是讲中焦和阳明的,中焦主水谷受纳腐熟,然后化生为精微,精微上升到心肺,变化成气血,我们人体的气血生化来源就是中焦胃。所以古人说"阳明者,多气多血之经"。补阳明不是补血,是补脾胃的功能,即吸收运化功能。"食气入胃……浊气归心,淫精于脉",我们喝的吃的都是从胃中吸收,然后转换成精微物质,所以人体的健康,除了先天本源之外,一个更重要的因素就是后天培补,这是从生理功能这个角度讲的。

学员:想听听熊老在治疗崩漏时运用阿胶的经验是什么?

熊教授:中医治病不是用单味药,是讲整体方药的,我们治病是组方的,不是用单味药。单味药治病固然有,独门药、极个别的验方是有的,但是从整体而言,用单味药治病的思维是西医思维,西医学中医,总是绕不开这个思路,总是局限在这个思路,老是讲单味药,这是片面的。中医治病始终是讲方剂的整体作用。我们讲四君子汤补脾,哪一味药是补脾的? 归脾汤补血,哪一味药是补血的? 六味地黄丸补阴,只用熟地行不行? 不行。中医是讲整体方剂的作用,不是讲单味药的作用,因此用阿胶治崩漏这句话,我就不好回答了。

学员:病案二闭经患者有疲乏、自汗,气虚较明显,可否加补气止汗之药?

熊教授:闭经患者的主症是闭经,虽有气虚、阳虚的症状,但这是兼症,需要以后慢慢再治,目前主要先治疗闭经,我们治病要抓住主病。

学员:请问您对药量大小的见解和临床体会是什么?

熊教授:用药的量是根据患者病情和体质来酌情加减的。有一些方的药量是固定的,但是它也只是一个基本的规律。比如当归补血汤,当归比黄芪为1:5;补阳还五汤中黄芪四两,归尾、赤芍、川芎、桃仁、红花加起来不足一两;左金丸,黄连六倍于吴茱萸;六一散,滑石比甘草为6:1;麦门冬汤,麦冬与半夏用量为7:1;厚朴三物汤,厚朴大黄汤,小承气汤,三个方同样的药,用量不同,方名就不同。这是古人给方定的一个规律,有一些药的用量是有规律的。但是在临床上,我们需要根据人体质的强弱,年龄的老少,性情的刚柔,以及气候的寒暖不同考虑用药的剂量。《灵枢·寿夭刚柔》云:"人之生也,有刚有柔,有弱有强,有短有长,有阴有阳……"比如我们在座的两百多人,体质就不一样,年龄不一样,性格不一样,都会有差别,我们医生应当考虑这个差别。小孩不能跟成人用量一样,体壮之人不能跟体弱之人用量一样,要灵活应用,灵活掌握,这就是我们临床用药的基本原则。

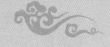

案例一 痫证案

李某,女,5 岁。湖南靖州人。

患儿因癫痫反复发作 10 月余就诊。

患儿自 2021 年 3 月起至今发作癫痫 8 次(3 月发作 2 次,12 月发作 6 次),发作时上肢及面部抽搐,双眼直视,但口中无流涎,喉间无痰鸣,每次发作持续时间短,不超过 1 分钟。2021 年 12 月 14 日在中南大学湘雅医院做脑电图,检查显示:异常儿童脑电图;发作间期放电:睡眠期左侧枕区尖波 / 棘慢波 / 尖慢波。诊断为"癫痫"。予以抗癫痫西药治疗,但癫痫仍有发作。现症见:发作性上肢及面部抽搐,每次发作前偶有受惊吓或情绪紧张的状况,寐差,多梦,易惊醒,夜间入睡后曾发作 2 次,纳差,大便干结。舌红苔薄黄,脉滑。

辨证:心神不宁,风痰夹热。

治法:养心镇静,化痰息风清热。

选方:安神定志丸加味。

处方:党参 10g,石菖蒲 10g,炙远志 10g,龙齿 10g,茯苓 10g,茯神 15g,生大黄 3g,天麻 15g,僵蚕 15g,地龙 6g,炙甘草 10g。20 剂,水煎服。

讲析:痫病的病因可分为先天因素和后天因素两大类,其先天因素即所谓"病从胎气而得之",责之胎儿在母腹时,母亲突受惊恐而致气机逆乱影响胎儿致发癫痫。后天因素主要分为四大类：一是情志失调。七情中主要责之于惊恐，如《素问·举痛论》讲到，"恐则气下"，"惊则气乱"。由于突受惊恐，致气机逆乱，痰浊随气上逆，蒙蔽清窍，因惊恐而发生本病；二是饮食不节；三是脑外伤；四是发热高烧之后，均可引起本病。痫病的主要临床表现有突然意识丧失，甚则昏倒，不省人事，两目上视，口吐涎沫，强直抽搐，或口中怪叫，移时苏醒，醒后一如常人，发作后精神疲乏等症状。西医对于本病的治疗方式以镇静药物为主。

此患儿的临床表现并不典型，但平时易惊善恐，且发病每因惊吓而起，故用安神定志丸养心镇静，化痰息风，因患儿便秘加大黄泻热通便，加天麻、僵蚕、地龙息风，此三味药物取自止痉散，减蜈蚣、全蝎。古人有龙马自来丹治癫痫的经验，龙者地龙也，马者马钱子也。金刚丸中亦用马钱子治疗瘫痪，马钱子有毒，应用不当会出现嘴唇麻木，四肢抽搐等中毒表现，中医应辨证施治，不提倡滥用毒药，开处方应力求稳妥，不要铤而走险。

案例二　哮喘案

龙某，男，6岁。湖南娄底人。

患儿因反复咳喘 3 年就诊。

患儿有"喘息性支气管肺炎"病史，在省级某医院治疗 2 年，症状未见好转，平素易感，感冒后咳喘加剧。现症见：咳嗽、咳痰，喉间痰鸣，活动后更显，打鼾，易自汗。舌苔黄腻，脉细。

辨证：表虚痰热蕴肺。

治法：益气固表，清肺化痰平喘。

选方：玉屏风散、加味泻白散合葶苈大枣泻肺汤加减。

处方：黄芪 15g，炒白术 8g，防风 5g，煅龙骨 15g，煅牡蛎 15g，五味子 5g，桑白皮 10g，地骨皮 6g，杏仁 6g，麦冬 10g，黄芩 6g，川贝母 6g，葶苈子 6g，大枣 6g，甘草 6g。20 剂，水煎服。

讲析：此患儿的病是哮喘。中医认为哮病和喘证是单独的两个病证，哮必兼喘，但喘未必兼哮。哮以声响言，哮病是一种发作性的痰鸣气喘疾患，发时喉中有哮鸣声，呼吸喘促，甚则喘息不能平卧。喘指气息言，为呼吸急促,是多种急慢性肺系疾病的一个症状。如果小儿喘证突然发作,并且发高热,那就是小儿肺炎,是急性病。而哮喘是慢性病,具有经常发作,反复发作的特点。

肺合皮毛,皮毛先受邪气,邪气以从其合也,外邪伤肺,而内则素有痰浊阻肺,于是发哮喘,这就是哮喘发病的根本因素所在。此患儿的症状自汗非常明显,出汗比一般小孩多三倍,正因为自汗太多,极容易感冒,说明其表虚;而舌苔黄腻又有痰热内阻之象。因此这个小孩的病有两个特点:第一是气虚自汗,反复哮喘,反复吃药,而且每次都吃解表药,使表愈虚,愈容易感冒,感冒后又要吃解表药,形成了恶性循环,所以表虚越来越严重,因此发作频繁;第二痰热始终没有清除,所以这是一个虚实夹杂证。治这个病,既要解决表虚问题,又要解决痰热问题,两个问题要同时解决,必须虚实兼顾。用方也要用两个方,一以治虚,一以治实。治虚用玉屏风散加龙骨、牡蛎、五味子,这是治表虚自汗的;治实用加味泻白散合葶苈大枣泻肺汤。玉屏风散是常用方,加味泻白散出自《医宗金鉴·幼科杂病心法要诀》,葶苈大枣泻肺汤出自张仲景的《金匮要略》。

案例三 便血案

钟某,男,11 岁。湖南株洲人。

患儿因反复便血 10 余年就诊。

患儿 1 岁左右出现大便时夹鲜血,反复发作,西医诊断为"直肠毛细血管扩张症",曾在医院行直肠套扎手术,术后仅 1~2 年未发作便血。今年 5 月份便血复发加重又住院治疗,入院时便血每日 7~8 次,甚则每日 10 余次。现症见:大便带血,血液和大便一起排出,血色鲜红,大便溏,每日 5 次,无肛门疼痛,精神疲乏。舌淡苔薄白,脉细数。

辨证:肠中湿热兼脾胃虚弱。

治法:清化湿热,益气止血。

选方:加参桃花汤、槐花散合三七白及散加减。

处方:党参 10g,赤石脂 15g,干姜炭 3g,槐花 15g,侧柏炭 10g,枳壳 5g,荆芥炭 10g,三七粉 6g,白及 30g,地榆炭 20g,甘草 6g,一勺大米(炒制)包煎。20 剂,水煎服。

讲析：大便带血称为便血，小便带血称为尿血或者溲血。便血的辨证最早见于张仲景的《金匮要略》，他把便血分为两种，一种称为远血，一种称为近血。便血之远近是指出血部位距肛门的远近而言。远血的特点是先大便后血，血色紫黯或黑色，血来自胃中，出血部位离肛门远，多由于胃中虚寒（中焦虚寒）所致。近血的特点是大便时血色鲜红，血来自肠中，出血部位离肛门近，多由于肠中湿热所致。辨证的纲领是一虚一实。

此患儿便血，血色鲜红，考虑肠中湿热所致；另外患儿大便溏，每日5次，考虑脾胃虚寒；患儿病程长，体质虚，舌淡，苔薄白是由于出血多引起的虚证；脉细数是因为小儿脉象较成人快。这个患儿要怎么治呢？他是肠中湿热引起的便血，不是虚寒证，但是体质比较虚，因此不用黄土汤，但是他大便溏，有脾胃虚弱，所以，我要用三个方。第一个方是加参桃花汤，桃花汤出自《金匮要略》，桃花汤加一点参，治他的体质弱；第二个方是槐花散；第三个方是三七白及散。这里请大家注意两点：一是干姜炭和干姜作用不一样，干姜是温中的，干姜炭固然也温中，但是它止血。侧柏炭、荆芥炭、地榆炭，凡是"炭"，必然是用来止血的，如果没炒黑就不能起到这个作用，比如荆芥不炒炭就有发表的作用，就不能止血。二是药里面要放一小勺米，就是我们吃的大米，稍微炒一下炒成黄色，用纱布包好放在药里面一起煎，不要炒糊了，不要放太多，放太多药煎出来以后就成稀饭了。另外，饮食要注意避免辛辣刺激之物。

案例四　咳嗽案

邓某，女，5岁。湖南祁阳人。

患儿因反复咳嗽、流涕5月余就诊。

患儿有"过敏性鼻炎、过敏性咳嗽、过敏性哮喘"病史。一受凉就咳嗽、流涕，严重时气喘。现症见：咳嗽，喉中有痰，难以咳出，运动后或上楼时咳嗽明显，鼻塞流涕，偶有血丝，咽中红，无咽痒咽痛，纳差。舌苔薄白腻，脉细滑。

辨证：痰浊蕴肺。

治法：清化痰浊，宣肺通窍。

选方：玄贝止嗽散合苍耳子散加减。

处方：玄参 6g，川贝 6g，杏仁 6g，桔梗 10g，炙紫菀 8g，百部 8g，白前 8g，陈皮 6g，荆芥 6g，桑白皮 10g，矮地茶 10g，苍耳子 6g，辛夷 6g，白芷 15g，薄荷 6g，白茅根 10g，甘草 6g。20 剂，水煎服。

讲析：咳嗽是小儿、成人的常见疾病，咳嗽多由外感引起，《素问·咳论》最早认识到咳嗽的病因是外内合邪，外是外受寒邪，内是内伤寒冷饮食。肺司呼吸而主皮毛，"皮毛先受邪气，邪气以从其合也"，这就是外邪伤肺；"其寒饮食入胃，从肺脉上至于肺则肺寒"，这是内邪。我们喝的冷饮，吃的冷食，进入胃中，从经脉上升到肺，导致肺寒。这是什么理论呢？这是经络学的理论。因为"肺手太阴之脉，起于中焦，下络大肠，还循胃口，上膈属肺"，也就是说手太阴肺经，从中焦起始，与大肠相联系，在胃里还绕了一个圈，上膈属肺。这就告诉我们肺的经脉跟胃是相联系的，和下面的大肠也是相联系的。在 2021 年治新型冠状病毒感染的时候，有人提出疑问，为什么新型冠状病毒感染患者会腹泻呢？我是这么解释的，因为经络相通。为什么会呕吐呢？为什么会胃胀呢？病在肺，与胃、大肠是有联系的，这是经络的关系，这是我们中医学的理论。

古人认为外寒内饮是咳嗽的原因，这是最早的认识，其实咳嗽的病因特别多，《素问·咳论》里面还讲了五脏六腑咳，"五脏六腑皆令人咳，非独肺也"，说明咳嗽是一个比较复杂的病，不是那么好治的。

这个小孩的咳嗽是什么原因？第一她有鼻炎，鼻塞，打喷嚏，流鼻涕，而且流鼻血，中医称为"鼻渊"。第二她有轻度的咽喉炎，咽喉红。肺开窍于鼻，喉为肺之门户，故鼻喉疾病首先应归属到肺，患儿集鼻渊、咽喉炎、咳嗽于一体，所以治了很久没治好，问题就在这里，这三个病要同时治。用什么方呢？用玄贝止嗽散合苍耳子散。玄贝止嗽散也就是玄贝甘桔汤合止嗽散，止咳化痰利咽；苍耳子疏散风热、通鼻窍。

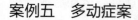

案例五　多动症案

范某，男，5 岁。湖南湘潭人。

患儿因精细动作差、感觉减退 4 年就诊。

患儿 1 岁起发病，白天多动，停不下来，坐不住，不听指令，注意力不集

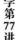

中,但神志清楚,晚上不容易入睡。西医考虑为"多动症",多方治疗无明显效果。现症见:多动,躁扰不宁,入睡困难,打鼾,喉中偶有痰鸣,汗多怕热,精神叫,纳食正常,小便正常,大便秘结。舌红,苔薄白,脉滑。

辨证:痰火扰神。

治法:镇心安神,清火涤痰。

选方:生铁落饮合栀子大黄汤加味。

处方:麦冬 10g,天冬 10g,川贝 5g,陈皮 6g,胆南星 3g,炙远志 8g,石菖蒲 10g,连翘 10g,茯神 10g,钩藤 10g,玄参 10g,丹参 6g,栀子 6g,大黄 3g,生龙骨 15g,生牡蛎 15g,煅磁石 15g,甘草 5g。15剂,水煎服。

讲析:"心者,君主之官也,神明出焉",神志活动异常主要责之于心。而在诸多病因中,能扰及心神的主要有痰饮、火热之邪,以及七情内伤。纵观临床所见神志病,仍以痰证居多。痰饮为浊邪,最易蒙蔽清窍,扰乱心神,更可与风、火相合,而发为癫、狂、痫等神志病。此患儿虽然有言语无序、喜怒无常、情绪躁扰不安之状,但其意识清醒,呼之能应,决非狂躁症,乃轻度的躁动症。其喉中偶有痰鸣,便秘,舌红,苔薄白,脉滑,辨证为痰火扰心之躁动症,故选用生铁落饮镇心安神,清火涤痰。

生铁落饮是程钟龄的方,铁落这味药最早使用见于《黄帝内经》。铁落是什么东西呢?过去在铁匠铺里打铁时,中间放一个很大的生铁墩,旁边一个大火炉子,师傅右手拿小铁锤,左手拿铁钳子,夹着铁在火炉里面烧,烧得红红的,拿出来往铁墩子上面一放,师傅一小锤,徒弟一大锤,镰刀、锄头就是这么打出来的。打铁的时候,铁片四面飞溅,掉下去的铁屑就是生铁落。用生铁落煎水,再用煎好的水去熬药,生铁落有重镇安神的作用。现在打铁都是机械操作也就找不到铁落了,临床上只能权以磁石代替它。

另外,这里要用生龙骨、生牡蛎,生龙骨、生牡蛎是潜阳的,比如张锡纯的"镇肝熄风汤"龙骨、牡蛎就是用生的,张仲景的柴胡龙牡汤,龙骨、牡蛎也是用生的,都是潜阳的。煅龙骨、煅牡蛎是涩精、敛汗的,比如黄芪龙牡散、牡蛎散,是为了涩汗,秘精汤是为了涩精,都必须用煅龙骨、煅牡蛎,这是一个很重要的药物学知识。

案例六　耳鸣案

陆某,女,54岁。湖南娄底人。

患者因反复耳鸣8年余就诊。

患者8年前出现耳鸣,耳鼻喉科检查后诊断为"神经性耳鸣"。现症见:耳鸣,疲倦,头颈胀,偶有头晕,失眠多梦,口干口苦,纳食一般,易腹胀,大便溏,日一次。舌淡苔薄黄,脉细数。

辨证:气虚兼湿热。

治法:益气升阳,兼清湿热。

选方:益气聪明汤加减。

处方:西洋参8g,黄芪30g,葛根50g,升麻5g,白芍10g,蔓荆子10g,黄柏10g,砂仁10g,车前子10g,石菖蒲20g,炙甘草10g。30剂,水煎服。

讲析:耳鸣是个很常见的病,耳鸣为耳聋之渐,如果没有得到及时治疗,常常容易发展成耳聋。

耳鸣如何辨证呢?耳鸣有虚证,有实证,辨证要以虚实为纲。实证一般有三种:第一种是风热上扰,外感风热可以出现耳鸣;第二种是肝胆火旺可以出现耳鸣;第三种是痰热内阻可以出现耳鸣。除此以外,王清任还讲了一个气滞气郁耳鸣,用的是通气散,柴胡居然用到一两,这是特殊的,也是属于实证。虚证常见的有两种:一种是气虚,一种是肾虚。上气不足,目眩耳鸣就是气虚;髓海不足,脑转耳鸣是肾虚。

这位患者耳鸣,易疲乏,偶有头晕,脉细,是典型的气虚症状。同时还伴有口干口苦、腹胀、大便溏、舌苔薄黄,这是有湿热,所以辨证为气虚兼湿热。如何治疗呢?用益气聪明汤,因为患者大便溏,再加砂仁、车前子祛湿热。方中重用葛根50g,一方面葛根能升发清阳,鼓舞胃气;另一方面患者诉头颈胀,时有头晕,而葛根味辛能行,能舒散经气、通经活络。

益气聪明汤是李东垣的方,主要适用于疲乏气虚,中气不足,耳鸣或目蒙,视物不清等症。

案例七　头痛案

刘某,女,36 岁。湖南常德人。

患者因反复左侧偏头痛 20 余年就诊。

患者 20 余年前开始出现左侧头痛,经期尤甚,每遇劳累、情绪激动及天气变化等各种刺激亦容易诱发,自诉疼痛呈刀割样。西医诊断为"血管神经性头痛"。体检发现有"肺结节""乳腺结节"。现症见:两侧头痛,以左侧偏多,心烦,胸胁部胀痛,头痛甚则呕逆,明显畏风,月经量偏多,大便较溏,平素性格急躁易怒。舌边紫,苔薄黄,脉弦略数。

辨证:风客少阳,肝郁化火。

治法:祛风止痛,疏肝清热。

选方:散偏汤、天麻止痉散合颠倒木金散加味。

处方:川芎 10g,白芷 30g,柴胡 10g,白芍 10g,香附 10g,白芥子 10g,法半夏 10g,天麻 20g,僵蚕 30g,全蝎 5g,丹皮 10g,黄芩 10g,郁金 10g,广木香 6g,防风 10g,羌活 10g,甘草 6g。30 剂,水煎服。

讲析:患者反复头痛,经期尤甚,每遇劳累、情绪激动及天气变化等各种刺激亦容易诱发,西医称为"血管神经性头痛",此病比较顽固。综合分析患者的情况,舌边紫,苔薄黄,是郁火所致,除头痛外,心烦、胁肋胀痛、乳腺结节均是郁火所致。但现在主要是治疗头痛,选第一个处方是散偏汤,第二个处方用天麻止痉散。因为有郁火,所以要加丹皮、栀子清肝火,但因为患者大便溏稀,所以不用栀子,改用黄芩清热,另散偏汤中的郁李仁也要改成法半夏,正好可以治疗头痛时的呕吐。患者又时有胸胁疼痛,故加颠倒木金散行气止痛,考虑其畏风,再加防风、羌活祛风。患者病程久,且此病顽固,须平常注意气候变化,避免受凉诱发。

案例八　哮喘案

周某,女,50 岁。湖南隆回人。

患者因哮喘反复发作 20 余年就诊。

患者自幼有哮喘病史,治疗后有缓解,但诉 30 岁时因生育小孩,产后坐月子期间哮喘复发。平时易感冒,感冒后常发咳喘,一般是先有咳嗽后见喘息,甚则胸痛,伴有喉中痰鸣。西医诊断为"支气管哮喘"。现症见:晨起咳嗽,气喘,咽痒不适,夜间喉咙有痰响,口苦,易出汗。舌红,苔薄黄,脉细滑。

辨证:肺热气逆。

治法:清泻肺热,止咳平喘。

选方:桑贝止嗽散合葶苈大枣泻肺汤加减。

处方:桑白皮 15g,川贝 8g,杏仁 10g,桔梗 10g,炙紫菀 10g,百部 10g,白前 10g,陈皮 10g,炙麻黄 5g,黄芩 10g,葶苈子 10g,大枣 6g,甘草 6g。20 剂,水煎服。

讲析:患者有咳喘,甚则胸痛,伴有喉中痰鸣,平素易感冒,西医诊断为"支气管哮喘",中医归属于"哮喘"范畴。此患者又咳又喘,目前以咳嗽为主。患者舌苔黄,提示有热象,故用桑贝止嗽散,去荆芥,加炙麻黄、黄芩;再合葶苈大枣泻肺汤止咳平喘。嘱病人平时要注意防治感冒。

案例九 哮喘案

梁某,男,4 岁。湖南怀化人。

患儿因反复喘息、咳嗽 10 月就诊。

患儿家属代诉 10 月前开始出现喘息、咳嗽,伴喉间痰鸣,西医诊断为"哮喘;间质性肺炎"。现症见:喘息、咳嗽,伴喉间痰鸣。平素易感冒,自汗。舌苔薄黄腻,纹紫。

辨证:热哮。

治法:清热宣肺,化痰定喘。

选方:定喘汤合葶苈大枣泻肺汤。

处方:麻黄根 4g,杏仁 6g,炙冬花 10g,桑白皮 10g,法半夏 5g,苏子 6g,黄芩 6g,白果 5g,生石膏 12g,葶苈子 6g,川贝母 6g,大枣 6g,甘草 6g。7 剂,水煎服。

讲析:患儿以喘息,咳嗽,喉间痰鸣为主症,辨病属于哮病范畴,其特点为气喘,喉间有明显痰鸣声,偶尔发热,舌苔薄黄腻,纹紫。此病有明显的痰热之象,故选定喘汤清热化痰,止咳平喘。因患儿自汗,故改麻黄为麻黄根止汗,加生石膏加强清热之力,有合麻杏石甘汤之意,再合葶苈大枣泻肺汤降气平喘。

现场答疑

学员:治疗癫痫,郝万山老师提到过一个乡村医生用涌吐法,吐出痰涎可减少发作,还有书上说口服瓜蒂可治儿童哮喘。涌吐法可以这么用吗?

熊教授:吐法不是郝万山老师才讲的,是古人就有的,自张仲景提出用瓜蒂散涌吐之后,很多医生都用吐法治病。比如金元时期的张子和就很善于用吐法,他有一个医案,是一个奇案。他治噎膈,病人水咽不下,饭吞不下,气喘欲脱,用吐法治好了。但是用吐法有一个前提,必须是针对壮实之人,必须是针对实证、痰涎壅阻者,只有在这两种情况下才可用吐法。

还有一种用吐法的情况就是治农药中毒,我在农村用过三五次,可以说是大显身手、立竿见影。

我曾治过一个妇女,两夫妇吵架,妇女喝了半瓶农药"敌敌畏",一个小时之内我就赶过去了,去了之后,也是慌乱之际,没办法就往她嘴里灌桐油,还没吞下喉就开始呕了,胃里面还没有溶解、吸收的农药就吐出来了。所以涌吐法是救急的,但是必须针对的是壮实之人。如果是体虚之人,是老人或小孩用吐法,那吐完之后人也就随之发生虚脱了。

我最近治疗过的一个癌症患者,放疗、化疗之后元气大虚,气短、乏力、自汗,服中药以后精神、症状均明显好转,但朋友邀他一起去做汗蒸、艾灸,做完出来人就不能动了。汗蒸、艾灸这些要根据体质来,不能乱用,中医治病都要因人而异,因病而异。中医治病有汗、吐、下、和、温、清、消、补八法,吐法可以用,但要根据患者的体质,根据患者的病症情况来用。

学员:寒实结胸不能用三物白散,那可以用什么方呢?

熊教授:可以用温脾汤。

学员:熊老的书上有一病案,用小青龙加人参治哮喘,同时用黑锡丹。黑锡丹有没有可以替代的药?

熊教授:那是一个特殊的患者,一个寒饮夹虚的暴喘证,同时有气虚和肾阳虚,肾不纳气。当时选用小青龙是治疗寒饮证的,加人参补气,合黑锡丹治肾虚并回阳救逆。

那是早些年我在农村治疗的一个验案，是一个产后暴喘的患者，根本不能躺下，只能半卧半坐在床铺上，气喘呼呼，咳嗽，汗出，气喘，形体瘦弱，床前有一个脸盆，患者往脸盆里吐大量的稀白痰涎。此为寒饮之证，而患者表现又有大虚，用小青龙汤加人参。此后我用这个方治好了很多患者，大虚证的寒饮、喘咳可用小青龙汤加人参，特别有效。

学员：请问各种鼻病的常用治疗方剂有哪些？

熊教授：常见的鼻病主要有鼻渊、鼻鼽、鼻衄3种。

鼻鼽就是西医讲的过敏性鼻炎，喷嚏，流清鼻涕，遇寒遇风则甚，一般要用苍耳子散或金沸草散。如果是非常严重的寒证，还可以用五苓散，大家想想为什么会用五苓散？因为膀胱经的经脉穴位起点在睛明。《素问·痹论》有膀胱痹之说，称为"胞痹"，"胞痹者，少腹膀胱，按之内痛，若沃以汤，涩于小便，上为清涕"。膀胱痹在下则小腹胀痛，在上则流清鼻涕，此为经脉的关系，膀胱气化不利，水气上泛可以导致鼻鼽，故用五苓散。

鼻渊主要是痰热，要用藿胆丸，又称为奇授藿香丸，它用的是猪胆汁，因没有猪胆汁，我们现在可用胆粉代替。

鼻衄，这个疾病就比较复杂，鼻属肺，肺主鼻，司呼吸，肺开窍于鼻，凡是鼻衄的病症，主要从肺治。鼻衄有两种情况，一是火，二是肺阴虚。肺阴虚用甘露饮治疗，火热证又分肝火犯肺和肺胃火旺，肝火犯肺用栀子清肝饮清肝火，肺胃火旺用加减玉女煎或清胃散清胃热。

学员：请讲一讲耳鸣的辨证要点和具体治法。

熊教授：耳鸣要分虚、实。实证外感风热者，用桑菊饮或银翘散；肝胆火旺者，表现为耳鸣，耳胀，耳朵流脓流水，口苦，尿黄，目赤，舌红苔黄，脉弦数，用龙胆泻肝汤；痰热者一定有痰浊、痰稠，舌苔黄腻，脉滑数，用黄连温胆汤。虚证主要分为气虚和肾虚，气虚用益气聪明汤，肾虚用耳聋左慈丸。

学员：案例一的痫病患儿每受惊吓发作，"惊恐伤肾"，为什么不从肾论治？

熊教授：中医理论"惊恐伤肾"，但恐伤肾的主症是遗尿，甚至二便自遗等。此例为心神所伤，猝然恐惧也能伤心，《灵枢·邪气脏腑病形》云："……恐惧则伤心。"《灵枢·本神》又云："心怵惕思虑则伤神。"由此可见，猝然恐惧不一定就只伤肾。因为心主神明，我们以五志属五脏，分开来讲就是"喜伤心，怒伤肝，思伤脾，忧伤肺，恐伤肾"，实际上各种情志都能伤心。分而论之，五志属五脏，五种情志过度，就会伤五脏；合而论之，心主神明，为五脏六腑之人主，各种情志都会伤心神。这是中医的理论，中医理论是系统论，一定要融会贯通，才能够真正透彻地理解。

学员：案例三的便血男孩，白及用了30g，为什么用这么大的剂量？

熊教授：白及药很平和，没有任何副作用，白及有生肌止血之功。白及用治溃疡十分有效。但是有一个前提，有邪时不能随意收敛。如一个化脓性疾病，尚在溃脓期，使用大量白及收口是不行的，必须先去其邪，不能闭门留寇。同样溃疡性疾病，比如胃穿孔，在大量吐血时就不能用白及；比如肺痈溃脓、排脓期间不可用白及，但肺痈后期脓已经排尽了，可用白及。李中梓有一个治肺痈的方叫肺痈神汤，其中就有白及。

学员：桔梗有致呕吐的副作用，案例四的小孩用10g桔梗，量是否过大？

熊教授：桔梗致呕吐的副作用不强，桔梗有升提的作用，此例用桔梗是来治疗咽喉炎的。张仲景治咽喉炎第一个方是桔梗汤，第二个方是甘草汤，第三个方是大半夏汤。桔梗不仅治咽喉炎还能治疗咳嗽，它导致呕吐的副作用不大，只是说它有升提的作用，比如参苓白术散为什么用桔梗啊？方剂学解释，桔梗是入肺的，有升提作用，但并不会致呕。

学员：请问生铁落饮中连翘的作用是什么？

熊教授：那我先反问你，保和丸中连翘的作用是什么？连翘能清上焦之火。吴鞠通有一个方叫翘荷汤，清上焦之火。防风通圣散中也有连翘，也是清上焦之火的。故我一直强调中医书要读得特别多，特别广，这样很多知识你就可以融会贯通，迎刃而解。

学员：小儿多动症这个案例可以用礞石滚痰丸吗？

熊教授：不可以。礞石滚痰丸是用于治疗痰火实证躁狂症的。而这个小孩不是痰火实证，更不是躁狂症，不可以用礞石滚痰丸。治病要分清病情的轻重缓急，用方用药也要有轻重缓急，该患儿根本不是躁狂症，他只是躁扰不宁而已。

学员：案例九的患儿舌苔黄腻，除了考虑痰热，是否要考虑夹食的情况？

熊教授：患儿如果夹食，一定有腹胀，厌食症状，但此患儿没有。小儿疾病如麻、痄、惊、痘比较复杂，其他病相对简单，无非就是一个外感，一个夹食,没有情志所伤,没有复杂的脏腑病。当然,还有一些特殊的病,比如说先天不足,后天营养不良。先天不足无非就是五迟、五软,后天营养不良无非就是夹食、消化不良、食积、疳积,再就是易受惊吓。夹食现在少有了,过去农村的夹食病较多,因为饥饱不定,故容易夹食。营养不良就腹大,四肢消瘦,腹部青筋,烦热,然后就成疳积,现在这种情况基本没有了。

学员:患儿汗多、易感冒,除了内热导致的汗出,还存在表虚卫外不固的情况,是否可用玉屏风散加龙牡呢?

熊教授:看病要抓主要矛盾,要抓主症,如果主要矛盾是表虚自汗,那么用玉屏风散加龙牡是可以的。如案例九患者,他是以哮喘为主症,那么你用这个方是不起作用的,要善于抓主要矛盾,这就是临床治病的敏感性及原则性。

学员:耳鸣患者,口苦明显,请问为什么只用了益气聪明汤,为什么没有加清肝胆热的药物呢?

熊教授:此患者我用了黄柏10g,这就是清热,因为她体虚,不能苦寒太过,所以只用黄柏10g,没有再加其他清热药,就是这个道理。

临床现场教学第78讲

时间：2022年2月26日

案例一 肺癌案

曾某，男，77岁。湖南宁乡人。

患者因反复咳嗽，痰中带血，气促2月就诊。

患者诉2月前无明显诱因出现反复咳嗽，痰中带血，气促，稍感胸背部疼痛等症，遂于2022年1月16日前往湖南省肿瘤医院就诊，胸腹部CT示"左上肺肿块，考虑肺癌，并左上肺节段性阻塞性肺炎及肺不张，左侧胸膜转移瘤，纵隔淋巴结转移"。纤维支气管镜病检示：涂片中找到恶性细胞，大致为小细胞未分化癌。明确诊断为肺癌，予以化疗（具体不详）。现症见：反复咳嗽，咳少量黄痰，痰中带血丝，气促，稍感胸背部疼痛。舌红，苔黄腻，脉滑数。

辨证：痰热结聚胸肺。

治法：清热化痰，止咳散结。

选方：桑贝止嗽散、小陷胸汤合葶苈大枣泻肺汤加减。

处方：桑白皮15g，浙贝母30g，杏仁10g，桔梗10g，炙紫菀10g，百部15g，白前10g，陈皮10g，白花蛇舌草15g，矮地茶10g，黄连5g，炒瓜壳5g，法半夏10g，葶苈子10g，大枣6g，甘草6g。15剂，水煎服。

讲析：肺癌有几个典型的主症，咳嗽、气喘、胸痛背痛，严重的有咳血，或并发胸腔积液。该患者主症为咳嗽，气喘，痰中带血，查舌苔黄腻，且脉象滑数,为痰热结聚之征。因此,治疗需清化痰热,消除结块,控制咳嗽、气喘甚至咳血。用桑贝止嗽散和小陷胸汤清热化痰止咳,再合葶苈大枣泻肺汤泻肺平喘,加白花蛇舌草清热解毒散结。

目前患者经过化疗后,已无咳血症状,提示化疗有效,此时配合中药,疗效更好。肺癌在肿瘤病里发病率高,中西医结合治疗效果佳。

案例二　宫颈癌黄带案

李某,女,67 岁。湖南新化人。

患者因患黄带半年多就诊。

患者有"宫颈中分化鳞癌ⅡB期化放疗;高血压;甲状腺右叶结节"病史,现在化疗中。因黄带多、接触性出血,于 2021 年 11 月 3 日来熊老处就诊,予以"加参易黄汤"治疗,症状有好转。现症见:接触性出血已止,有少量黄带,乏力,头晕,夜寐不安,小便黄。舌苔薄黄腻,脉细滑数。

辨证:湿热下注。

治法:清湿热,化结聚。

选方:易黄汤合二甲散加减。

处方:黄柏 10g,山药 15g,芡实 15g,白果 10g,车前子 10g,生牡蛎 30g,炒鳖甲 30g,白花蛇舌草 15g,鱼腥草 10g,甘草 6g。30 剂,水煎服。

讲析:宫颈占位性病变主要表现,一为接触性出血,古人称为"交合出血",即同房出血;二为带下,即五色带下,临床所见多为黄带或白带夹血,严重的经常性出血;三为腹痛。该患者表现主要在黄带,因此是湿热阻塞下焦胞宫,形成结聚,需要清湿热、化结聚,用易黄汤合二甲散加减。易黄汤是《傅青主女科》治黄带的主方,二甲散是取自三甲散。我治妇人诸病最常使用《傅青主女科》和《医宗金鉴·妇科心法要诀》中的方剂,取效较佳,建议大家熟读、背诵。中医临床需要熟稔全方位知识,将诊断学、药物学、方剂学、内科学、儿科、妇科、温病、伤寒、金匮等各科知识熟练贯通,才能信手拈来,否则处处掣肘。

案例三　肺癌并痹证案

胡某,男,67 岁。湖南桃江人。

患者因左手及右脚麻木 1 年就诊。

患者有"肺部肿瘤并肝、脑、骨转移"病史,化疗后未做手术,仅服用靶向药(具体不详)。现症见:左手及右脚麻木,脚肿,行走不利,伴神疲,头晕,口噤难开,舌头转动不灵活。舌淡,苔薄白,脉细而弦滑。

辨证:气虚兼风湿阻络。

治法:益气除湿,息风活络。

选方:天麻虫藤饮合防己黄芪汤加减。

处方:黄芪 40g,炒白术 10g,汉防己 8g,茯苓皮 15g,木瓜 20g,天麻 20g,僵蚕 20g,地龙 10g,全蝎 5g,蜈蚣 1 条(去头足),鸡血藤 10g,海风藤 10g,钩藤 20g,甘草 6g。30 剂,水煎服。

讲析:患者检查结果显示肺部肿瘤已经转到肝、骨、脑等部位,应该是肿瘤晚期。患者现在有三个主症:一是头晕,并且口噤难开;二是手足麻木;三是下肢浮肿,行走不便。我们分析一下,患者有头晕,口噤难开,麻木,这都是风的症状;脚肿属于水湿之邪;脉细,舌淡,舌苔薄白,而且知道他做过化疗,属于化疗后虚证的表现。所以治疗要益气、除湿利水,兼息风活络。息风活络用天麻虫藤饮,益气利水用防己黄芪汤再加茯苓皮利水消肿。

案例四　口舌糜烂案

聂某,男,56 岁。湖南湘阴人。

患者因舌癌术后反复口舌生溃疡 1 年就诊。

患者有咀嚼槟榔史,经常长口疮,常自行在药店购买消炎药服用。1 年前因发现左侧舌缘肿物在湖南省肿瘤医院住院,经病检确诊为"舌癌(舌腹左侧高分化鳞癌)",并行"舌癌根治术 + 股前外侧皮瓣修复术"。术后未进行放疗、化疗,术后口腔及舌头溃疡时有复发。现症见:右侧舌缘长溃疡,局部红肿疼痛,自觉有灼热感,口干,口苦,大便溏。上腭有黄色苔藓,舌苔薄黄腻,脉细略数。

辨证:湿热浊毒。

治法:清热利湿,化浊解毒。

选方:甘露消毒丹加味。

处方:茵陈 10g,通草 6g,滑石 15g,连翘 15g,黄芩 15g,石菖蒲 15g,川贝 8g,藿香 10g,射干 10g,薄荷 6g,白蔻仁 15g,薏米 15g,车前子 15g,土茯苓 30g,甘草 6g。30 剂,水煎服。

讲析:口腔癌的主症就是口腔痛,舌痛,甚至连及咽喉痛,严重的并发口疮,也就是口舌糜烂。患者上腭有黄色苔藓,西医认为这是癌前病变,中医认为是湿热浊毒。治疗要清热利湿,化浊解毒。清湿热,化浊毒,关键是化浊毒,故选甘露消毒丹。因患者大便稀,故在甘露消毒丹的基础上,加车前子利小便以实大便,再加土茯苓除湿解毒,全方共奏清热利湿,化浊解毒之功。

案例五　鼻咽癌案

蒋某,女,44 岁。湖南安化人。

患者因鼻咽癌放疗、化疗后 1 年余就诊。

患者 2020 年 9 月查出"鼻咽癌Ⅳ期",经过 2 次化疗、6 次放疗后于同年 12 月出院。出院后一直做理疗和服用中药,2021 年 7 月份复查肿瘤有增大,随后又做了 2 次化疗。现症见:鼻塞,流浊涕,左侧偏头痛,眼睑浮肿,左眼明显肿胀,不能外展,黄痰多,纳、寐欠佳,大便秘结。舌苔黄腻,脉弦滑而数。

辨证:痰热阻窍。

治法:清热泻火,化痰通窍。

选方:苍耳子散合加味泻青丸。

处方:苍耳子 10g,辛夷 10g,白芷 30g,薄荷 10g,当归 6g,川芎 10g,羌活 10g,防风 10g,黄芩 10g,栀子 6g,酒大黄 3g,浙贝 30g,花粉 15g,法半夏 10g,白花蛇舌草 15g,甘草 6g。15 剂,水煎服。

讲析:中医治病选方要针对两个方面,一是针对病机,二是针对主症。如果只针对病机而没有针对主症,那是不到位的;针对主症但没有抓住病机,那是不准确的,必须两者结合。此患者的病机是痰热,病变部位在鼻,在头。他的主症是鼻塞、流浊涕、左侧偏头痛,你把这个东西抓住了就行了。病理性质为什么是痰热?因为有舌苔黄腻,脉弦滑数,口苦,大便秘结,这不是有痰热吗?抓住了主症,抓住了病机,处方就脱颖而出了,第一个方是苍耳子散,第二个方是加味泻青丸。苍耳子散散风邪,通鼻窍,泻青丸泻肝火,祛风热,止头痛,因为痰多就加浙贝、法半夏化痰。

案例六 眩晕案

余某,男,49 岁。贵州遵义人。

一诊: 2021 年 10 月 16 日

患者因反复头晕 15 年就诊。

患者自诉年幼有脱肛病史,血压正常,但 15 年前无明显诱因出现头晕,每遇春夏季节发作,秋冬季节好转,晨重暮轻,运动汗出及休息后稍可缓解。无视物旋转,无恶心呕吐,无耳鸣等不适,伴腹胀、乏力、情绪易怒,曾行头部 CT 等检查未见异常,多方求治,并服用多种药物均未见明显缓解,西医诊断考虑为"躯体形式障碍"。现症见:头晕,伴随乏力,嗜睡,心烦,口中泛甜味,腹胀,兼有晨起腰酸,阳痿,早泄,小便黄,大便秘结。舌苔薄黄,脉细。

辨证:气虚夹湿。

治法:益气升阳,健脾祛湿。

选方:益气聪明汤合平胃散加减。

处方:党参 15g,黄芪 30g,升麻 6g,葛根 30g,蔓荆子 10g,黄柏 6g,白芍 10g,苍术 6g,厚朴 20g,陈皮 10g,佩兰 15g,天麻 20g,淫羊藿 10g,防风 10g,羌活 10g,炙甘草 10g。30 剂,水煎服。

讲析:头晕,中医称之为眩晕,有属于风、痰、瘀、风阳上亢的实证,有属于肾虚、气血虚的虚证。患者头晕的特点是定时发作、季节性头晕,这是一个特殊病,我们要分析一下。头晕春夏时严重,秋冬自然缓解,气温一降就缓解,为什么呢?这就要根据自然气候规律去分析,春夏是阳气升发的时候,秋冬阳气敛藏。春主生夏主长,"春三月,此谓发陈,天地俱生,万物以荣","夏三月,此谓蕃秀",春夏是生长的季节。如果这是个气虚的患者,阳气升发的时候因为气虚而不能升发,该升发的时候升发不行,加之暑热伤气,则在春夏患者症状就会加重。

患者的脉象并不弦,形体并不壮实,精神并不强盛,血压并不高,所以,这是虚象。哪里虚呢?是气虚。然后我们看看他的兼症,腹胀、口中有甜味,出汗后头晕会缓解,这是湿浊之征,可以考虑是湿气蒙蔽清阳出现头晕。春天阳气当升而不升,清气当升而不升,辨证属气虚;夏天暑湿交蒸的时候,湿气就蒙蔽清阳,于是乎出现头晕。舌苔薄黄,脉细,应该为气虚夹湿,稍有一点热。再次询问患者,他没有一身酸痛。我考虑是否可以用调中益气汤,用调中益气汤这个方向是对的,但是调中益气汤针对的主症不是头晕。我们选方是两个原则,第一针对病机,第二针对主症。因为重点是治疗头晕,因此用益气聪明汤、平胃散加佩兰、天麻。患者晨起腰酸,兼有阳痿、早泄,故加淫羊藿补肾助阳。

二诊:2022 年 2 月 26 日

患者服中药汤剂后自觉精神较前好转,暂无头晕不适,伴腹胀、畏寒,情绪易怒,眼睛视物模糊,自觉记忆力下降、性功能下降,阴囊潮湿,纳食少,夜寐可,大便溏。舌淡红,苔薄白,脉细。

辨证:气虚夹湿。

治法:益气升阳,化湿降浊。

选方:补中益气汤合平胃散加味。

处方:党参 15g,炙黄芪 15g,炒白术 10g,陈皮 10g,当归 5g,柴胡 10g,升麻 6g,苍术 10g,厚朴 30g,广木香 6g,茯苓 30g,天麻 20g,炙甘草 6g。15 剂,水煎服。

讲析:该患者头晕主要在春夏季发作,要考虑两个问题,第一是气虚,第二是湿重,湿蒙清阳。《黄帝内经》讲:"清阳出上窍,浊阴出下窍;清阳发腠理,浊阴走五脏;清阳实四肢,浊阴归六腑。"这是人体清阳和浊阴的升降出入规律。湿为阴邪,如果一旦蒙蔽清阳,清阳之气不能上升,就会出现疲乏,头晕,头重,甚至头痛。由于清气不能升,必然困倦。正好他的特点是春夏头晕,而秋冬无症状,与正常人一样。因为春天主升发,由于湿邪蒙蔽清阳,使阳气不能升,而夏天正是暑湿季节,遂于春夏季眩晕发作。其实患者应该还有一个特点,就是阴雨天的时候头晕应该厉害,因为雨天湿重,湿浊蒙蔽清阳。为什么说是湿浊呢?因为有腹胀、便溏,所以处方用补中益气汤合平胃散,也就是调中益气汤的变方。

案例七　乳癖案

唐某,女,58 岁。湖南永州人。

患者因反复乳房疼痛 1 年就诊。

患者有"乳腺纤维瘤、乳腺增生病、甲状腺结节(TI-RADS3 类)、子宫肌瘤"病史,乳房时有疼痛,反复发作 1 年。现症见:乳房时发疼痛,喉中多痰,自觉有异物感,颈前触之不硬,头昏,纳食可,睡眠可,二便正常。舌苔薄白腻,脉细略弦。

辨证:痰气郁结。

治法:疏肝解郁,化痰散结。

选方:疏肝消瘰丸加味。

处方:玄参 10g,浙贝 30g,生牡蛎 15g,当归 5g,赤芍 10g,川芎 6g,柴胡 10g,香附 15g,郁金 15g,青皮 10g,橘核 15g,三棱 10g,莪术 10g,夏枯草 10g,法半夏 10g,白芥子 15g,甘草 6g。30 剂,水煎服。

讲析:妇人杂病中常见的乳腺结节,有小叶增生、囊肿、纤维瘤、癌肿等,临床除了根据西医学辅助检查帮助诊断,还可以依据中医四诊,尤其是脉诊,判断是否为恶性癌肿,乳癌与其他乳房疾病的脉象是有区别的。另外,妇女乳腺结节病例很多,乳腺结节与淋巴结节、甲状腺结节往往相互影响,同时发生,它们都是肝气郁结引起的。这位患者讲了一个重要的特点,喉中痰多,这不就是痰气郁结吗?若兼见痰多则是痰气郁结所致,"结者散之",需化痰散结,主方用疏肝消瘰丸加法半夏、白芥子。疏肝消瘰丸为加味疏肝汤与消瘰丸的合方,是本人治乳癖的经验方。

案例八　颤证案

杨某,女,46 岁。湖南宁乡人。

患者因右侧肢体抖动、僵硬 5 年就诊。

患者有"帕金森病"病史 5 年,一直口服西药(具体不详),但症状未见改善,逐年加重,要求中医治疗。现症见:右侧肢体僵硬,行动迟缓,易紧张,激动,紧张时伴手抖,平素精神疲倦,寐差,牙齿松动。舌淡红,苔薄白,脉细。

辨证:血虚风动。

治法:益气补血,息风止痉。

选方:定振丸加味。

处方:白参 6g,黄芪 30g,炒白术 10g,防风 10g,当归 5g,白芍 10g,熟地 10g,川芎 6g,天麻 20g,钩耳 20g,僵蚕 20g,全蝎 3g,秦艽 10g,威灵仙 10g,细辛 3g,荆芥炭 10g,炒枣仁 30g,炙甘草 10g。15 剂,水煎服。

讲析:帕金森病主要表现为震颤,行动迟缓,肢体僵硬等,患者平时不震颤,一紧张就震颤,全身无力。中医认为震颤的发生主要有几种情况,一种是气血不足,一种是虚风上亢,就是一般的血虚生风,一种是阴虚动风导致的。而这个患者有舌苔而且苔薄白,我刚刚特别问她冒不冒汗? 发不发潮热? 也没有。因此不是阴虚风动,也不是虚风上亢。但是她有精神疲乏,一紧张就震颤厉害,脉细,舌苔薄白,这是一个气血虚的颤证,所以用定振丸。定振丸出自《证治准绳》,再加白参补气,加枣仁宁心安神。

现场答疑

学员:案例六患者补中益气汤里面的黄芪为什么只用 15g?

熊教授:因为患者有腹胀的症状,黄芪虽然可以补气,但如果用量过大,有可能导致腹胀。

学员:请您从经典的角度讲一下您治疗肺癌常用小陷胸汤和千金苇茎汤的理论基础。

熊教授:小陷胸汤是治痰热结聚胸膈的处方,其实它也入肺,瓜蒌不是入肺吗? 因此,也可以说痰热结聚在胸肺,可以用小陷胸汤。这里要抓住一个关键点,必须是痰热。大家知道小陷胸汤是张仲景用来治小结胸证的,吴鞠通把小陷胸汤加一味 "枳实",名之曰 "小陷胸加枳实汤",治疗水热结胸,其实就是痰热夹气滞,水热结胸是后世注解的。

千金苇茎汤出自《千金方》,是治疗肺痈的主方。肺痈是怎么形成的呢? 张仲景在《金匮要略》中讲过:"风舍于肺,其人则咳,口干喘满,咽燥不渴，多唾浊沫，时时振寒。热之所过，血为之凝滞，蓄结痈脓，吐如米粥。始萌可救，脓成则死。"大家读过这个原文吗？张仲景讲葶苈大枣泻肺汤是治肺痈，喘不得卧的，但葶苈大枣泻肺汤只注重于泻肺，化脓以后则用桔梗汤。其实千金苇茎汤效果要好得多，这个方我用过很多次，用来治肺痈是肯定有效的。肺部结节不是肺痈，但是它是痰热结聚，可以借用，因此这个方临床上可以用来治疗肺部结节。但是无论是千金苇茎汤，还是小陷胸汤，必须针对病机是痰热证，如果不是痰热则不能用。

学员：关于颤证，《中医内科学》教材中气血亏虚证用人参养荣汤，阴虚风动证用大定风珠，临床效果如何？熊老对血虚生风、阴虚动风的颤证有何治疗经验？定振丸中荆芥炭、细辛作用是什么？

熊教授：我曾经提到过颤证气血虚弱的要用定振丸，阴虚动风的要用大定风珠，如果是属于肝阳上亢的要用镇肝熄风汤。我讲的这都是准确无误的东西，因为我临床上都用过，特别有效。至于人参养荣汤，它可以治气血虚弱，但是不可以治震颤。荆芥炭是我加的药，古人称荆芥炭为"古拜散"，专门入血祛风，荆芥不炒炭的时候是解表疏风的，产后风动一般要用荆芥炭，这是一味特殊的药。细辛可用可不用，所以刚刚这个患者我只开3g。细辛也是祛风的，定振丸里面本身就有细辛。细辛有特殊作用，我们知道细辛是麻药，它能够祛风、止痛，而且细辛是入少阴的。我们看张仲景的麻黄附子细辛汤就知道治表里两感，张仲景的小青龙汤也用细辛，治什么呢？它治咳嗽，还可以化饮，可见细辛有多方面的作用。

学员：案例六补中益气汤中黄芪用生的还是炙的？玉屏风散中黄芪用生的还是炙的？防己黄芪汤里的黄芪呢？

熊教授：黄芪补气。生黄芪补气兼走表，防己黄芪汤、玉屏风散用的是生黄芪，而炙黄芪专门补中气或升清气，如补中益气汤，益气聪明汤，都用炙黄芪。

学员：请熊老给研究生们几点学习建议。

熊教授：中医的研究生要掌握中医的基本知识，要多读经典原著，一定要熟读，至少要背一本书，要上临床至少要背五百个方剂，并且要熟读《中医内科学》《中医妇科学》《中医儿科学》。

学员：案例五中鼻咽癌的患者用苍耳子散合加味泻青丸，为什么去掉龙胆草？

临床现场教学第78讲

熊教授：因为龙胆草味道太苦，而且方中已有黄芩、栀子和大黄，泄热的力度够了。

学员：案例六头昏，腹胀，便溏，易疲倦的患者是否存在脾阳不振、水饮内停？根据"病痰饮者，当以温药和之"，可否加苓桂术甘汤等方剂治疗？

熊教授：苓桂术甘汤是化饮的，不是祛湿的，它也不能升阳补气。

学员：肿瘤患者如何辨证论治？

熊教授：辨治肿瘤有"四辨"，一辨部位，二辨痰瘀，三辨寒热，四辨虚实。一辨部位，西医的检查已经给我们提供了部位，所有内脏除心脏、脾脏外，皆可长肿瘤，从头到脚，比如脑肿瘤，鼻癌，口腔癌，咽喉癌，食道癌，肺癌，肝癌，胆囊癌，胰腺癌，肾癌，结肠癌，直肠癌，甲状腺癌，乳腺癌，子宫癌，卵巢癌，阴茎癌，膀胱癌，骨癌，淋巴癌等。各个不同部位的癌症，症状表现不一样，比如肺癌的主症是咳嗽，咳血，气喘，胸痛；肝癌的主症是肝区疼痛，腹胀，牙龈、鼻出血等；宫颈癌的主症是黄带、下血，我们治病的关键是要抓住主症。二是辨痰瘀，有的癌症表现是以痰为主，有的表现是以瘀为主。三是要辨寒热，有的癌症倾向于寒证，有的倾向于热证。按照《黄帝内经》的理论，癌症基本上是寒证，强调是寒气、痰饮、瘀血相凝结所致，但实际上临床也有从热化的，比如肺癌、胆囊癌、鼻咽癌、宫颈癌、膀胱癌易从热化。故临床上必须结合患者的实际情况来考虑，表现有热象就是热证，表现为寒象就是寒证。四是辨虚实，癌症初期，或年轻人、体质壮实、未做放疗、化疗的人得癌症多半是实证；癌症经久不愈、做手术或放疗、化疗后或者素来体质弱者多数是虚证。这就是诊治癌症的"四辨"。

学员：惊蛰前后，有些地方吃安宫牛黄丸这种做法对吗？

熊教授：你说对吗？大家想一想对不对？肯定是错误的。第一，我们要知道安宫牛黄丸的作用是什么？第二，为什么会出现这一种现象？

安宫牛黄丸是治温热病热蒙心包的，高热、抽搐、昏蒙是主症，必须是昏蒙。在临床上比如暑天受热以后的昏厥，20世纪70年代经常发生的流行性脑脊髓膜炎、乙型脑炎出现高热昏蒙，流行性脑脊髓膜炎是春温发痉，流行性乙型脑炎是暑温发痉，可用安宫牛黄丸、至宝丹或紫雪丹，这三者在温病学中被称为"三宝"，还可以用清宫汤送服。安宫牛黄丸中有劫伐元气的药，比如牛黄、麝香，还有矿物质药比如雄黄、冰片，心脏本来不好的，体质本来很弱的,尤其是素体心阳较虚的人、寒性体质的人吃了以后会伤人致病。那为什么有人宣传惊蛰前后吃安宫牛黄丸呢? 这是商业行为,我们当医生的切莫误信,切莫误传,我 80 年代在《长沙晚报》上发过一篇文章,题目是《不可滥用安宫牛黄丸》。

临床现场教学第 79 讲

时间:2022 年 5 月 22 日

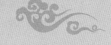

案例一　胸痹案

杨某,男,24 岁。湖南株洲人。

患者因反复胸闷、左胸痛 9 月就诊。

患者 2021 年 8 月开始出现胸闷、左侧胸痛伴心悸、心慌,在当地医院检查诊断为"病毒性心肌炎、室性早搏"。现症见:胸闷、左侧胸痛,胸口麻木,胸骨有压痛,牵扯后背痛,伴心悸、心慌,久坐胸部酸痛,不能平卧,耳鸣。舌淡紫,舌下紫筋明显,苔薄白,脉细。

辨证:气滞血瘀。

治法:理气活血,祛瘀止痛。

选方:丹参饮合颠倒木金散加味。

处方:丹参 30g,檀香 10g,砂仁 10g,郁金 15g,广木香 6g,炒枣仁 30g,葛根 30g。30 剂,水煎服。

讲析:该患者因胸闷胸痛 9 个月就诊,胸闷胸痛,中医称之为"胸痹",《金匮要略》把胸痹和气短联系在一起,胸闷胸痛、心悸、气短都属于心脏所在部位的病症。胸闷胸痛由哪些因素引起呢?我们如何辨证呢?第一,考虑是痰;第二,考虑是饮;第三,考虑是瘀;第四,考虑是气。除此以外还有虚证。张仲景的瓜蒌薤白半夏汤、瓜蒌薤白白酒汤、枳实薤白桂枝汤,都是治疗胸痹胸痛的。患者的舌苔不腻不滑,非痰也。年纪轻轻,形体很好,不是虚证,但脉是细脉,而且舌下紫筋明显,有瘀,所以考虑为气滞血瘀的胸闷胸痛。用什么方呢？第一个方用丹参饮，出自陈修园的《时方歌括》，活血理气止痛；第二个方用颠倒木金散，出自《医宗金鉴·杂病心法要诀》，治心胸部气血瘀滞。除此之外，患者还伴有心悸、耳鸣，故加枣仁治心悸，加葛根治耳鸣。

案例二　中风案

周某，女，80岁。湖南长沙人。

患者因左侧肢体半身不遂3年就诊。

患者有"2型糖尿病、糖尿病周围神经病变；高脂血症；高血压3级、高危；冠心病、稳定型心绞痛、心功能Ⅱ级"病史多年，3年前患"脑梗死"，遗留有左侧肢体半身不遂，行动不利，目前血压、血糖控制尚可，但肢体活动不便故来诊治。现症见：左侧肢体僵硬麻木，半身不遂，行动不利，面部及双下肢肿胀，兼全身皮肤瘙痒，大便秘结，小便频数。舌紫，苔薄黄腻，脉弦细数。

辨证：气虚血瘀，风痰阻络。

治法：益气活血、化痰息风通络。

选方：补阳还五汤合黄芪虫藤饮加减。

处方：黄芪40g，鸡血藤10g，海风藤10g，钩藤30g，地龙10g，僵蚕30g，全蝎5g，当归尾10g，赤芍10g，川芎5g，桃仁10g，红花6g，酒大黄3g，黄柏10g，苦参10g，菟丝子15g，覆盆子15g，白鲜皮10g，茯苓皮10g，甘草6g。30剂，水煎服。

讲析：该患者有风，有痰的表现，且大便干结，脉弦数，舌苔薄黄，热象明显；舌边紫，说明有瘀。因此，是风、痰、瘀三者都有，加上热象，所以我们治疗的时候，就要综合考虑。第一个方，用验方黄芪虫藤饮，第二个方，用补阳还五汤。因为患者有热象，因此加大黄清热通便；针对小便频数加黄柏、菟丝子、覆盆子；身痒，再加一味苦参清热燥湿止痒。这里我要讲清楚，我们用古人的方，必须方证合拍，方与证要相符，确定主方之后，必然要根据患者的具体情况，稍事加减，这个加减是根据患者的兼症特点，还要根据一些个别情况，结合气候和地理环境考虑的，是有针对性、有目的性的，不能随便加减，否则，这个方就不是原方了，这是处方的原则。

案例三 胸痹案

刘某,男,58岁。湖南安乡人。

患者因胸闷、胸痛、心悸2年就诊。

患者有"冠状动脉粥样硬化性心脏病、心肌梗死;高血压;高脂血症"病史,冠脉植入了2个支架。现症见:胸闷,心悸,头晕,耳鸣,咳嗽,喉中有痰,口微苦,失眠多梦。舌红苔薄白,右脉细而滑,左脉细而涩。

辨证:心气虚,痰瘀交阻。

治法:益心气,化痰饮,通心脉。

选方:十味温胆汤合颠倒木金散加味。

处方:西洋参6g,丹参20g,炒枣仁20g,炙远志10g,陈皮10g,法半夏10g,茯苓20g,枳实10g,竹茹10g,郁金15g,广木香6g,天麻20g,葛根20g,炙甘草10g。30剂,水煎服。

讲析:患者右脉细而滑,左脉细而涩,这个涩脉和滑脉需要区别。关于滑脉古人有很多描述,"滑如圆盘走珠",就像滚珠在盘子里滚动一样流利,这就是滑脉。而涩脉,古人讲"涩如轻刀刮竹",这就是古人对脉象的描述,要我们去感受。诊脉是实践性极强的工夫,不是凭读几本书、凭古人的描述就会诊脉的。滑者痰也,滑者热也;涩主气血不足,又主气血瘀滞,左脉涩,主心脏的气血不足,也可以讲心气不足,导致心脏血脉循环不畅,这就是他的病情关键所在。

患者的主症是心悸、胸闷、胸痛,《金匮要略》里讲了很多关于心悸的治疗,《中医内科学》讲惊悸和怔忡两者是有区别的,惊悸是短暂性的,反复性的;怔忡是持续性的。心悸或者惊悸,往往是受情志影响而发作,一般是功能性疾病;而怔忡,是持续性的心悸、胸闷,一般是器质性病变,所以两者在程度上是有区别的。

这位患者主症为心悸、胸闷、胸痛,而且喉中有痰,右脉细而滑,左脉细而涩,因此是心气虚夹痰浊导致的。成无己在《伤寒明理论》中讲过:"心悸之由,不越二种,一者气虚也,二者停饮也。"治疗此症,既要补心气,又要化痰饮,因此用十味温胆汤。这个十味温胆汤《世医得效方》也有,《张氏医通》也有,《证治准绳》也有,这里选用《张氏医通》的十味温胆汤,我

临床现场教学第79讲

352

把它调整了一下,把熟地改成丹参。患者偶尔有点咳嗽,兼有头晕,有高血压的病史,还有点耳鸣,因此要加两味药,加天麻治高血压、头晕,加葛根不仅能入阳明经治颈胀,而且有治耳鸣的特殊作用。除此以外还要合用木金颠倒散治疗胸痛。

当好中医有一个必备的条件就是要懂药,现在的基层医生,特别是个体医生,开医馆的都懂药,而我们医院大多数的医生都不懂药,这是严重的缺陷。不懂药,尤其是不懂中药的制作,往往影响疗效,开处方有时候会出洋相。曾有人开葶苈子3粒,有人开灯心草30g,这是不懂药的表现。又比如半夏,有时候写法半夏,有时候写姜半夏都是可以的,因为它无非就是用生姜水或者是甘草水浸泡,但是绝对不能写半夏,半夏就是生半夏,是有毒的,如果在处方上开半夏,假如药房里面的药工没有过关,就去捡生半夏,患者吃了中毒,非抢救不可。中医的知识是全方位的,不仅有中医自身的知识,还有药物学的知识,所以药物学、方剂学、诊断学、内科、妇科、儿科、中医经典,对这些知识都要熟悉和掌握,这才是真正的中医。中医临床看病,是整体水平的体现,整体水平到了家,看病就看得好;整体水平没到家,那是看不好病的。我有个学生讲过,看病看得快,就是因为知识都掌握了,一下子就明白了,看得慢就是知识没有掌握,根本想不过来。就好比学生考试的时候,不会做的题,根本就没办法做,多给你一小时也做不出来,就是在这里坐一天也做不出来,会做的几分钟、半个小时就交卷了,这完全就是一回事。所以我们首先要储备大量的中医学各方面的知识,而且要非常熟练,达到了这个程度,看病自然得心应手,思路清晰。

案例四 带状疱疹后遗头痛案

黎某,男,58岁。湖南长沙人。

患者因右侧后头痛及疱疹1月余就诊。

患者既往有"高血压"病史,1月前出现右侧后头痛,连及颈项,同时见局部生红色疱疹,疑似"带状疱疹",经治疗后疱疹水泡已消,但见红色疹点,头痛未完全缓解,遂来求治。现症见:右侧后头痛,连及颈项,有少许红色疹点,头晕,目蒙,偶见目红,夜寐欠安,口干口苦,大便稍干。舌红,舌苔薄黄腻,脉弦细数。

辨证:肝火夹风。

治法:清肝泻火,息风通络。

选方:泻青丸合天麻止痉散加减。

处方:当归 5g,川芎 10g,羌活 10g,黄芩 10g,防风 10g,栀子 5g,酒大黄 3g,胆草 5g,天麻 20g,葛根 15g,僵蚕 20g,全蝎 5g,蜈蚣 1 条(去头足),白芷 20g,甘草 6g。20 剂,水煎服。

讲析:患者口苦,目红,大便干,脉象弦细数,表现为肝胆火热。巅顶之上,唯风可到,头痛病以头风为主,无论是虚是实,都必然夹风。故该患者的头痛是风火上亢引起的。第一个方用泻青丸,青者,肝也,就是泻肝火、清肝风。第二个方用止痉散加天麻,因为侧重于后头部,所以加葛根,再加白芷加强治头痛的作用。

案例五 痹证案

高某,女,45 岁。湖南常德人。

患者因双膝关节疼痛 10 年,加重伴右髋部疼痛半年就诊。

患者诉 2012 年因为半月板撕裂导致膝关节疼痛,持续 10 年,近半年来加重,伴右髋关节疼痛,腰背部疼痛,于 2022 年 4 月住院治疗,诊断为"双侧膝关节骨性关节病;半月板损伤;髋关节炎;腰椎间盘突出;腰背肌筋膜炎"。现症见:双膝关节疼痛,无红肿、灼热,右髋部、足后跟疼痛,背部、颈部胀痛不舒,小便黄,月经量多。舌紫,苔薄黄,脉细数。

既往有"子宫腺肌瘤"病史,月经量多。

辨证:湿热瘀阻。

治法:清热利湿,活血通络。

选方:加味二妙散合活络效灵丹加减。

处方:苍术 6g,黄柏 6g,川牛膝 20g,当归 5g,草薢 10g,秦艽 10g,汉防己 8g,木瓜 20g,续断 30g,煅乳香 6g,煅没药 6g,甘草 6g。30 剂,水煎服。

讲析:患者膝部疼痛、腰痛都属于中医"痹证"的范畴,痹证有风寒湿痹、湿热痹证。风寒湿痹的特点是疼痛部位以寒冷为主,畏风怕冷;湿热痹证的特点是疼痛部位有红肿、灼热,还有口苦,尿黄等热象。风湿病往往与气候相关,特别是湿气郁蒸的时候,就最难受。该患者苔薄黄,小便黄,舌紫,脉细数,因此是侧重于湿热瘀阻。

案例六　水肿案

童某,女,28岁。湖北荆州人。

患者因反复眼睑、面部及足踝部浮肿4年就诊。

患者4年前出现眼睑、面部及足踝部浮肿,检查发现尿蛋白(+++)、潜血(+),西医诊断为"慢性肾炎,肾病综合征;高血压3级;高尿酸血症",一直服用激素治疗。现症见:眼睑、面部及足踝部浮肿,头晕,腰酸,牙龈出血。舌红,苔薄白,脉细。

辨证:气虚兼肾阴虚。

治法:益气利水,补肾养阴。

选方:防己黄芪汤合二至丸加味。

处方:黄芪30g,炒白术10g,汉防己8g,女贞子15g,旱莲草15g,白茅根15g,玉米须15g,天麻20g,茯苓皮15g,茯苓20g。30剂,水煎服。

讲析:这是一个慢性肾病患者,主症是浮肿,发现有蛋白尿、潜血,这是西医诊断肾病的依据。中医治疗肾病应注重几个主症:一个是水肿,另一个是腰痛,此外还有齿衄、头晕等。该患者以浮肿为主,尽管年轻,但脉细,有气虚的表现,所以用防己黄芪汤为主方益气利水除湿。《金匮要略》讲:"风湿,脉浮,身重,汗出,恶风者,防己黄芪汤主之。"患者有齿衄,腰酸,考虑有肾阴虚内热,所以加用二至丸以养肾阴,加玉米须利水消肿,《岳美中医话集》曾经提到用玉米须治慢性肾炎水肿。再加天麻祛风治头晕,茯苓皮与茯苓利水消肿。

案例七　痰核案

郑某,女,55岁。湖南长沙县人。

患者因颈部、腹股沟淋巴结肿大8年就诊。

患者8年前因"子宫癌后脾、胰转移"行"子宫恶性肿瘤切除术、脾全切术",术后进行放疗、化疗治疗,最近发现颈部及腹股沟结节,疑肿瘤转移。现症见:左颈部及腹股沟淋巴结肿大,喉中有痰难以咯出,多梦易醒。舌紫,苔薄黄,脉滑数。

辨证:痰热结聚。

治法:化痰清热,消肿散结。

选方:海藻玉壶汤加减。

处方:当归 5g,川芎 5g,青皮 10g,陈皮 10g,浙贝 40g,法半夏 10g,连翘 15g,海藻 15g,昆布 10g,黄芩 15g,三棱 10g,莪术 10g,夏枯草 10g,白花蛇舌草 15g,白芥子 15g。30 剂,水煎服。

讲析:该病例是肿瘤手术后患者,现在的主症是颈部和腹股沟有多个肿大的淋巴结,且喉中多痰,喉头梗塞,所以是以痰为主。患者舌苔黄,脉滑数,小便黄,有明显热象,辨证是痰热结聚形成的淋巴结肿大,因此用海藻玉壶汤。海藻玉壶汤出自《外科正宗》,它的功用就是化痰行气散结。为了加大化痰散结的功效,加三棱、莪术、夏枯草、白花蛇舌草、白芥子。

这里我要提醒大家注意,《外科正宗》的海藻玉壶汤中有甘草,但是我们这里没有用甘草,为什么呢? 中药学里有"十八反、十九畏",海藻与甘草属于"十八反",我们不可以违反这些原则,当医生既要看好病,还要慎重用药。李中梓讲医家要"行方智圆,心小胆大"。行方即行为要正直,智圆即思维要灵活,会变通;心小指思考要细致,胆大是说当你认准病证之后,用药要果断,要大胆。这是我们行医治病的原则。

案例八 头痛案

龚某,女,53 岁。湖南长沙人。

患者因左侧头痛 20 余年就诊。

患者有左侧偏头痛病史 20 余年,反复发作,西医诊断为"血管性头痛",多方治疗,效果不佳。现症见:左侧偏头痛,左侧眼睑时而抽搐,兼双腿酸胀。舌红,苔黄白相兼而薄腻,脉弦。

辨证:风痰阻络,兼湿热下注。

治法:化痰通络,息风止痉,兼清湿热。

选方:散偏汤、天麻止痉散合四妙散加减。

处方:川芎 10g,白芷 30g,柴胡 10g,香附 10g,白芥子 10g,白芍 10g,法半夏 10g,天麻 20g,僵蚕 30g,全蝎 5g,蜈蚣 1 条(去头足)、苍术 6g,黄柏 6g,川牛膝 15g,薏米 15g,木瓜 30g,甘草 6g。30 剂,水煎服。

讲析:该患者主症为左侧偏头痛 20 年,现越发加重,伴左侧眼睑时而抽搐,舌苔黄白相兼而薄腻,脉弦,为风痰阻络型偏头痛。兼症为双腿酸胀,夜甚昼轻,影响睡眠。偏头痛是顽固病,其诱因有吹风,日晒,雨淋,情志不畅,而触发疼痛。患者两病须同时治疗,偏头痛主方选用散偏汤,息风止痉用天麻止痉散,治下肢酸胀主方用四妙散,加木瓜舒经活络。

现场答疑

学员:我是一名村医,我们村里常常有中风昏迷的患者,痰多,高热,昏迷不醒,用安宫牛黄丸不效,三五天不醒,想听听熊老对中风病中脏腑的论治见解。

熊教授:中风病根据有无昏迷症状,分为中脏腑、中经络,昏迷患者属于中脏腑。中医认为患者昏迷的原因,主要有热蒙心包,表现为高热、昏迷、抽搐;有痰湿蒙蔽心包,表现为昏迷,神志时清时昧。大家要注意,临床上昏迷的患者不一定都是中风病。

中风的昏迷,是猝然昏倒,不省人事,肢体偏瘫,痰涎上涌等,属于中风病中脏腑,它又分为闭证和脱证。闭证表现为昏迷,牙关紧闭,半身不遂,口眼歪斜,舌謇语涩,喉中痰鸣等等。脱证表现为口开、目合、手撒、遗尿、声如鼾睡、汗出如珠,常常是患者临终的状态,元气衰脱,危在顷刻。中风病昏迷持久不醒,西医认为是由于大面积脑栓塞或是大量脑出血所致,的确是有血、有瘀,但是中医认为更重要的是痰蒙神窍。因此,治疗要化痰开窍醒神,有热象时还要清热化痰,比如涤痰汤、至宝丹、菖蒲郁金汤都是可以用的。如果是痰湿蒙蔽清窍,可以用苏合香丸。

刚才这位学员提到了安宫牛黄丸,我想借此机会讲一讲安宫牛黄丸的作用。我们不能盲目听从外面的夸张宣传,把它认为是治疗中风病的神药。我们必须了解安宫牛黄丸的药物组成,它包含动物药麝香、牛黄、犀牛角(现以水牛角代);矿物药朱砂、雄黄、冰片、珍珠、金箔;植物药黄连、黄芩、郁金、栀子。大家应该清楚这些药物的作用,其中朱砂、雄黄、冰片都是有毒的矿物质药,有的含汞,有的含砷;牛黄、麝香都是有可能伤元气的药,所以临床上是不能乱用的。

吴鞠通用安宫牛黄丸救治热入心包证,温病学上又称为"热蒙心包"。叶天士讲:"温邪上受,首先犯肺,逆传心包。"热蒙心包会有什么症状呢?其症状为高热,以胸腹为主,胸腹灼热,四肢反而厥冷,热蒙在心包,则神志昏蒙,舌绛心烦,躁扰不宁。这个时候才能用安宫牛黄丸,而且还要用清宫汤送服。如果没有高热,热邪没有深入到心包,根本不可以用此药。我们有一个借喻,叫"不能引邪入室"。病邪在大门口,根本就没有到里面,用药后你把它引进来了,这是不对的。尤其是心脏虚弱,阳气虚衰的患者,误吃了安宫牛黄丸,轻则致病,重则殒命!

学员:案例四患者肝火头痛用的是泻青丸,请问它与龙胆泻肝汤有什么区别?怎么区别使用这两个方剂?

熊教授:泻青丸主治肝火头痛,方中黄芩、栀子、龙胆草、大黄是泻肝胆火热的,当归、川芎养血活血,当然川芎可以治头痛,羌活、防风、川芎是专门用来治头痛的。所以它主治肝胆火热的头痛,简称肝火头痛。

龙胆泻肝汤,它不局限于治头痛,而且也不是治疗头痛的主方。它能治疗肝胆湿热,不仅要有火的征象,而且要有湿热才能用。肝胆湿热引起的一系列病证,都可以用龙胆泻肝汤治疗。西医讲的病毒性疾病,比如带状疱疹,流行性腮腺炎以及肝胆湿热引起的阴部红肿疼痛等,只要是肝火重、湿热重的患者,都是可以用的。这就是泻青丸和龙胆泻肝汤两者的区别。

我们用方,讲究两个针对,第一针对病机,第二针对主症,是什么主症就必须选用治疗这个主症的方,这才是对的,这就是选方的原则和标准。

学员:请问海藻玉壶汤和阳和汤如何鉴别使用?

熊教授:海藻玉壶汤能够化痰行气散结,方中有半夏、贝母、青皮、陈皮,这是典型的行气化痰散结的药。而阳和汤是治疗阴疽的,注意是用于阴证,里面有些特殊的药,如麻黄、白芥子,还有一些温热药,如肉桂、炮姜,用辛温的药是治疗阴证的。因此,一个是以治痰气凝结为主的结块病证,一个是治以阳虚寒凝为主的阴疽病证,二者有明显的区别。

学员:瘿病多用海藻、昆布等治疗,但甲亢患者要禁用碘,请问熊老有什么见解?

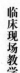

熊教授： 西医认为凡是甲亢患者都不能用碘，也就是说，不能用海里的东西，比如龙骨、牡蛎、昆布、海藻。根据我的临床经验，甲亢患者确实要慎用，但是没有甲亢，比如只是甲状腺结节、甲状腺瘤或甲减的患者是可以用的，要根据具体情况分析。海藻消瘰丸、海藻玉壶汤里都用了海藻、昆布，消瘰丸还要用牡蛎，这个对西医来讲它是禁忌，但不要一概而论，这是个别现象。对于甲亢患者，确实要慎用或不用。

学员： 请问咽痛兼腹胀的患者，您开半夏厚朴汤，厚朴用了 30g，要是遇到梅核气的患者，又没有腹胀，厚朴的用量有差别吗？

熊教授： 肯定是有差别的。首先我们要搞清楚厚朴的作用，厚朴是理气温中，除湿消胀的。神术散、平胃散中的厚朴是除胀、除湿、理气的，厚朴三物汤、小承气汤、大承气汤的厚朴，完全是行气除胀的。张仲景的厚朴生姜半夏甘草人参汤，厚朴也是用来理气除胀的。因此，它是以理气除胀为主。

半夏厚朴汤主要是起理气化痰的作用，药物组成包括半夏、厚朴、茯苓、紫苏（有表证用苏叶，无表证用苏梗）。

同样是理气的，厚朴用不用 30g 是根据患者是否有腹胀的情况而定的。如果有腹胀，那用量要重，如果腹不胀，就不重，是根据患者的具体情况和症状特点来使用剂量的。

我们临床要灵活用方，这个度就在于我们自己去考虑、去分析，根据患者的体质、症状特点，还要根据气候的变化，地理环境综合考虑，它不是固定不变的。

比如张仲景的麻杏石甘汤，麻黄和石膏是 1：2 的用量。而临床上，我们治疗高热喘促，如小儿急性肺炎，麻黄石膏用此比例的量行吗？不行。我在临床上摸索了几十年，我发现，治疗高热喘促、急性肺炎，西药青霉素没有起效用的时候，使用麻杏石甘汤，那就不是一般的麻杏石甘汤，这个石膏用量一定是麻黄的五倍到十倍，这样高热就可以退下来。这就是临床用药的经验。

又例如，甘草因为炮制方法的不同，作用也是不一样的。炙甘草是补中的，而生甘草是清热解毒的。张仲景的甘草汤、桔梗汤、桔梗甘草汤，甘草用量是重的，治疗小便热涩疼痛的八正散中的甘草必须重用，甘草泻心汤的甘草也必须重用。张仲景的炙甘草汤，是补中气，治疗心气虚的，炙甘

临床现场教学第79讲

359

草是君药,所以也要重用。药物的用量必须根据患者的具体情况,必须考虑许多复杂的因素来确定,并不是一成不变的。

学员:请问翘荷汤与银翘马勃散的鉴别运用是什么?

熊教授:翘荷汤、银翘马勃散都出自吴鞠通的《温病条辨》,吴鞠通说:"燥气化火,清窍不利者,翘荷汤主之。"翘荷汤由薄荷、连翘、生甘草、黑栀皮、桔梗、绿豆皮组成,它是治疗燥热上犯清窍,耳鸣、目赤、咽喉痛的,必然燥热较显而兼有表证,冬温、风温见此证,才用翘荷汤。银翘马勃散由连翘、牛蒡子、银花、射干、马勃组成,它治疗咽喉疼痛、吞咽不利的病证,吴鞠通说:"湿温喉阻咽痛,银翘马勃散主之。"在火热不重的情况下,用银翘马勃散,这是两者的区别。

学员:请问三仁汤、藿香正气散、三石汤三方的鉴别运用是什么?

熊教授:三石汤是治疗暑温的,三仁汤是治疗湿温的,暑温以暑为主,湿温以湿为主。身重头痛,胸闷不饥,舌白不渴,这是三仁汤治疗湿温的辨证特点,三仁汤由杏仁、法半夏、飞滑石、生薏苡仁、白通草、白蔻仁、竹叶、厚朴组成。藿香正气散由藿香、白芷、紫苏、茯苓、法半夏、白术、厚朴、桔梗、炙甘草、大腹皮、陈皮组成,它治疗上呕下泻,脘腹胀痛的,是用芳香的药芳香化湿。因此,藿香正气散芳香化湿,三仁汤是淡渗利湿,三石汤是清热除暑。三石汤由生石膏、寒水石、滑石、杏仁、金银花、竹茹、通草、甘草、金汁组成,其主药是滑石、石膏、寒水石,此三味药也是紫雪丹中的君药,其作用都在于清热除湿,重点是清热,其次才是渗湿。

临床现场教学第 80 讲

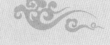

时间:2022 年 6 月 11 日

案例一　胰腺癌案

王某,男,54 岁。湖南澧县人。

患者因胰腺癌放疗、化疗后,脘腹痛 3 年就诊。

患者既往有"胆囊炎"病史,3 年前因左上腹部疼痛,在当地医院住院治疗,诊断为"胰腺炎",治疗后症状减轻。此后反复出现胃脘以及左上腹疼痛,遂来省级医院检查,诊断为"胰腺癌",未做手术,予以放疗、化疗治疗。现症见:胃脘及左上腹胀痛,伴胸闷胸痛,牵扯后背疼痛,不能平卧及久坐,口干口苦,胸骨有压痛,耳鸣,恶心欲呕,大便溏泄。舌边紫,苔薄黄腻,脉细而弦。

辨证:痰热兼瘀。

治法:清化痰热,祛瘀止痛。

选方:黄芩温胆汤、木金颠倒散合金铃子散加味。

处方:黄芩 10g,陈皮 10g,法半夏 10g,茯苓 15g,枳实 10g,竹茹 10g,郁金 15g,广木香 6g,川楝子 10g,玄胡 10g,三棱 10g,莪术 10g,甘草 6g。30 剂,水煎服。

讲析:我们当医生要注重医德,小而言之,比如对患者服务态度好,工作认真细致。还要注意一些小细节,比如现在癌症患者特别多,有些患者本人是不知情的,有些是心态不够稳定的人,胆小的人,还有些是老人,如果患者一来,就告诉他这是癌症,病情比较严重,甚至告诉他活不了多久了,会把患者吓死的。还有,我们要特别注意避免情志致病,患者有时候就是因为受到惊吓,感到恐惧而病情加重。《黄帝内经》讲"怒则气上,喜则气缓,悲则气消,恐则气下,寒则气收,炅则气泄,惊则气乱,劳则气耗,思则气结",这些都会导致病变。患者胰腺癌和胆囊炎的诊断已经明确了,经过化疗之后肿块明显消减,是有效的。中医要解决以下问题,第一要给他恢复体质,第二要防止复发,我们称为治未病。

中医讲五脏六腑里没有讲到胰腺,胰腺属于消化系统的器官,胰腺占位的病变不是痰就是瘀。患者经过放疗、化疗后,疾病的性质是什么呢?从主症看,患者胃脘及腹部、胸部胀痛,大便溏泄,口苦口干,恶心欲呕,舌苔薄黄腻,属于痰热;舌边紫,略有瘀象;脉细而弦并不大,脉不大说明体质比较虚,这是放疗、化疗之后的必然现象。因此,这是一个虚实夹杂证。治疗主方用黄芩温胆汤化痰热,第二个方用颠倒散,治心胸部气血瘀滞,第三个方用金铃子散,治胁下疼痛,再加三棱、莪术散结。同时,嘱咐患者要注意饮食禁忌:一是忌食糯米做的食物,如粽子、汤圆、糯米粑粑等;二是忌油炸的食物;三是忌酒。

案例二　臌胀案

姚某,女,52岁。湖南南县人。

患者因腹胀 2 年就诊。

患者有"肝硬化、甲亢"病史 2 年,近日 B 超发现有腹水。现症见:腹部胀满不适,轻微黄疸,皮肤瘙痒,全身乏力,时而下肢浮肿,近期发口疮,齿衄,大便 1 日 3 次。舌淡苔薄黄,脉弦细数。

辨证:湿热中阻。

治法:清热利湿,健脾消肿。

选方:中满分消丸合二甲散加减。

处方:党参 10g,炒白术 10g,茯苓 30g,陈皮 10g,法半夏 10g,砂仁 10g,黄连 5g,黄芩 10g,猪苓 10g,泽泻 10g,厚朴 20g,枳壳 10g,片姜黄 10g,知母 10g,生牡蛎 15g,炒鳖甲 30g,甘草 6g。15 剂,水煎服。

讲析:该患者肝硬化 2 年还兼有甲亢,她的症状除腹胀以外还有以下几个特点。第一,口腔嘴唇溃烂;第二,有齿衄。两个病比较起来,目前甲亢不是主要问题,肝硬化腹水是重点,所以现在关键是治肝硬化腹水,所谓"缓则治本,急则治标"。

患者的舌苔薄黄腻,脉弦数,说明是因为湿热阻滞造成的肝硬化腹水,因此要清湿热、利水消肿,用中满分消丸。此方出自《兰室秘藏》,是清湿热、治臌胀的代表方。它的基本方是姜砂六君子加黄连、黄芩、厚朴、枳壳、姜黄、知母、茯苓、泽泻。因为患者的口腔溃烂非常明显,脉象弦数,火气很重,所以要去掉方中的干姜。

因为是肝硬化患者,所以要加入肝软坚的二甲散。这个二甲就是鳖甲和生牡蛎,鳖甲能入肝软坚化积,牡蛎亦是入胁下而软坚之用。

案例三 胁痛案

宋某,男,34 岁。湖南郴州人。

患者因左胸胁连及胃脘疼痛 1 年余就诊。

患者有"胃溃疡、慢性浅表性糜烂性胃炎、肝内胆管结石、腰椎间盘轻度膨出"病史。近 1 年来出现左胸胁及胃脘疼痛。现症见:左胸胁连及胃脘胀痛,兼反酸,嗳气,口苦,左腰部疼痛,尿频。舌边紫,舌苔黄白腻,脉弦细数。

辨证:肝胃气滞血瘀兼湿热。

治法:疏肝和胃,祛瘀止痛,兼清湿热。

选方:柴胡疏肝汤、左金丸合金铃子散加味。

处方:柴胡 10g,赤芍 15g,枳实 10g,陈皮 10g,青皮 10g,香附 10g,广木香 6g,川楝子 10g,玄胡 10g,黄连 5g,吴茱萸 3g,桃仁 10g,橘核10g,制土鳖虫 5g,甘草 6g。30 剂,水煎服。

讲析:胁痛、胸痛、胃痛、腹痛这四个不同部位疼痛的疾病,我们是需要鉴别的。胁痛病位在哪呢?《灵枢·五邪》讲:"邪在肝,则两胁中痛。"由于肝足厥阴经脉络胆属肝,布胁肋,足少阳胆经循胁里,也就是说,肝胆经脉都贯膈、循胁下,所以,邪气在肝,必胁中痛。那就是说无论是左右胁下痛,都必须定位在肝胆,因为肝胆的经脉是循行两胁下的。注意,中医讲的脏象经络,不是讲的西医解剖,这一概念是要清楚的,如果用西医解剖来解释,肝胆都在右侧,不可能左胁下痛。左胁下痛,从中医的脏象经络分析,仍然要治肝胆。因为肝主气机的疏泄,肝胆经脉布两胁,因此两胁下痛,都应该追究到肝和胆。

此患者舌是紫色,说明有络脉瘀阻;舌苔黄白而腻,说明有湿热;脉弦细数,热象明显;胃胀嗳气,说明有气滞。因此,气滞、瘀阻加湿热就是这个病证的焦点。治疗既要疏理肝气,清肝胆湿热,更要祛瘀通络。第一个方用柴胡疏肝汤,又名柴胡疏肝散,此方出自张景岳的《景岳全书》,这里川芎不用,改成青皮。第二个方选左金丸,这是泻肝火,降逆气的常用方,出自《丹溪心法》。第三个方用金铃子散,疏肝活血止痛,出自《素问病机气宜保命集》。再加桃仁、橘核、制土鳖虫加强活血祛瘀治腰痛的作用。

案例四 腹痛案

曹某,男,44 岁。湖南长沙人。

患者因上腹部胀痛 2 年余就诊。

患者有"重度脂肪肝、肺部磨玻璃结节、浅表性胃炎"病史。现症见:上腹部胀痛,食后益甚,晨起口苦,口干,兼有胸闷不痛,精神疲乏,大便溏泄。舌苔黄白而腻,脉细滑。

辨证:湿热阻滞。

治法:清湿热,利气机。

选方:二金汤加减。

处方:鸡内金 20g,海金沙 15g,厚朴 30g,猪苓 15g,大腹皮 10g,通草 6g,炒莱菔子 15g,浙贝 40g,法半夏 10g,黄芩 10g,20 剂,水煎服。

讲析:患者有"脂肪肝、浅表性胃炎、肺部结节"病史,他的主症一是食后脘胀,二是精神疲乏。患者舌苔黄白腻,是湿热证,为湿热阻塞中焦气机,进而影响肝脏及脾胃,故见食后脘胀。方用二金汤,二金汤出自吴鞠通的《温病条辨》,原方治疗湿热阻滞导致的黄疸腹胀。患者虽无黄疸,但病机同为湿热。因为口苦,舌苔黄,再加一味黄芩清热。肺部磨玻璃结节,一般当从痰饮论治,加贝母、法半夏化痰。患者食后脘胀,故加莱菔子顺气消胀。我们一旦选定主方,就不可随意变更,当然肯定有加减化裁,怎么变化怎么裁减呢? 一定是针对患者的实际情况,具体情况,进行加减化裁。

案例五　胁痛案

赖某,女,18 岁。湖南长沙人。

患者因反复右胁下疼痛 3 年就诊。

患者有"先天性胆汁反流性胃炎、胆囊炎"病史,近 3 年右胁下疼痛反复发作。现症见:右胁下疼痛,情绪激动及饮食后症状加重,偶呈胀痛、刺痛。舌苔薄黄腻,脉弦滑而数。

辨证:肝热犯胃。

治法:清肝利胆,理气和胃。

选方:柴胡疏肝散、左金丸合金铃子散加减。

处方:柴胡 10g,赤芍 10g,枳实 10g,陈皮 10g,香附 10g,川楝子 10g,延胡索 10g,黄连 5g,吴茱萸 3g,广木香 6g,甘草 5g。20 剂,水煎服。

讲析:该患者反复右胁下疼痛,中医称之为"胁痛"。胁痛的病位在肝胆,又与脾胃相关,肝胆不仅内膜相连,更是经脉相通,胆又附于肝。胁痛主要考虑湿热、血瘀、气滞,除此以外,还有一个虚证。患者舌苔薄腻而黄,脉弦滑而数,这是胆热的明显征象,是胆胃同病,胆热犯胃,也就是肝热犯胃。要清胆热、疏肝气,这样就可以止疼痛。用柴胡疏肝散、左金丸和金铃子散加减。

案例六　胁痛案

郭某,男,38 岁。湖南新化人。

患者因右胁下疼痛 2 年,复发 1 周就诊。

患者是高速交警,因为工作原因,长期熬夜,作息不规律,饮食无节律,反复发作右胁下疼痛 2 年,西医诊断为"胆结石、脂肪肝",曾做过手术而缓解,1 周前上症复发。现症见:右胁肋疼痛,口干、口苦,易怒,大便不成形。舌苔黄腻,脉弦数。

辨证:湿热蕴结肝胆。

治法:疏肝利胆,清热除湿。

选方：四金散合左金丸加味。

处方：金钱草 30g，海金沙 20g，鸡内金 20g，郁金 20g，黄连 4g，吴茱萸 2g，广木香 6g，王不留行 20g。30 剂，水煎服。

讲析：胆结石是西医学的病名，中医内科学无此病名，只有一个"石淋"，包括肾脏、膀胱和尿路结石。至于肝胆的结石，特别是胆的结石，跟石淋是一个性质的东西，因为都是沙石，但是部位不同，胆结石的病位在胆。从解剖学角度讲，因尿路有尿道通向体外，因此，肾、膀胱、尿道结石相对好治，中医有一个办法叫化石，可以把石头化小一点，再利水以导之外出，但结石较大或成棱状者则难以排出。而胆囊结石无管道直通体外，因此需要疏理气机，清除胆热再化石、利尿。用什么方呢？方用四金散、左金丸加广木香、王不留行。其中四金散为胆囊结石特效方，方中有金钱草、海金沙利小便化结石，鸡内金理气化石，郁金活血化瘀，四味带"金"字药，专攻结石。因患者有口干苦，易怒等胆火之象，故用左金丸清胆火。再加一味广木香入胆利气，一味王不留行通络。因结石为有形实邪，加之胆结石难有排泄出路，须长久服之以求起效。左金丸在《丹溪心法》中黄连用六两，吴茱萸一两，是 6 : 1 的比例。但此患者虽有火象却不厉害，仅是口干苦、易怒等症，故减黄连为 4g，吴茱萸为 2g，可加强散肝胆郁火之功。

案例七　肺痨案

方某，男，67 岁。湖南常德人。

患者因咳嗽、咳痰反复发作 20 年就诊。

患者有"肺结核、支气管扩张"病史 20 年，一感冒就咳嗽，有时咳血，痰多，咳脓痰，伴胸闷，微喘。现症见：咳嗽气喘及咳血已基本平定，近日多痰，咳黄臭脓痰，纳差，夜间口干，大便干。舌红苔薄，脉细滑。

辨证：肺阴虚兼痰热。

治法：滋养肺阴，清热化痰。

选方：百合固金汤加减。

处方：百合 30g，生地 10g，玄参 10g，川贝母 10g，桔梗 10g，麦冬 20g，白芍 10g，当归 3g，黄芩 10g，甘草 5g。20 剂，水煎服。

讲析：肺结核和支气管扩张都属于慢性病，患者咳嗽、咳血反复发作

20年,故以虚证为主。他夜间口干,脉细滑,苔薄少,重点是肺阴虚。但近日多痰,故治疗应养肺阴为主,兼化痰浊,以百合固金汤为主方,患者痰色黄而臭,加一味黄芩清热。

案例八 痫证案

邓某,男,32岁。湖南桂阳人。

患者因发作性神志昏蒙、头部及手部抽动4年就诊。

患者2018年开始无明显诱因出现发作性头部及手部抽动,发作时失去意识,2018年、2019年各发作一次,后服抗癫痫西药控制,癫痫发作程度较前减轻。否认外伤及惊吓史。现症见:发作性头部及手部抽动,发作时失去意识,口中有叫声,必须服用西药控制,否则每天发作,伴胸闷。舌苔黄白而滑腻,脉滑。

辨证: 风痰兼热。

治法: 涤痰息风,清热定痫。

选方: 定痫丸加减。

处方: 丹参15g,麦冬10g,陈皮10g,法半夏10g,茯苓15g,天麻15g,川贝母8g,胆南星5g,石菖蒲30g,炙远志10g,僵蚕20g,全蝎5g,琥珀6g(纱包),地龙10g,黄芩10g,甘草6g,生姜3片。30剂,水煎服。另:鲜竹沥5盒(6支/盒),每日1支,兑服。

讲析: 西医的癫痫,中医称为痫证。"痫"字,现在写作病字头,下面一个休闲的闲,古人的"痫"字不是这么写,是病字头下面一个时间的间。间者,间歇也,意思为时发时止的病,过去又念"jiān",其实就是痫。在《黄帝内经》时代,痫证不称为痫,称为巅(颠)疾,从这个字就可以看出,古人认识到这个病在大脑,属于巅顶疾病。《素问·奇病论》曰:"人生而有病巅疾者……病名为胎病,此得之在母腹中时,其母有所大惊,气上而不下,精气并居,故令子发为巅疾也。"意思是说巅疾是胎病,怀孕时母亲突然受到很大的惊吓,气机逆乱,逆乱之气与人的精气相搏,其子发为癫疾。《黄帝内经》认为痫证与先天因素有关,患者从生下来就有巅疾,这是遗传因素,这种痫证极不好治。

后世医家对癫痫的发作有了更深的认识,发作时猝然昏倒,口吐涎沫,两眼上翻,四肢抽搐,甚至口中发出叫声,有的像猪叫,有的像羊叫,意识复苏后常感到疲乏,因此有些医家就称为"五痫",这个"五痫"是用五种动物来形容的。无论是哪一种癫痫,病理因素都是以痰为主的,由痰作祟,除痰以外,还有很多病因,后世医家认为有五脏痫。《医家四要》曰:"其实不越痰、火、惊三字之范围。"不管是五脏痫或五痫,关键是三个病因:第一是痰浊;第二是火热,由高热引起的,患流行性乙型脑炎、流行性脑脊髓膜炎后,往往易发癫痫;第三是惊吓,由惊吓引起的。也有因为脑外伤遗留的,现在的脑肿瘤术后,也往往易发癫痫。

该患者脉滑,舌苔滑腻,毫无疑问是痰。他只有一点点上火,所以在化痰的基础上,加一点清火的药。方用程钟龄的定痫丸加黄芩,后世医家称此方为定痫丹。定痫丸里面有朱砂,朱砂制作工艺不好,而且有毒,所以这味药去掉,改用地龙。

现场答疑

学员:请问第七个肺痨病案中为什么当归只用了 3g?

熊教授:为什么当归只开 3g 呢? 因为近些年我发现很多患者吃了当归后出现腹泻。我们在座的许多同志都在基层当医生,你们应该知道,过去的当归没有出现腹泻这个问题,而现在的当归服用之后却腹泻。过去的当归炮制要用酒洗、酒浸,但是现在就不知道当归是怎么制的? 应该是质量问题吧! 如果炮制不当,服用后就会腹泻。医生一定要懂药,不懂药往往会出大问题。

我讲一个亲身经历的故事给大家听。1967 年,我半夜出发走去 20 多里外的一个地方,抢救一个农民。患者有心脏病,突发心衰,出现暴喘,浑身大汗淋漓,根本不能讲话,脉细而促,而且是个 70 多岁的老太太,开什么方呢? 开的是救逆汤,即炙甘草汤加龙骨、牡蛎。我给病家叮嘱:"你们拿药回来之后,我一定要看药物。"方中本来有一味火麻仁,但是一查药,这药中的"麻仁"是什么? 居然是白胡椒,吓出我一身大汗。如果这个患者吃了这剂药,肯定会呼吸闭塞而死,因为她本来就呼吸衰竭啊! 这是我在行医生涯中经历最大的一次惊吓,事情已经过了 50 多年,可我至今难以忘怀,所以我特别看重药。

我们在座的各位,尤其是自己开药店的,一定要注重药品质量,一定要做到不出差错。当医生的也要特别注意，新手医生往往好胜心切，初生牛犊不怕虎，他不知道毒药的厉害，毒药也用。有的人大剂量开药，乱开药，一看就是刚刚当医生的。就好比开车，新手司机就是喜欢飙车，开 10 年之后还飙不飙？不飙了。他知道这个事情不是开玩笑的，再开 10 年车胆子更小。我们当医生也是这样，一开始胆大得很，好胜心强，只想尽快提高自己的威信，等你经历多了，经验多了，读的书也多了，有正反两方面的经验和教训了，胆子开始变小。因为积累的知识和经验更多，那就想得更多，考虑得更周到、更仔细。李中梓讲"行方智圆，心小胆大"，我们始终要按照这个要求去做。既要治好病，又要不出差错。

另外我要讲一讲学习方剂的要点。我们学方剂，不是只学一个方，就拿这一个方去治病，那是不对的。有一些中国台湾的学生、韩国的学生，他们来学习时说得很直白，就是来学秘方的，有些人认为学了秘方，回去就可以当医生。秘方肯定有，但是秘方你会不会用，这就是大问题了。我们学方剂并不是把古人的某个方拿来只治某一种病，方与方之间，必须要融会贯通。我们读中医理论的书，要融会贯通，读方剂学一样要融会贯通。这个方与那个方之间有什么关系，有什么区别，里面有很多同一类的方，我们读的时候，就一定要有比较。许多同类的方剂彼此是有区别的，既有共同的作用，又各有不同的作用。就好比我们人，这个人有这方面的强项，也有那方面的弱项，要比较，你对他很熟悉了，才可以准确地聘用。我们开处方要有章法，要有规矩，必须针对患者的客观临床表现作为诊疗依据，必须针对患者的主症，针对患者的病机，去选方，选方要与病机相符，要与主症相符。

临床现场教学第 81 讲

时间:2022 年 7 月 9 日

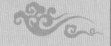

案例一 虚劳案

罗某,男,28 岁。湖南邵阳人。

患者因疲乏、气短、纳差、便溏 5 年余就诊。

患者从小体质较弱,纳食不佳,近 5 年来一直精神疲倦,气短乏力,西医诊断为"慢性疲劳综合征",未予特殊药物治疗。现症见:疲乏、气短,自觉双眼皮抬起困难,易困倦,冬季更甚,时感胃中不适,但无明显胀痛,身体酸重畏冷,肩酸、颈胀,双下肢沉重,但双足心发热,大便溏,1 日 1 次。舌淡红,苔黄白相兼(舌中薄白而腻,根部黄苔),脉细。

辨证:脾气虚兼湿热。

治法:益气健脾,清热除湿。

选方:升阳益胃汤加减。

处方:西洋参 10g,黄芪 30g,炒白术 10g,黄连 3g,陈皮 10g,法半夏 10g,茯苓 15g,泽泻 10g,羌活 10g,柴胡 10g,白芍 10g,葛根 30g,防风 10g,大枣 6g,生姜 3 片,甘草 6g。30 剂,水煎服。

讲析:该患者虽然年轻,但从小纳食不佳,脾胃虚弱,现表现为疲乏、气短,眼睛都睁不开,是气虚证。同时他还有胃中不适,大便溏,一身酸重,舌苔是黄白相兼的薄腻苔,因此,他是脾气虚兼有湿热。治法应该是益气健脾、清热除湿,选用升阳益胃汤加减。因患者无身体疼痛,故方中独活改为葛根。

案例二　胃痛案

张某,女,30 岁。湖南邵阳人。

患者因胃脘部胀满伴烧灼感 6 年就诊。

患者 6 年前出现胃脘部胀满不适,胃镜检查提示:慢性胃炎。查幽门螺杆菌为阳性,西医诊断为 "幽门螺杆菌相关性胃炎",服用过西药治疗,但上述症状仍反复发作。现症见:胃胀,伴胃中烧灼、嘈杂,口苦口臭,时有呃逆,纳食欠佳,小便黄,大便稀。舌红,苔薄黄,脉弦细。

辨证:肝胃气郁化火。

治法:疏肝理气,清热和胃。

选方:化肝煎合连朴饮加减。

处方:青皮 10g,陈皮 10g,丹皮 10g,白芍 10g,泽泻 10g,浙贝母 10g,炒栀子 5g,黄连 5g,厚朴 30g,法半夏 10g,砂仁 10g,广木香 6g,炒莱菔子 15g,甘草 6g。30 剂,水煎服。

讲析:此患者在医院检查有慢性胃炎,幽门螺杆菌感染,我们可以参考医院的检查结果,但是不能根据检查结果开中药处方,为什么呢?因为中医无论对什么疾病,诊治的时候都必须先辨证而后施治。辨寒热虚实、阴阳表里,辨病位以及病邪的性质。如果没有辨证,你说幽门螺杆菌感染开什么方? 萎缩性胃炎开什么方? 糜烂性胃炎开什么方? 并没有对应的处方。中医要发挥自身特色,就必须按照中医的望闻问切诊断分析出病人的病机以及病位所在、病邪性质。也就是说中医治病必须按照中医自身的逻辑思维去诊断、去治疗,这是原则问题。现在有很多的患者不了解中医,拿了检查的化验单、报告单,就要给他(她)开药,这种患者太多了,他们以为中医和西医是一个模式。

我们来分析该患者的病情。第一,病位在胃,但不单纯是胃。我们讲胃,与它有关联的脏腑必须搞清楚。胃与肠,简而言之,都属阳明经。《黄帝内经》讲:"大肠小肠,皆属于胃。" 因此,《伤寒论》讲:"阳明之为病,胃家实是也。" 阳明就包括了胃和肠,无论是胃也好、肠也好,都由五脏里面的脾所主。脾胃同居中焦,《诸病源候论》中说:"脾胃二气相为表里,胃受谷而脾磨之,二气平调则谷化而能食。" 因此胃肠疾病常以脾胃论治,我们治肠胃病,其实要治脾胃。

该患者胃胀满,呃逆,伴烧灼感,胃中嘈杂,口干口臭,舌红,苔薄黄,为肝胃气郁而化火之证。肝气疏泄可协调脾升胃降,肝疏泄功能失常可以影响脾胃运化。若能使肝气条达则所郁之胃气可疏,所滞之水谷亦可化,因此本病治以疏肝理气、清热和胃。方用化肝煎合连朴饮加减,疏肝解郁,宣通气机,合连朴饮辛开苦降、清热燥湿,加莱菔子、广木香行气健脾消食。

案例三 泄泻案

陈某,男,31 岁。湖南花垣县人。

患者因反复腹泻 5 年就诊。

患者有慢性腹泻病史 5 年,肠镜检查诊断为"慢性肠炎"。现症见:腹泻,肠鸣,大便不成形,每日 6 次,夜晚口干,少腹冷,小便偏黄。舌苔薄黄,脉沉滑。

辨证:脾胃虚弱,寒热夹杂。

治法:健脾温中,祛湿清热。

选方:香砂连理汤加减。

处方:党参 15g,炒白术 10g,茯苓 30g,陈皮 10g,法半夏 10g,砂仁 10g,木香 6g,干姜 10g,黄连 5g,甘草 6g。20 剂,水煎服。

讲析:患者主症为腹泻,属"泄泻"病。辨治泄泻要抓住两个关键点:第一,根据泄泻的久与新,也就是缓与急,辨虚与实。新发泄泻、突发泄泻多属于实证,由外邪、寒邪、湿邪、暑热、食积等诱发。久泻往往虚证居多,如脾虚与肾虚。但临床所见无论新发泄泻还是久病泄泻都要注意实中往往夹虚或虚中往往夹实。有的新发泄泻脾胃虚弱在前,然后受到外邪诱发。久病泄泻本是虚证,往往夹有邪气,形成虚实夹杂证。第二,根据泻下的粪便形状判断病性。凡泻下稀溏者,多属湿泻;泻下黏稠臭秽者,多属湿热;泻下清稀,水粪夹杂者,多属寒湿;泻下物臭如败卵,并夹嗳气矢气酸腐者,多属食积;泻下水谷夹杂者,多属虚寒。

患者腹泻已经有 5 年,病程虽久,但不完全是虚证,他有实邪,属虚实夹杂。患者口干,舌苔黄,脉滑而有力,说明有实邪,有热;病程久,久病泄泻则脾胃虚弱。该患者还有两个特点,一是少腹冷,二是服用黄连素后鼻中冒冷气,说明有寒,是寒热夹杂。故用香砂连理汤,就是香砂六君子汤合黄连理中汤治疗。

案例四　胃痛案

罗某,男,47 岁。湖南株洲人。

患者因左上腹胀痛 1 年就诊。

患者 1 年前出现左上腹胀痛,2022 年 6 月 1 日在当地医院做胃肠镜检查,提示"慢性萎缩性胃炎(C-2)伴糜烂,胃潴留,十二指肠球炎,十二指肠降部炎"。胃角黏膜病检提示:(胃角黏膜)黏膜组织轻 - 中度慢性炎症,中度肠化(组织表浅)。现症见:左上腹胀痛,偶有胃中烧灼感,口苦甚,口干,反酸,无呕逆,纳可,时有餐后腹胀,大便溏,每日 4~5 次。舌苔黄腻,脉弦。

辨证:肝胃郁热。

治法:疏肝理气,泄热和中。

选方:越鞠丸、加减连朴饮合金铃子散。

处方:苍术 5g,栀子炭 5g,香附 10g,川芎 5g,神曲 10g,黄连 6g,厚朴 20g,法半夏 10g,芦根 15g,川楝子 10g,玄胡 10g,浙贝 30g,瓦楞子 15g,乌贼骨 15g,甘草 6g。20 剂,水煎服。

讲析:患者反复强调口苦明显,属胃中湿热。大便溏是有湿,痛的部位在胃脘左边,也有可能是胆热。胆热不一定是在右边疼,两胁下是肝胆经循行部位,所以左边的胁下疼也要考虑与肝胆相关。这是胃中湿热病,由于舌苔黄腻,所以首先考虑用越鞠丸,越鞠丸是朱丹溪的方子。第二个方要用连朴饮,因为有大便溏,口苦。第三个方用金铃子散,治疗胃脘疼痛。除此之外,还要加贝母、瓦楞子、乌贼骨三味药制酸。栀子清三焦之热,患者大便稀溏,选用栀子炭。

案例五　腹痛案

刘某,女,48 岁。湖南安化人。

患者因左小腹隐痛 19 年,加重伴胃脘痛 10 年余就诊。

患者诉 19 年前剖腹产之后，开始出现左下腹隐痛，近 10 年腹痛明显加重，以左下腹及左胁下疼痛最为明显，伴胃脘部疼痛，胃镜检查提示"慢性胃炎"。现症见：餐后胃脘、小腹隐痛，以左侧为主，呈间断发作，畏食生冷，平时咽中有梗阻感，怕冷，失眠。舌苔薄白而腻，脉细而弦。

辨证：气郁痰阻。

治法：疏肝理气化痰。

选方：柴胡疏肝散合四七汤加减。

处方：柴胡 10g，赤芍 10g，枳实 10g，陈皮 10g，香附 10g，川芎 10g，乌药 15g，木香 10g，法半夏 10g，厚朴 15g，紫苏梗 10g，茯苓 15g，生姜 3 片，大枣 6g，甘草 6g。20 剂，水煎服。

讲析：患者主症为食后胃脘、小腹隐痛，以左下腹及左胁下疼痛最为明显，脉细而弦，左腹及左胁下均属肝经所主，所以考虑肝气郁结，不通则痛。肝郁乘脾，脾失健运，聚湿生痰，痰气交阻，故咽中有梗阻感，舌苔薄白而腻。故治宜疏肝理气化痰为法。第一个方选柴胡疏肝散，具有疏肝理气解郁的作用；第二个方选用四七汤豁痰理气，其中苏叶换成苏梗。并酌加乌药开郁散寒，木香行气化滞。

这里讲一讲四七汤，该方出自《太平惠民和剂局方》，实为《金匮要略》半夏厚朴汤加大枣。半夏厚朴汤的苏，一般情况下是指苏叶。苏叶和苏梗有什么区别呢？苏叶侧重于解表，苏梗侧重于理气，四七汤用苏梗是为了理气，不是为了解表，所以不用苏叶，用苏梗更适宜本证。

案例六 痹证案

赵某，男，40 岁。湖南常德人。

患者因四肢关节疼痛 1 年半就诊。

患者有"类风湿关节炎、干燥综合征"病史 1 年半。现症见：手掌指关节、足趾关节、肩关节、膝关节疼痛，眼干稍痒，眼睛发红，口干，大便正常，小便偏黄。舌红苔薄黄，脉弦略数。

辨证：湿热阻络。

治法：清热利湿，通络止痛。

选方：四妙散合宣痹汤加味。

处方：苍术 5g，黄柏 10g，川牛膝 15g，薏米 20g，汉防己 6g，杏仁 10g，滑石 10g，片姜黄 15g，连翘 10g，栀子炭 5g，天花粉 15g，蚕沙 10g，赤小豆 15g，海桐皮 10g，丹皮 10g，麦冬 20g，甘草 6g。30 剂，水煎服。

讲析：该患者以四肢关节及肩膝疼痛为主症，严重时疼痛局部伴红肿，此病属"痹证"范畴。此例患者的主症，舌象、脉象，符合湿热痹的诊断。因为他除了肢体关节疼痛外，还有口干口苦，小便黄，烦热，严重时关节疼痛部位有红肿。湿热化火，火盛伤津，则有口眼等处干燥症状，西医称为"干燥综合征"。本病宜先治湿热痹病，用四妙散合宣痹汤加减以清热利湿，通络止痛。患者口眼干，去法半夏加花粉，另加清热生津之麦冬以缓解干燥症状。宣痹汤具有清化湿热、宣痹通络之功效，为主治湿热痹证的常用方。《温病条辨》云："湿聚热蒸，蕴于经络，寒战热炽，骨骱烦疼，舌色灰滞，面目萎黄，病名湿痹，宣痹汤主之。"

案例七　水肿案

王某，男，67 岁。湖南衡阳人。

患者因面浮肢肿 15 年，咳嗽咳痰 2 年余就诊。

患者有"2 型糖尿病、糖尿病肾病、慢性肾衰竭（CKD5 期）、肾性高血压"病史 15 年，近 2 年反复发作咳嗽，多次住院治疗。现症见：面部及双下肢浮肿，咳嗽痰多，咳白痰，胸闷，甚则气喘，时有腰痛，素精神疲乏，易感冒，大便正常。舌苔薄黄，脉弦数。

辅助检查：空腹血糖 7.84mmol/L；血压 140/74mmHg；肾功能示尿素 28.70mmol/L，肌酐 598.00μmol/L；尿常规示蛋白尿（+++）；肺部（HRCT）：双肺多发结节，右肺下叶后基底段支气管稍扩张。

辨证：风水相搏，肺肾两虚。

治法：疏风补肾，宣肺行水。

选方：防己黄芪汤、六味地黄丸合桑贝散加减。

处方：黄芪 30g，炒白术 10g，汉防己 8g，茯苓皮 15g，玉米须 10g，熟地黄 10g，山药 10g，茯苓 30g，泽泻 10g，丹皮 10g，山茱萸 10g，川牛膝 15g，杜仲 10g，桑白皮 15g，川贝母 10g，杏仁 10g，法半夏 10g，天麻 15g。30 剂,水煎服。

讲析:该患者疾病与肾和肺两个脏腑相关,医院已发现并诊断为肾衰竭,患者咳嗽、痰多、胸闷,严重时有气喘,为慢性支气管炎。他舌苔薄黄不腻,但脉象弦数。这里需要用到三个方:第一个是防己黄芪汤,出自《金匮要略》:"风湿,脉浮,身重,汗出,恶风者,防己黄芪汤主之。"是治疗风水、皮水的,这里加玉米须、茯苓皮利尿消肿。第二个方是六味地黄汤,地黄汤入肾,再加牛膝、杜仲补肾,患者头虽不晕,但脉弦数,加一味天麻祛风。第三个方是桑贝散,桑白皮、贝母是治肺和支气管病的,再加法半夏、杏仁降气止咳化痰。对此患者诊疗时需注意:第一,肾病是慢性病,肌酐指标太高,蛋白尿(+++),就说明肾脏损伤较重;第二,肾病引起了高血压,但不是太严重;第三,目前重要的是肺部的问题——支气管炎。治疗两头可兼顾,肺肾同治是因为金水两脏的特殊关系。

案例八　项痹案

陈某,男,36 岁。湖南浏阳人。

患者因颈胀僵硬,右手中指、食指活动不利 4 年就诊。

患者是职业乐队吉他手,主要症状是颈胀僵硬,演奏乐器时双手指麻木发紧,特别是右手中指、食指活动不利,西医诊断为"神经根型颈椎病"。现症见:后颈部酸胀及僵硬感,天气变化时加重,右手中指、食指拨弦时弯曲不灵活。食牛奶及生冷易腹泻。舌边紫,苔薄白,脉细。

辨证:气血瘀滞,兼风湿阻络。

治法:行气活血,祛风除湿通络。

选方:葛根姜黄散合补阳还五汤加减。

处方:葛根 40g,威灵仙 15g,片姜黄 15g,黄芪 30g,赤芍 10g,川芎 10g,桂枝 10g,桃仁 5g,红花 6g,地龙 10g,鸡血藤 15g,海风藤 15g,钩藤 15g,羌活 10g,防风 10g,甘草 6g。30 剂,水煎服。

讲析:该患者从事乐器演奏职业,右手中指、食指活动欠灵活,伴有后颈部酸胀,且无外伤史,结合患者舌边紫,诊断为"项痹",辨证为瘀阻经络证,但结合患者劳损久病,脉细,可见正气虚损。因外受风寒湿热之邪,导致气滞血瘀及风湿之邪阻滞肢体经脉,不通则痛。故选用葛根姜黄散、补阳还五汤行气祛湿、活血通络；加三藤饮（鸡血藤、海风藤、钩藤）加强活血通经之功；加桂枝、羌活、防风增强温阳祛风除湿之效。问诊得知，他平时大便溏，容易患腹泻，所以去掉方中的当归尾。

现场答疑

学员：第六个湿热痹证的患者，虽然有口干等症，加麦冬这种滋阴之品，是否对祛湿有影响？

熊教授：麦冬的作用是入肺生津，治疗肺胃阴虚，如麦门冬汤、沙参麦冬汤、清燥救肺汤、益胃汤、二冬汤、甘露饮以及吴鞠通的增液汤都是重用麦冬。此患者以痹证为主，湿热明显，治疗重点不在于滋阴，故用宣痹汤合四妙散。患者加麦冬是为了滋养肺胃之阴，治口干、咽干，若加地黄则有滋腻之弊。若该患者不是以手足关节疼痛为主，而是只有鼻干、咽干、眼干，则治法不同，那就是以滋阴为主，应用甘露饮或二冬汤。

学员：柴胡疏肝散和化肝煎使用的区别是什么？

熊教授：柴胡疏肝散和化肝煎都是张景岳的方。柴胡疏肝散的基本方是张仲景的四逆散，即柴胡、枳实、芍药、甘草，张景岳加了陈皮、香附、川芎，作用是疏理肝气，主要治疗肝气犯胃的胃胀、胃痛、胁下痛。化肝煎由青皮、陈皮、白芍、牡丹皮、栀子（炒）、泽泻、甘草、贝母组成，治疗肝郁化火，是气郁进一步化火，表现有胃痛胃胀，并有胃中烧灼，口苦，舌苔黄等征象，所以化肝煎中有丹皮、栀子。简而言之，如果是肝气犯胃的气郁、气滞就用柴胡疏肝散，如果是气郁化火就用化肝煎。

学员：病案二患者胃胀不痛，便溏，时有呃逆，胃中烧灼感，是否可辨为胃痞，用半夏泻心汤加减？半夏泻心汤与化肝煎如何区别运用？

熊教授：半夏泻心汤治疗痞证。痞者，闷也。病人说胀其实并不胀，是以闷为主，不是以气滞为主，而且是寒热夹杂的痞证。化肝煎治疗气滞为主，气滞在先的气郁化火证；而半夏泻心汤有消痞、化痰、降逆的作用，治疗寒热夹杂的痞证，不治气郁，这是二者的区别。

学员：今日有一例类风湿合并干燥综合征患者，辨证主要是湿热痹证为主。如果临床碰到口干、牙齿干、欲喝水，夜间也要多次饮水的患者，如何辨证及思考？

熊教授：这位提到的主要临床症状为口干、牙齿干、欲喝水，夜间也要多次饮水,与湿热证无关。一般来说,以白天口干为主的,多为肺肾阴虚;夜间口干明显的,往往是肾阴虚,真水缺乏。同样是口干,白天、晚上有区别。口干,有的是欲饮水,有的是不欲饮水,有的是欲饮冷水,有的是欲饮热水,这一点尤其重要。《金匮要略》关于口干不欲饮水的描述:"口燥但欲漱水不欲咽。"胸满腹不满,是胸满的表现,"其人言我满"是有瘀血的标志,这些不能当湿热证,更不能当白虎汤证。口渴欲饮热水往往是假热,口渴欲饮冷水,往往是胃火炽盛,如白虎汤证、竹叶石膏汤证、白虎加人参汤证,三石汤证。

学员:请问病案四中用芦根之意?病案三干姜为何重用至 10g?

熊教授:芦根在连朴饮中的作用是清热生津。芦根还有另外的作用,比如千金苇茎汤治肺痈,用芦根的作用是清肺热,排脓浊;银翘散用芦根煎汤清上焦热。

病案三中用连理汤治疗寒热夹杂,连理汤即理中汤加黄连,一般干姜要超过黄连。该病人有两个特点,一是服用黄连素后鼻中有冷气,二是下腹有畏冷感,故重用干姜。

学员:请问如何用相生相克理论治疗临床急性疑难病症?

熊教授:当医生搞临床,第一要有扎实的理论功底,中医的书要熟读,理论知识要非常熟练,否则临床的思维就很呆板。第二要有临床经验,临床知识要丰富,要看得多和广,经验需要慢慢积累,自然形成。第三就是要有灵感,这个灵感我们现在称为"悟性"。有些疑难病,灵感一来就能抓住要害;灵感没来,解决艰难。急性病一下就要抓住要点,因为急性病要么是好得快,要么是走得快。我们治疗急性病,就是和死神抢时间,这就要求我们诊断辨证、选方用药都要快速准确。关于运用五行生克理论,我讲个例子,以前肺结核的病人特别多,现在的肺结核少了,那个时候治疗肺结核的药物除了异烟肼以外,没有别的药,但异烟肼吃久了肝脏会出问题。很多肺结核的病人不仅仅是咳嗽、气短,更重要的是皮毛干枯,形体消瘦,面色淡白,饮食减少,还有大便溏泄,疲乏无力。这种病人要用培土生金法,用六君子汤。现在很多年老的咳喘患者和基础疾病多的肺癌病人,在手术化疗以后精神疲乏,四肢无力,也应用培土生金法,这是从相生的角度讲。例如大定风珠、三甲复脉汤,就是滋水涵木法,用补肾水来息肝风,这就是五行相关的理论。是不是所有的病我们都要用五行相生相克理论呢?那不是,要具体问题具体分析。

学员:请问干燥综合征患者有口干、眼干、眼痒,手足心发热,同时有腹痛、腹部怕冷等中阳不足的表现,要如何处理?

熊教授:这个要看具体情况,必须针对病人的症状表现,还要看脉象和舌象,察五色,观五脏六腑强弱,四诊必须合参,不能光凭一两个症状得到结论。中医必须四诊合参来辨证诊断,然后选方用药。

学员:案例三的患者腹泻、肠鸣是否为痰饮之水走肠间沥沥有声? 能不能用胃苓汤? 对此您如何看?

熊教授:此患者是以腹泻为主症,且舌苔黄,腹部冷,大便溏泄,这是濡泄,不是水泻,所以不考虑是水,不用四逆汤、五苓散、苓桂术甘汤、胃苓汤等。

《金匮要略》对"水走肠间沥沥有声"有两种表述:一种是苓桂术甘汤证的寒饮证,一种是己椒苈黄丸的热饮证。这实际上是告诉我们临床诊治痰饮应辨寒热。中医临床最注重的是辨证,最重要的是辨证,最体现水平的还是辨证。《伤寒论》有"病有发热恶寒者,发于阳也;无热恶寒者,发于阴也",告诉我们发热恶寒、无热恶寒完全是两回事;"病人身大热,反欲得近衣者,热在皮肤,寒在骨髓也。身大寒,反不欲近衣者,寒在皮肤,热在骨髓也",也还是告诉我们如何辨证,所以辨证非常重要!

我再举个案例。3 年前正值寒冬时节,在门诊候诊厅有一患者,她只穿一件长袖衬衣,手拿一把扇子,且额头汗出不止。看诊时诉目前这样的状态已有十年,冬天还可熬过,夏天需用冰凉水洗澡,口干不渴,心中烦,大便干,舌红无苔,脉细略数。该患者辨证为阴虚,予以三甲复脉汤治疗。用方后半月患者即丢开扇子,开始加夹衣,再半月开始加毛衣,病愈。若只根据患者汗出不止,冬天也异常热、穿单衣,外需扇扇子等大热之象,予以白虎汤、竹叶石膏汤等,便不对证。因此,治病一定要辨清寒热,这就要求我们一要有扎实的理论基础,二要具备临床经验,三要有灵感,也就是悟性。

临床现场教学第 82 讲

时间:2022 年 8 月 6 日

案例一　自汗案

李某,女,45 岁。湖南邵阳人。

患者因自汗、失眠 1 年就诊。

患者 2021 年 7 月因"输卵管癌"手术切除子宫和卵巢,术后化疗 6 次并做靶向治疗。患者形体逐渐消瘦,术后自汗明显,平素怕冷,失眠。现症见:自汗,怕冷,夜寐不安,半夜醒来后不能再入睡,伴左侧腰腿酸胀疼痛。舌淡红,苔薄黄腻,脉细。

辅助检查:血尿酸 460μmol/L。

辨证:气虚兼湿热。

治法:益气固表安神,兼清湿热。

选方:玉屏风散、酸枣仁汤合四妙散加减。

处方:黄芪 30g,炒白术 10g,防风 10g,炒枣仁 30g,知母 10g,茯神 15g,川芎 5g,苍术 6g,黄柏 3g,川牛膝 20g,薏苡仁 20g,土茯苓 20g,威灵仙 15g,木瓜 30g,灯心草 6g,甘草 6g。15 剂,水煎服。

讲析:患者是手术化疗之后出现的虚证。手术以后肿瘤已经基本消除了,现在的主症有三个:第一,睡眠不好;第二,恶风怕冷、自汗;第三,左侧的腰腿疼痛,这三个症状可以结合起来治。我们分析一下,患者做了手术化疗之后又还在吃靶向药,有自汗、畏风、怕冷,形体消瘦,脉细症状,这是典型的气虚表现,可以用玉屏风散补气固表,止汗。但患者夜寐不安,舌苔并不厚,且脉细,是心神失养导致。《金匮要略》讲:"虚劳虚烦不得眠,酸枣仁汤主之。"至于腰腿疼与尿酸偏高有一定的关系,所以要用加减四妙散。

中医治病就是这样的,先通过四诊望闻问切弄清楚症状、体征,然后综合分析患者的主症和兼症。分析的时候,要搞清楚病变的性质是虚还是实,病变的部位在哪个脏腑、哪条经脉? 然后再选择主方。这个患者需要综合治疗,益气、养心神、兼清湿热。

案例二 肾病案

李某,男,46岁。广东肇庆人。

患者因反复出现蛋白尿16年就诊。

患者2007年发现蛋白尿、血尿、高血压,西医诊断为"慢性肾炎",后经治疗,血尿消失,仍有蛋白尿(++),查血肌酐106μmol/L。现症见:疲乏,自汗,畏风怕冷,时有头晕,喷嚏,流鼻涕,喉中多痰。无盗汗,无腰痛。舌淡红,苔薄腻,脉细滑。

辨证:气虚兼痰浊。

治法:益气敛汗,兼清痰浊。

选方:人参龙牡汤、玉屏风散合苍耳子散加减。

处方:西洋参6g,煅龙骨30g,煅牡蛎30g,黄芪30g,炒白术10g,防风6g,苍耳子10g,辛夷10g,白芷20g,桑叶10g,浙贝30g,法半夏10g,天麻20g,玉米须10g,甘草6g。20剂,水煎服。

讲析:慢性肾炎主要表现为蛋白尿、血尿、高血压,晚期会出现肾功能减退。西医根据尿常规中有蛋白尿、潜血以及肾功能检查肌酐、尿素氮等化验结果异常来确诊。肾病患者有几个常见主症:一是腰腿酸疼,二是浮肿,三是头晕。这个患者时有头晕,主要是蛋白尿一直不消退。

中医是怎么看待蛋白尿的呢? 如何辨证治疗呢? 导致蛋白尿的原因有实证,有虚证。虚证往往是气虚和肾虚,气虚一般是脾气虚,脾虚不能固摄精微物质,随小便而下出现蛋白尿,而实证往往是湿热下注。患者的主症是什么呢? 自汗严重,疲乏、畏风,还有头晕,这些都是气虚的表现。但同时他又有喷嚏,流鼻涕,喉中多痰,这是鼻炎症状。患者舌苔薄腻,脉细滑,提示有痰浊。因此,一要补气治气虚,二要化痰浊治鼻炎。通过补气治疗,蛋白尿就会慢慢控制下来。用什么方呢?第一个方是人参龙牡汤,补气敛汗;第二个方是玉屏风散,益气固表;第三个方是苍耳子散,治鼻炎。这三个方合起来之后还要加几味药,首先加治高血压的玉米须、天麻,然后加两味化痰的药,浙贝、法半夏。患者自汗严重,所以苍耳子散里面的薄荷应改成桑叶,因为薄荷有发汗的作用,比如治无汗症的鸡苏散,就是六一散加薄荷发汗。

中医治病,诊断学、方剂学、药物学的知识,内科、妇科、儿科、外科的病证学的知识,都是必须掌握的,而且要相当熟练。再高一层就是中医经典的知识,所以说中医学博大精深,学无止境。我建议大家多读书,我现在80岁照样读书写书,温故而知新,熟练才能生巧。

案例三 眩晕案

潘某,男,75岁。湖南桃源人。

患者因眩晕反复发作半年,加重2月就诊。

患者既往于2007年发作眩晕1次,此后数年未发,今年年初又开始发作眩晕,有时在床上发作,休息后自行缓解,有次外出买菜晕倒,自己爬起来后又恢复正常。从6月30日起眩晕加重,发作时伴呕吐,此次于10天前上午9点多突发天旋地转,倒在地上,但神志清醒,12点左右被家人发现送往医院住院治疗,西医诊断考虑"后循环缺血"。现症见:动则头晕,坐起来和活动后呕吐,口中多涎,睡觉时流口水到枕头上,口涎色黄,易出汗,有黄汗,右侧颈部和肩背部、腰部牵扯疼痛,面部及下肢略肿,手不麻。舌淡红,苔薄黄腻,脉细滑。

辨证:痰饮夹热。

治法:化痰清热。

选方:黄芩温胆汤、葛根姜黄散加味。

处方:黄芩6g,陈皮10g,法半夏10g,茯苓40g,枳实10g,竹茹10g,葛根30g,片姜黄15g,威灵仙15g,天麻30g,钩耳30g,甘草6g,生姜3片。20剂,水煎服。

讲析:患者以眩晕为主症,是典型的眩晕病。眩晕病常见四种类型,有实证,有虚证。实证常见的有两种:第一种是肝阳化风;第二种是痰浊上扰。虚证也有两种:一种是气虚清阳不升,"上虚则眩";还有一种是肾虚,肾精亏损,髓海失养。这是常见的四种眩晕证。

这位老先生的眩晕是什么证呢? 他一进来,我看他面部略肿,就已经心中有数了。而且他有一个最大的特点——呕吐,并且口渴。《金匮要略》说:"先渴后呕,为水停心下,此属饮家。"患者还有一个特点,舌苔黄腻,流的口水是黄色的,提示有热。因此,这是一个痰饮夹热的眩晕证。用什么方治疗呢? 主方用黄芩温胆汤加天麻、钩耳。同时他还有另外一个问题,就是颈椎及肩背疼痛,这是颈椎问题引起的,所以还要加用葛根姜黄散,葛根姜黄散是本人治疗颈椎病的经验方。至于出汗,暂时不用管。中医治病讲究标本先后,讲究治本与治标要分清主次,新发疾病与痼疾要分清主次,现在的关键重点是解决眩晕、呕吐症状,因为他出现过晕倒,那是非常危险的。

案例四 咳嗽案

张某,女,39 岁。湖南永州人。

患者因全身出黑汗 13 年,咳嗽气喘 2 月余就诊。

患者有"白塞综合征"病史 13 年,一直服用激素,多方治疗,疗效不显。全身出黑汗 13 年,反复口腔溃疡 10 年,自汗、盗汗,全身畏冷,易感冒。近两月咳嗽不止,稍感气喘,咳甚则遗尿,干咳无痰,口干。舌红,苔薄白,脉细数。

辨证:气阴两虚。

治法:益气养阴止咳。

选方:清燥救肺汤合生脉散加减。

处方:西洋参 6g,生石膏 15g,杏仁 10g,麦冬 30g,炙枇杷叶 10g,桑叶 10g,五味子 6g,菟丝子 15g,覆盆子 20g,矮地茶 10g,甘草 6g。20 剂,水煎服。

讲析:这位患者患有三个病,第一个病是汗证,有黑汗,自汗,盗汗病史 13 年;第二个病是反复口腔溃疡,即西医所谓"白塞综合征";第三个病是咳嗽经常反复发作,最近又咳了两个多月,并且兼轻度气喘。中医治病有一条原则,《金匮要略》讲:"夫病痼疾,加以卒病,当先治其卒病,后乃治其痼疾也。"她有三个病,一个病有 13 年了,一个病 10 年,现在咳得厉害,先治哪个?必须先治咳,咳嗽治好了,再给她治疗黑汗证。

现在就要搞清楚目前她的咳嗽是什么病机。她咳嗽的特点是:第一,咳嗽无痰;第二,口干咽干;第三,精神疲乏,咳而气短,咳甚则遗尿。咳嗽无痰、口干,这是燥咳;脉细,精神疲乏,这是虚证。《素问·咳论》讲"膀胱咳状,咳而遗溺",咳而遗尿是膀胱气化功能失职。

现在再分析一下黑汗,为什么汗的颜色是黑色?这是临床比较少见的病。《素问·痿论》讲:"肾热者,色黑而齿槁。"肾脏有热,人的面部会发黑,牙齿会干燥枯槁。《素问·风论》讲:"肾风之状,多汗恶风……其色炲。"肾风,是肾脏的病,会自汗,恶风,其色炲仍然是讲的面色,炲者,煤灰也,就是黑色。《素问·阴阳应象大论》讲:"在天为寒,在地为水,在体为骨,在脏为肾,在色为黑。"肾脏与黑色相合,所以黑汗属于肾脏病变。这位患者平时有口腔溃疡,所以她是肾脏阴虚有热的黑汗症。

现在首先要给她治咳嗽,气虚加阴虚的燥咳,选用清燥救肺汤;因为有遗尿,因此要加五味子、菟丝子、覆盆子三味药。菟丝子、覆盆子是治咳嗽遗尿的,五味子酸收治喘,合成生脉散可以治气阴两虚的气短。因为火麻仁润肠,担心服药后泄泻,故去掉原方中的火麻仁,另加矮地茶,以加大止咳的作用。

案例五　泄泻案

曹某,女,50 岁。广东深圳人。

患者因畏寒怕冷、反复腹泻 6 年就诊。

患者本是辽宁人,因患病而特别怕冷,因此从辽宁迁往深圳居住,遇冷则腹泻,泻后怕冷更甚,以腕关节、踝关节及腰部畏冷明显,兼关节疼痛,疲乏,食少,自汗,夜寐不安。舌淡,苔薄白而润,脉细。

辨证:中焦阳气虚。

治法:温补脾阳,益气固表。

选方:桂枝人参汤合玉屏风散加减。

处方:党参 15g,炒白术 10g,干姜 10g,桂枝 10g,茯苓 15g,黄芪 30g,防

风 6g，炙甘草 10g。30 剂，水煎服。

讲析：患者疲乏，自汗，四肢明显畏冷，遇冷则腹泻，是典型的中焦气虚兼阳虚。第一个方用桂枝人参汤。大家读过《伤寒论》，桂枝人参汤就是理中汤加桂枝，理中汤是温补中焦、温运脾阳的方，加上桂枝温通卫阳。由于她舌苔比较润，所以要加一味茯苓化饮，由于她气虚自汗，因此再合用玉屏风散补气固表。

玉屏风散大家都知道是益气固表的方，但是我们仔细研究一下，玉屏风散是由黄芪、白术、防风三味药组成的。黄芪是补气固表的，白术是健脾温中祛湿的，防风是辛温发汗的，这三味药配在一起，首先补气固表，然后一收一散，这就是奥妙。既然是一收一散，要治自汗，那么散的药就要少用，因此，我用玉屏风散得出一个规律，"3：2：1"，黄芪 3 份、白术 2 份、防风 1 份，按这个比例。如果气虚比较严重的，可以"4：2：1"，黄芪 4 份、白术 2 份、防风 1 份。无论是大人、小孩，我用的时候都考虑这个药量比例，这是一个奥妙，是方剂学没有讲的东西。陈修园《时方歌括》中对玉屏风散作了概括，"发在芪防收在术"，这句话非常重要，我们读书特别要注意那些细微的地方。

案例六　眩晕水肿案

朱某，女，51 岁。湖南安化人。

患者因反复头晕、面足浮肿 2 年就诊。

患者反复头晕、面足浮肿 2 年，眩晕发作甚则呕吐，兼疲乏，脑鸣，耳鸣，颈胀痛，手麻，一身疼痛，肩背部疼痛尤甚，背冷如泼水，失眠多梦，时有心慌。舌苔薄白，脉细而弦。

辨证：痰饮证。

治法：健脾化痰，温阳利水。

选方：防己茯苓汤、半夏白术天麻汤合葛根姜黄散加减。

处方：黄芪 20g，炒白术 10g，汉防己 10g，茯苓 40g，桂枝 10g，陈皮 10g，法半夏 10g，天麻 30g，葛根 30g，片姜黄 15g，威灵仙 15g，羌活 10g，防风 10g，甘草 6g。20 剂，水煎服。

讲析：患者主要有两个病，第一个病是面足浮肿。浮肿有两个常见证：

一种是风水,一种是皮水。《金匮要略》讲:"风水,其脉自浮,外证骨节疼痛,恶风;皮水,其脉亦浮,外证胕肿,按之没指,不恶风。"患者脑鸣,自诉脑袋里面有水响,这是水饮引起的脑鸣;眩晕呕吐亦为痰饮所致。第二个病是颈椎病。表现为颈部胀痛、肩背部疼痛,手麻木、头晕,这是有轻度的风湿客于颈部造成局部经脉不通。这两个病要一起治,治痰饮用两个方,用防己茯苓汤治疗水气在皮下的四肢肿;用半夏白术天麻汤治痰饮眩晕。再合葛根姜黄散治疗颈椎病的颈胀痛,并加羌活、防风加强祛风除湿的作用。

防己茯苓汤中的防己有两种,一种是汉防己,一种是木防己。《金匮要略》曾经有一个木防己汤也是治水饮的,因为木防己有小毒,现在已经不用了,现在只用汉防己。

案例七　腮腺结节案

唐某,女,49 岁。湖南邵阳人。

患者因右耳前、左耳后生肿块 2 年就诊。

患者发现右耳前、左耳后生肿块 2 年,西医检查提示:腮腺结节,性质待定。现症见:右耳前、左耳后生肿块,如拇指头大小,质较硬,可以移动,表面光滑。伴口干,口苦,口臭,晨起咳黄痰,时有齿衄,头易出汗,早醒,尿黄,大便软。舌红,舌苔薄白,脉滑数。

辅助检查:B 超检查发现"卵巢有包块""胆结石"。

辨证:痰瘀结聚,胆热络阻。

治法:清热化痰,消肿散结。

选方:加减普济消毒饮。

处方:黄芩 10g,黄连 5g,陈皮 10g,桔梗 10g,板蓝根 10g,柴胡 6g,连翘 15g,牛蒡子 10g,僵蚕 10g,马勃 6g,玄参 10g,浙贝 40g,法半夏 10g,白芥子 15g,花粉 15g,三棱 10g,莪术 10g,甘草 6g。20 剂,水煎服。

讲析:患者耳前后的肿块有拇指头大小,质较硬,可以移动,表面光滑,没有凹凸不平,暂不考虑恶性。她口干、口苦、吐黄痰、齿衄、舌红,脉象滑数,很明显是痰热证;她的肿块部位,一个在耳后,一个在耳前,耳前后属胆经，是胆热。因此，辨证为痰热结聚于胆经，用加减普济消毒饮。普济消毒饮本来是李东垣的方，我把它删补了一下，所以称为加减普济消毒饮。原方以清热解毒为主，加浙贝、法半夏、白芥子化痰，花粉消肿化痰，三棱、莪术活血祛瘀以增强消肿散结之功。

案例八　甲状腺结节案

肖某，女，34 岁。湖南长沙人。

患者因发现甲状腺结节 1 年多就诊。

患者 2021 年 3 月体检发现甲状腺结节，一直服用中、西药（具体药物不详）治疗，甲状腺结节未见变小，患者因不想做手术，经西医院医生推荐前来就诊。现症见：甲状腺结节部位不疼，口里有少量白痰，手脚容易出汗，常发口腔溃疡，大便较秘结，3 天左右解 1 次。舌红，苔黄白腻，脉滑数。

辨证：痰火郁结。

治法：化痰泻火，软坚散结。

选方：海藻玉壶汤加减。

处方：当归 10g，赤芍 10g，青皮 10g，陈皮 10g，浙贝 40g，法半夏 10g，独活 6g，连翘 15g，海藻 15g，昆布 10g，夏枯草 10g，三棱 10g，莪术 10g，白芥子 15g，酒大黄 3g。15 剂，水煎服。

讲析：此患者的舌苔黄白腻，脉滑数。黄白相兼的腻苔，显然是以痰为主；有口腔溃疡，有大便秘，提示有火热。因此要化痰、泻火、散结，用海藻玉壶汤。海藻玉壶汤里面只有一味连翘清火显然不够，所以要加一味大黄清热泻火。还要加夏枯草、三棱、莪术散结。海藻玉壶汤中本来是有甘草的，可是十八反里面有规定，甘草与海藻相反，所以就不用甘草了。

现场答疑

学员：请问肾炎如何辨证论治？

熊教授：首先我们要了解肾的基本生理功能。第一，肾主藏精，生髓，髓通于脑，其华在发。《素问·六节脏象论》讲："肾者，主蛰，封藏之本，精之处也，其华在发，其充在骨……"《素问·上古天真论》曰："肾者主水，受五脏六腑之精而藏之，故五脏盛，乃能泻。"又谓"女子七岁，肾气盛""丈夫八岁，肾气实"，这些都是讲的肾主藏精这一功能。第二，肾主水液输布、气化，也就是水液代谢。《素问·逆调论》讲"肾者水脏，主津液"，《素问·水热穴论》讲"肾者，胃之关也"，都是讲肾对水液的代谢。肾阳的蒸腾气化贯穿于整个水液代谢的始终，起主导作用。第三，肾主水火。《景岳全书·传忠录》曰："然命门为元气之根，为水火之宅，五脏之阴气，非此不能滋；五脏之阳气，非此不能发。"

肾炎的主要临床表现是浮肿，这是肾主水液代谢的功能失常，水泛肌肤而为肿胀。属气虚水肿者，用防己黄芪汤；属阳虚水肿者，用济生肾气丸。中医没有肾炎的名称，肾炎就叫做"肾风"。《素问·风论》曰："肾风之状，多汗恶风，面痝然浮肿，脊痛不能正立，其色炲。"《素问·评热病论》曰："有病肾风者，面胕痝然……"因此，肾病就是肾虚受风。肾虚进而出现水不涵木，导致肝阳上亢，就是肾性高血压，表现为头晕。以肝阳上亢为主者，用天麻钩藤饮；以肾精不足为主者，用左归饮。

肾炎的另一表现是蛋白尿和血尿。蛋白尿要分虚实，虚有肾虚、气虚，实有湿热。尿潜血主要是肾虚有热，湿热为主可以用小蓟饮子，阴虚内热用大补阴丸合二至丸加减，也有不属热的，比如局方无比山药丸就是治疗长期尿血而没有热象的，是肾虚不固导致的，常伴有腰酸、耳鸣等症。

学员：第一位患者失眠、气虚，可否用归脾汤？

熊教授：归脾汤以黄芪四君子汤加当归、桂圆肉、炙远志、酸枣仁、木香、生姜、大枣组成。其中黄芪四君子汤补中焦、健脾胃；当归、龙眼肉养血安神；炒枣仁、炙远志宁心安神；木香理气醒脾使补而不滞；大枣调补脾胃、调和诸药。该方心脾同治，重点在脾，脾旺则气血生化有源，血足则心有所养。而今天所诊治的第一位患者是以气虚自汗和失眠为主，主要为表虚不固，不见饮食异常，不需要健脾胃，故用玉屏风散而不用归脾汤，再合酸枣仁汤养心安神。

学员：疏肝消瘰丸与海藻玉壶汤的应用有何区别？

熊教授：海藻玉壶汤功效是理气、化痰、消瘿、散结；而疏肝消瘰丸是以疏肝理气为主，它是柴胡疏肝散与消瘰丸的合方，可治疗女子乳房结节、甲状腺结节。乳房结节与情绪有关，越是情绪糟糕的越是结节长得快，越是长期抑郁的，越容易出现乳房小叶增生、脸上长斑、月经量少、来月经时乳房胀痛、甲状腺结节等,这些都属于肝经的病,所以就用疏肝消瘰丸。此两方的归经、主要作用都有不同,一个以化痰散结为主,一个以疏理肝气为主。

学员: 今天第四个案例中患者用解表止咳剂加菟丝子、覆盆子等收敛缩尿药,会不会影响表邪的发散?

熊教授: 今天第四个案例的患者咳嗽,病已2月,不是表证咳嗽,不是外邪导致的咳,而是肺阴虚的燥咳,用的是清燥救肺汤。在没有表邪或表邪不重的时候可用菟丝子、覆盆子,表邪重的时候当然不会用。

学员: 甲状腺结节西医主张低碘饮食,海藻玉壶汤有海藻、昆布,含碘比较高,甲状腺结节可以用海藻、昆布吗?

熊教授: 我个人的经验,凡是有甲亢的患者饮食上都需要注意低碘的饮食,要避免用海藻、昆布,尽量避免海带,紫菜等海产品及碘盐的摄入。但若只有甲状腺结节而没有甲亢的患者正常饮食即可,不需要严格控制碘的摄入,可以用海藻、昆布。

学员: 脑鸣常见的病因及证治是什么?

熊教授: 脑鸣是一个病机复杂的病症,有虚实两种情况。虚证有肾精亏损,髓海不足,常伴有脑鸣、头晕;还有气虚之清阳不升,同时伴有疲倦,面色淡黄。《素问·阴阳应象大论》讲"故清阳出上窍,浊阴出下窍;清阳发腠理,浊阴走五脏;清阳实四肢,浊阴归六腑",它讲了清阳与浊阴的升降出入规律。凡清阳之气,都是向上的,凡是浊阴之气,都是向下的。比如我们七窍的功能,味觉,听觉,嗅觉,呼吸都是清阳之气,出自上窍;大小便是浊阴,走下窍,精血也属浊阴,走五脏。总之,清阳之气主升,主外;浊阴之气向下,向内。头为清阳之府,当气虚时,清阳之气不能上升,故而出现脑鸣,这时候需补气升清。脑鸣也有实证,可因痰饮,瘀血,肝火上亢引起脑鸣。总之,在临床上对于脑鸣,要分清寒热虚实,说到底,就是要辨证论治,避免虚虚实实之误。对我们医生的要求是临床看病时要做到心明,眼亮,耳聪,反应快。

学员: 临床上慢性肾病患者常有自汗,请问从中医角度如何分析治疗?

熊教授: 临床上肾病患者多汗,以气虚多见,阴虚内热的较为少见。气虚可用参芪龙牡散、玉屏风散或黄芪龙牡散;阴虚内热者可用大补阴丸、知柏地黄丸。

临床现场教学第 83 讲

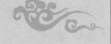

案例一 咳嗽案

隋某,男,32 岁。吉林人。

患者因反复咳嗽 5 年,复发加重 1 周就诊。

患者有咳嗽病史 5 年,易感冒,反复咳嗽,西医诊断为"咳嗽变异性哮喘",服西药治疗后咳嗽仍反复发作。现症见:咳嗽,以干咳为主,咽干、咽痛、咽中红,大便微溏。舌苔薄黄,脉细滑数。

辨证:风燥犯肺。

治法:疏风润燥止咳。

选方:桑杏汤合玄贝甘桔汤加减。

处方:桑叶 10g,沙参 15g,麦冬 15g,杏仁 10g,连翘 10g,玄参 10g,川贝 10g,桔梗 10g,矮地茶 15g,炙枇杷叶 10g,薄荷 10g,甘草 6g。15 剂,水煎服。

讲析:咳嗽是临床上最常见的病证,但是咳嗽又是一个不容易治的病证,《医学真传》讲过:"诸病易治,咳嗽难医。"说明慢性咳嗽顽固得很,这种情况临床很常见。

中医怎么诊治咳嗽呢? 辨治咳嗽无非就是两大纲领,一辨外感咳嗽,二辨内伤咳嗽。外感咳嗽又可分为外感风热、风寒和风燥的咳嗽;内伤咳嗽有痰饮咳嗽、肝火犯肺咳嗽、阴虚咳嗽,这是最常见的。过去多见肺痨患者咳嗽,现在又多见肺癌患者咳嗽。我们首先必须分辨清楚是外感咳嗽还是内伤咳嗽,同时素有内伤咳嗽的患者,往往因为外感引发,这时外感咳嗽与内伤咳嗽常常相互兼杂,这种情况下又如何诊治呢?"从外之内者,先治其外",有外感的时候必须先治外感。

辨治咳嗽需要抓住几个要点:第一,咳嗽时间的长短。起病急,咳嗽时间短的一般属于外感咳嗽;起病缓慢,咳嗽时间长的一般属于内伤咳嗽。第二,要仔细审察咽喉的症状。凡是外感咳嗽,尤其是风寒咳嗽多咽痒;凡是阴虚咳嗽,风燥咳嗽多咽干;凡是属于火热咳嗽的多咽痛。第三,要辨有痰无痰。咳嗽有痰,如果是外感,大多数是风寒咳嗽,如果是内伤咳嗽,多属痰饮咳嗽;咳嗽无痰,如果是外感一般是风燥咳嗽,如果是内伤,多属阴虚咳嗽。这就是辨证的关键要点,这也可以说是我长期临床总结的经验。

这位患者咳嗽时间长达5年,辨证属内伤咳嗽。但咳嗽原来已好转,此次又发作,咳嗽无痰,咽中红,甚至咽痛,舌苔薄黄,脉细滑而数,为感受风燥之邪引起的咳嗽,风燥有热,所以选方加减桑杏汤。因为患者热象不明显,且大便溏,以原方去栀子,再合玄贝甘桔汤清热利咽。

案例二　鼻鼽案

万某,男,23岁。常德桃源人。

患者因反复恶风、鼻塞流涕10年就诊。

患者3岁时曾因扁桃体肿大行扁桃体切除术。有"过敏性鼻炎、慢性咽炎"病史10年,恶风、鼻塞流涕症状反复发作,稍受凉则发。现症见:恶风,流清涕,咽中红,自汗,易感冒。舌苔薄黄,脉滑。

辨证:风热上犯兼表虚。

治法:疏风清热,通窍利咽,兼益气固表。

选方:苍耳子散、玄贝甘桔汤合玉屏风散加减。

处方:黄芪40g,炒白术10g,防风6g,苍耳子10g,辛夷10g,白芷30g,薄荷6g,玄参10g,浙贝30g,桔梗10g,连翘10g,甘草6g。20剂,水煎服。

讲析:患者的病位主要在两个地方,一个是鼻,一个是咽。鼻咽是相通的,中医脏象学是专门讲人体生理功能的,实际上就是生理学。中医的脏象学讲"鼻者,肺之窍也",鼻属肺,由肺所主。咽喉呢?"喉主天气",天气者,空气也;"咽主地气",地气者,水谷之气也。咽喉实际上是两个解剖部位,一个咽,一个喉,喉司呼吸,咽纳水谷。咽喉之间还有一个会厌,《难经》讲"会厌为吸门",它是可以自动关闭的,你喝水吃饭的时候它开了,平时它关着。

鼻子是由肺所主,肺主呼吸,肺主宣发肃降。外邪容易伤肺,外邪伤肺,宣发肃降失常,肺气上逆,会出现咳嗽、气喘、鼻塞等症状。鼻的病症,常见的有鼻鼽、鼻渊、鼻衄。鼻鼽就是流清鼻涕;鼻渊就是鼻流浊涕,或者是脓涕,腥臭味;鼻衄就是流鼻血;还有鼻疮,鼻里面生疮、腐烂。鼻病的病机是什么呢? 一是外邪犯肺,常见的有风热、风寒外袭,临床表现为喷嚏、流鼻涕、鼻塞;二是肺阴虚,表现为鼻子干燥,流鼻血;三是火热,肺火、胃火上炎。肺和胃的经脉是相通的,"肺手太阴之脉,起于中焦,下络大肠,还循胃口,上膈属肺",古人讲得很清楚了。肺与胃的经脉是直接相通的,胃有病变影响到肺,肺有病变可以波及胃,所以肺胃的火热上升,会出现鼻渊,鼻涕很臭,流出来的鼻涕和脓一样,或出现鼻衄。鼻与咽也是相通的,所以鼻炎常常并发咽炎。

此患者主症为鼻塞流涕、咽喉痛,咽中红,舌苔薄黄,脉细滑而数,属于风热证;除此之外,还有畏风自汗,易感冒的症状,是典型的肺气虚,肺卫不固。治法应益气固表,疏散风热。选用三个方:第一个方是苍耳子散治鼻鼽,第二个方是玄贝甘桔汤治咽喉痛,第三个方是玉屏风散,治表虚畏风,预防感冒。另加一味连翘,连翘和薄荷合在一起,称之为翘荷汤,出自《温病条辨》。薄荷虽然是辛凉解表、轻清宣上的药,但它有一个特殊的作用发汗,因为患者自汗,所以薄荷只用6g。

案例三 咳嗽案

丁某,女,32 岁。湖南益阳人。

患者因咳嗽 1 月就诊。

患者 1 月前因受凉后起病,初起发热、咳嗽,在长沙某医院就诊,完善相关检查后诊断为"支原体肺炎并细菌感染",予以抗感染、化痰、止咳等治疗后,发热已退,但咳嗽未止。现症见:咳嗽严重,咽痒,咳吐白痰,无咽痛,平素易感冒。舌苔薄白,脉细滑。

辅助检查(2022-08-22):肺部 CT 示右肺下叶炎症,并部分小支气管黏液嵌塞,右侧胸膜局限性增厚。

辨证:风寒犯肺。

治法:宣肺散邪,止咳化痰。

选方:贝夏止嗽散加减。

处方:浙贝 30g,法半夏 10g,杏仁 10g,桔梗 10g,炙紫菀 10g,百部 10g,白前 10g,陈皮 10g,荆芥 10g,矮地茶 10g,甘草 6g,生姜 3 片。15 剂,水煎服。

讲析:肺主宣发肃降,外邪伤肺,肺失宣降,肺气上逆,发为咳嗽。治疗外邪伤肺的咳嗽,第一要驱除外邪,宣肺解表,第二要肃降肺气,肃者,清肃也。治疗咳嗽,尤其是外感咳嗽最忌苦寒郁遏。我们不能简单地认为肺部炎症就是有火热,把苦寒药等同于消炎药物,不加辨证就用黄芩、黄柏、知母、生石膏这类寒凉药物消炎,这是用西医的思维开处方,切记要避免。最忌一开始就用寒凉药物伏遏邪气,将几天的病程拖延至几个月,以致咳嗽经久不愈。吴鞠通说:"学医不精,不若不学医也。"学医不精就容易犯错。

此患者的咳嗽属于外邪伤肺,在表之邪已经解除,还有风寒邪气伏遏在肺,使肺气壅塞,产生痰浊,所以喉咙多痰,咽喉痒,因此,主方用贝夏止嗽散。止嗽散出自程钟龄的《医学心悟》,咳嗽有痰时,我在原方的基础上加了浙贝、法半夏化痰,称为贝夏止嗽散。止嗽散原方很不错,但是我加了杏仁、矮地茶使它更完备。

案例四　肺积案

谭某,女,51 岁。湖南长沙人。

患者因发现肺结节 5 年,反复咳嗽 3 年就诊。

患者 2017 年做肺部 CT 检查发现"双肺多发性结节",病初无明显症状,近 3 年来出现咳嗽反复发作,受凉和闻到有油烟味则咳嗽。2021 年 8 月 21 日复查肺部 CT 示:左肺上叶下段少许慢性炎症,较前减少;右肺尖含钙化结节影。双肺下叶胸膜下及右肺中叶散在结节,考虑 LU-RADS2 类,大致同前。现症见：咳嗽，时吐黄白黏痰，口干微苦，咽中有梗阻感。舌边紫，舌苔薄黄腻，脉滑。

辨证：痰热夹瘀。

治法：清热化痰，化瘀散结。

选方：芥贝小陷胸汤合千金苇茎汤加减。

处方：浙贝 30g，白芥子 15g，黄连 3g，炒瓜壳 5g，法半夏 10g，桃仁 10g，芦根 15g，薏苡仁 15g，炒冬瓜子 15g，杏仁 10g，桔梗 10g，天花粉 15g，三棱 10g，莪术 10g。30 剂，水煎服。

讲析：由于肺部 CT 检查的普及，发现肺结节的概率也明显增高。肺部结节不一定是恶性肿瘤，患者也可以没有任何症状，不需要过度治疗。但要注意有部分肺结节逐年增长，有癌变的可能，需要重视。肺结节可归属为"肺积"，同样可以按照肿瘤病辨证施治。治疗首先控制其增长，继而使其缓消。

患者目前主要表现是间断性咳嗽，遇刺激则呛咳，而非每天咳嗽，说明咳嗽症状不严重。患者虽否认咳痰，但脉滑、舌上有腻苔，仍然可辨知其有痰。患者口干、口苦不明显，说明热象不重。舌边紫为有瘀，故该患者肺结节的病机为痰热夹瘀，结聚于肺，郁阻肺气，形成结节。治疗要化痰热，散瘀结。方用芥贝小陷胸汤合千金苇茎汤加减。芥贝小陷胸汤，就是小陷胸汤加白芥子和浙贝而成，患者口干故加花粉生津止渴，咳嗽加杏仁、桔梗化痰止咳，再加三棱、莪术以化瘀散结。

2022 年我在湖南中医药大学第一附属医院门诊时，治疗过一个年轻的肺部结节患者，三诊后肺结节完全消除。西医认为，肺部结节必须手术，不做手术就没法消除。中医认为，所有结节都是可以消散的，只是时间稍长。中医治病有三个基本原则：第一，要掌握疾病的辨证纲领、症状特点、变化规律，要做到对疾病心中有数。这是一个庞大的工程，不可速成，所谓"冰冻三尺，非一日之寒"。第二，医生要储存大量的中医基础知识。临床上遇到棘手、疑难及症状表现特异的患者，医生没有基础理论会手足无措。第三，要熟悉方药知识和方剂特点，做到烂熟于心，想到哪个方剂，方药就可立刻开出，开方时，对于药味的加减也要做到得心应手。只有做好以上三点，才能看好病。

案例五　肺癌并发痹证案

刘某,女,70 岁。湖南长沙人。

患者因肺癌手术化疗后身痛、乏力半年就诊。

患者素患风湿病,5 个月前在某医院诊断为"右下肺周围型肺癌,右肺门转移腺癌",行手术及化疗,化疗 2 个周期后因身体虚弱,无法承受,遂暂停化疗。2022 年 4 月 20 日在中南大学湘雅医院行 PET-CT 检查未见转移,但风湿病发作,全身乏力,周身疼痛,反复住院治疗,缓解不明显,起病后至今体重减轻 10kg 左右。现症见:疲乏无力,一身疼痛,尤以四肢为甚,手痛不能抬举,兼见咳嗽,痰多,晚上咳甚,气短,自汗,面色淡黄,形体消瘦。舌淡红,舌苔薄白,脉细。

患者既往病史"双膝关节退行性变;颈椎病;右肝及胆囊切除术后;肝硬化;亚临床甲状腺功能减退"。

辨证: 气血虚衰,寒湿痹阻,兼有痰浊。

治法: 益气活血,祛寒除湿,化痰止咳。

选方: 三痹汤加味。

处方: 党参 15g,黄芪 30g,当归 6g,白芍 10g,川芎 6g,独活 10g,防风 10g,秦艽 10g,细辛 5g,熟地 10g,茯苓 20g,桂枝 5g,杜仲 15g,续断 15g,川牛膝 15g,浙贝 30g,法半夏 10g,杏仁 10g,桔梗 10g,炙甘草 10g。20 剂,水煎服。

讲析: 患者病情复杂,体现在第一,患者素有风湿病,在肺癌手术之前,表现为一身关节疼痛;第二,患者化疗之后出现了典型的虚证,面色淡黄、疲乏、气短、自汗;第三,肺部手术之后仍然咳嗽、痰多。患者术后风湿关节痛加重,说明术后有明显的气血虚衰,且有痰浊留滞,种种迹象表明为虚实夹杂证。如何治疗呢? 一则要补虚,二则要止痛,治以补气,祛风湿、利关节,加化痰浊。主方用三痹汤益气活血,祛风散寒,加浙贝、法半夏、杏仁、桔梗化痰止咳。患者舌苔有些白滑,为防止水停胸膈,将茯苓用量加大至 20g。改生甘草为炙甘草补益中气。

案例六 纵隔肿瘤案

魏某,男,39 岁。福建南平人。

患者因胸闷、气短 2 年就诊。

患者因胸闷、气短于 2021 年 3 月 25 日在当地医院行胸部 MRI 检查,发现 "纵隔不规则结节",未予特殊治疗。2022 年 7 月 5 日复查 CT 示:纵隔肿瘤范围约 3.7cm×2.5cm。因没有做穿刺及病理检查,纵隔肿瘤性质待查。现症见:胸闷、气短,晨起咳白痰,可平卧休息,夜间偶尔打鼾,大便溏。舌淡紫,苔薄白,脉细滑。

辨证:痰瘀互结。

治法:化痰消瘀散结。

选方:芥贝二陈汤合瓜蒌贝母散加味。

处方:白芥子 20g,陈皮 10g,法半夏 10g,茯苓 20g,浙贝 40g,炒瓜壳 5g,三棱 10g,莪术 10g,甘草 6g,30 剂,水煎服。

讲析:患者主要表现为胸闷、气短、痰多三个症状,脉滑可知有痰,舌苔薄白说明无热象。因此要化痰浊、消肿块。主方选用芥贝二陈汤合瓜蒌贝母散,两方均以化痰为主,因此要加三棱、莪术化瘀消肿块。对于纵隔肿瘤,先控制其生长,再慢慢消,所谓 "结者散之,坚者削之"。

案例七 咳嗽案

唐某,女,55 岁。湖南永州人。

患者因反复咳嗽 10 余年就诊。

患者有 "慢性支气管炎、咽喉炎" 病史,咳嗽反复发作 10 多年,静卧时不咳嗽,遇风冷及情绪激动时易咳嗽。现症见:晨起时遇风冷则咳嗽,运动时咳嗽加重,咳少量白痰,痰质黏稠,咽痒。舌苔薄白腻,脉滑。

辨证:痰饮咳嗽。

治法:宣肺化痰止咳。

选方:贝夏止嗽散加减。

处方:浙贝 30g,法半夏 10g,杏仁 10g,桔梗 10g,炙紫菀 10g,百部 10g,

白前 10g,陈皮 10g,荆芥 10g,白芥子 10g,茯苓 15g,甘草 6g,生姜 3 片。20 剂,水煎服。

讲析:此患者遇风冷则咳,属于痰饮咳嗽,她生气的时候容易咳嗽,是因为怒则气上,引起肺气上逆导致咳嗽,痰饮咳嗽遇感冒则易发作,所以经常有咽痒症状。

案例八 肺癌并骨转移案

宛某,男,54 岁。湖南邵阳人。

患者因肺癌放疗、化疗后半年,发现骨、脑转移 1 月就诊。

患者半年前在某医院诊断为"肺癌",行放疗、化疗治疗,1 月前出现颈部胀痛,右手麻木、刺痛,复查核磁共振示:颅内及脊髓(颈 5/6 椎体水平)多发转移灶,部分较前稍增大,强化程度较前稍明显,周围水肿较前加重;双侧脑白质变性,轻度脑萎缩;颈椎退变,颈 3/4 至颈 6/7 椎间盘突出。现症见:一身疲乏,双腿无力,颈部胀痛,右手麻木、刺痛。舌苔薄黄滑腻,脉细数。

辨证:气虚湿热。

治法:益气清湿热。

选方:参芪四妙散、葛根姜黄散合三藤饮加味。

处方:白参 6g,黄芪 30g,苍术 6g,黄柏 6g,川牛膝 15g,薏米 20g,葛根 30g,片姜黄 15g,威灵仙 15g,鸡血藤 10g,海风藤 15g,钩藤 20g,木瓜 20g,甘草 6g。30 剂,水煎服。

讲析:这位患者有两个病,第一个病是气虚夹湿热的痹证,患者舌苔薄黄滑腻,原本有湿热,放疗、化疗后导致气虚,使湿热显得更加突出,所以出现下肢无力,甚至酸软、酸胀。第二个是颈椎病,导致颈部胀痛、手麻。因此,治疗一要补气、清湿热,选用参芪四妙散,二用葛根姜黄散合三藤饮,治疗颈胀和手麻。

现场答疑

学员:请问熊老,第一位咳嗽患者,以干咳为主,但脉细滑数,从脉象来看,痰热之象明显,主方为何不用桑贝止嗽散却用加减桑杏汤合玄贝甘桔汤？临床上遇到舌、脉、症不完全相符时，该如何取舍？

熊教授：桑杏汤里本有栀子清热，但因为该患者热象不重，而且栀子易致腹泻，所以把它去掉，再合翘荷汤，正因为患者有痰，所以合用玄贝甘桔汤。

对于患者舌、脉、症不完全相符的情况，哪一个最突出就取哪一个。如果这个病人脉细，并没有什么热象，但是舌苔黄厚腻，辨证为痰热，必须清化痰热。有些人舌苔薄白，但脉数，我就会有目的地问一下患者有没有热象，比如会问他口干吗？口苦吗？尿黄吗？大便干不干？患者都说否。我又问他有没有口腔溃疡，他说经常发口腔溃疡，这也是热象。这就是在有疑问的时候必须要看病人舌象、脉象来鉴别虚实寒热的真假。

我给大家讲个故事。大热天我们都会穿短袖，广东却有一个患者穿很厚的棉衣，病已8年之久。初看这个患者是个大寒证，但是诊察脉象时却发现患者脉滑而有力，再一按更有力。我就有疑惑了，脉象怎么会滑而有力呢？看症状患者的脉象应该是个沉细的脉，这么严重的寒证，还大虚，汗漏不止，这表面现象一看是典型的虚寒证，为什么脉象会滑而有力呢？当时还没看舌，我就问她口干吗？她说口干，还告诉我三句话："我骨头是冷的，心脏是冷的，汗孔是张开的。"我又问她口干想喝冷的还是热的？她说我只想喝冰水，但是又不敢喝。从她这一句话就发现真相了，像这种情况我们就要仔细斟酌，仔细审察。张仲景《伤寒论》说："病人身大热，反欲得衣者，热在皮肤，寒在骨髓也；身大寒，反不欲近衣者，寒在皮肤，热在骨髓也。"这就告诉我们在临床上要善于辨别寒热真假。李中梓有句名言"至虚有盛候……大实有羸状"，这句话是在临床上仔细审察得来的。这种情况往往舌、脉、症不相符，遇到这种情况我们要特别谨慎，特别细致。《续名医类案》曾记载李中梓的一个医案："治一人伤寒，九日以来，口不能言，目不能视，体不能动，四肢俱冷，咸谓阴症。诊之，六脉皆无；以手按腹，两手护之，眉皱作楚；按其跌阳，大而有力，乃知腹有燥矢也。欲与大承气汤，病家惶惧不敢进。李曰：吾郡能辨是症者，惟施笠泽耳。延诊之，若合符节。遂下之，得燥矢六七枚，口能言，体能动矣。故按手不及足者，何以救此垂绝之症耶？"我分析此案病人该有舌苔黄厚腻，腹部胀满，否则不会按腹部。这就是李中梓讲的"大实有羸状"。因此我常说读书的最高境界有两个，一是融会贯通，二是实际运用。

学员:现在肺部结节特别多,请您讲解一下肺结节具体怎么分型、施治与选方?

熊教授:先讲肺部结节的病机,要重视痰瘀和寒热。第一,肺主气,气化不利,水液停聚、凝结成痰,肺恶寒,肺恶燥,寒邪最容易伤肺,所以《灵枢·邪气脏腑病形》讲"形寒寒饮则伤肺"。第二,肺朝百脉,"食气入胃,浊气归心,淫精于脉。脉气流经,经气归于肺,肺朝百脉,输精于皮毛。毛脉合精,行气于府"。肺与心是相通的,两者的功能相互影响,肺气不利可以造成血脉瘀阻。第三,外邪伤肺,邪从热化,《金匮要略》讲:"风舍于肺,其人则咳,口干喘满,咽燥不渴,多唾浊沫,时时振寒。热之所过,血为之凝滞,蓄结痈脓,吐如米粥。始萌可救,脓成则死。"这里讲的是肺痈的形成,外邪伤肺以后从热化,造成肺部痈肿,形成肺痈。这不就有三条了吗?寒邪伤肺,痰饮凝滞;肺气不利,瘀血停滞;风邪伤肺,邪从热化。热邪结聚在肺,还可以形成肿瘤,形成痈脓。这些致病因素已经很清楚了,那么在施治处方的时候,就要针对这几个方面。看病人是以痰湿为主,还是痰热为主?是以瘀血为主,还是以气滞为主?当然,结节不是单一因素形成的,它与多方面的因素有关。那就根据病人的临床表现和舌象、脉象,看看是以哪个因素为主,治疗的时候,侧重点就是什么。以寒饮寒痰为主,治宜化痰饮、散寒浊;以痰热为主,治宜化痰、清火热;以血瘀为主治以化瘀;以气滞为主就理气化痰散结。

今天这个肺结节患者我选的两个方,一个是千金苇茎汤,一个是小陷胸汤。千金苇茎汤就是治肺痈痰热结聚的,小陷胸汤更是治痰热结聚的。由于痰浊较重,所以加贝母、白芥子化痰;要消肿散结,所以加三棱、莪术活血散结。这就是肺结节的辨证施治。临床上不仅要有一双慧眼,而且头脑要特别清醒,看到病人具有哪方面特点就要抓住哪方面特点,才能准确治疗。

学员:最后一个案例患者为何不用虫类药治疗手麻?

熊教授:虫类药能搜风剔络,搜,搜风,剔,剔除瘀阻、通经络。这个患者不是风邪,也不是严重的经络不通,他是气虚兼湿热,并兼有颈椎病,虽然导致了局部的经络不通,也不可随意用虫类药。我加了三藤饮,海风藤、鸡血藤、钩藤就是通络的。虫类药有几味是有毒的,例如全蝎、蜈蚣,不能过用、多用、久用,虚证不能用,小孩尽量不用。

学员：临床上肿瘤患者一般都与热毒有关，常常会用重楼、半枝莲、白花蛇舌草等清热解毒的药物，今天这几位肿瘤患者您为何不用此类药物？

熊教授：现代实验研究证明，白花蛇舌草，半枝莲，对治疗癌症确实有一定的效果。重楼也具有抗癌的作用，它不仅清热解毒，而且镇肝息风，但是它的治疗重点是在颈部及咽喉。白花蛇舌草和半枝莲，还可以用于其他部位的肿瘤。在治疗癌症的时候，我们要抓的是主要矛盾，并不是用这么几味药。它们有一定作用，但不能光靠这几味药治疗癌症。我们中医用药讲究的是配伍，讲究的是方剂，而不是哪一味是特效药。有没有特效药呢？有。那是针对极其个别的病。作为一个需要诊治大量疾病的医生，光有一两味特效药，那是不行的。江湖医生往往就靠一两味特效药，虽然有时候也可能有很好的临床效果，但终究只局限在一两个病里面。

学员：第四位肺结节患者眼干、刺激性咳嗽可否考虑干燥综合征？

熊教授：可以。肺结节加眼干，可以往干燥综合征的方向考虑，但要参考其他临床表现。

学员：三痹汤和独活寄生汤怎样区别？

熊教授：三痹汤是独活寄生汤去桑寄生，加黄芪、续断而成。此方具有独活寄生汤全方功效，可以补气血，养肝肾，祛风寒湿。加黄芪增强补气作用，其中含有圣愈汤，大补气血，因为患者面色淡黄，精神大伤，气血大虚，故用较独活寄生汤补虚作用更强的三痹汤。

学员：请问熊老您平常治疗肿块常加三甲散散结，今天纵隔肿瘤患者为什么不加三甲散而是加三棱、莪术？

熊教授：首先要搞明白三甲散里的三甲是治哪个部位的病症。鳖甲是入肝的，张仲景的鳖甲煎丸治疟母，疟母就是疟疾之后出现肝脏肿大。生牡蛎是消肿块的，消瘰丸用生牡蛎，但是生牡蛎也入肝，张仲景小柴胡汤的加减法里面有一条，胁下痞硬加牡蛎。炮甲现在很少用，基本不用。

学员：请问病案七痰饮咳嗽患者为何不用苓甘五味姜辛半夏杏仁汤加味呢？

熊教授：苓甘五味姜辛半夏杏仁汤是治寒饮咳嗽的方，注意，首先是寒，寒饮明显的时候才用，寒饮不明显的时候不用，今天这一位是痰饮咳嗽而不是寒饮咳嗽，所以不用。

学员：患者表寒里热，流清涕，舌苔黄，可以用连花清瘟饮（胶囊）吗？

熊教授：连花清瘟饮（胶囊）是一种中成药，我看了它的药物组成，绝大多数是苦寒药，不适于外感。我今天要顺便讲一下，我们中医不要过于依赖中成药，我并不否认中成药本身的作用，但是，我们要明白几个道理。第一，中成药它是针对某一种病去治的，要使用中成药可以，必须是在辨证的指导下再使用，如果不能辨证，不能分清寒热、虚实、表里，盲目地使用中成药，那显然是行不通的。第二，用中成药还有一个前提，那就是一定要看它有没有副作用，有副作用的药不能用。我们在使用的时候，必须根据人的体质虚实、气候的冷热、地域的高下来使用。第三，过去还有一些中成药里面加西药，那是不行的，比如安神药里加一点安眠药，止痛药里说不定加了点吗啡，所以我从不用中成药。但现在有些怪现象，西医开中成药，他们的胆子比中医大得多，有人开六味地黄丸开一箱，而不是开一瓶，而且一开就开五六种中成药，这五六种之间有没有矛盾他不管，全都是看的说明书。这就说明一个问题，这个中成药的说明书里面有广告的成分，有些作用是夸大的，不一定有那么灵验。因此，我这儿从来不开中成药。当然，你硬是有特殊病跟某些药作用相符的，当然可以啊。比如那天一个学生说要请假来不了了，他肚子疼，又呕又拉，我让他买三包藿香正气丸，一吃就好了。这也是中成药，但必须搞清楚它的适应证。我们不能依赖中成药，要知道人的体质、病程、生活习惯，居处的气候冷热、地势高下都是有差异的，我们临床时必须辨证施治，这才是正统的、真正的中医。

临床现场教学第84讲

时间:2023 年 6 月 11 日

案例一　痹证案

房某,女,65 岁。江苏连云港市人。

患者因反复膝关节疼痛 7 年就诊。

患者 2016 年开始出现膝关节疼痛,西医诊断为"退行性膝关节炎,半月板损伤"。现症见:双膝关节疼痛,肿大变形,屈伸不利,时有下肢水肿,行走困难,痛苦不堪。舌苔薄白,脉沉细。

辨证:肝肾亏虚,寒湿痹阻。

治法:补益肝肾,散寒祛湿。

选方:独活寄生汤合乌头汤加味。

处方:党参 10g,当归 5g,白芍 10g,川芎 6g,熟地 10g,独活 10g,桑寄生 10g,防风 10g,桂枝 5g,细辛 5g,秦艽 10g,杜仲 10g,川牛膝 20g,茯苓 20g,汉防己 8g,木瓜 20g,薏米 20g,制川乌片 5g,制草乌片 5g,黄芪 30g,甘草 6g。20 剂,水煎服。

讲析:我们治疗肢体关节疼痛的病证时一定要辨部位,有的是以上肢痛为主,有的是以下肢痛为主,有的是颈椎痛,有的是腰椎痛,有的是足踝痛,有的是足跟痛,也有全身所有关节都痛的。疼痛部位与邪气性质有一定关系,《黄帝内经》讲:"伤于风者,上先受之;伤于湿者,下先受之。"风为阳邪,容易伤上部,湿为阴邪,容易伤下部。所以临床上凡是看到以上肢疼痛为主,一般考虑风邪为主,凡是以下肢疼痛为主,一般考虑湿邪为主。

《证治准绳》最早提出一个名词"鹤膝风",鹤膝风的表现就是双膝肿痛。鹤膝风在临床上有虚证,有实证。实证有风寒湿邪,有湿热之邪;虚证有肝肾亏虚,有气血不足。

该患者双膝疼痛为主,关节局部没有明显的寒热表现。如果是湿热,膝盖部位会红肿、灼热,而这个患者没有,且舌苔薄白,脉象沉细,这是寒湿所致,治疗要散寒祛湿。患者病已7年,痹证日久,往往会损伤肝肾,损伤筋骨,因为肝主筋,肾主骨,就会出现西医所称的退行性病变。因此,主方选用独活寄生汤加汉防己、木瓜、薏米,以补肝肾、强筋骨、祛风湿,再合乌头汤温经散寒。乌头汤是张仲景的经方,独活寄生汤是时方。要注意川乌、草乌本来是有毒的药品,但是制作以后是没毒的,临床上我们绝不能用生川乌、生草乌,只能用炮制加工过的。其次,用川乌、草乌片,一定要有解毒的药,这里我用芍药、甘草是解毒的。另外,这两种药用量要轻,制川乌片5g,制草乌片5g,剂量不能开重了。我们当医生,既要治好病,更要保证病人的安全。

案例二 痹证案

杨某,女,56岁。湖南邵阳人。

患者因反复右膝疼痛1年余就诊。

患者自诉1年前扭伤后出现右膝关节疼痛,行走后疼痛明显,西医诊断为"膝关节退行性病变,右膝半月板2度损伤并积液",从2022年7月开始在某医院连续服药2个月无明显改善。现症见:右膝关节疼痛,活动后加剧,纳食可,小便微黄。舌下紫筋明显,舌苔黄白相兼,脉弦细而数。

辨证:湿热夹瘀。

治法:祛湿清热,化瘀通络。

选方:加味二妙散合活络效灵丹加减。

处方:苍术8g,黄柏8g,川牛膝20g,萆薢15g,防己8g,丹参15g,秦艽10g,水蛭粉3g,当归5g,煅乳香6g,煅没药6g,木瓜30g,甘草6g。30剂,水煎服。

讲析:此患者与前一位患者同样都是膝盖痛,但案例一患者双膝都痛,舌苔薄白,脉象沉细,是寒湿痹证;此案患者只有右膝痛,而且局部肿胀,脉象弦细而数,是湿热痹证。此案患者是受伤以后发病的,局部有瘀阻,她没有明显的紫舌,但是舌下有紫筋,说明瘀阻不很重。因此,她是湿热夹瘀痹阻于膝部造成的右膝疼痛,治疗就要祛湿热,化瘀通络止痛,选用加味二妙散合活络效灵丹。

案例三　痿证案

易某,男,77 岁。湖南石门县人。

患者因双下肢痿软无力 6 个月就诊。

患者既往有"脾大,全血细胞减少;高血压;双侧胸腔积液"病史。医院考虑要切除脾脏,因为患者年龄已 77 岁,不同意手术,建议输血治疗。患者曾因双下肢乏力,坐轮椅来熊老处就诊,经治疗后已经可以行走。现症见:全身乏力,以双下肢为甚,兼下肢水肿,面色淡黄,头晕,呼吸困难,畏寒,全身瘙痒,遇热时及夜间为甚,间歇性发热,纳食差,大便不正常。舌苔黄白厚腻,脉细数而芤。

辨证:脾胃虚弱,湿热下注。

治法:健脾胃,清湿热。

选方:五痿汤合四妙散。

处方:西洋参 10g,炒白术 10g,茯苓 10g,薏苡仁 30g,当归 5g,麦冬 10g,黄柏 10g,知母 10g,苍术 6g,川牛膝 20g,炙甘草 10g。10剂,水煎服。

讲析:患者面色淡黄,舌苔黄白而厚腻,脉细数而芤。什么是芤脉?陈修园的《时方妙用》里描述得非常清楚:"芤似着葱知血脱。"你拿个葱管,轻轻地挨着它,它是硬的,你一按,里面是空的。芤脉是很难鉴别的,手指不重按的时候,往往是有力的,很容易看成是滑数脉。这位患者脉象细数而芤,芤者失血也,数者有热也,我们再结合患者的面色和舌色,他明显有血虚。且患者主症是全身疲乏,纳食甚差,乃脾胃虚弱。可不可以直接补血呢? 西医不就是输血吗? 中医有没有补血的药? 有,当归补血汤,四物汤都是补血方。但是现在不是去直接补血,而是要着重解决其饮食问题,要健脾胃。

另外,他还有一个症状,一遇热浑身就痒,舌苔黄白而厚腻,这是湿热。

患者血虚,不能濡养肌肤,故皮肤瘙痒,称为血虚生风。《妇人大全良方》讲过:"医风先医血,血行风自灭。"因此,我前次就给他开了一个当归饮子,专门给他止痒,现在瘙痒就减轻了。这次用什么方呢? 一要健脾胃,二要清湿热。用两个方,一个是五痿汤,此方补气血,益胃气,出自程钟龄的《医学心悟》;第二个方是四妙散,此方清湿热,治痿证,出自《成方便读》。

案例四　腹痛并泄泻案

马某,女,54岁。湖南邵阳人。

患者因宫颈癌术后10年伴腰腿痛、腹泻就诊。

患者有"宫颈癌"病史,2013年做手术,术后做了放疗和化疗,最近发现骨、肝转移,出现腰腿痛和腹胀、胁痛、阴部肿胀,多次在熊老处就诊,经中医药治疗后,其腰腿疼和腹胀、胁痛、阴部肿胀均已明显减轻。现症见:仍有腰腿痛,右少腹及胁下胀痛,食后脘胀,大便溏泄,食辛辣及生冷则加重。舌苔薄黄腻,脉细。

辨证:湿热阻滞。

治法:清利湿热,行气止痛。

选方:四妙散、香砂连朴饮合金铃子散加味。

处方:苍术8g,黄柏8g,川牛膝20g,薏米20g,川楝子10g,玄胡10g,黄连3g,厚朴30g,砂仁10g,广木香6g,鸡内金15g,神曲10g。20剂,水煎服。

讲析:患者原来有腰腿痛和腹胀、胁痛、阴部肿胀,通过多次治疗以后症状均有好转。其舌苔薄黄而腻是湿热之象,胁胀、脘胀是气滞之征。针对这些主症和病机,选用四妙散清湿热治疗腰腿痛,选用香砂连朴饮治湿热所致的腹胀腹泻,用金铃子散疏肝行气止痛,再加鸡内金、神曲健胃消食。

案例五　类中风案

李某,男,74岁。湖南娄底人。

患者因头晕、走路不稳2年余就诊。

患者有"帕金森病、后循环缺血"病史 2 年,服用"多巴丝肼片"(美多芭)疗效不明显,并逐渐加重。现症见:头晕,目蒙,站立行走不稳,运动迟缓,怕摔倒,易疲倦,尿不尽。舌苔薄黄,脉细而弦。

辨证:阴虚阳亢风眩。

治法:补肾滋阴息风。

选方:左归饮加味。

处方:熟地 10g,枣皮 15g,杜仲 10g,当归 5g,枸杞子 30g,怀牛膝 20g,炒龟板 20g,菟丝子 20g,天麻 20g,僵蚕 20g,钩耳 20g,菊花 10g。20 剂,水煎服。

讲析:帕金森病是临床上的疑难病证,治疗难度大,病比较复杂。复杂在哪里呢? 他的主症表现为行动迟缓,走路不稳,走路欲向前扑倒,头晕,目蒙,脚和身子直不起来,小便解不干净。本来这些症状表现像是虚证,可他却是细弦脉,所以这个病要考虑是虚风上亢,水不涵木。治应补肾,息肝风,选用左归饮加天麻、钩耳、僵蚕、菊花。

现场答疑

学员:熊老,您的临床现场教学非常精彩,想请您讲讲南北方治疗寒湿痹证的不同?

熊教授:中医治病要因人、因地、因时制宜,这是治疗原则,这个原则出自《黄帝内经》。《黄帝内经》说"合人形以法四时五行而治","人与天地相参",提出了因人、因地、因时制宜,比如《素问·异法方宜论》中提到东方之域,南方之域,西方之域,北方之域和中央之域,地理环境不一样,人民的生活习惯不一样,所以治病的方法不一样。《灵枢·阴阳二十五人》专门讲了二十五种不同的体质类型,《灵枢·寿夭刚柔》篇也讲到了不同的人体质有差别:"人之生也,有刚有柔,有弱有强,有短有长,有阴有阳。"中医是很重视体质的。不同季节病邪不同,所犯脏腑不同,所致疾病也不同。比如《黄帝内经》提到春病在肝,夏病在心,秋病在肺,冬病在肾,《温病学》也有春温、风温、暑温、湿温、秋燥、冬温的不同。尽管社会变化了,现代和古代的自然界现象不一样了,但整个宇宙的大气还是不变的,所以《黄帝内经》的运气学到现在还有重要参考价值。

关于痹证,我在临床现场教学的课堂上曾多次讲过痹证的种类很多。

痹证是外邪引起,造成人体的营卫失调,气血运行不畅,经络不通,这个病机十分明确。我们中国这么大,南北地理情况都不一样,必然有南北西东的差异。东南气候湿热,所以东南湿热痹证相对较多;西北地区是高寒之地,风寒湿痹相对较多。我们可不可以用同一个方来治疗呢?中医治病一贯都是要辨证施治的。东南有没有风寒湿痹呢?西北有没有湿热痹证呢?都有,所以在西北治病,只能说那边以风寒湿痹为主,临床上还需要根据实际情况,是风寒湿就治风寒湿,是湿热就治湿热。东南地区湿热肯定比较多,有没有风寒湿痹呢?有。今天第一个病例用乌头汤治疗风寒,这就是灵活运用。中医治病既有强烈的原则性,又有高度的灵活性。这个原则性就是中医的基本理论,中医辨证施治法则,中医的遣方用药。高度的灵活性就是要因人施治、因地施治、因时施治,特别是要因证施治。患者的表现不一样,用方用药就必然不同,需要辨证,切记不要千篇一律。

学员:案例五患者头晕目蒙,走路不稳,熟地只用了 10g,用量为什么不大?

熊教授:在左归饮、地黄汤、右归饮这些方中,熟地都是主药。为什么只用 10g?这要讲到药物的质量问题,现在的药物制作没有过去那么严格。像熟地、何首乌,过去的炮制要求是九蒸九晒,蒸熟地的时候,还必须放砂仁。现在是怎么炮制的就不清楚了,有没有放砂仁同蒸也不清楚,毕竟砂仁的价格比熟地还贵一些。这样会出现什么副作用呢?熟地量大就有可能引起腹泻。所以现在用药不能不多加考虑,就是这么一个原因。

病案索引